DICTIONNAIRE

HISTORIQUE

DE LA MÉDECINE

ANCIENNE ET MODERNE.

IMP. ET FOND. DE FÉLIX LOCQUIN ET COMP.,
RUE NOTRE-DAME-DES-VICTOIRES, N° 16.

DICTIONNAIRE
HISTORIQUE
DE LA MÉDECINE
ANCIENNE ET MODERNE.

PAR J. E. DEZEIMERIS,

DOCTEUR EN MÉDECINE, BIBLIOTHÉCAIRE DE LA FACULTÉ DE MÉDECINE DE PARIS, MEMBRE DE LA SOCIÉTÉ MÉDICALE D'ÉMULATION DE LA MÊME VILLE, DE LA SOCIÉTÉ DE MÉDECINE DE GAND, ET DE LA SOCIÉTÉ MÉDICO-LÉGALE DU GRAND DUCHÉ DE BADE.

TOME QUATRIÈME.

PARIS,

BÉCHET JEUNE ET LABÉ,

LIBRAIRES DE LA FACULTÉ DE MÉDECINE,

PLACE DE L'ÉCOLE DE MÉDECINE, N° 4.

1839.

PRÉFACE.

Après la théologie, science à laquelle nulle autre ne peut être comparée pour le nombre des écrits dont elle a été l'objet, la médecine est probablement celle qui a enfanté le plus de volumes. C'est, sans nul doute, une des causes de la lenteur de ses progrès. On ne peut nier à la vérité que ce ne soit dans les livres que réside la plus grande partie de la science; qu'il n'y ait impossibilité de la puiser ailleurs, et qu'il ne faille, en dépit de l'indignation de quelques bibliophobes modernes, se décider à étudier dans les livres au moins les choses qu'on ne peut observer à volonté, pour faire par soi-même, et tout seul, la science qui les concerne. Mais on ne peut nier non plus que s'il y a des livres qui mènent à la science, il y en a qui en éloignent; s'il en est qui éclairent l'esprit et qui fortifient le jugement, il en est qui obstruent l'entendement et offusquent la raison; s'il en existe de bons, il y en a de détestables, et l'art de s'instruire consiste autant à éviter ces derniers qu'à s'imprégner de la substance des autres.

Il résulte de ces seules données, que le secours le plus important qu'un homme pût recevoir dans ses études, pour les rendre toujours profitables, lui viendrait incontestablement du guide qui saurait lui indiquer ce qu'il faut lire, et le prémunir contre tout ce qu'il doit éviter. Ce serait là l'office d'un bon *Dictionnaire historique et bibliographique*, et c'est l'objet pour lequel fut entrepris celui dont je donne ici le dernier volume.

Qu'on n'imagine point que je me fasse illusion sur le mérite de cet ouvrage. Je sais aussi bien que qui que ce soit tout ce qu'il lui manque pour atteindre le but que je viens d'indiquer, et je présume que, de toutes les critiques qu'il doit subir, la plus forte sera celle que lui prépare le *Supplément* par lequel je me propose de l'améliorer. Mais il me sera permis de dire franchement aussi que, comparé à ceux qui l'ont précédé, il me semble pouvoir être un peu plus utile qu'ils ne le furent. Le premier avantage qu'il a sur eux est de renfermer incomparablement moins d'articles relatifs à des auteurs complètement insignifians, à des ouvrages tout à fait absurdes. Il peut donc, sans trop d'immodestie, se flatter de briller par les articles qui n'y sont pas. Pour compensation, il en contient un très grand nombre qu'on chercherait vainement ailleurs. Je ne prétends pas que ceux-ci soient tous d'une grande importance, mais on sera pourtant surpris de trouver dans leur nombre des noms dont l'omission était quelque chose de fort étrange de la part de bibliographes ramassant avec tant de soin les noms le plus justement condamnés à l'oubli ou couverts du mépris de tout homme raisonnable.

J'ai parlé d'un *Supplément*. Je n'ai pas cessé de travailler à en recueillir les matériaux depuis l'époque où le *Dictionnaire historique* fut commencé; il contiendra deux sortes d'articles, les uns *nouveaux*, manquant dans le *Dictionnaire*, les autres *complémentaires* de ceux qui s'y trouvent. Ceux-ci ne seront pas les moins importans.

Quand j'entrepris, avec l'aide de MM. Ollivier et Raige-Delorme, la publication de cet ouvrage, nous n'avions d'autres secours que ceux, fort insuffisans, fournis par les bibliothèques publiques. Force était, dans une foule de cas, de se borner à indiquer simplement par leur titre une multitude d'ouvrages, surtout étrangers, qu'elles ne possèdent pas. Emporté depuis par un amour des livres allant jusqu'à la passion, je me formai une bibliothèque composée principalement d'ouvrages qu'on ne trouve point dans nos bibliothèques publiques; et comme un simple particulier ne peut tout avoir, à défaut de cette masse immense de livres de médecine publiés dans tous les pays, notamment depuis un siècle, je voulus avoir du moins ces recueils de journaux dans lesquels on en trouve des extraits qui les font connaître. Pourvu désormais de ces immenses ressources, il fallait ou changer entièrement le plan du Dictionnaire commencé, et étendre démesurément le cadre dans lequel il avait annoncé devoir se renfermer, ou bien il fallait réserver ces matériaux pour un *Supplément*, que chacun pourrait joindre au *Dictionnaire*, s'il le désirait, mais que les souscripteurs auraient toute liberté de ne point prendre ; après des hésitations dont les lecteurs attentifs auront reconnu la trace dans le tome second du *Dictionnaire*, c'est à ce dernier parti que j'ai dû décidément m'arrêter.

Le principal objet du *Supplément* en question sera donc de donner, des ouvrages *importans* qui n'ont été qu'indiqués par leur titre, des extraits suffisans pour faire connaître ce qu'ils renferment de propre à l'auteur ou de plus utile à savoir.

C'est surtout en travaillant à cette partie scientifique de la bibliographie médicale, que je me ris de ces prétendus grands esprits qui affectent, avec la vanité de l'ignorance, de dédaigner la bibliographie. L'étude à laquelle Haller consacra plus de la moitié de sa vie est bien trop au-dessous d'eux pour qu'ils s'abaissent à lui donner la moindre partie d'un temps qu'ils réservent à de hautes méditations. Qu'ils persistent, ces Messieurs dont le génie est assez puissant pour se passer de science, qu'ils persistent à se renfermer dans l'admiration de leurs œuvres, et dans le mépris de tout ce qui a été fait avant eux.

Quant à certains personnages qui ont su exploiter avec tant d'habileté, contre un homme peu disposé à les accepter pour juges de la portée de son esprit, la nécessité impérieuse où il s'est trouvé de donner beaucoup de temps à des travaux matériels de bibliographie, qu'ils profitent encore de l'occasion qu'il leur fournit de le montrer comme perdu dans l'examen d'une masse de livres dont il n'étudierait que les titres; libre enfin de cette partie de sa tâche, qu'il reconnaît pour bien ingrate, mais qu'il n'a pas la sottise de trouver inutile, il sera bientôt en mesure d'apprécier à leur valeur, et de montrer par l'histoire, les services réels qu'ont rendus à la science ces hommes qui le prennent de si haut pour prononcer sur des travaux qu'ils auraient eu, peut-être, eux-mêmes, bien de la peine à accomplir.

DICTIONNAIRE
HISTORIQUE
DE LA MÉDECINE
ANCIENNE ET MODERNE.

R

ROESCHLAUB (André), médecin un moment célèbre en Allemagne, lors de l'invasion du brownisme dans ce pays, mais dont la réputation tomba avant la fin du règne de cette doctrine. Roeschlaub naquit à Lichtenfels le 21 octobre 1768. Après avoir reçu une première éducation dans son endroit natal, il fut envoyé au gymnase de Bamberg, où il passa trois années. Il pensa un instant à embrasser la carrière de la théologie, mais il se décida bientôt après pour celle de la médecine. Ce fut à Bamberg qu'il étudia cette science; et il y fut reçu docteur en médecine le 15 juillet 1795. L'année suivante il fut nommé professeur extraordinaire, et au mois de février 1798 professeur ordinaire de thérapeutique. Il était en même temps médecin de l'hôpital général. Dans le cours de ses études, Roeschlaub ayant reçu de Dœllinger, qui revenait d'Italie, un exemplaire des élémens de médecine de Brown, traduits par Moscati, il en fit l'objet continuel de ses méditations et s'imprégna profondément de cette doctrine. Les principes de la *Philosophie de la nature* ne furent pas moins de son goût, et il les importa et les combina dans la médecine brownienne. Ainsi s'organisa dans sa tête une doctrine mi-partie de la théorie de l'*irritation* et du *transcendantalisme* de Fichte et de Schelling, doctrine qui s'échappa bientôt de sa plume comme un torrent, car en moins de quatre ou cinq ans il jeta sous la presse plus de six mille pages. Cette prodigieuse fécondité s'arrêta enfin, et les vingt dernières années de la vie de Roeschlaub ont été improductives, quoiqu'il paraisse s'être occupé pendant ce temps de la composition d'un grand traité complet de médecine, dont il annonçait en 1814 la publication comme prochaine.

Roeschlaub avait passé de Bamberg à Landshut, puis à Munich où il fut aussi professeur de médecine. Il occupa divers postes élevés et eut des titres honorifiques. Il est mort à Ulm en 1835. A l'époque même de sa plus grande célébrité, son mérite et ses travaux furent réduits à leur juste valeur dans un ouvrage de Matthaei (Ueber Andreas Roeschlaub's Werth als Schriftsteller Arzt und Mensch, etc.) auquel on ne pourrait demander que d'être écrit avec moins de passion et plus d'urbanité.

Les écrits de Roeschlaub portent les titres suivans :

Diss. inaug. de febri fragmentum; q. def. d. 15. Julii, præs. Ign. Dœllinger. Bamberg, 1795, in-8. 56 (pp.)

Untersuchungen über Pathogenie oder Einleitung, in die medicinische Theorie. Francfort-sur-le-Mein, 1798, 1800, in-8., 3 parties. Deuxième édition, *ibid.*, 1800—1803, in-8., 3 parties.

Von dem Einflusse der Brown'schen Theorie in die Practische Heilkunde. Wurtzbourg, 1798, in-8., traduit en français par S. Breinersdorf, sous ce titre : *Traité de l'influence de la théorie de Brown sur la médecine pratique.* Bamberg, 1802, in-8.

Commentatio de scholæ clinico-medicæ fine ac requisitis, cum pos. med. etc. Bamberg, 1800, in-8, 26 p. *Progr. von dem Zweck und den Erfordernissen einer medicinischer Klinischen Schule.* Bamberg, 1800, in-8. 26 p.

Lehrbuch der Nosologie, zu seinen Vorlesungen entworfen. Bamberg et Wurtzbourg, in-8. 2 parties, Vienne, 1801, 2 parties.

Ueber Medicin, ihr Verhæltniss zur Chirurgie, nebst Materialen zu einem Entwurfe der Polizei der Medicin. Francfort-sur-le-Mein, in-8., 1802.

Untersuchungen über den Nutzen einer wohl eingerichteten medicinisch-klinischen Schule. Zur Ankündigung der inaugural. Solemnien der Hrn. J. Heinrich Bongard. Landshut, 1803, in-8. 32 p.

Die Afteranwendung der neuesten System der Philosophie auf die Medicin. eine Rede. Landshut, 1803 (1802) in-8.

Avis an das Baierische Publicum, in welchem eine durch Landshutische Magistratspersonen offenbar veranlasste, grobe Pasquillirung hæchster Personen aufgedeckt wird. Landshut, 1803, in-8.

Erster Entwurf eines Lehrbuchs der allgemeinen Jaterie und ihrer Propædeutik, als Handschrift zu seinen

Vorlesungen. Theil 1. *Einleitung und Propædeutik*. Francfort-sur-le-Mein, 1804, in-8. 52-399 pp.

Diss. num in medico potestas, formationem et incrementum fœtûs limitandi moderandique? Landshut, 1804 in-4.

Lehrbuch der besonderen Nosologie, Iatreusiologie und Iaterie. Francfort-sur-le-Mein, 1807-1810, in-8, t. 1 en trois parties.

Rede zur Feier des Andenkens an J. A. Schmidtmüller. Landshut, 1809, in-4.

An D. A F. Marcus. Ein Sendschreiben über den Typhus. Landshut, 1810, 1814, in-8. 176 p.

Einige Nacherinnerungen an die Leser seines Schreiben an D. Marcus. (Landshut, 1814) in-8., 16 p.

Philosophische Werke, t. 1, ayant aussi pour titre : *Ueber die Würde und den Wachstum der Wissenschaften und Künste, und ihre Einführung in das Leben*. Sulzbach, 1827, in-8.

Erklærungen über die wandern der Cholera-Krankheit, und die, gegen dieselbe bei ihren Annahen, Eintreten und Herrschen zu ergreifenden Vorkehrungen. Munich, 1831, in-8. 72 p. — Avec Mich. Jos. Rœschlaub.

Magazin zur Vervolkomnung der Heilkunde. Francfort-sur-le-Mein, 1799-1808, in-8. 10 vol. Ce journal, fait depuis 1803 avec Oeggl, prit le nom d'*Hygièia*. — *Zeitschrift für die Iatrotechnik*. T. 1, n. 1, 1804. — *Neues Magazin für die klinische Medicin*. T. 1, 1816.

John Brown's sæmmtliche Werke. Francfort-sur-le-Mein, 1806-1807, in-8. 3 vol.

Abhandhlung über die wahre und falsche Schwæche des Ælteren und Brown's directe und indirecte Schwæche, mit einem Blicke auf die vermehrte Stærke. in Weikard's Magazin der verbesserte Arzneykunde. 1796, t. 7, n. 2.

Von der Diæt in Krankeiten. Ibid. n. 4.

Grundlinien der medicinischen Theorie, nach John Brown; in Marcus, Prüfung des Brownsch. Syst. 1797. n. 1.

Geschichten verschiedener Grade von Fieberkrankheiten und Bemerkungen über dieselben. In Weikard Samml. med. pract. Beobacht. und Abhandl. 1798, art. 1.

Abhandlung über den Durchfall. Ibid., art. 3.

Beleuchtung der Einwürfe gegen die Erregungstheorie. In Roeschlaub's Magazin der Heilkunde. T. I, II, III, IV, V, VI, IX.

Einige Bemerkungen über die Definition und Eintheilung der Medicin. Ibid., t. 1.

Ueber Ursache der Krankheit, Anlage und Opportunitæt. Ibid., t. II.

Nachtrag zu Herrn D. Thomann's Abhandlung über Rhumatismus und Gicht. Ibid.

Zerstreute Bemerkungen über unterschiedliche Gegenstænde, oder Erklærung an den Herrn Recensenten seiner früheren Aufsætze, in der Jenaer allgem. Litt. Zeit. febr. 1799. *Ibid.*

Erklærung an das Publicum, über verschiedene Punkte, besonders über Herrn Hufeland's Erklærung an dasselbe. Ibid.

Antwort auf einige Fragen in der Antwort des D. Stieglitz, etc. *Ibid.*

Uber die Stuhlverhaltung in asthenischen Krankheiten. Ibid, t. IV.

Uber die Heilkræfte der Natur oder Entwicklung der Principien der Therapie. Ibid., t. IV, V, VI.

Einige Erlæuterungen über die Jenaische allgemeine Litteraturzeitung, in Betreff der Brownschen Erregungstheorie. Ibid., t. IV, V.

Erœrterung der Begriffe scharf, reitzend, Schærfe, Reitz, und der damit verwandten Begriffe, besonders in Hinsicht der Sæfte des Organismus. Ibid., t. V.

Uber das Indizirtseyn der peruvischen Rinde. Ibid, t. V.

Einiges über Theorie und ihren Werth für den Arzt; nebst Würdigung eines Aufsatzes von D. Carl Christian Matthæi. Ibid, t. V.

Einiges über die Geschicte der Medicin. Ibid., t. V.

Einiges zur Erœrterung und Entwickelung der Begriffes der Erregbarkeit organischer individuen. Ibid., t. VI.

Beweis, dass die Heilanzeige (indicatio) zunæchst durch die Prognose, und nicht durch die Diagnose begrundet werde. Ibid. t. VI.

Uber die Behandlung der Entzündungen überhaupt, besonders derjenigen welche Folgen œrtlicher Werletzungen sind. Ibid. t. VI.

Ueber die Afterorganisirungen. Ibid., t. VI.

Vermischte Bemerkungen über die Anwendung der Erregungstheorie an Krankenbette. Ibid., t. VI.

Einiges über Anatomie. Ibid., t. VI.

Einiges, aus Veranlassung der Vorrede des Herrn Professors John Clem. Tode zu D. M. H. Mendel's Grundzügen der neuen Theorie der Heilkunde. Ibid., t. VI.

Aus Veranlassung der Vorrede des Hern D. Mendel zu den erwæhnten Grandzügen. Ibid., t. VI.

Ueber den Unterschied zwischen klinischer Medicin und medicinischer Klinik. Ibid. t. VI.

Allgemeine Erklærungen. Ibid., t. VII.

Ueber die Erregung organischer Individuen, über Assimilation, Reproduction. Ibid., t. VII.

Beitræge zur medicinischen Prognostik. Ibid., t. VII.

Kurze Bemerkungen über Verschiedene Gegenstænde. Ibid., t. VII.

Winke für einige Recensenten in der Iena. Allg. Litt. Zeit. Ibid, t. VII.

Notizen. Ibid., t. VII, VIII, IX, X.

Ueber die bisherige Eintheilung der Anzeige. Ibid., t. VII.

Ueber die angebliche Nützlichkeit gewisser Krankheiten für die Erhaltung und Verlængerung des Leben. Ibid., t. VII.

Ueber die Verschiendenheit der Curmethoden. Ibid. t. VII.

Nachweisung uber die Localitæt der Exantheme in Brown's Elementen der Medicin. Ibid.. t. VII.

An D. Joseph Frank, über Verschiedene Aeusserungen der Erregungstheorie. Ibid., t. VII.

Kurze Bemerkungen über verschiedene Gegenstænde. Ibid, t. VII.

Kritische Blicke auf meine früheren Arbeiten über und in Physiologie und Medicin, mit steter Rücksicht auf Herrn D. Conr. Jos. Kilian's Urtheile über eben diese Arbeiten in desselben Schrift : Differenz der echten und unechten Erregungstheorie. Ibid., t. VIII.

Einiges über den Werth der neuesten Schriften des Herrn D. Conr. Jos. Kilian, etc. Ibid., ibid.

Einige Blicke auf das bisherige und gegenwærtige Loos der Erregungstheorie. Ibid., t. VIII.

Ueber den Begriff positiver und negativer Reitze. Ibid., t VIII.

Physiologische Fragmente. Ibid., t. VIII, X.

Einiges über das vom Arzte zu führende Studium der Alten, und über den Eclecticismus. Ibid., t. VIII, X.

Einige Worte über ein sehr verstændiges Prognosticon eines Anonymi (breteffend Erinnerung an die Naturphilosophie einiger Aertze, etc.) Ibid, t. VIII.

Anthropologische fragmente. Ibid., t. IX.

Ueber die Anfgabe der Medicin. Ibid., t IX.

Ueber die Anwendung des Opiums. Ibid., t. IX.

Ueber die psychische Behandlung kranker Menschen. Ibid., t IX.

Ueber Reformationen in der Medicin. Ibid., t. IX.

Einige Bemerkungen über die Hypochondrie. Ibid., t. IX.

Einige Bemerkungen über den Unterschied zwischen Nervenfieber und Faulfieber. Ibid, t. IX.

Einiges über die Anwendung der Colla. Ibid., t. IX.

Einige Fragen, die Wiederbelebung scheintodter Menschen betreffend. Ibid., t. IX.

Einige Worte über Versuchemachen in der Medicin. Ibid., t IX.

Ueber das Betragen des Arztes gegen Kranke in Hinsicht der Aussprechung der Prognose. Ibid., t. IX.

Ueber Krankheit überhaupt und über Krankheit des Menschen insbesondere. Ibid., t. X.

Ueber die Entstehung und Heilung der Geisteskrankheiten. Ibid., t. X.

Untersuchung über die Entzündungen. Ibid., t. X.

Le *Magazin* de Rœschlaub contient encore quelques remarques critiques ou additionnelles sur divers articles insérés dans ce recueil.

Rœschlaub a mis une préface à l'ouvrage de Ringseiss sur Hippocrate et Brown; il a publié une édition allemande des œuvres du réformateur écossais.

(*Allg. med. Annalen.* — *Med. chirur. Zeitung.* — *Callisen.*)

ROESSLIN (Eucharius), plus connu sous le nom *grécisé* de Rhodion, est l'auteur du premier traité spécial d'obstétrique qui ait paru dans les temps modernes. Il vécut dans la première moitié du seizième siècle, et pratiqua la médecine d'abord à Worms, puis à Francfort-sur-le-Mein, où il fut médecin pensionné de la ville. L'art des accouchemens était alors abandonné à des matrones ignorantes; à la demande de Catherine de Brunswick, Roeslin composa un résumé de cet art. Il ne l'avait point pratiqué lui-même, et il n'avait rien à ajouter de neuf à ce qu'avaient écrit les anciens sur ces matières; mais il pouvait mettre dans son ouvrage plus d'ordre qu'ils n'en avaient mis, et éclaircir les préceptes par des figures; ce fut là en effet le mérite qu'il s'efforça de donner à son œuvre.

L'importance qu'a cet ouvrage dans l'histoire de l'art des accouchemens, dont il marque, sous certains rapports, la rénovation, demande qu'on fixe d'une manière précise l'époque de sa première apparition. Elle n'est point de 1502, comme l'a dit Busch, d'après une faute typographique de l'histoire d'Osiander, mais d'environ onze ans plus tard. L'incertitude où l'on a été sur ce point vient de ce que la première édition parut sans nom d'auteur, et sans date ni lieu d'impression. Mais la préface est datée de Worms et du 20 février 1513, et le privilége est de la même année. C'est donc en 1513, et en allemand, que parut pour la première fois l'ouvrage de Roesslin. Reproduit nombre de fois dans sa langue originale, il fut traduit en latin, en français, en anglais et en hollandais, et eut partout de nombreuses éditions.

Der swangern Frawen und Hebammen Rosgarten. (Worms, 1513) in-4. 55 feuillets, fig. en bois. Augsbourg, 1522 (?) 1528, 1532, in-4. 1544, 1551, 1564, in-8. Francfort-sur-le-Mein, 1582, in-8. 1603, in-8. — *De partu hominis, et quæ circà ipsum accidunt, libellus.* Francfort-sur-le-Mein, 1532, 1537, in-8. Paris, 1535, 1538, in-16. Venise, 1536, in-12. Francfort-sur-le Mein, 1544, 1551, 1554, 1556, 1563, in-8. — *Livre des divers travaux et enfantemens des femmes*, traduit du latin par Paul Bienassis. Paris, 1536, in-8. 1540, 1563, 1577, in-16 et in-12.

Rœsslin publia plusieurs éditions de l'*Histoire des Plantes* de Cuba, avec ou sans le nom de cet auteur, sous ce titre : *Kreuterbuch von allem Erdgewæchs*, etc. Francfort-sur-le-Mein, 1533, fig. Jœcher lui attribue encore un almanach publié à Francfort pour les années 1533 à 1551.

(Kestner. — Jœcher. — Osiander.)

ROGER, de Parme, le premier des chirurgiens arabistes de l'Europe occidentale, vécut au milieu du treizième siècle. Il fut quelque temps chancelier de l'Université de Montpellier, si l'on peut en croire un manuscrit de la Bibliothèque royale, où ce titre lui est donné. Il composa deux traités de pratique, l'un très sommaire et incomplet, l'autre plus étendu, dont il puisa les matériaux principalement dans Albucasis, et qui servirent à leur tour de base à une partie des traités de chirurgie du moyen âge, à commencer par celui de Roland, qui ne fait presque que les reproduire. Il y a eu plusieurs éditions de la pratique de Roger, séparées ou dans des recueils. La première est de 1498, Bergame, in-fol. Les suivantes sont de Venise, 1499, in-fol., dans le recueil des chirurgiens du moyen âge; *ibid.*, 1546, in-fol.. Outre la chirurgie de Roger, qui vient d'être indiquée, on a encore de cet auteur l'opuscule suivant.

De modis mittendi sanguinem, et de cujusque utilitate. Bâle, 1541, in-folio; à la suite d'Albucasis et de Roland.

ROLAND, contemporain de Roger, mais plus jeune que lui, était également de Parme. Le père Sarti a cru voir dans un passage de l'ouvrage de Roland la preuve que ce chirurgien avait séjourné quelque temps à Bologne; mais ce passage dit seulement qu'il y fut appelé pour donner des soins à un blessé que les chirurgiens de Bologne avaient abandonné comme étant dans un état désespéré et sans ressource. « Ego Rolandus Parmensis,........ vocatus ad quemdam Bononiensem, etc. (lib. III, cap. 25). » Il paraîtrait, dans ce passage, s'être vanté d'avoir pratiqué une brillante opération dont il ne fut, selon le témoignage formel de Théodoric (lib. II, cap. 17), que le simple spectateur, et qui aurait été pratiquée par Hugues de Lucques. Ce mensonge porterait une grave atteinte à la réputation de franchise qu'il s'est acquise par l'aveu qu'il fait d'avoir beaucoup emprunté à Roger.

« Ego Rolandus Parmensis in opere præsenti juxta meum posse in omnibus sensum et litteraturam Rogerii sum secutus : nec mirum si imperitia mea hoc egerit : cum penè omnes sapientes hoc egisse noscuntur. Nam diversitas curationum indicat quod litteraturam semper sequi anteriorum quisque debeat. »

Libellus de Cyrurgiâ editus sive compilatus a magistro Rolando. Venise, 1499. (Dans la Collect. chirurg.) *Ibid.*, 1519, in-fol. *Ibid.*, 1546, in-fol. Bâle, 1541, in-fol.; à la suite d'Albucasis. Cette édition diffère de la première au point de former presque un autre ouvrage.

ROLANDO (LOUIS), anatomiste et physiologiste des plus distingués de notre époque, était né vers 1770. Il avait fait ses études médicales à Turin, et il s'y était déjà fait avantageusement connaître, quand les Français firent la conquête du Piémont. Il suivit en Sardaigne le roi de ce pays, et il occupa à Sassari une chaire de médecine théorique et pratique. Privé de toute communication avec le continent, il se livra avec ardeur à l'étude de toutes les parties de l'histoire naturelle et à celle de l'anatomie. Les ouvrages qu'il publia en 1807 et 1809 sur le principe de la vie et sur la structure et les fonctions du cerveau et du système nerveux, prouvent qu'il avait fait par lui-même, et dans son isolement, la plupart des découvertes dont l'honneur se partage entre un assez grand nombre d'anatomistes de la même époque. En 1814, Rolando de retour de l'île de Sardaigne, fut nommé professeur d'anatomie à la Faculté de médecine de Turin. L'ardeur de ses travaux ne fut ralentie, dans les dernières années de sa vie, que par les vives souffrances d'une affection gastro-intestinale, à laquelle il succomba le 20 avril 1831.

Observations anatomiques sur la structure du Sphinx Nerii et autres insectes. 1805, in-4. Fig.

Sulle cause da cui dipende la vita negli esseri organizzati. 1807, in- , fig.

Saggio sulla vera struttura del cervello dell' uomo e degli animali, e sopra le funzioni del sistema nervoso. Sassari, 1809, in-8, fig.

Saggio sopra la vera struttura del cervello et sopra le funzioni del sistema nervoso. Deuxième édition. Turin, 1828, in-8. 2 vol. Atlas.

Humani corporis fabricæ ac functionum analysis adumbrata. Turin, 1817, in-8.

Osservazioni sul cervelleto. 3 *tavol.* Turin, 182?, in 4.

Osservazioni sulla pleura e sul peritoneo. Turin, 1818, in-8.

Anatomes physiologica. Turin, 1819, in-8, deux parties.

Cenni fisico-patologici sulle differenti specie d'eccitabilita, etc. Turin, 1821, in-8. Traduit en français par Jourdan et Boisseau, sous ce titre : *Inductions physiologiques et pathologiques sur les différentes espèces d'excitabilité et d'excitement, sur l'irritation*, etc. Paris, 1822, in-8.

Ricerche anatomiche sulla struttura del midollo spinale. Turin, 1824, in-8, fig.

Rolando a eu une grande part au *Dizionario periodico*, publié à Turin par lui et Martini.

On trouve dans les *Archives générales de médecine* des extraits de la plupart des ouvrages de Rolando, par M. Coster, et une notice sur sa vie, par le même.

ROLFINCK (Guerner ou Werner), l'un des plus célèbres professeurs de l'Université d'Iéna, était de Hambourg, où il naquit en 1599. Son éducation fut particulièrement soignée par son père, qui était professeur à Hambourg, et par son oncle Schelhammer. A l'âge de dix-sept ans, il alla à Wittemberg, où il étudia la philosophie pendant deux ans, et commença ensuite la médecine sous le célèbre Sennert. Après avoir depuis étudié la médecine pendant deux ans à Leyde, il fit un voyage en Angleterre, en France et en Italie. Il se fit fort estimer à Padoue, et il lui fut permis à Venise d'enseigner publiquement l'anatomie. En 1625, il prit les degrés de docteur en philosophie et en médecine à Padoue, en présence du doge de Venise et d'un grand nombre de personnes de distinction. Il revint à Wittemberg, d'où on tenta inutilement de le rappeler à Padoue en 1628, pour occuper la chaire d'anatomie. L'année suivante, il accepta le poste qui lui fut offert à l'Université d'Iéna pour y enseigner l'anatomie, la chirurgie et la botanique; le jardin de l'Université fut confié en même temps à sa direction. Rolfinck fit un jour à Weimar une dissection publique en présence de six princes de l'empire. En 1641, on lui donna la chaire de chimie, science qu'il cultivait avec prédilection, et qu'il enseigna avec le même succès que toutes les autres branches de la médecine dont il était était chargé. Il mourut à Iéna en 1673. Sa vie se passa tout entière dans les travaux académiques, et c'est sous forme de dissertations que parurent tous les produits de ses études. Hefter en a donné une liste à peu près complète.

Diss. æger laborans febre tertiana intermittente scorbutica. Resp. Godofr. Schulzius. Iena, 1669, in-4.

Diss. ægræ phthisicæ casus. Resp. Jo. Christ. Seminarius. Iéna, 1664, in-4.

Diss. de affectu hypochondriaco. Resp. Mich. Thymerus. Iéna, 1631, in-4.

Diss. de affectione hypochondriacâ. Resp. Geo. Grav. Iéna, 1658, in-4.

Diss. de affectu hypochondriaco. Resp. Henr. Cellarius. Iéna, 1671, in-4.

Diss. de affectibus oris et faucium. Resp. Remigius Frenzelius. Iéna, 1635, in-4.

Diss. de αγρυπνια sive pervigilio. Resp. Jo. Rikemann. Iéna, 1669, in-4.

Propempticon. amorem sexus muliebris commendat. Iéna, 1634, in-4.

Propempticon. anatome medicinæ oculus. Iéna, 1629, in-4.

Diss. περι ανορεξιας seu de inappetentiâ ventriculi. Resp. Jo. Matthias Nester. Iéna, 1649, in-4.

Diss. de aphthis. Resp. Gothofr. Beier. Iéna, 1672, in-4.

Diss. de apoplexiâ. Resp. Io. Arnold Friederici. Iéna, 1661, in-4.

Diss. de apoplexiâ. Resp. Mart. Moser. Iéna, 1630, in-4.

Diss. de apoplexiâ, sopore eique cognato lethargo, congelatione. Resp. Henr. Boezo, Iéna, in-4.

Diss. de arthritide. Resp. Io. Martin Uhl. Iéna, 1644, in-4.

Diss. de arthritide, et ejus speciebus. Resp. Nathan. Vogl. Iéna, 1635, in-4.

Diss. de Articulorum doloribus, gibbositate, varicibus, elephantia, doloribus lumborum et extremorum. Resp. Io. Wild. Iéna, 1637, in-4.

Diss. cardialgiæ scrutinium theoretico-practicum. Resp. Io. Geo. Trumphius. Iéna, 1667, in-4.

Diss. de Catarrho. Resp. Jacob. Mœhinger. Iéna, 1651, in-4.

Diss. de catarrho narium. Resp. Io. Fr. d. Lysthenius. Iéna, 1660, in-4.

Diss. de catarrho ad nares, fauces et pulmones, ad normam recentiorum dogmatum. Resp. Io. Fred. Lehmann. Iéna, 1672, in-4.

Diss. de catarrho suffocativo. Resp. Henr. Schwarz. Iéna, 1652, in-4.

Diss. de catarrho. Resp. Balthas. Widmarster. Iéna, 1633, in-4.

Diss. de catarrho. Resp. Abrah. Birnbaum, Iéna, 1637, in-4.

Diss. de catarrho oculorum, aurium, nasi, morbis. Resp. Sam. Henr. Weinreich. Iéna, 1635, in 4.

Diss. de chimiâ. Iéna, 1641, in-4.

Disp. chimica I. De chimiâ in genere, ejus natura, objecto, principiis, operationibus et fine. Resp. Io. Chemnitius Brunovicens. Iéna, 1637, in-4.

Disp. chimica II. De objecto chimiæ, et I, metallis perfectis, sole et luna. Resp. Iac. Haberstro. Iéna, 1637, in-4.

Disp. chimica III. De metallis imperfectis, et I, duris, marte et venere. Resp. Godofr. Mœbius, Iéna, 1637, in-4.

Disp. chimica IV. De metallis imperfectis, et II, mollibus, iove, saturno et mercurio. Resp. Io. Dammenhan. Iéna, 1638, in-4.

Diss. chimica in artis formam reducta: diss. I continet prolegomena. Resp. Io. Rœser. Iéna, 1661, in-4.

Diss. ad chimiam in artis formam reductam illustrandam breves notæ. Resp. Lucas Schrœckius. Iéna, 1669, in-4.

Diss. chimicarum Dissertationum I. De tartaro. Resp. Ern. Bogeslaus Frosten. Iéna, 1679, in-4.

Diss. chimicarum II. De sulphure. Resp. Hermann Andreæ. Iéna, 1679, in-4.

Diss. chimicarum III. De margaritis. Resp. Io. Geo. Sommer. Iéna, 1660, in-4.

Diss. chimicarum IV. De metallis perfectis: auro et argento. Resp. Theodor. Rolkius. Iéna, 1669, in-4.

Dissertationum chimicarum V. De antimonio. Resp. Gasp. Gigas. Iéna, 1660, in-4.

Diss. chimicarum VI. De metallis imperfectis: duris duobus, ferro et cupro. Resp. Gothofr. Sam. Polisius. Iéna, 1679, in-4.

Diss. de χλωρωσει seu fœdis virginum coloribus. Resp. Io. Nicol. Ewaldt. Iéna, 1665, in-4.

Diss. de chylo et sanguine. Resp. Io. Gottfried Dornavius. Iéna, 1652, in-4.

Diss. de Chylificatione læsa. Resp. Henr. Schrœderus. Iéna, 1663, in-4.

Diss. de corde ex veterum et recentiorum, propriisque observationibus concinnata et ad circulationem accomodata. Resp. Jerem. Rhetius. Iéna, 1654, in-4.

Diss. de curatione hydropis ascitis, potissimum de παρακεντησει. Resp. Barthold Sinion. Iéna, 1668, in-4.

Diss. de diaphoreticorum usu eximio. Resp. Statius Henr. Cranelius. Iéna, 1656, in-4.

Diss. de diaria. Resp. Hermann Bartheldt. Iéna, 1668, in-4.

Diss. de dolore colico. Resp. Hermann Andreæ. Iéna, 1660, in-4.

Disputationum pathologicarum secundum ordinem Abubetri Rhazae, de re medicâ ad regem Mansorem, libro nono. I. De febribus in genere et in specie, de ephemera et hectica. Resp. Andr. Wolsius. Iéna, 1638, in-4.

Diss. de dolore capitis, vertigine et phrenitide. Resp. Io. Daum. Iéna, 1635, in-4.

Diss. de dolore capitis. Resp. Io. Placcius. Iéna, 1629, in-4.

Diss. de dolore capitis secundum ordinem, et methodum medicinæ specialis commentatoriæ. Resp. Christ. Sörgelius. Iéna, 1668, in-4.

Diss. de dysenteriâ. Resp. Io. Godofr. Gerlachius. Iéna, 1667, in-4.

Diss. de dysenteriâ. Resp. Laur. Eckhard. Iéna, 1629, in-4.

Diss. de Dysenteriâ. Resp. Fried. Hoffmann. Iéna, 1651, in-4.

Diss. de dysenteriâ malignâ urbem Vinariensem depopulante. Resp. Gabriel Lonerus. Iéna, 1672, in-4.

Diss. de natura cervi ejusque usu et arcanis hermeticis in foro Asclepiadeo utilissimis. Resp. Godofred Mœbius. Iéna, 1639, in-4.

Diss. de enterocele. Resp. Io. Rudolph. Ringelman. Iéna, 1664, in-4.

Diss. de ephialte. Resp. Geo. Chph. Petri. Iéna, 1658, in-4.

Diss. de epilepsiâ. Resp. Mych. Thymer. Iéna, 1630, in-4.

Diss. de epilepsiâ. Iéna, 1629, in-4.

Diss. de epilepsiâ. Resp. Joseph Claudcr. Iéna, 1640, in-4.

Diss. de epilepsiâ. Resp. Io. Geo. Heinisius. Iéna, 1637, in-4.

Diss. de febre hectica secundum ordinem, et methodum medicinæ specialis commentatoriæ. Resp. Guil. Zapfius. Iéna, 1666, in-4.

Diss. de febre malignâ. Resp. Io. Volck. Iéna, 1642, in-4.

De febris malignæ naturâ et curatione. Resp. Adam Haberkorn. Iéna, 1638, in-4.

Diss. de febre pestilentiali et malignâ in genere. Resp. Balthas. Widmarcter. Iéna, 1640, in-4.

Diss. de febre petechiali. Resp. Chph. Relovius. Iéna, 1664, in-4.

Diss. fœtum quoad principia, partes communes et proprias, differentias, morbos et symptomata eorumdemque curationem exponit. Resp. Io. Arnold Fridericis. Iéna, 1658, in-4.

Diss. de fossilibus in genere, et in specie, de aqueis s. salibus, communi, nitro, armeniaco, vitriolo. Resp. Godofr. Vogel. Iéna, 1638, in-4.

Diss. de fluore albo mulierum. Resp. Theod. Rollius. Iéna, 1661, in-4.

Diss. de genuina calculorum in humano corpore, præcipue renibus et vesica generatione, nec non eorum signis et remediis. Resp. Joh. Christ. Iehringius, Iéna, 1663, in-4.

Diss. de guttâ serenâ. Resp. Esaias Waldmann. Iéna, 1669, in-4.

Diss. de hepate, et veterum et recentiorum, propriisque observationibus concinnata et ad circulationem accommodata. Iéna 1653, in 4.

Diss. in Hippocratis primum libri, I, aphorismum commentarius. Resp. Johann. Anton. Clozius. Iéna, 1662, in-4.

Diss. de Hydrope. Resp. Jo. Egid. Euthius. Iéna, 1657, in-4.

Diss. de hydrope ascite. Resp. Chph. Henr. Ruperti. Iéna, 1672, in-4.

Diss. de hydrope. Resp. Paul Marquart Schlegel. Iéna, 1628, in-4.

Diss. de hydrope ascite. Resp. Victorin Gregorii. Iéna, 1630, in-4.

Diss. de hydrope ascite. Resp. Jo. Jacobi. Iéna, 1662, in-4.

Diss. de ichore ulcerum seroso, etc. Resp Jo. Drawizius. Iéna, 1642, in-4.

Diss. de ictero. Resp. Strid. Lauf. Iéna, 1635, in-4.

Diss. de ictero flavo. Resp. Chph. Ansfeldt. Iéna, 1650, in-4.

Diss. de ictero flavo, secundum methodum et ordinem medicinæ specialis commentatoriæ Rolfincianaæ. Resp.

Chph. Ern. Stempel. Iéna, 1665, in-4.

Diss. de inundatione microcosmi. Resp. Gottfried Walter. Iéna, 1652, in-4.

Diss. de innato calido. Resp. Henr. Jo. Friedreich. Iéna, 1635, in-4.

Diss. de Lapide Bezoar. Resp. Jo. Eberhard Schmidt. Iéna, 1665, in-4.

Diss. de lethargo. Resp. Jo. Listhenius. Iéna, 1629, in-4.

Diss. de lue venereâ Resp. Mart. Willichius Iéna, 1666, in-4.

Diss. de Maniâ. Resp. Jo. Chph. Hübner. Iéna, 1666, in-4.

Diss. de maniâ. Resp. Mich. Bachgallus. Iéna, 1633, in-4.

Diss. περι της μελαγχολιας. Resp. Geo. Chph. Gramassus. Iéna, 1636, in-4.

Diss. de melancholiâ hypochondriacâ. Resp. Jo. Theodor. Schenck. Iéna, 1644, in-4.

Diss. de melancholiâ. Resp. Jo. Casp. Horn. Vall. Joach. Boem. Iéna, 1629, in-4.

Diss. methodi cognoscendi et curandi affectus particulares hippocraticis et hermeticis principiis illustratæ; disp. I, de dolore capitis. Resp. Adam Haberkorn. Iéna, 1640, in-4.

Diss. methodi, etc.; *disp. II, de vertigine. Resp. Dar. Thomas.* Iéna, 1644, in-4.

Diss. Methodi etc. *VIII, de incubo. Resp. Frid. Gerber.* Iéna, 1653, in-4.

Diss. methodi cognoscendi et curandi affectus particulares capitis, Hyppocraticis, Paracelsicis ac Harveianis principiis illustratæ; diss. I, de dolore capitis. Resp. Casp. Posner. Iéna, 1652, in-4. *Diss. II, de Phrenitide. Resp. Christ. Muche.* Iéna, 1652, in-4. *Diss. III, de lethargo. Resp. Jo. Metzger.* Iéna, 1652, in-4. *Diss. IV de melancholiâ. Resp. Gottfr. Walther.* Iéna, 1652, in-4. *Diss. V, de maniâ. Resp. Florian Gertsmann.* Iéna, 1652, in-4. *Diss. VI, de vertigine. Resp. Hieron. Christ. Ehrlich.* Iéna, 1652, in-4. *Diss. VII, de epilepsiâ. Resp. Wilh. Prenke.* Iéna, 1652, in-4. *Diss. IX, de apoplexiâ. Resp. Jo. Gottfr. Dormanius.* Iéna, 1652, in-4. *Diss. X, de paralysi. Resp. Chph. Funckius.* Iéna, 1653, in-4. *Diss. XI, de convulsione. Resp. Andr. Pfeiffer.* Iéna, 1653, in-4. *Diss. XII, de catharro. Resp. Anselm VVansleben.* Iéna, 1653, in-4.

Diss. de minerâ martis. Resp. Mart. Mercke!. Iéna, 1653, in-4.

Diss. de molâ. Resp. Andr. Wilh. Osann. Iéna, 1662, in-4.

Diss. non ens chimicum, mercurius metallorum et mineralium. Iéna, 1670, in-4.

Diss. de odontalgiâ, sive dolore dentium. Resp. Franc. Julius Peters. Iéna, 1662, in-4.

Diss. ordo et methodus cognoscendi et curandi arthritidem. Resp. Geo. Adam Dummer. Iéna, 1663, in-4.

Diss. ordo et methodus cognoscendi et curandi causum. Resp. Augustin Henr. Fusch. Iéna, 1665, in 4.

Diss. ordo et methodus cognoscendi, præcavendi, curandi ebrietatem et inde ortam crapulam. Resp. Jo. Richmann. Iéna, 1667, in 4.

Diss. ordo et methodus cognoscendi et curandi ileum. Resp. Jo. Chph. Neuberger. Iéna, 1669, in-4.

Diss. ordo et methodus cognoscendi et curandi maniam. Resp. Jo. Wilh. Faustus. Iéna, 1666, in-4.

Diss. ordo et methodus medicinæ specialis consultatoriæ; diss. V. Resp.

Philipp. Wernikhe. Iéna, 1667, in-4.
Diss. VII. Resp. Jac. Aug. Hünervolfius. Iéna, 1667, in-4.

Diss. de palpitatione cordis. Resp. Anselm Wansleben. Iéna, 1666, in-4.

Diss. de partu difficili. Resp. Alhard. Hermann Cummius. Iéna, 1664, in-4.

Diss. de partu difficili. Resp. Jo. Albert Harschleben. Iéna, 1666, in-4.

Diss. de paralysi. Resp. Joan. Bartholom. Crugerus. Iéna, 1632, in-4.

Pathologicarum dissertationum secundùm ordinem Abubetri Rhazae de re medicâ ad regem Mansorem libro nono II, de febribus putridis in genere. Resp. Haberstro. Iéna, 1638, in-4. *Diss. III, de febribus intermittentibus in genere et in specie. Resp. Johann. Christ. Volhardh.* Iéna, 1638, in-4. *Diss. V, de Melancholiâ et maniâ. Resp. Jo. Chemnitius.* Iéna, 1635, in-4 *Diss XIV, de cardialgia, singultu et fame caninâ. Resp. Dav. Han. Cygneus.* Iéna, 1636, in-4. *Diss. XIII, de dolore jecoris cachexia, ictero, hydrope. Resp. Jo. Christ. Volhardt.* Iéna, 1637, in-4. *Diss. XV, de dolore colico, iliaco, lienteria, diarrhœa, dysenteria. Resp. Jac. Haberstro.* Iéna, 1637, in-4. *Diss. XVI, de affectibus renum et vesicæ, lumbricis, hæmorrhoïdibus. Resp. Jo. Mich. Samusta.* Iéna, 1637.

Diss. de Peripneumoniâ, sputo sanguinis et phthisi. Resp. Conr. Victor. Schneider. Iéna, 1636, in-4.

Diss. de pestilentiæ naturâ et curatione. Resp. Conr. Victor Schneider. Iéna, 1626, in-4.

Diss. de pestilentiæ naturâ et curatione. Resp. Tobias Matthæi. Iéna, 1641, in-4.

Diss. de phrenitide. Resp. Andr. Martini. Iéna, 1629, in-4.

Diss. de phrenitide. Resp. Chph. Sebast. Ayrer. Iéna, 1632, in 4.

Diss. de Phrenitide. Resp. Jo. Frid. Held. Iéna, 1672, in-4.

Diss. de phrenitide. Resp. Hern. Schœvius. Iéna, 1650, in-4.

Diss. de phthisi. Resp. Chph. Knauth. Iéna, 1664, in-4.

Diss. de phthisi. Resp. Jo. Schlegelius. Iéna, 1638, in-4.

Diss. de pleuritide. Resp. Jo. Sam Albinus. Iéna, 1638, in-4.

Diss. de pleuritide. Resp. Nathan Voith. Iéna, 1633, in-4.

Diss. de pleuritide. Resp. Gothofr. Handelius. Iéna, 1671, in-4.

Diss. de plicâ polonicâ. Resp. Chph. Ern. Taube. Iéna, 1658, in-4.

Diss. de podagrâ. Resp. Jo. Eschenbach. Iéna, 1672, in-4.

Diss. de podagrâ medicorum opprobrio, Resp. Augustin Henr. Fasch. Iéna, 1663, in-4.

Diss. de pollutione nocturnâ. Resp. Wolfg. Wedel. Iéna, 1667, in-4.

Diss. de Purgatione. Resp. Carol. Scheffer. Iéna, 1638, in-4.

Diss. de Pyretologiâ in genere. Resp. Jo. Laurent Fabri. Iéna, 1666, in-4.

Diss. Quæstionum medicarum illustrium decas. Resp. Jo. Geo. Waltherus. Iéna, 1640, in-4.

Diss. de quartanâ intermittente. Resp. Car. Schrœter. Iéna, 1670, in-4.

Diss. de quartanâ intermittente. Resp. Mich. Gramann. Iéna, 1666, in-4.

Diss. de renum et vesicæ calculo. Resp. Joseph Clauderus. Iéna, 1644, in-4.

Diss. de renum et vesicæ calculo.

Resp. Jo. Christ. Friderici. Iéna, 1663, in-4.

Diss. de salivatione. Resp. Zachar. Nicol. Gœtsius. Iéna, 1656, in-4.

Diss. de salivatione. Resp Jo Joach. Hager. Iéna, 1670, in-4.

Diss. de sanguificatione læsâ. Resp. Geo. Chph. Amman. Iéna, 1659, in-4.

Diss. de scabie. Resp. Laur. Blumenstrot. Iéna, 1648, in-4.

Diss. de scorbuto. Resp. Hieron. Bierling. Iéna, 1640, in-4.

Diss. sexum muliebrem et fœminam commendat. Iéna. 1633, in-4.

Diss. de scorbuto. Resp. Laur. Blumenstrost. Iéna, 1648, in-4.

Diss. de scorbuto. Resp. Jo. Laurent Lælius. Iéna, 1668, in-4.

Diss. de scrophulis seu strumis. Resp. Philipp. Marcus Marci. Iéna, 1667, in-4.

Diss. de siti immoderata. Resp. Andr. Perfike. Iéna, 1672, in-4.

Diss. de spasmo. s. convulsione. Resp. Wilh. Diechmann. Iéna, 1631, in-4.

Diss. de strangulatione uteri. Resp. Jo. Geo. Grübelius. Iéna, 1644, in-4.

Diss. de suffocatione mensium. Resp. Jo. Sigism. Engelhaupt. Iéna, 1656, in-4.

Diss. de syncope. Resp. Jo. Rœserus. Iéna, 1662, in-4.

Diss. de synocho putrida. Resp. Hermann Schüsler. Iéna, 1666, in-4.

Diss. thematum medicorum decas. Resp. Geo. Chph. Gramanus. Iéna, 1634, in-4.

Diss. de tertianâ intermittente. Resp. Jo. Geo. Trott. Iéna, 1662, in-4.

Diss. de tussi. Resp. Geo. Wolfg. Wedel. Iéna, 1663, in-4.

Diss. de variolis. Resp. Io. Petr. Ruckelius. Iéna, 1658, in-4.

Diss. de vertigine. Resp. Leonhard Krüger. Iéna, 1633, in-4.

Diss. de vertigine. Resp. Paul. Jul. Callenius. Iéna, 1651, in-4.

Diss. de vertigine. Resp. Just. Frid. Bollmann. Iéna, 1659, in-4.

Diss. de viribus. Resp. Gerhard Gerling. Iéna, 1675, in-4.

Diss. vitrioli scrutinium chimicum. Resp. Jo. Geo. Trumphius. Iéna, 1666, in-4.

Diss. de vulneribus. Resp. Nicol. Moll. Iéna, 1653, in-4.

Dissertationes anatomicæ sythetiçâ methodo exaratæ. Iéna, 1656, in-4.

Ordo et methodus generationi dicatorum partium per anatomem cognoscendi fabricam. Iéna, 1664, in-4.

Theatrum practicum in quo omnes affectus in medicinâ speciali occurrentes producuntur et examinantur. Francfort et Leipsig, 1686, in-4.

Moreri.—Joecher.—Haller.—Hefter).

ROLLO (John), medecin anglais fort connu par ses recherches sur le diabète sucré, était de Woolwich, et fut chirurgien général de l'artillerie royale.

Observations on the diseases which appeared in the army at St-Lucia in 1778-79; with remarks on the causes and treatment of these diseases. Londres, 1781, in-12.

Observations on the means of preserving and restoring health in the west-indies. Londres, 1782, in-12; ibid., 1794, in-8.

Remarks on the diseases lately des-

cribed by D. Hendy; under the appellation of the glandular disease of Barbadoes. Londres, 1985, in-8.

Observations on the acute dysentery with the design of illustrating its causes and treatment. Londres, 1786, in-8.

An of two cases of the diabetes mellitus; with remarks as they arise during the progress of the cure, to which are added a general view of the nature of the disease and its appropriate treatment; including observations on some diseases depending on stomach affection, and a detail of the communication, received on the subject since the dispersion of the notes on the first case; with the results of the trial, of various acids and other substances in the treatment of lues venerea, and some observations on the nature of sugar, etc.; by M. Cruikshank. Londres, 1797, in-8. 2 vol. Edit. 2, *with larges additions.* *Ibid.*, 1798, in-8. *New edit. Ibid.*, 1806, in-8. — *Traité du diabète sucré, des affections gastriques et des maladies qui en dépendent.* Trad. de l'anglais par Alyon, avec des notes par Fourcroy. Paris, an VI, in-8.

A short account of the royal artillery hospital at Woolwich; with some observations on the management of artillery soldiers, respecting the preservation of health. Londres, 1801 *Ibid.*, 1807, in-8.

Reports of cases, of inoculation and reinoculation, with variolous and vaccine matter. Londres, 1804, in-8.

On the effects of drinking pure spirits in repeated and large quantities. In London med. Journal, t. VII.

A short account of souffriere in the island of St-Lucia; in Tilloch, phil. Magaz., t. III.

(Reuss. — Rob. Watt. — Callisen.)

RONDELET (Guillaume), savant naturaliste et médecin, naquit le 27 septembre 1507, à Montpellier, de Jean Rondelet, marchand droguiste. Son père, chargé de beaucoup d'enfans et d'une médiocre fortune, le destinait à l'état ecclésiastique, où il espérait que son oncle, prevôt du chapitre de Maguelonne, le pousserait à peu de frais, et en conséquence il ne lui laissa que trois cents livres pour toute part dans sa succession. Rondelet ne suivit point la vocation qu'on lui avait ainsi supposée. Le déplorable état de sa santé, durant toute son enfance et sa première jeunesse, retarda beaucoup son éducation, dont son frère aîné, Albert Rondelet, fit tous les frais. Il arriva à Paris en 1525, dans sa dix-huitième année, ne sachant rien ou à peu près. Mais il répara bientôt le temps perdu, et, après quatre années de séjour dans la capitale, il se vit en état de retourner à Montpellier faire ses études de médecine. Lorsqu'il eut acquis quelques connaissances, il alla à Pertuis, en Provence, pour s'adonner à la pratique, mais comme elle ne suffisait pas pour le faire subsister, il y enseigna pendant quelque temps la grammaire aux enfans. Il revint ensuite à Paris, où l'éducation d'un enfant de famille, dont il se chargea, lui fournit les moyens de poursuivre lui-même ses études. Il demeura quelque temps avec Jean Gonthier, d'Andernach, avec qui il refit ses études anatomiques. En quittant Paris, Rondelet passa en Auvergne, où il pratiqua la médecine avec plus de réputation et de profit qu'il n'avait fait jusque-là. Il revint se faire recevoir docteur en médecine à Montpellier en 1537. En 1545, il fut nommé professeur royal en médecine dans cette Faculté. Le cardinal François de Tournon l'ayant pris pour son médecin, Rondelet fit avec ce cardinal différens voyages, dont il profita en naturaliste. Ainsi, ayant été à Anvers, en Saintonge, à Bordeaux et à Bayonne, il profita de l'occasion pour visiter les côtes de l'Océan, et pour examiner les poissons qu'on y trouve. Il suivit son patron à Rome en 1549, et demeura dans cette ville treize mois entiers, au bout desquels il se fit remplacer près du cardinal, et revint en France après avoir visité Venise et les principales Universités d'Italie, Pise, Bologne, Ferrare et Padoue. Il fut de retour à Montpellier vers le 24 juin 1551. En 1556, il fit bâtir un amphithéâtre anatomique, et, à la mort de Jean Schyron, il fut nommé chancelier de l'Université. La mort l'enleva le 30 juillet 1566, dans sa cinquante-neuvième année. L'Université de Montpellier fit graver cette inscription sur le frontispice des écoles de médecine :

Gul. Rondeletius Montispel. ingenii fœcunditate et doctrinæ ubertate toto orbe clariss. Universitatis medicinæ XXI annis professor regius, X annis cancellarius digniss. post diuturnam in docendo et scribendo navatam sedulo operam, et edita raræ eruditionis non pauca monumenta, pluribus ex codicillo ad recognoscendum creditis fidei Laur. Jouberti in Regia profess. successoris sui, Tolosæ rediens obiit in regali monte an. D. 1566. Die 30 mensis julii. Vixit ann. 58, mens. 10, dies 4. Laurentius Joubertus cancell. præcept. chariss. D. S. M. H. P. C.

On doit à Rondelet les ouvrages suivans :

De piscibus marinis libri XVIII. In quibus vivæ piscium imagines expressæ sunt. Lyon, 1554, in-fol. *Universæ aquatilium historiæ pars altera, cum veris ipsorum imaginibus.* Lyon, 1555, in-fol. Trad. en français (par Laurent Joubert?) *L'histoire entière des poissons, tant de lacs, mers, étangs, fleuves, que rivières*, composée premièrement en latin par Guillaume Rondelet. Lyon, 1558, in-fol.

De materiâ medicinali et compositione medicamentorum? Padoue, 1556, in-8.

De ponderibus, sive justa quantitate et proportione medicamentorum liber. Paduæ, 1556, in-8.

Methodus curandorum omnium mor-

borum corporis humani, in tres libros distincta. De dignoscendis morbis. De febribus. De morbo gallico. De internis et externis remediis. De pharmacopolarum officinâ. De fucis. Lyon, 1583 et 1585, in-8. Francfort, 1592, in-8. Montpellier, 1601, in-8. Genève, 1608, in-8.

De morbo gallico. Venise, 1566, in-fol. — Trad. en français par Etienne Manialdi. Bordeaux, 1576, in-8.

Formulæ aliquot remediorum, libro de internis remediis omissæ. Anvers, 1576, in-fol. A la suite de l'*Histoire des plantes de Mathias Lobel.*

De theriaca tractatus, avec le *Dispensaire de Valerius Cordus.* Leyde, 1627 et 1652, in-12.

Tractatus de urinis, antehac non editus. Francfort, 1610, in-8.

Opera omnia medica. Nunc ab infinitis quibus anteà scatebant mendis, studio et operà Joannis Croqueri, Poloni, repurgata, et in gratiam medicinæ studiosorum nitori suo restituta. Genève, 1628, in-8.

(Laur. Joubert. — Nicéron.)

ROONHUYZEN (Henry Van), habile chirurgien d'Amsterdam, au milieu du dix-septième siècle, a publié, en hollandais, deux ouvrages qui renferment des faits intéressans. On y remarque les articles relatifs à l'opération césarienne, la chute du vagin, l'atresie du vagin et de l'anus, aux plaies de la vessie, de la tête, des nerfs, au bec de lièvre. Ces deux ouvrages ont été traduits en allemand (Nuremberg, 1674); ils avaient paru sous les titres suivans :

Heelkonstige aanmerkingen betreffende de Gebrecken der Vrouwen. Amsterdam, 1663, in-8.

Genees-en heelkonstige aanmerkingen. Amsterdam, 1672, in 8.

(Haller.)

ROOSE (Théodore George Auguste), conseiller à la cour de Brunswick, professeur d'anatomie, secrétaire du collége supérieur de santé de la même ville, mort à la fleur de l'âge le 21 mars 1803, était né à Brunswick le 14 février 1771, et avait pris le grade de docteur en médecine à Gottingue en 1793. Quoiqu'il n'ait pas accompli sa trente-deuxième année, il avait déjà acquis, parmi les physiologistes et les médecins légistes, un rang fort distingué. Roose, dit Sprengel, est l'auteur d'un des plus interessans ouvrages de physiologie qui aient paru dans le cours des dix dernières années du dix-huitième siècle. Ce livre traite de la force vitale. Sans prétendre dépasser les limites de ce dont notre esprit peut se former une idée, l'auteur demeure toujours dans les bornes d'un épilogisme rationnel, et il juge les opinions des autres avec une sagacité, un calme et un amour de la vérité qu'on ne saurait surpasser. La lecture de ce traité, à tous égards classique, doit être recommandée aux jeunes gens qui sont en danger de se laisser entraîner par leur tendance à spéculer sur des choses chimériques. L'ensemble du travail de Roose est un chef-d'œuvre, et tend principalement à faire naître des doutes contre le matérialisme des écrivains modernes. L'auteur démontre, dit toujours Sprengel, qu'il doit y avoir un principe d'un ordre supérieur chargé de présider aux combinaisons, aux mélanges et aux séparations des élémens de la matière organique, et que, dans l'état d'imperfection où sont encore aujourd'hui nos connaissances en chimie animale, il y a trop de hardiesse à conclure que, puisque les phénomènes des corps vivans et inertes, des végétaux et des animaux, sont différens comme la matière qui entre dans la composition des corps eux-mêmes, ils n'ont d'autre cause que cette matière. Roose prouve avec beaucoup de sagacité (ajoute encore Sprengel) que l'hypothèse de Reil roule dans un cercle vicieux (M. Jourdan traduit : renferme un cercle dans la démonstration) ; car le mélange et la forme de la matière organique doivent contenir, suivant lui (suivant Reil), la raison de la propriété qu'a cette dernière d'affecter la forme et le mélange qui lui sont particuliers.

Les ouvrages de Roose ont pour titre :

Diss. de nativo vesicæ urinariæ inversæ prolapsu. Gottingue, 1793, in-4.

Ueber die Gesundheit des Menchen, ein physiologischer Versuch. Gottingue, 1793, in-8, 72 pp.

Ueber das Ersticken neugeborner Kinder. Brunswick, 1794, in-8.

Physiologische Untersuchungen. Brunswick, 1796, in-8, 102 pp.

Grundzüge der Lehre von der Lebenskraft. Brunswick, 1797, in-8, 320 pp.

Beitræge zur œffentlichen und gerichtlichen Arzneikunde. Brunswick, 1798-1802, in-8.

Ueber die gelben Kœrper im weiblichen Eierstocke. Brunswick, 1800, in-8.

Taschenbuch für gerichtliche Aerzte und Wundaerzte bey gesetzmæssigen Leichenœffnungen. Brême, 1800, in-8; *ibid.*, 1801, in-8; *ibid.*, 1804, in-8; traduit en français par Marc. Paris, 1810, in-8.

Grundriss physisch anthropologischer Vorlesungen. Helmstadt, 1801, in-8.

De superfœtatione nonnulla. Brême, 1801, in-4.

Ueber das Kuhpocken. Brême, 1801, in-8.

Ueber die Krankheiten der Gesunden. Gottingue, 1801, in-8.

Grundriss medicinisch-gerichtlicher Vorlesungen. Francfort-sur-le-Mein, 1802, in-8, 180 pp.

Anthropologische Briefe. Leipzig, 1803, in-8, 144 pp,

Medizinische Miscellen aus dem Nachlasse des Herzogl. Braunschw. Lüneburg. Hofraths und Professors Th. G. A. Roose, herausgegeben von D. Lud. Formey. Francfort-sur-le-Mein, 1804, 220 pp.

(*Med. chirur. Zeitung.* — *Der Biograph.* — Sprengel.)

ROSA (le chevalier DON MICHEL) naquit dans la Romagne vers 1730, et mourut dans les dernières années du dix-huitième siècle. Il avait étudié fort jeune dans les Universités de Padoue, de Bologne et de Ferrare, et avait depuis parcouru, en observateur, une grande partie de l'Italie et quelques portions de l'Allemagne. Il fut professeur de médecine théorique et pratique à l'Université de Pavie; plus tard il se fixa à Modène.

De epidemicis et contagiosis acroasis, accessit scheda ad catarrhum seu tussim quam russam nominant pertinens. 1782, in-8.

Lettere estemporanee sopra alcune curiosita fisiologiche. 2 vol. in-8.

L'objet principal de ces lettres est d'établir l'existence d'un fluide éthéré dans le sang artériel. Moscati, Landriani et Carminati attaquèrent les expériences de Rosa et réfutèrent ses opinions.

Le tome IV des *Actes de l'Académie des sciences de Sienne* contient un mémoire de Rosa sur les moyens d'améliorer la fabrication du pain dans le royaume de Lombardie.

(*Comment. de rebus in med. gestis*. — Desgenettes, *Journ. complém. des Sc. méd.*, t. 33.)

ROSEN DE ROSENSTEIN (NICOLAS), célèbre médecin suédois, naquit près de Gottenbourg en 1706. Elevé dans la maison paternelle jusqu'à douze ans, il fut alors envoyé au gymnase de Gothenbourg, où il passa deux années. Il alla ensuite à l'Université de Lund. Son père, désirant en faire un théologien, l'avait confié aux soins d'André Ridel, qui devint depuis évêque; mais le jeune Rosen, qui, de très bonne heure, avait senti un goût prononcé pour la médecine, en commença l'étude en cachette, et la continua quatre années. A défaut de ressources suffisantes, il fut obligé d'aller à Stockholm en 1724 afin de gagner sa vie en se chargeant de l'éducation de quelques enfans. Une place d'assesseur adjoint à la Faculté de médecine de l'Université d'Upsal étant venue à vaquer en 1728, il l'obtint par l'entremise de Rudbec, et prit alors le grade de docteur en médecine, au lieu de celui de théologien, que son père croyait encore devoir être le sien. Peu après il entreprit un long voyage. Il passa par Greifswald, Stettin, Berlin et Leipzig, où il séjourna quelque temps. Il fut à Halle, revint à Leipzig, puis visita les principales villes d'Allemagne, de Suisse et de France, et après quelque séjour à Paris, il passa en Hollande. De retour dans sa patrie en 1731, il prit possession de sa place d'adjoint à la Faculté d'Upsal, et devint bientôt membre de la Société des sciences de cette ville. Il n'eut qu'à être connu pour gagner l'estime de tout le monde.

Aussi, l'année suivante, une chaire de physique lui ayant été offerte à Lund, pour le retenir à Upsal, on augmenta ses appointemens, il fut nommé successivement assesseur du collége de médecine, et l'un des médecins du roi. La Société des sciences, fondée à Stockholm, le compta parmi ses membres. En 1740, il devint titulaire de la chaire dont se démit Rudbec, et dont il remplissait déjà les fonctions comme adjoint depuis neuf années. Après la retraite de Roberg, Rosen fut chargé simultanément de l'enseignement de l'anatomie, de la physiologie et de la médecine pratique. Il exerçait ses élèves à la pratique au lit des malades. En 1756, il céda ce poste à son gendre Samuel Aurivillius, et alla se fixer à Stockholm, pour se livrer tout entier à la pratique de l'art de guérir. Rosen mourut le 16 juillet 1773. Il est auteur d'une quarantaine de dissertations soutenues sous sa présidence, de nombreux mémoires académiques et de trois ouvrages, dont le plus célèbre est son traité des maladies des enfans.

Dissertatio de usu methodi mechanicæ in medicinâ. Upsal, 1728, in-8.

Dissertatio de historiis morborum conscribendis. Harderwyk, 1731, in-4.

Theses medicæ. Upsal, 1731, in 8.

Tentamen anthropologiæ experimentalis, quo demonstratur existentia vasorum absorbentium in intestinis, partem chyli ad venas mesentericas immediate deferentium. Upsal, 1731, in-4.

Resolutio casus ægræ, variis malis a plethorâ ortis, vexatæ et feliciter curatæ. Upsal, 1732, in-4.

Theses medicæ de emendatione temperamentorum. Upsal, 1732, in-4.

Dissertatio de aere, ejusque in corpus humanum effectibus. Upsal, 1734, in-4.

Dissertatio de insigni capitis tumore, quem, separatio maximæ partis, ossis frontis excepit. Upsal, 1735, in-4.

Dissertatio de ventriculo humano. Upsal, 1736, in 4.

Dissertatio de purificatione aquæ. Upsal, 1736, in 4.

Dissertatio de communi ad septentrionem per æstatem gentium malo, alvo adstrictâ. Upsal, 1737, in-4.

Dissertatio de erroribus in formulis medicinalibus. Upsal, 1737, in-4.

Beskrifning of hela mannioken cropp. Stockholm, 1738, in-8.

Dissertatio de equitatione, ejusque in medicinâ usu. Upsal, 1738, in-4.

Dissertatio de diversis cibi potusque generibus. Upsal, 1739, in-4.

Dissertatio de febre intermittente quartanâ. Upsal, 1739, in-4.

Dissertatio de medicamentis absorbentibus, eorumque perverso usu. Upsal, 1739, in-4.

Dissertatio de tussi. Upsal, *pars I*, 1739, *pars II*, 1741, in-4.

Dissertatio de hydrope. Upsal, 1739; *pars II*, 1742, in-4.

Dissertatio de compositione medicamentorum Halensium, eorumque vero et limitato usu. Upsal, 1739 in-4.

Dissertatio de dignoscendâ et curandâ imminente phthisi pulmonali. Upsal, 1740, in-4.

Dissertatio de inflammatione ventriculi. Upsal, 1741, in-4.

Dissertatio de chirurgiæ curtorum possibilitate. Upsal, 1742, in-4.

Examen aquarum distillatarum simplicium, quæ in pharmacopœâ stockholmiensi occurrunt. Upsal, 1743, in-4.

Dissertatio de tincturis, essentiis et elixiriis. Upsal, 1744, in-4.

Programma de symptomatibus ex usu hyoscyami in puero visis. Upsal, 1745, in-4.

Dissertatio de decoctis infusis et emulsione officinali. Upsal, 1746, in-4.

Dissertatio de ossibus calvariæ. Upsal, 1746, in-4.

Tal om en opartisk och fernuftig medici foetnamste goromal. Stockholm, 1746, in-8.

Decades binæ thesium medicinalium. Upsal, 1737, in-4.

Regimen et cura puerperarum. Upsal, 1749, in-4.

Resolutio casus pleuritici cum metu pleuropneumoniæ. Upsal, 1749, in-4.

Dissertatio de legibus microcosmicis. Upsal, 1750, in-4.

Examen medicamentorum simplicium quæ in catalogo medicamentorum svethico continentur. Upsal, 1750, in-4.

Dissertatio de amphimerinâ catarrhali. Upsal, 1750, in-4.

Observationes botanicæ circa plantas quasdam Sueciæ, non ubivis obvias et partim in Sueciâ nondum detectas. Lund., 1750, in-4.

Dissertatio de variolis præcavendis. Upsal, 1751, in-4.

Morbi evacuatorii sanguinis. Pars III. Upsal, 1752, in-4.

Dissertatio de morbis infantum. Upsal, 1754, in-4

Idea pharmacopœæ reformatæ. Upsal, 1754, in-4.

Dissertatio de variolis curandis. Upsal, 1754, in-4.

Dissertatio de epilepsiâ infantili. Upsal, 1754, in-4.

Dissertatio de emesi. Upsal, 1754, in-4.

Hus-och rese apoteque, Stockholm, 1765, in-8. Traduit en allemand. Leipzig, 1766, in-8.

Underraettelse om barns-sjukdomar, och deras botemedel. Stockholm, 1764, in-8. *Ibid.*, 1771, in-8. Traduit en allemand par Murray. Gottingue, 1766, in-8. *Ibid.*, 1768, in-8. *Ibid.*, 1774, in-8. *Ibid.*, 1778, in-8. *Ibid.*, 1781, in-8. *Ibid.*, 1785, in-8. — En hollandais, par É. Sandifort. Amsterdam, 1768, in-8. — En anglais par Sparmann. Londres, 1780, in-8. — En français par J.-B. Lefebvre deVillebrune. Paris, 1780, in-8.

(*Comment. de rebus in med. gestis.* — Haller. — Jo. Em. Wikstrœm. — Jo. Henr. Liden.)

ROSENMUELLER (Jean Chrétien), célèbre anatomiste allemand, naquit à Hessberg, près d'Hildburghausen, en 1771. Après avoir reçu une éducation soignée, dans laquelle fut comprise l'étude du dessin, il fit ses études médicales à Leipzig et à Erlang. Il soutint une dissertation d'anatomie comparée à Leipzig en 1794, et fut nommé la même année prosecteur du théâtre anatomique. Le grade de docteur lui fut conféré en 1797. En 1799, il fut nommé médecin de la garnison. Il se démit de cette place en 1802, pour occuper celle de professeur extraordinaire d'anatomie et de chirurgie. A la mort d'Hebenstreit, en 1804, il devint professeur ordinaire, et fut en même temps assesseur de la Faculté de médecine. Il fut élevé à divers postes ou titres honorifiques, et se vit fort répandu dans la pratique de la chirurgie; mais les travaux de l'amphithéâtre et de la chaire furent toujours ses occupations de prédilection. Plein d'une obligeance extrême, son habileté comme anatomiste et dessinateur était au service de quiconque se montrait animé comme lui de l'amour de la science. Atteint dans les dernières années de sa vie d'une angine de poitrine, dont il connaissait parfaitement la terminaison probable, il mourut subitement dans la nuit du 28 au 29 février 1820, dans sa quarante-neuvième année.

Quædam de ossibus fossilibus animalis cujusdam, historiam ejus et cognitionem accuratiorem illustrantia. Leipzig, 1794, in-4. Traduit en allemand par l'auteur même. Leipzig, 1795, in-8.

Abbildungen und Beschreibungen merkwuerdiger Hœlen um Muggendorf in Bayreutischen Oberlande. Erlang, 1796, in-fol.

Die Merkwürdigkeiten der Gegend um Muggendorf, mit illum. Kupf. Berlin, 1804, in-fol.

Abbildung und Beschreibung der fossilen Knochen des Hœhlenbœren, etc. Weimar, 1804, in-fol.

Monro's Abbildungen und Beschreibungen der Schleimsæcke des menschlichen Kœrpers ausgearbeitet und vermehrt, herausgegeben Lateinisch und deutsch von J.-C. Rosenmüller, mit Kupfern. Leipzig, 1800, in-fol.

Partium externarum oculi humani imprimis lacrymalium descriptio anatomica, cum tabulis æneis. Leipzig, 1797, in-4.

Beytraege fuer die Zergliederungskunst. Leipzig, 1800-1803, 2 vol., in-8.

Beytrag zur physikalischen Geschichte der Erde. Leipzig, tome I, 1799; tome II, 1805, in-8.

Quædam de ovariis embryonum et fœtuum humanorum. Leipzig, 1802, in-4.

Die Kinderstube, von ihrer physischen Seite dargestellt. Leipzig, 1803, in-8.

Programma de nonnulis musculorum corporis humani varietatibus. Leipzig, 1804, in 4.

Dissertatio de singularibus et nativis ossium corporis humani varietatibus. Leipzig, 1804, in-4.

Joh. Bell's Zergliederung des menschlichen Kœrpers nach dem Englischen durchaus umgearbeitet von J. C. A. Heinroth und J. Chr. Rosenmüller, mit Kupfern. Leipzig, 1806-1807, in-8.

Handbuch der Anatomie nach Leber's Umriss der Zergliederungskunst zum Gebrauche der Vorlesungen, etc.

Leipsig, 1808, in-8. *Ibid.*, 1815. *Ibid.*, 1819. — Voyez plus bas le même ouvrage en latin.

Chirurgisch anatomische Abbildungen fuer Aerze und Wundaerzte, oder icones chirurgico-anatomicæ in usum medicorum et chirurgorum. Weimar, 1805-12, in-fol. 3 parties.

Progr. de anatomicorum terminis technicis. Leipzig, 1811, in-4.

Nervi obturatorii monographia. Leipzig, 1814, in-fol.

De viris quibusdam, qui in academiâ Lipsiensi anatomes peritia inclaruerunt. Programma I-VIII. Leipzig, 1818-1819, in-4.

De nervorum olfactoriorum defectu. Leipzig, 1816, in-4.

Prodromus anatomiæ artificialis inservientis. Leipzig, 1819, in-8.

Compendium anatomiæ in usum lectionum. Leipzig, 1819, in-8.

Progr. de dijudicandâ conscientiâ et voluntatis libertate in iis qui morbis acutis sunt affecti. Leipzig, 1818, in-4.

Rosenmüller a eu part à beaucoup d'autres ouvrages où son nom ne se trouve point indiqué; il était l'un des collaborateurs à la *Gazette littéraire de Leipzig* et du *Dictionnaire anatomico-physiologique* de Pierer.

(Choulant, *in Allg. med. Annalen.*)

ROSENTHAL (Frédéric-Chrétien), anatomiste fort distingué, né à Greifswald le 3 juin 1780, fut reçu docteur en médecine à Iéna en 1802. En 1804, il se fixa dans sa ville natale pour y pratiquer l'art de guérir. Il y fit depuis 1807 des cours particuliers. En 1810, il transféra sa résidence à Berlin; il fut nommé prosecteur en 1812, inspecteur de l'hôpital militaire de Neumark en 1813, prosecteur du musée royal de Berlin en 1814, professeur extraordinaire en 1815. En 1820, Rosenthal fut appelé à occuper à Greifswald la chaire d'anatomie et de physiologie. Il mourut le 5 décembre 1829.

Dissertatio inaug. de organo olfactus quorumdam animalium. Iéna, 1802, in-4.

Dissertatio anatomica de organo olfactus quorumdam animal. Fascic. secundus. Greifswald, 1807, in-4.

Ichtyonomische Tafeln, 1ste Lieferung 1stes Heft. Bauchflosser. Berlin, 1816, in-4 m. *Kpf.* *2tes Heft.* 1816; *3tes Heft. Gurtelflosser*, 1821.

Ein Beytrag zur Encephalotomie. Weimar, 1815, in-8, m. 2 *Kpft.*

Handbuch der chirurgischen Anatomie. Berlin, 1817, in-8.

Abhandlung aus der Anatomie, Physiologie und Pathologie. Berlin, 1824, in-8, 9 pl.

Naturhistorische Bemerkungen über die Walle. Greifswald, 1827, in-fol.

De balænopteris quibusdam ventre sulcato distinctis. Greifswald, 1826, in-4. (Avec Hornschuch F.

Grundzüge zur künftigen Bearbeitung einer wissenschaftlichen Physiognomik. Ueber die Schmelzbildung. Ueber die Ursachen der verschiedenen Knochenanhaeufung in verschiedenen Thierorganisationen. Ueber das Skelett der Fische. Ueber die Bildung der Flossengraten. Ueber das Auge. Zergliederung des Fischauges. Ueber den Geruchssinn des Insecten. In Fr. Reil's Archiv für Physiologie. B. 10 *st.* 2. 3. 1812. — *Ueber die Bearbeitung der pathologischen Anatomie. Miscellen aus der pathologischen Anatomie. Versuch einer Pathologie des Gehœrs. In Ernest Horn's Archiv für medicinische Erfahrungen.* 1818-1819. *Ueber die Structur der Kiemen. Beschreibung eines in der Augenhohle der Sæugthiere entdeckten Muskels. In den Verhandl. der Gesell. naturf. Freunde zu* Berlin, vol. 1, *st.* 1 1819.

(*Med. chirur. Zeitung. — Allg. med. Annalen.*—Lindner.)

ROUGEMONT (Joseph Claude) naquit à Saint-Domingue le 10 décembre 1756. Il reçut sa première éducation et commença ses études médicales à Dijon. En 1774, il vint les continuer à Paris; il fut admis en 1777 à l'école pratique, et remporta l'un des premiers prix. En 1781, Desault le choisit pour être démonstrateur d'anatomie et de chirurgie dans son école. La même année il fut appelé à Brest pour être chargé du même enseignement à l'hôpital militaire. En 1783, l'électeur de Cologne le nomma son premier médecin et lui donna la chaire d'anatomie, de physiologie et de chirurgie de l'Université de Bonn. Vers la fin du siècle, Rougemont se fixa à Cologne, où il est mort le 28 mars 1818.

Etwas über die Kleidertracht, in so ferne sie der Gesundheit schœdlich seyn kann, nebst einigen anatomischen und chirurgischen Beobachtungen. Bonn, 1786, in-4, 46 pp.

Traité des hernies, de M. Aug. Gottl. Richter; traduit de l'allemand sur la deuxième édition, avec des notes et additions. Bonn, 1787, in-4, 310 pp. Cologne, an VII, in-8, 2 vol.

Bibliothèque de chirurgie du Nord, ou extrait des meilleurs ouvrages de chirurgie publiés dans le Nord. Tome I, p. I, Bonn, 1788, in-8.

Etwas über die Schœdliche Wirkungeiner gewaltsamen Anstrengung der Krœfte bei verschiedenen Verrichtungen und andern Umstœnden des gemeinen Lebens, nebst einer Einladung zur Promotion des Herrn Barth. Ehler. Bonn, 1790, in-8, 23 pp.

Rede über die Zergliederungskunst bei der Erœfnung des neuen anatomischen Gebaudes. Bonn, 1789, in-4, 45 pp.

Abhandlung über die erblichen Krankheiten; eine gekrœnte Preisschrift aus der Franzœsischen Handschrift übersetzt von Friedrich Gerhard Wegeler. Francfort, 1794, in-8. — Couronné par la Société royale de médecine de Paris en 1790.

Versuch über die Zugmittel in der Heilkunde aus der franzœsischen Handschrift übersetzt von F. G. Wegeler. Bonn, 1792, in-8. — Ouvrage qui avait obtenu une mention honorable au concours de la Société royale de médecine de Paris, en 1791.

Etwas über die fremden Kœrper in der Luftrœhre. ein Programm. Bonn, 1792, in-8, 32 pp.

Ueber die Folgen des Bisses wüthender Thiere. — Mémoire couronné en 1793 par la Société des sciences et arts d'Utrecht.

Handbuch der chirurgischen Operationen für Vorlesungen. 1ster Theil. Bonn et Francfort-sur-le-Mein, 1793, in-8. Deuxième édition, Francfort, 1797, in-8. — La suite de cet ouvrage n'a point été publiée.

(Elwert *Nachrichten.* — Baldinger, *Journ.* et *Magaz.* — *Med. chirurg. Zeitung.*)

ROUGNON (Nicolas François) naquit à Morteau le 29 avril 1727. Il fit ses humanités au collége des jésuites de Besançon, et commença dès l'âge de quinze ou seize ans l'étude de la chirurgie chez M. Bernier, chirurgien-major des armées. Il fréquenta en même temps les cours de l'Université de Besançon. Reçu licencié en 1749, il revint à Morteau se livrer à la pratique sous la conduite de son père, qui était un médecin habile. Un an après, il vint perfectionner ses études à Paris. En quittant Paris, il alla à Noyon, où il vit des malades avec son oncle Richard, médecin de réputation. Il concourut en 1752 pour une chaire à l'Université de Besançon, sans succès, mais avec éclat, et, en 1759, il y fut nommé professeur. Il en remplit les fonctions pendant près de quarante ans avec talent et avec un zèle qui ne se ralentit jamais. Il s'acquitta également avec honneur du service des hôpitaux civils et militaires dont il fut chargé en 1753, et qu'il continua jusqu'en 1792.

Rougnon mourut le 6 juillet 1799. Il était membre de l'Académie des sciences de Besançon et correspondant de la Société royale de médecine de Paris. Ses ouvrages sont ceux d'un homme savant et judicieux, et d'un bon observateur.

Lettre sur les causes de la mort de M. Charles. Besançon, 1768, in-8.

Codex physiologicus. Besançon, 1776, in-8.

Considerationes pathologico-semioticæ de omnibus humani corporis functionibus. Besançon, 1786-88, in-4.

Observations sur les divers avantages que l'on peut tirer de la pomme de terre. Besançon, 1794, in-8.

Médecine préservatrice et curative, générale et particulière, ou Traité d'hygiène et de médecine pratique, etc. Besançon et Paris, Croullebois, an VII (1799), 2 vol. in-8.

Les tomes I et III du *Journal de médecine militaire* renferment deux articles de Rougnon sur la dysenterie et le choléra-morbus.

(P. C. Marchant, *Notice historique sur Rougnon.* — *Recueil de mémoires de médecine militaire,* tome VII.)

ROUHAULT (Pierre Simon), chirurgien juré de Paris, membre de l'Académie royale des sciences, vécut long-temps en Piémont, où il avait été appelé par Victor Amédée II, qui le nomma son chirurgien, lui confia la charge de chirurgien général de ses armées, et lui donna une chaire à l'Université de Turin, Rouhault mourut à Turin en 1740. Il a écrit sur l'embryogénie, la nutrition et la circulation du fœtus, et sur les plaies de la tête. Il y a quelques observations de lui dans le recueil de l'Académie des sciences.

Traité sur les plaies de tête. Turin, 1720, in-4.

Discours sur les changemens différens qui arrivent dans la circulation du sang dans le fœtus. Turin, 1723, in-8. — *Réponses à la critique de M. Winslow* (en français et en italien). Turin, 1728, in-4.

Osservazioni anatomico-fisiche, etc. Turin, 1724, in-4.

(Bonino. — Haller.)

ROUPPE (Louis), médecin de la marine hollandaise, au milieu du dernier siècle, est auteur d'un des meilleurs ouvrages que nous possédions sur la médecine navale. On avait vu avant lui, et on a vu depuis tant de médecins écrire sur les maladies de gens de mer, qui n'avaient voyagé qu'en idée, et n'avaient observé que dans leur cabinet, qu'on doit attacher du prix à l'ouvrage d'un homme qui n'a écrit que ce qu'il a vu. Cet ouvrage de Rouppe a pour titre :

De morbis navigantium liber unus. Accedit observatio de effectu extracti cicutæ Stoerkiano in cancro. Leyde, 1764, in-.

Le tome XI de la Société des sciences de Harlem contient un mémoire intéressant de Rouppe sur la dysphagie, et le tome VI des nouveaux actes de l'Acad. des curieux de la nature, une observation de gangrène de l'intestin ileon.

(*Comment. de rebus in med. gestis.*)

ROUSSEL (Pierre), écrivain aimable et physiologiste ingénieux, naquit à Ax, dans le département de l'Arriége, vers 1744. Il fit ses humanités à Toulouse, et ses études médicales à Montpellier. Il vint ensuite à Paris, où il fut accueilli avec bienveillance par Bordeu, qui lui accorda, dès qu'il le connut, toute son amitié. Il eut plus tard d'intimes liaisons avec madame Helvetius, Cabanis et M. Alibert. Il mourut le deuxième jour complémentaire de l'an X, près de Châteaudun, où il s'était retiré depuis peu, près d'une famille d'amis dans le sein de laquelle il avait passé une partie de sa vie. Disciple de Barthez et de Bordeu, Roussel avait une prédilection marquée pour les œuvres de Stahl; il en avait fait un extrait, qu'il promettait de publier, mais qui n'a malheureusement pas vu le jour. Son principal ouvrage est son *Système* du physique et du moral de la femme; mais il a écrit de nombreux fragmens sur beaucoup d'autres sujets.

Système physique et moral de la femme. Paris, 1775, 1783, 1792. — *Système physique et moral de la femme, ou tableau philosophique de la constitution, de l'état organique, du tempérament, des mœurs et des fonctions propres au sexe; précédé de l'éloge historique de l'auteur, par J.-L. Alibert. Sixième édition, augmentée 1° d'une Notice sur Madame Helvétius, 2° d'une Note sur les sympathies, 3° de Doutes historiques sur Sapho, pièces qui n'avaient pas encore été réunies.* Paris, 1814, in-8. *Septième édition,* Paris, 1820, in-8.

Il y a une édition publiée par Chaumerot, en 1814, in-12, qui ne renferme pas les trois opuscules qu'on trouve dans celle de M. Alibert, publiée pour la première fois dès 1803.

Éloge historique de M. Bordeu. Paris, 1772, in-8.

On a attribué à Roussel la *Médecine domestique à l'usage des dames; nouvelle édition.* Paris, 1807, 3 vol., in-18.

Roussel devint en 1778 l'un des rédacteurs du *Journal des Beaux-Arts,* et ensuite de la *Clé du cabinet des Souverains,* et il répandit dans ces recueils une foule de morceaux qui y sont comme enfouis.

(Alibert, *Eloge historique de Pierre Roussel.*)

ROUSSET (François), médecin de Paris dans la seconde moitié du seizième siècle. Le nom de ce médecin est le premier nom distingué qui soit attaché à l'histoire de l'opération césarienne. Quand l'illustre Paré, dont Rousset était l'ami, partageait l'erreur de son siècle sur l'impossibilité de sauver une femme par cette opération, notre médecin démontrait, par le rapprochement d'une multitude de faits, soit de blessures accidentelles, soit d'opérations, qu'il n'y avait rien dans celle-ci qui pût la faire considérer comme nécessairement mortelle; et que l'expérience prouvait au contraire qu'elle avait souvent sauvé la vie à des femmes pour lesquelles il n'y avait plus d'autre ressource à espérer. On peut trouver dans cet ouvrage des faits admis avec trop peu de critique ou même avec crédulité, mais il n'en est pas moins, malgré ce défaut, une des productions les plus remarquables de l'époque.

Traité nouveau de l'Hysterotomotokie, ou enfantement césarien, qui est extraction de l'enfant par incision latérale du ventre et matrice de la femme grosse, ne pouvant autrement accoucher; et ce, sans préjudicier à la vie de l'un ni de l'autre, ni empêcher la fécondité maternelle par après; par François Rousset, médecin. Paris, 1581, in-8. Traduit en latin, avec un appendice, par Bauhin. Bâle, 1582; *ibid.*, 1588; *ibid.*, 1591, in-8. Fr-

ris, 1590, in-8. Francfort, 1601, in-8, et dans la collection des *gynæcia*.

Rousset soutint son ouvrage contre diverses attaques :

Rousseti assertio historica et dialogus apologeticus pro cæsareo partu. Paris, 1590, in-8.

Un certain Marchand ayant renouvelé en vers les mêmes critiques qui avaient été faites en prose, Rousset fit une dernière réponse, en gardant l'anonyme :

Brevis apologia pro partu cæsareo, in dicacis cujusdam, ex pulvere pædagogico chirurgicali, theatralem invectivam, ejusdem argumenti carmen apologeticum. Paris. 1598, in-8.

ROUX (Augustin), né à Bordeaux au mois de janvier 1726, fit ses études médicales dans la Faculté de cette ville, et y fut reçu docteur en 1750. Il vint aussitôt à Paris, où la recommandation de Montesquieu et les talens qu'il possédait lui procurèrent des ressources que lui refusait sa famille, dont il avait perdu l'affection en refusant de suivre, comme elle le voulait, la carrière ecclésiastique. Il traduisit plusieurs ouvrages de l'anglais, travailla à un journal bibliographique, entra en licence dans la Faculté de médecine de Paris, et succéda, en 1762, à Vandermonde, dans la rédaction du Journal de médecine. L'époque durant laquelle Roux fut chargé de cette rédaction est la période brillante de ce recueil. Roux s'était occupé d'une manière particulière de l'étude de la chimie. La Faculté de médecine le chargea de l'enseignement de cette science en 1771, et il s'en acquitta avec beaucoup d'honneur. Il mourut le 28 juin 1776. Quelques unes de ses traductions, notamment celle de l'essai de R. Whitt sur les propriétés lithontriptiques de l'eau de chaux, sont enrichies de notes et supplémens de sa façon.

Annales typographiques, ou *Notice des progrès des connaissances humaines*. Paris, 1758-62, 10 vol. in-8.

Histoire naturelle, chimique et médicinale des corps des trois règnes de la nature.

Recherches historiques et critiques sur les différens moyens qu'on a employés jusqu'à présent pour refroidir les liqueurs. Paris, 1758, in 12.

Dictionnaire domestique portatif. Paris, 1762-63, 3 vol. in-8.

Fait avec Goulin et Aubert de la Chenaye-des-Bois.

Nouvelle Encyclopédie portative, ou *Tableau général des connaissances humaines*. Paris, 1766, 2 vol. in-8.

Dissertation sur la nature de l'esprit de nitre dulcifié, relativement à la dissolution du mercure (par Roux), pour servir de supplément à l'examen des principales méthodes d'administrer le mercure dans les maladies vénériennes (par de Horne), (imprimé en 1769), *et de réponse aux Réflexions d'un anonyme (Bouvart) contre cet ouvrage, insérées dans la nouvelle édition des «Effets du sirop mercuriel de M. Bellet, qui vient de paraître chez Durand*. Paris et Londres, 1770, in-8.

(*Journal de médecine*.)

ROUZET (François Léon), médecin de mérite, mort à la fleur de l'âge, était né à Toulouse en 1795. Resté orphelin de très bonne heure, il trouva dans la générosité d'un ami de sa famille l'appui et les secours nécessaires pour son éducation. Pour éviter de devenir soldat, il prit du service comme chirurgien dans l'armée, et fit les campagnes de 1812 et 1813 en qualité de chirurgien aide-major. A la paix, il revint se placer sur les bancs de l'école, et il fut reçu en 1818 docteur en médecine de la Faculté de Montpellier. Imbu des doctrines de cette école, il vint fonder à Paris un journal (la *Revue médicale*) destiné à les soutenir et à les propager. Rouzet n'en put pas diriger long-temps la rédaction. Une phthisie pulmonaire mit fin à ses jours le 10 août 1824. Il avait entrepris quelques ouvrages qu'il ne put achever; il donna une édition des *maladies chroniques* de Dumas, et mit au jour l'ouvrage suivant :

Recherches et observations sur le cancer. Paris, 1818, in-8.

Un éloge de Lapeyronie, composé par Rouzet et couronné par la Société de médecine pratique de Montpellier, n'a pas été imprimé.

(Bérard, *éloge de Rouzet*, dans la *Revue médicale.*)

ROWLEY (Williams), chevalier, docteur en médecine, membre de l'Université d'Oxford, du collége royal des médecins de Londres, né en 1743, près de Londres, a été un assez médiocre compilateur, et s'est particulièrement occupé des maladies des yeux et de celles des femmes.

Essay on the cure of ulcerated. Legs without-rest; exemplified by a variety of cases, in which laborious exercise was used during the cure. Londres, 1770, in-8.

Essay on ophthalmia, or inflammation of the eyes, and the diseases of the transparent cornea. Londres, 1771, in-8. — *a treatise on the principal diseases of the eyes.* 1773, in-8.

Essay on the cure of gonorrhœa, or fresh contracted venereal disease, without the use of internal medicines. Londres, 1771, in-8.

Practical essay on the disease of the breasts of women. Londres, 1772, in-8. 2 *edition enlarged.* 1790, in-8.

Course of lectures on the theory and practice of midwifery. In-8.

Letter to D. Wm. Hunter, occasioned by the death of the late lady Holland. Londres, 1774, in-8.

A second letter to D. Hunter. 1775, in-8.

Medical advice for the use of the army and navy in the present American expedition. Londres, 1776, in-8.

Seventy-four select cases, with the manner of cure, and the proportion of the remedies. Londres, 1778, in-8.

The gout and rheumatism cured or alleviated. Londres, 1780, in-8.

An essay on the malignant ulcerated sore throat; containing reflections on its causes and fatal effects in 1787 with a remarkable case; accompanied with large purple spots all over the body, a mortification of the leg., etc. Londres, 1788, in-8.

A treatise on female, nervous, hysterical, hypochondriacal, bilious, convulsive diseases, apoplexy and palsy; with thoughts on madness, suicide, etc. In which the principal disorders are explained from anatomical facts, and the treatment formed on several new principles. Londres, 1789, in-8.

Truth vindicated; or the specific differences of mental disorder ascertained. Londres, 1790, in-8.

A treatise on one hundred and eighteen principal diseases of the eyes and eyelids, etc.; *in which are communicated several new discoveries relative to the cure of defects in vision, with many original prescriptions.* Londres, 1790, in-8.

A treatise on the regular, irregular, atonic and flying gout: containing many new reflections on its causes and management under various circumstances and constitutions; with the excellent effects of the muriatic acid in the relief of that disorder. Londres, 1792, in-8.

Rational practice of physic. Londres, 1793, 4 vol. in-8.

Schola medicinæ universalis nova 1793, 2 vol. in-4.

Observations on the causes of the great number of deaths amongst adults and children in putrid scarlet fevers, and ulcerated sore throats. Londres, 1793, in-8.

A treatise on the causes and cure of swelled legs; on dropsies, and on the modes of relating the decay of the constitution; a new instrument for drawing off the waters in female dropsy; and a tract recommending the study of anatomy. Londres, 1796, in-8.

The most cogent reasons why astringent injections, caustic bougies, and violent salivations should be banished for ever from practice; with the mildest methods of treating every species of venereal infections, strictures of the urethra, etc.; *and correcting mischiefs arising from caustic bougies.* Londres, 1800, in-8,

Treatise of the new discovered dropsy of the membranes of the brain and watery head of children; proving that it may be frequently cured if early discovered, with observations and vomits, etc. *To which are added, observations on errors in nursing,* etc. Londres, 1801, in-8.

Cow-pox inoculation no security against small-pox infection; with the modes of treating that beastly disease. Londres, 1805, in-8. 3 *edit. with above 500 proofs of failure*, 1806, in-8.

Commentaries on the lues bovilla, or cow-pox. Londres, 1806, in-8.

(Reuss. — Rob. Watt. — Beer. — Hacker.)

ROYER-COLLARD (Antoine Athanase), né à Sompuis, près de Vitry-le-Français, en 1768, professa d'abord les humanités dans la congrégation libre de l'oratoire à Lyon, et occupa ensuite un emploi dans l'administration des vivres à l'armée des Alpes. A l'âge de vingt-sept ans, étant déjà père de famille, Royer-Collard vint à Paris étudier la médecine. Il fut reçu docteur en 1802. L'année suivante, il fonda la *Bibliothèque médicale*, journal fort estimable, qu'il dirigea avec talent pendant plus de quinze années. En 1806, il fut nommé médecin de la maison d'aliénés de Charenton, et dix ans plus tard, professeur de médecine légale de la Faculté de médecine. Il était depuis quatorze ans inspecteur général des écoles de médecine, quand ce titre lui fut enlevé en 1823. Royer-Collard mourut le 27 novembre 1825.

Essai sur l'aménorrhée (*thèse inaugurale*). Paris, 1802, in-8.

Rapport au ministre de l'intérieur sur les ouvrages envoyés au concours sur le croup. Paris, 1812, in-8. Réimprimé avec le *Précis analytique du croup*, de M. Bricheteau. Paris, 1825, in-8.

Royer-Collard fut un des collaborateurs du *Dictionnaire des sciences médicales*. On trouve une notice sur ce médecin dans le *Journal des Débats* du 6 décembre 1825.

RUBINI (Pierre), professeur distingué de l'Université de Parme, naquit dans cette ville le 24 août 1760. Il y fit de bonnes études médicales, à la suite desquelles il fut nommé médecin d'hôpital. Après avoir occupé ce poste pendant trois années, il le quitta pour aller suivre à Pavie la clinique du célèbre J. P. Frank. De Pavie, Rubini se rendit à Montpellier, puis à Lyon, et enfin à Edimbourg, d'où il rentra dans sa patrie en 1794. Il prit possession en 1794 de la chaire de clinique médicale de Parme, qu'il occupa jusqu'à la suppression de l'Université en 1807. En 1814, Rubini fut nommé président de la Faculté de médecine qui fut alors réorganisée, et en 1816 il eut le titre de proto médecin du duché. Il mourut d'une pneumonie le 16 mai 1819. Rubini fut d'abord l'un des trois rédacteurs, puis le seul rédacteur du Giornale medico chirurgico di Parma, 1806-16, in-8, 15 vol.

Dissertazione sopra la maniera meglio atta ad impedire la recidiva delle febbri periodiche già troncate col mezzo della chinachina. Modène, 1805, in-4.

Riflessioni sulle febbri chiamate gialle, e su i contagi in genere. Parme, 1805, in-8.

Pensieri sulla varia origine e natura de' corpi calcolosi che vengono talvolta expulsi dal tubo gastrico. Vérone, 1808, in-4.

Discours sur les progrès de la vaccine dans le département de Taro en 1812. Parme, 1813, in-8.

Riflessioni sulla malattia communemente denominata crup. Parme, 1816, in-8.

Storia di una singular metastasi. Milan, 1816, in-8.

Storia di una pulsazioni a' precordi da causa insolita. Milan, 1817, in-8.

Divers recueils académiques ou périodiques contiennent encore des mémoires ou observations de Rubini.

(*Biogr. méd.—Med. chir. Zeitung.*)

RUDBECK (Olaus), célèbre anatomiste du dix-septième siècle, auquel on doit la découverte des vaisseaux lymphatiques, naquit en 1630. Il était fils de l'évêque de Westeras, et eut pour parrain le roi Gustave Adolphe. Il reçut une brillante éducation, et répondit aux soins de ses maîtres en homme favorisé par la nature des plus heureuses dispositions. Le goût de la médecine, et surtout de l'anatomie, se manifesta de bonne heure en lui. Christine l'envoya à ses frais dans les principales Universités du Nord. Ce fut à Leyde, en 1650, selon le témoignage de Drelincourt, que Rudbeck fit la découverte des vaisseaux aqueux ou lymphatiques, en recherchant le trajet et l'insertion des vaisseaux chylifères. Cette découverte lui fut disputée par Bartholin, et d'abord avec l'avantage qu'obtient si facilement en pareil cas un professeur célèbre contre un simple étudiant; mais la puissance des titres s'évanouit à la mort de celui qui les porte, et, aux yeux de la postérité, la justice reprend ses droits. Elle accorde à Th. Bartholin beaucoup de titres de gloire, mais c'est à Rudbeck qu'elle fait honneur de celui-ci. A son retour dans sa patrie, Rudbeck s'établit à Upsal. On lui donna une chaire à l'Université, qu'il occupa avec beaucoup d'éclat jusqu'à sa mort, en 1702. Il avait fondé un jardin des plantes à Upsal en 1657. Rudbeck ne fut pas seulement un habile anatomiste et un botaniste distingué, il fut encore un antiquaire d'une vaste érudition; mais il donna dans de grands écarts, comme on en voit tant d'exemples dans ce genre de littérature.

Dissertatio de circulatione sanguinis. Westeras, 1652, in-4.

Exercitatio anatomica exhibens ductus novos hepaticos aquosos et vasa glandularum serosa cum figuris aeneis et observationibus anatomicis. Westeras, 1653, in-4; Leyde, 1654, in-12.

Insidiæ structæ O. Rudbeckii ductibus hepaticis aquosis et vasis glandularum serosis à Th. Bartholino. Leyde, 1654, in-8.

Tractatus pro ductibus hepaticis aquosis et vasis glandularum serosis, contrà Th. Bartholinum. Leyde, 1654, in-8.

Epistola ad Th. Bartholinum, qua sibi inventionem vasorum hepatis contra Bogdanum vindicat. Upsal, 1657, in-12.

Catalogus plantarum horti academici Upsaliensis. Upsal, 1658, in-8; *ibid.*, 1687, in-8.

Dissertatio de sero ejusque vasis. Upsal, 1661, in-4.

Dissertatio de horti cultura nova Upsaliensis. Upsal, 1661, in-4.

Deliciæ vallis Jacobææ. Upsal, 1666, in-12.

Dissertatio de principiis rerum naturalium. Upsal, 1668, in-8.

Atlantica, sive Manheim, vera Japheti posterum sedes ac patria. Upsal, tome I, 1675, in-fol.; *ibid.*, 1679, in-fol.; *ibid.*, 1684, in-fol.; II, 1689, in-fol.; III, 1698, in-fol.

Campi elysii, liber secundus. Upsal, 1701, in-8. — Ce n'est qu'un lambeau d'un vaste traité de botanique, où l'on devait trouver l'histoire de toutes les plantes connues à cette époque, orné de douze ou treize mille figures, et qui devint la proie des flammes.

(Niceron. — Wickstrœm.)

RUDOLPHI (CHARLES ASMUND), physiologiste et naturaliste distingué, naquit à Stockholm le 14 juillet 1771. Son père, J. Dan. Bern. Rudolphi, natif de Magdebourg, prédicateur distingué à Absbagen et Elmenhorst, dans la Poméranie suédoise, puis correcteur dans l'école allemande de Stockholm, mourut dans cette ville au mois de décembre 1778. La veuve de ce dernier alla au printemps de 1779 à Stralsund avec ses deux fils, où elle se livra à l'éducation des petits enfans. L'aîné des siens embrassa la carrière du commerce, passa en 1790 aux Indes-Orientales, et depuis on n'eut plus de ses nouvelles. Charles Asmund fit de bonnes études, et s'appliqua d'abord à l'entomologie et à la botanique. En 1790, il se rendit à l'Université de Greifswald pour y étudier la médecine. Comme étant né en Suède, il ne pouvait être promu au doctorat en médecine avant d'avoir subi des examens en philosophie; il reçut donc le grade de docteur en cette science en 1793, après avoir soutenu une dissertation sur les vers intestinaux. L'année suivante, il fut reçu docteur en médecine, et prit pour sa thèse la continuation du même sujet. En 1796, il fut professeur particulier de médecine; en 1797, il fut nommé adjoint de la Faculté de médecine et prosecteur. Il se livra quelque temps à la pratique, mais il l'abandonna bientôt pour se livrer exclusivement aux travaux académiques. Il fit des cours de médecine et d'histoire naturelle, et partagea le temps que lui laissaient ces occupations entre les travaux d'anatomie comparée et les recherches microscopiques. En 1801, Rudolphi fut nommé assesseur du collége de santé et professeur de médecine vétérinaire. En 1808, il eut la chaire ordinaire de médecine. Deux ans après, il fut appelé à Berlin pour y professer l'anatomie, il fut nommé en même temps membre de l'Académie des sciences; il était déjà membre d'un grand nombre de Sociétés savantes. Les leçons de Rudolphi eurent beaucoup d'éclat, et ses ouvrages lui assignèrent un des premiers rangs entre les médecins les plus distingués de l'Allemagne. Son traité de physiologie, s'il eût pu le terminer, aurait été l'un des ouvrages les plus solides et les plus judicieux qu'on possédât en ce genre.

Rudolphi mourut le 29 novembre 1832. Le professeur Link, qui fut son ami, a inséré dans la Gazette médicale de Prusse une notice biographique sur Rudolphi, faite d'après des notes trouvées dans ses papiers.

Gedichte. Berlin et Greifswald, 1798, in-8.

Schwedische Annalen der Medicin und Naturgeschichte; 1sten Bandes 1ster Heft. Berlin et Stralsund, 1799, — *1ster Bandes, 2ter Heft*. Ibid., 1800.

Beytrag zur Geschichte der Zæhne; in Reil's Archiv für die Physiologie. B. 3. H. 3. S. 201. 410 (1799).

Anatomische physiologische Abhandlung mit acht Kupfertafeln. Berlin, 1802, in-8.

Bemerkungen aus dem Gebiet der Naturgeschichte, Medicin und Thierarzneykunde, auf einer Reise durch einen Theil von Teutschland, Holland und Frankreich gesammelt, 1ster Theil. Berlin, 1804; *2ter Theil*. Berlin, 1805, in-8.

Anatomie der Pflanzen; eine von der kœnigl. Societæt der Wissenschaften in Gœttingen gekrœnte Preischrift mit 6 Kupfern. Berlin, 1807, in-8.

Neues Nordisches Archiv für Naturkunde, Arzneywissenschaft und Chirurgie; verfasst von einer Gesselschaft Nordischer Gelehrten u. s. w. Francfort-sur-l'Oder, 1807; 1808, in-8. 2 vol. avec Pfaff et Scheel.

Entozoorum sive vermium intestinalium historia naturalis. Amsterdam, 1808, in-8, 3 vol.

Progr. de solidorum corporis humani partibus similaribus. Greifswald, 1809, in-4.

Diss. observationes circa dentitionem. Greifswald. 1809, in-4.

Observationes circa fabricam Ranæ pipæ. Berlin, 1811, in-4. fig.

Spicilegium observationum anatomicarum de Hyæna. Berlin 1812, in-4. fig.

Beytræge zur Anthropologie und allgemeinen Naturgeschichte, mit Pallas Portrait. Berlin, 1812, in-8.

Entozoorum synopsis, cui accedunt mantissa duplex et indices locupletissimi. Berlin, 1819, in-8.

Grundriss der Physiologie. 1ster Band. Berlin, 1821, in-8; *2ter B., 1te und 2te Theil*, Ibid., 1823-28, in-8, 2 vol.

Uebersicht der bisher bey den wickelthieren gefundenen Steine; in den Denkschriften der Berlin. Akad. der Wissensch. 1812, 1813. *Physikal. Classe, S.* 171-207. —*Ueber die sensible Atmosphære der Nerven; S.* 208-221. — *Einige Bemerkungen über den sympathischen Nerven;* ibid., 1814-1815, *S.*161-174. — *Ueber Hornbildung, S.* 175-184. —*Beschreibung des Gehirns von einem Kinde, welchem das rechte Auge und die Nase fehlte; S.* 185-200, — *Ueber eine menschliche Missgeburt, die nur aus einem Theil des Kopfes und Halses besteht*. Ibid., 1816-1817. *S.* 97-110. —*Anatomische Beobachtungen; S.* 111-123. — *Ueber die Anatomie des Lœwen*, ibid. 1818-1819, *S.* 131-150. —*Denkschrift* *auf den Professor J. G. Walter*; ibid., 1820-1821, *S. IX-XIX.* — *Einige anatomische Bemerkungen über balæna rostrata*; ibid., *S.* 27-40.—*Beobachtungen aus der vergleichenden Anatomie; S.* 223-246.

Rudolphi a inséré quelques articles dans les *Horis physicis berolinensibus-curantæ. C. G. Nees von. Esenbeck* (*Bonn*, 1820, in-fol.)

(Link, *in Med. Zeitung.*—Meusel. — Lindner.)

RUDTORFFER (François de), professeur de chirurgie à l'Université de Vienne, chevalier de la Légion d'honneur, membre de plusieurs Sociétés savantes, est mort à Vienne le 13 février 1833, à l'âge de soixante-treize ans. Sa réputation commença par la publication de mémoires sur les hernies, couronnés par la Société d'Amsterdam, chargée de donner chaque année le prix fondé par Monnikof. Ses cours furent estimés comme solides et judicieux; et ses écrits sont des ouvrages estimables.

Abhandlung über die einfachste und sicherste Operationsmethode eingesperrter Leisten- und Schenkelbrüche; nebst einem Anhangen merkwürdiger, auf den operativen Theil der Wundarzneykunst sich beziehender Beobachtungen. Mit einem Kupfer. Vienne, 1805. — 2*ter Theil, mit* 8 *Kupfertafeln.* Vienne, 1808, in-8.

Abhandlung über die Operation des Blasensteines, nach der Methode des Professors Pajola; mit 5 *Kupfertafeln.* Vienne, 1808, in-8.

Kurzer Abriss der speciellen Chirurgie für angehende Wundærzte. 1*ster Band.* Vienne, 1812 in-8, *ibid.*, 1814, in-8°.

Armamentarium chirurgicum selectum, oder Abbildung und Beschreibung der vorzuglichsten ælteren und neuern chirurgischen Instrumente. 1-2*tes Heft.* Vienne, 1819, 3-24*tes Heft*, 1820 25-32*tes Heft*, 1821. in-4° avec 30 planches in-fol.

Abhandlung über die Verbesserung der zur Wiederbelebung der Scheintodten erforderlichen Instrumente, Geræthschaften und Nebenerfordernisse. Vienne, 1821, in-8.

RUFF ou RUEFF (Jacques), médecin pensionné et lithotomiste de Zurich, exerça la chirurgie et les accouchemens avec réputation au milieu du seizième siècle. Il publia sur l'obstétrique un ouvrage dans lequel il recommande la version du fœtus par la tête, même quand les pieds se présentent. Il propose, pour extraire le fœtus mort, deux pinces, dont l'une, qui n'était autre que sa pince à extraire les calculs de la vessie, a été donnée pour un forceps. Ruff donna cet ouvrage en allemand et en latin et sous divers titres.

Ein schœn lustig Trostbüchle von den Empfengknüssen und Geburten der Menschen und ihren vielfaltigen Zufællen, etc., etc. *Erst newlich zu-*

sammengelæsen durch Jacob Ruff, etc. Zurich, 1553, 1554, 1555, 1569, 1580, in-4, *fig.* Les dernières éditions ont pour titre : *Hebammenbuch, daraus man alle Heimlichkeit dess weiblichen Geschlechtes erlehrnen, welcherley Gestatt des Mensch in Mutterleib empfangen*, etc. *alles aus eygentlicher Erfahrung*, etc. Francfort-sur-le-Mein, 1600, 1588, in-4; et en latin, sous ce titre : *De conceptu et generatione hominis, et iis, quæ circa hæc potissimum considerantur, libri sex*, etc. Zurich, 1554, in-4. *Denuo recogniti et castigati.* Francfort, 1580, 1587, in-4, fig.

De tumoribus quibusdam phlegmaticis non naturalibus liber ex veteribus et recentioribus collectus. Zurich, 1556, in-4. — Entre plusieurs observations intéressantes, on remarque un cas d'hydrorachis dans lequel l'ouverture de la tumeur fut suivie de mort.

(Haller. — Osiander.)

RUFUS, d'Ephèse, célèbre anatomiste et médecin, vécut probablement sous l'empire de Trajan, car Galien, qui le cite fréquemment parmi les anatomistes les plus distingués, parle de lui comme de l'un des plus modernes. Du reste, on ne sait rien des circonstances de sa vie, et quant aux nombreux ouvrages qu'il avait écrits, trois seulement nous sont parvenus, et encore bien incomplets. Ces fragmens nous font regretter le reste, car ils sont remarquables par la précision, la justesse et la lucidité qui y règnent. De ces trois ouvrages, le plus considérable est celui sur la dénomination des parties du corps humain, qu'on peut considérer comme un résumé très succinct d'anatomie, et comme un monument important de l'état de cette science avant Galien ; les autres traitent des maladies des reins et de la vessie, et des purgatifs ; ils sont malheureusement mutilés l'un et l'autre, surtout le premier.

La première édition de Rufus est l'édition grecque donnée par Goupyl. Paris, 1554, in-8. En 1806, Ch. F. de Matthaei en donna une nouvelle, d'après le manuscrit de l'Université impériale de Moscou, sous ce titre :

Rufi Ephesii opuscula et fragmenta græce, quadruplo auctiora ex cod. Mosquensi et Augustano. Accesserunt diversæ lectiones ad Galeni libellum τινας δεῖ καθαίρειν, ex uno cod. Augustano, nec non Dioclis Carystii epistola ad Antigonum regem ex tribus cod. Augustan. Moscou, 1806, in-8, 332 pp. — Cette édition contient des fragmens d'un traité des maladies des parties génitales. Il existe aussi des œuvres de Rufus une édition grecque-latine, dont voici le titre : *Rufi Ephesii de vesicæ renumque morbis ; de purgantibus medicamentis ; de partibus corporis humani, nunc iterum typis mandavit Gulielmus Clinch.* Londres, 1726, in-4.

(Ackermann, in *Biblioth. gr. Fabricii, ed. Harles.*—Clinch.—Choulant.

RULEAU (Jean), chirurgien et accoucheur habile, vécut dans la seconde moitié du dix-septième siècle et au commencement du dix-huitième, et exerça son art en Saintonge. Il adoptait en général les principes de Mauriceau, mais il s'en éloignait en ce qui touche l'opération césarienne, car il ne la croyait pas seulement possible et admissible, il l'avait lui-même pratiquée, et avec succès. Ruleau a publié plusieurs observations intéressantes d'accouchemens difficiles, ou de maladies graves de l'utérus.

Traité de l'opération césarienne et des accouchemens difficiles et laborieux. Paris, 1704, in-12.

RULLIER ( ), médecin estimable, mort à Paris en 1837, avait fait ses études dans la Faculté de cette ville, et s'y était fait distinguer de bonne heure. Reçu docteur en médecine en 1808, il disputa à Béclard, dans un concours, la place de chef des travaux anatomiques de la Faculté, et balança presque les avantages de son redoutable compétiteur. En 1824, il fut nommé agrégé à la Faculté de médecine de Paris, médecin de l'hospice de Bicêtre, et, quelques années plus tard, médecin de l'hôpital de la Charité. Il était aussi membre de l'Académie royale de médecine. Rullier fut un des collaborateurs primitifs de la *Bibliothèque médicale*; il a fourni à ce recueil, entr'autres articles, un extrait fort étendu et bien fait de l'anatomie comparée de Cuvier. Il a donné de nombreux articles au Dictionnaire des sciences médicales et au Dictionnaire de médecine, et publié quelques opuscules. Nous indiquerons les uns et les autres.

Recherches, observations et propositions sur quelques sujets de médecine et de chirurgie (thèse inaug.) Paris, 1808, in-4.

Observation sur un accroissement extraordinaire des os plats. Bulletin de la Fac. de méd. 1809.

Observation sur une sorte de carcinome du cœur. Ibid., 1813.

Observations sur la non-continuité des membranes ou tuniques internes de l'œsophage et de l'estomac. Ibid., 1814.

Observation touchant une hémiplegie, qui fut suivie de l'oubli presque entier du langage articulé, et qui sévit chez un individu atteint de toutes les apparences d'une diathèse cancéreuse, mais qui guérit radicalement de tous ces maux réunis, et d'une manière inespérée, à l'aide d'un traitement anti-vénérien. Ibid., 1816.

Destruction d'une grande partie de la moelle épinière avec contracture des bras et mobilité parfaite des membres inférieurs. Dans Magendie, *Journal de Physiologie*, 1823, t. III.

Note sur un petit engorgement can-

céreux de l'estomac extrêmement circonscrit, perforé à son centre et suivi de l'épanchement des alimens dans l'abdomen. Archives générales de médecine, 1823, t. II.

Ramollissement de la moelle. Ibid., ibid.

Note touchant un très grand nombre de pièces osseuses développées dans le tissu du poumon et paraissant pouvoir constituer ainsi l'espèce de phthisie qu'on nommerait osseuse. Ibid., 1824, t. V.

Observation d'hermaphrodisme apparent. Revue médicale, 1827. Février.

Hématémèse causée par l'érosion d'une branche de l'artère coronaire de l'estomac. Journ. des progrès des sc. médicales, 1830, t. VII.

Les articles de Rullier dans le *Dictionnaire des sciences médicales* sont les suivans :

Dissolution. — Ecchymoses. — Eccopé. — Echauffement. — Economie. — Elaboration. — Elévatoire. — Empyème. — Equilibre. — Faculté. — Gastroraphie. — Génital. — Geste. — Goître. — Gorgeret. — Inhalation. — Locomotion. — Marche. — Motilité. — Mouvement. — Narine. — Nasal. — Nez. — Phonation. — Progression. — Regorgement. — Rumination. — Soif. — Station. — Sternutation.

Articles dans le *Dictionnaire de médecine* :

Accroissement. — Adolescence. — Adulte. — Affinité vitale. — Age. — Animalisation. — Animalité. — Appétence. — Appétit. — Assimilation. — Audition. — Balbutiement. — Bégaiement. — Blésité. — Bredouillement. — Caducité. — Chant. — Chyme. — Chymification. — Contractile et contractilité. — Contraction. — Cri. — Croissance. — Décrépitude. — Décroissement. — Défécation. — Déglutition. — Développement. — Digestion. — Engastrimysme. — Excrément. — Excrétion. — Exhalation. — Expansibilité. — Faim. — Force. — Goût. — Grasseyement. — Homme. — Impressionnabilité. — Irritabilité. — Longévité. — Motilité. — Muet. — Mutilation. — Mutisme. — Myotilité. — Nutrition. — Principe. — Puberté. — Race. Rumination. — Sens. — Sensation. — Sensible. — Soif. — Tact. — Ton. — Tonicité. — Toucher. — Vie.

(Adelon, *Discours prononcé sur la tombe de Rullier. Bulletin de l'Acad. roy. de méd.*)

RUSH (Benjamin), un des plus célèbres médecins de l'Amérique, naquit le 5 janvier 1745, près de Bristol, en Pensylvanie. Quoique privé de son père dans un âge tendre, il reçut une éducation fort soignée. Il commença l'étude de la médecine sous le docteur Redman, praticien renommé de Philadelphie ; puis il se rendit à Edimbourg. Il fut reçu docteur en médecine en 1768. De retour dans sa patrie l'année suivante, il fut chargé de professer la chimie dans le collége de médecine nouvellement fondé à Philadelphie. A la fondation de l'Université, en 1791, il fut chargé d'enseigner les institutions de médecine et la clinique. Ce n'est pas seulement comme savant et habile professeur que Rush rendit des services à sa patrie, il fut membre du congrès qui proclama son indépendance, et il occupa depuis, avec autant de zèle que de lumières, des emplois importans dans les affaires. Cet illustre médecin mourut au mois d'avril 1803, et en lui s'éteignit une des plus brillantes lumières et périt un des plus fermes soutiens de la médecine et de la liberté du Nouveau-Monde.

Dissertatio physica de coctione ciborum in ventriculo. Edimbourg, 1768, in-8.

A dissertation on the spasmodic asthma of children, in a Letter to Dr. Miller. Londres, 1770, in-8.

An inquiry into the influence of physical causes upon the moral faculty. Philadelphie, 1786, in-4.

An inquiry into the effects of public punishments upon criminals and upon society. Philadelphie, 1787, in-8.

Observations on the duties of a physician and the methods of improving medicine. Philadelphie, 1789, in-8.

Eulogium in honour of the late Cullen. Philadelphie, 1790, in-8.

An inquiry into the effects of spirituous liquors on the human body; to which is added a moral and political thermometer, or a scale of the progress of temperance and intemperance. Philadelphie, 1790, in-8. *Ibid.*, 1791, in-8; *ibid.*, 1805, in-8.

Account of the sugar mapple tree, of the United States, and of the methods of obtaining sugar from it. Philadelphie, 1792, in-8.

Inquiry into the origin of the epidemic fever in Philadelphia. Philadelphie, 1793, in-8.

An account of the bilious remittent yellow fever, as it appeared in the city of Philadelphia in the year 1793. Philadelphie, 1794, in-8.

Eulogium entended to perpetuate the memory of Rittenhouse. Philadelphie, 1796, in-8.

Essays literary, moral and philosophical. Philadelphie, 1798, in-8.

Three lectures upon animal life. Philadelphie, 1800, in-8.

Observations upon the origin of the malignant bilious or yellow fever in Philadelphia and upon the means of preventing it. Philadelphie, 1799, in-8.

A second address to the citizens of Philadelphia, containing additional proofs to the domestic origin of the malignant bilious or yellow fever; to which are added observations intended to shew that a belief in that opinion is calculated to lessen the morality of the diseases and to prevent its recurrence. Philadelphie, 1799, in-8.

Six introductory lectures to courses of lectures on the theory and practice of medicine. Philadelphie, 1802, in-8.

A treatise upon the diseases of the mind. Philadelphie, 1812, in-8.

Account of the influence of the military and political events of the american revolution upon the human body. Observations upon the diseases of the military hospitals of the United

States. — *Observations on tetanus.* — *An inquiry into the influence of physical causes upon the moral faculty.* — *Remark upon the effects of ardent spirits upon the body and mind.* — *Inquiry into the causes and cure of the pulmonary consumption.* — *Information to Europeans disposed to emigrate to the United-States* — *Observations on the population of Pennsylvania.* — *Observations on tobacco.* — *On the punishment of murder by death.* 1793, in-4.

History of the epidemic fever which prevailed in the city of Philadelphia. 1794, in-8.

Symptoms and cure of dropsy in general. — *Hydrocephalus internus.* — *An account of the influenza, as it appeared in Philadelphia in 1789-90-91.* *Observations on the state of the body and mind in old age.* — *Inquiry into the cause and cure of the cholera infantum.* — *Observations on cynanche trachealis.*

Medical inquiries and observations. Philadelphie, 1794-98, 5 vol. in-8. *New edit., with corrections,* 1804, 4 *vols in-8. Third. edit. revised and enlarged, with a continuation of his several histories of the yellow fever as it prevailed in Philadelphia from* 1793 *to* 1809. *A defence of bloodletting as a remedy for certain diseases; a wiew of the comparative state of medicine in Philadelphia between* 1760-66 *and* 1809; *an inquiry into the various sources of the usual forms of summer and autumnal diseases in the United-States, and the means of preventing them; and the recantation of his opinion of the contagious nature of the yellow* 1796.

Observations on the nature and cure of gout and hydrophobia. 1797.

Essay on the study of the latin and greek languages, with several other essays, and his eulogiums on D. Cullen and the illustrious Rittenhouse, etc.; 1798, 2 *d. edit.* 1809.

Introductory lectures, containing his former ones, with other ten, and two upon the pleasures of the senses and of the mind. 1811.

An account of the usefulness of wort in some ill-conditioned ulcers. Med. obs. and Inq. IV, p. 367. 1771.

Remarks on bilious fevers and inoculation in America. Ib. IV, p. 32. 1778.

Account of a case of asthma from an uncommon cause. Ib., p. 96.

Observations upon the cause and cure of the tetanus. Memoirs med. I, p. 65, 1782. *Case of tetanus successfully treated by the use of calomel, bark, wine, and the cold bath. Ib. II, p.* 108 *and* 114. 1789.

Of the effects of the strammonium or thorn apple. Trans. Americ. Vol. I, *p.* 384.

On bilious and intermitting fevers in Pennsylvania. Ib. vol. II, p. 206.

On D. Hugh Martin's Cancer Powder, and on Cancers. Ib. 212. — *On the cause and cure of the tetanus. Ib.* 225 — *On the sugar mapple tree, with the method of obtaining sugar. Ib. vol. III, p.* 64.—*Observations intended to favour a supposition that the black color (as it is called) of the negroes is derived from the Leprosy. Vol. IV, p.* 289.

(Chaumeton. — Rob. Watt.)

RUSSELL (JAMES), chirurgien d'Edimbourg, membre de la Société royale de Londres, est auteur d'ouvrages estimés sur la nécrose, sur les tumeurs blanches et sur les scrofules. En voici les titres :

A practical essay on a certain disease of the bones termed necrosis; illustrated with plates. Edimbourg, 1794, in-8.

A treatise on the morbid affections of the knee-joint. Edimbourg, 1802, in-8.

A treatise on scrofula. Edimbourg, 1808, in-8.

Some account of the large snake alea-azagur (boa constrictor of Linnæus) found in the province of Tipperah. Trans. Soc. Edin., 1812, *vol. VI*, 249.

RUSSELL ou RUSSEL (ALEXANDRE), médecin de la factorerie anglaise à Alep, et depuis médecin de l'hôpital Saint-Thomas, à Londres, était né à Edimbourg, et mourut en 1768. On lui doit un ouvrage précieux sur l'histoire naturelle et la topographie médicale d'Alep et sur la peste orientale. On en doit une édition, revue et enrichie de notes, à Patrice Russel, fils d'Alexandre.

Tentamen medicum de medicastrorum audacitate. Edimbourg, 1709, in-8.

The natural history of Aleppo and parts adjacent, containing a description of the city, and the principal natural productions in its neighbourhood; together with an account of the climate, inhabitants, and diseases, particularly the plague; with the methods used by the Europeans for their preservation. Londres, 1756, in-4. *2d edit. revised, enlarged, and illustrated with notes, by Patrick Russel, M. D.* Londres, 1794, 2 vol.

Of a remarquable marine production. Phil. Trans. 1762 *Abr. XI*, 635.

Vorticella ovifera Lin. — Letter describing the scammony plant. Med. obs. and inq. I, p. 12, 1755.

Account of two paralytic cases. Ib. p. 296. — *Cases of lues venerea cured by a solution of corrosive sublimate. Ib. II, p.* 88. — *Of several hydatids discharged with the urine. Ib. III, p.* 146. 1767.

Experiments made with the decoction of mezereon in venereal nodes. Ib. p. 189 — *Case of almost universal emphysema. Ib. p.* 397.

An essay on A. Russell's character. Londres, 1770, in-4.

RUSSELL (RICHARD), docteur en médecine, avait pratiqué d'abord en qualité de chirurgien à Lewes, dans le comté de Sussex; il prit ses degrés à Oxford, et se fixa enfin à Londres. Il s'est beaucoup occupé des affections scrofuleuses. Ses ouvrages contiennent des aperçus ingénieux et de grandes vues pratiques, mêlés à quelques écarts d'imagination.

Letter to D. Addington, about refusing to consult with him. Londres, 1749, in-4.

Dissertatio de tabe glandulari, et de usu aquæ marinæ in morbis glandularum. Oxford, 1750, in-8. — *A dissertation concerning the use of seawater in diseases of the glands, etc.; to which is added an epistolary dissertatio to N. Frewin, M. D.* Oxford, 1750, in-8.

Letter to M. Thomas Biggs. Londres, 1751, in-8.

OEconomia naturæ in morbis acutis et chronicis glandularum. Londres, 1755, in-8.

Account of a scirrhous tumour inclused in a cystis, etc. Phil. Trans. 1713. *Abr. VI, p.* 73.

RUSSEL ou RUSSELL (Patrick), docteur en médecine, membre de la Société royale de Londres, était né le 17 février 1726, et mourut au commencement du dix-neuvième siècle. Il avait été médecin des factoreries anglaises à Alep, et il a décrit en habile observateur les maladies de ce pays. Il s'occupait aussi avec beaucoup de succès de la culture des sciences naturelles.

A treatise on the plague, containing an historical journal, an medical account of the plague at Aleppo in the years 1760-1-2, *also, remarks on quarantines lazarettoes, and the administration of police in times of pestilence; with an appendix, containing cases of the plague, and an account of the weather during the pestilential season.* Londres, 1791, in-4.

An account of the indian serpents, collected on the coast of Coromandel, containing descriptions and drawings of each species; together with experiments and remarks on their several poisons. Londres, 1796, 1 vol. Londres, 1801-5, 2 part., in-4.

Of the late earthquakes in Syria. Phil. Trans. XI, 37. 1760. — *On the inoculation in Arabie. Ibid. XII*, 529. 1768.

Account of the tabasheer. Ib. 1790, *XVI*, 653.

Observations on the orifices found in certained poisonous snakes, situated betwen the nostril and the eye; with remarks, by Everard Home, esq. F. R. S. Ib., 70, 1804.

Remarks on the voluntary expansion of the skin of the neck, in the cobra di capello, or hooded snake of the east indies; with a description of the structure of the parts which perform that office. Ibid., 353.

An account of two cases, shewing the existence of the small-pox and the measles in the same person at the same time; and an account of a case of ague in a child in utero. Trans. med. and chir. II, 90. 1800.

RUTTY (John), médecin de Dublin, mort le 1 mai 1775, dans un âge avancé, passait pour un des médecins les plus érudits de son temps, et a prouvé par ses ouvrages qu'il avait en effet beaucoup de connaissances s'il n'avait pas toujours assez de critique et de goût.

Cullen a jugé avec beaucoup de sévérité son grand traité de matière médicale.

Dissertatio inauguralis de diarrhœa. Leyde, 1725, in-4.

An essay on women's reaching; with a remark to false prophets. 1737.

An account of some experiments on Miss Stephen's medicines; with M. Juryn's case, and remarks on D. Hales experiments. Londres, 1742, in-8.

History of the rise and progress of the people called quaker, in Ireland, from 1653 to 1750. Dublin, 1751, in-4.

A methodical synopsis of mineral waters, comprehending the most celebrated medicinal waters, both cold and hot, of Great Britain, Ireland, France, Germany and Italy, and several other parts of the world. Londres, 1757, in-4.

A chronological history of the weather and seasons, and of the prevailing diseases in Dublin, with their various periods, successions and revolutions during the space of 40 years; with a comparative view of the difference of the climate and diseases and those of England and other countries. Londres, 1770, in-8.

An essay towards the natural history of the country of Dublin, accommodated to the noble designs of the Dublin society. Dublin, 1772. 2 vol. in-8.

Spiritual diary and soliloquies. Londres, 1776, 2 vol. in-8.

Materia medica antiqua et nova, repurgata et illustrata. Sive de medicamentorum simplicium et officinalium facultatibus, tractatus. Londres, 1777, in-4.

Observations on the London and Edinburg dispensatories; with an account of the virtues of various articles contained in either of these works. Londres, 1776, in-12; 1777, in-8.

Concerning the poison of laurel-water. Phil. Trans. 1739. *Abr. VIII, p.* 297.

Of the copper springs lately discovered in Pennsylvania. Ib. 1735. *Abr. XI. p.* 3.

Thoughts on the different impregnation of mineral waters, more particularly on the existence of sulphur in some of their. Ibid., 1759, 392.

On the vitriolic waters of Amboch, in the isle of Anglesey; with occasional remarks on the Hartfell Spa. Ib. 1760. 429.

Observations concerning the various success of the cicuta in Ireland. Med. obs. and inq. III, p. 229. 1767.

RUYSCH (Frédéric), célèbre anatomiste, naquit à La Haye le 23 mars 1638. Après avoir fait ses humanités dans sa ville natale, il se rendit à Leyde pour y étudier la médecine. Son amour pour l'anatomie se signala promptement, et il devint avec une rapidité étonnante un très habile prosecteur. De Leyde, Ruysch passa à Franeker, où il acheva ses études et fut reçu docteur en médecine. Il revint alors à Leyde se livrer à la pratique de l'art de guérir; notamment de la chirurgie et des accouchemens. Tout le temps dont la pratique lui laissait la libre disposition, il l'employait à des travaux anatomiques. Son traité des valvules, des vaisseaux lymphatiques et lactés en fut le premier fruit. L'année qui suivit la publication de cet ouvrage, Ruysch fut appelé à occuper à Amsterdam la chaire d'anatomie. Ce fut là que, pendant plus de soixante ans, Ruysch poursuivit ses travaux de prédilection avec une ardeur et une constance invariables. Il trouva et se réserva pour lui seul le secret de préparer les cadavres de manière à les conserver inaltérables pendant des années. Il poussa très loin l'art des injections, qui, de son temps, était encore dans l'enfance. Aussi se forma-t-il un cabinet anatomique qui pouvait passer pour une merveille de l'art. Le czar, qui le visita en 1717, en fut ravi d'admiration, l'acheta pour la somme de trente mille florins, et l'envoya à Pétersbourg. Quoique âgé de soixante-dix-neuf ans, Ruysch recommença aussitôt à en former un nouveau, ce qu'il exécuta en peu de temps.

En 1685, Ruysch avait été nommé professeur de médecine; il s'acquitta de cet emploi jusqu'en 1728, que, s'étant fracturé la cuisse, il se fit transporter à l'amphithéâtre, et prit congé des élèves, à l'âge de quatre-vingt-dix ans; il vécut encore près de trois années, et mourut le 22 février 1731. Il avait succédé en 1727 à Isaac Newton dans la place d'associé de l'Académie royale des sciences; il était aussi membre de l'Académie des curieux de la nature et de la Société royale de Londres.

Dilucidatio valvularum in vasis lymphaticis et lacteis. Accesserunt quædam observationes anatomicæ rariores. La Haye, 1665, in-12. Leyde, 1687, in-12.

Observationum anatomico-chirurgicarum centuria. Accedit catalogus rariorum in musæo Ruyschiano. Amsterdam, 1691, in-4. Ibid., 1721, in-4. Traduit en français. Paris, 1734, in-8. Recueil important de faits et d'observations.

Responsio ad G. Bidloo libellum cui nomen Vindiciarum inscripsit. Amsterdam, 1694, in-4.

Epistolæ problematicæ ad Ruyschium, cum hujus responsionibus. Amsterdam. 1696-1713, in-4. Ces lettres sont au nombre de seize, adressées à Ruysch par Jean Ganb, Chretien Wesel, Maurice de Revenhost, J.-J. Campdomère, Gerard Frenz, J.-Henri Graetz, A.-O. Gœlicke, B. Keerwolf, J.-C. Wolf, M.-E. Etmuller, A. Vater et A.-H. Graetz.

Thesaurus anatomicus. Amsterdam, tome I, 1701; II, 1702; III, 1703; IV, 1704; V, VI, 1705; VIII, 1709; IX, 1714; X, 1715, in-4.

Thesaurus animalium. Amsterdam, 1710, in-4.

Adversaria anatomico, chirurgico-medica. Amsterdam, etc. I, 1717; II, 1720; III, 1723; in-4,

De fabrica glandularum ad Boerhaavium. Amsterdam, 1722, in-4.

Curæ posteriores, seu, thesaurus anatomicus, omnium præcedentium maximus. Amsterdam, 1724, in-4.

Ontleedkundge Verhandelingen over de vinding van een spier in de grond der baarmæder. Amsterdam, 1726, in-4. *ibid.* 1726, in-12. Traduit en latin par J.-C. Bohl. Amsterdam, 1727, in-4.

Responsio ad epistolam A. Vater, de musculo orbiculari novo in fundo uteri dicto. Amsterdam, 1727, in-4.

Responsio ad diss. epistolicam J.-C. Bohlii de usu novarum venæ cavæ propaginum in systemate chylopœo, nec non de cortice cerebri. Amsterdam, 1727, in-4.

Curæ renovatæ, seu, thesaurus anatomicus. Amsterdam, 1728, in-4.

Les œuvres de Ruysch ont été réunies sous ce titre :

Opera omnia anatomico-medico-chirurgica. Amsterdam, 1721, in-4. *Ibid.* 1737, 5 vol. in-4.

(Schreiber, *Hist. vitæ et merit. Frid. Ruysch.* — Fontenelle. — Niceron. — Haller.)

RYAN (Michel), reçu docteur en médecine à l'Université d'Edimbourg en 1784, pratiqua son art avec distinction à Kilkenny, en Irlande, et mourut en 1823. Outre un traité estimé sur l'asthme, on lui doit un assez grand nombre de mémoires, insérés dans divers recueils.

An inquiry into the causes, nature and cure of the consumption of the lungs; with some observations on a late publication on the same subject. Dublin, 1788, in-8.

Observations on the history and cure of the asthma, in which the propriety of using the cold bath in that disorder is fully considered. Londres, 1793, in-8.

Letter on the yellow Peruvian bark, containing an historical of the first introduction of that medicine into France, and circumstantial detail of its efficacy in disease, etc. Londres, 1794, in-8.

(*Comment. de rebus in med. gestis.* — Reuss. — Rob. Watt.)

RYFF (Gualther Hermann), compilateur du milieu du seizième siècle, qui a écrit sur la botanique, la pharmacie, l'anatomie, la médecine, les accouchemens et la chirurgie. Haller l'ayant qualifié de «malorum morum homo et passim de civitatibus ejectus,» Percy crut devoir prendre la défense du chirurgien strasbourgeois du seizième siècle, et se permit de relever Haller avec peu de ménagement. Il eût été plus réservé s'il avait connu le passage suivant de la bibliothèque de Gessner, auteur dont le caractère inspire toute confiance.

« Gualtherus Hermenius Riffus, argentinensis, germanico sermone multa ædidit, ac indies ædit, præsertim in re medica, anatome, pharmaceutica et chirurgica : et in aliis diversis artibus, quarum ipse quidem nullam novit, nec didicit : sed undique citra judicium colligit, temere conscribit, nihil quam imperitus rhapsodus, homo impudentissimus, ac prodigus rei familiaris, qua non dicam quomodo dilapidata, nihil habet reliquum, quam quod a typographis emungit, proindè magnificos et illices titulos suis operibus inscribit. Parturiunt montes, nascitur ridiculus mus. Si quæ tamen in illis bona reperiuntur, mera sunt furta, et pleraque perperam a primis authoribus exscripta ac depravata. Tam enim rapax alieni est, cum propriæ eruditionis nihil habeat, ut non solum observationes aliorum particulares, et capita vel partes librorum, sed integros etiam libros sibi adscribat, ac impudenter pro suis usurpet. Quod si cum judicio saltem centones suos consarcinaret, ut studiosis lectoribus non imponeret, nec impediret suis nugis bona ingenia, facilius ignosci oporteret, quamquam plurimis ipsius furtis, qualia aut quanta inter veteres, ac recentiores, si qui sunt scriptorum fures, nulla quod sciam reperias. Sed cum et ipse prosit his ephemeris fœtibus nemini, et bonorum doctorumque hominum justam gloriam imminuere conetur, nullum veniæ locum in tanta simul inscitia petulantiaque reliquum video....... Sed satis nugarum, præstiterit relicto nugatore et impostore, meliorem ei mentem precantes, ad alios converti. Moguntiæ, ni fallor, nunc agit, una atque altera honestioribus germaniæ civitatibus non dicam quas ob causas expulsus. »

Neuerfundene und bewahrte Arzney, nicht allein die Franzosen und bösen Blattern, sonder auch andere schwere Krankheiten durch den Gebrauch des ndianisehes Holzes quaiacum oder Franzosenholzes zu heilen. Strasbourg, 1541, in-8.

Handbuchlein gemeiner praxis der ganzen Leibarzney. Strasbourg, 1541, in-4.

Der kleinen deutschen Apothek Confect oder Latwergenbüchlein. Strasbourg, 1541, in-4. 2ᵉ part. 1542, in-4.; *ibid.*, 3ᵉ part. 1552, in-4. Nuremberg, 1602, in-fol.

Gebrauch, Vermischung und Zubereitung aller laxativen purgierender oder treibender Arzneyen. Strasbourg, 1541, in-4.

Kleinere Chirurgie. Strasbourg, 1542, in-4.

Grosse Chirurgia oder Volkommene Wundarzney. Francfort, 1545, in-fol.; 1556, in-4; 1559, in-fol.; 1562, in-fol.

Unterweisung und Anzeigung aller

Latwergen, Confecten, Conserven, Einbeizungen und Einmachungen von allerley Früchtein, Blumen, Kräutern und Wurzeln samt andern Stucken, wie solche in den Apotheken gemacht und verkauft werden; II Theile. Strasbourg, 1540, 1542, in-4.

Bewahrte Cur des Steins and Gries in Urinblasen und Lenden, auch gründlicher Bericht den Stein zu schneiden. Strasbourg, 1543, in-4.

Practicirbüchlein bewahrter Arzneyen. Francfort, 1564, in-8.

Von allerhand apothekerischen Confectionem, Latwergen, Oel, Pillen, Tränken, Trochisken. Francfort, 1552.

Confectbuch und Hausapothek. Francfort, 1544, in-8; 1548, in-8; 1558, in-4; 1567, in-8; 1575, in-8; 1578, in-8; 1584, in-8; 1593, in-8; 1610, in-8.

Reformirte deutsche Apothek, Contrafeinung der fürnemsten Kräuter, ihrer Kraft und Würkung, Latwergen, Confecten, Theriak und Mithridatum, und Purgirenden Arzneyen. Strasbourg, 1573, in-fol.; 1593, in-4. 1600, in-fol.; 1602, in-fol.

Des Menschen wahrhaftige Beschreibung, oder Anatomie. Strasbourg, 1541, in-fol. Traduit en français. Paris, 1545, in-fol.

De memoriâ artificiali quam memorativam artem vocant et quomodo memoria medicinæ beneficio augenda et conservanda capitis et cerebri bonâ contemperatione et roboratione. Strasbourg, 1541, in-8.

Spiegel und Regiment der Gesundheit auf die Deutschen gerichtet. Francfort, 1542, in-4; 1552, 1555, in-8.

Koch und Kellerey von allerley Speisen und Getränken, Latwergen, Confecten, Conserven, Einbeisung von Früchten, Blumen, Wurzeln. Francfort, 1645.

Lustgarten der Gesundheit in Hausgemach Viehzucht. Francfort, 1546, in-fol.

Beschreibung der Natur, Eigenschaft, Kunst, und recht Gebrauch im Speise und Trank. Wurzbourg, 1549, in-4.

Kurzer Auszug und Summarischer Bericht der Natur Eigenschaft und Würkung der Wurzel China aus lateinisch und bohemischer Sprach transferirt. Wurzbourg, 1548, in-4.

Neue heilsame und nützliche Badenfahrt. Wurzbourg, 1549, in-4.

Nutzlicher Bericht wie man die Augen und das Gesicht schärfen und gesund erhalten soll. Wurzbourg, 1548, in-4.

Neuer Albertus magnus. Strasbourg. 1549, in-4.

Kurzes handbüchlein und experimentirte Arzneyen. Francfort, 1560, in-8; 1563, in-8; 1570, in-8; 1577, in-8; 1578, in-8; 1594, in-8; 1609, in-8; 1633, in-8; 1641, in-8.

Frauen Rosengarten von vilfaltigen sorgfaltigen Zufällen und Gebrechen der Mutter und Kinder, etc. Francfort-sur-le-Mein, 1545, in-fol.; Strasbourg, 1561, 1569, 1600, in-4; Francfort, 1580, 1651, in-8., fig.

* *Ein neues Kochbuch wie man kranken Personen warten und pflegen soll.* Strasbourg, 1545, in-4. Francfort, 1569, in-8; 1608, in-8.

Medicinæ theoricæ et practicæ enchyridion, semeioticis aphorismis totam rem complectens, medicis et chirurgis accomodum; acc. C. Celsi sententiæ selectæ. Strasbourg, 1542, in-12.

Iatro mathematicæ ad astrologicam rationem enchiridion. De crisi deque investigatione et inventione dierum criticorum, indicatoriorum, intercadentium et vacuorum, cum canonibus aliquot et multis aliis futuro medico necessariis. Strasbourg, 1542, in-12.

(Gessner. — Boehmer. — Haller. — Osiander.)

S

SAALMANN (François Rabanus), né à Rutten, en Westphalie, le 22 janvier 1732, exerça la médecine à Munster, où il fut successivement médecin pensionné du canton, conseiller à la cour et médecin de l'électeur. Il vivait encore au commencement de ce siècle; on n'indique pas l'époque de sa mort. Il a écrit un grand nombre d'opuscules, tous consacrés à des points particuliers de médecine pratique, et la plupart intéressans.

Diss. inaug. de paragomphosi capitis fœtus in partu. Harderwyck, 1752, in-4.

Commercium inter illustrem majestatis Britannicæ archiatrum Werlhof et Ferdinandum Saalmann, medicinæ practicos, de dysenteria anni 1761, adeo immiti Monasteriensi, ejusque facta cura proposita, etc. Munster, 1761, in-4.

Commercium secundum inter ill. Werlhof et F. Saalman. De phthisi et hæmophthisi, ejusque hactenus prolongata cura. Munster, 1762, in-4.

Commercium tertium inter magnos in arte practicos Werlhofium et Gaubium, et me, Ferdinandum Saalmann: quod quondam in mei ipsius utilitatem ac ægrorum commoda, dehinc speranda, venerari in pretio duxeram. Magni momenti morbum in viro juniore 32 annorum hic narravi cognomine passionis hypochondriacæ confirmatæ, et ex hoc fonte dein secuta hydrope universali cum sua tentata, et hic posteris relicta, cura a me Ferdinando Saalmann, medicinæ doctore. Munster, 1762, in-4.

Commercium quartum inter magnos in arte medicos, Werlhofium, Gaubium, Heisterum, et illustres academias Stockholmiensem in Suecia, Hafniensem in Dania, Pisanam in Italia, et me, Ferdinandum Saalmann, medicinæ cultorem, de febre paraphreniticâ, ejusque factâ curâ, etc. Munster, 1763, in-4.

Ces quatre opuscules ont été insérés par Wichmann dans son édition des œuvres de Werlhoff.

Descriptio phrenitidis et paraphrenitidis in Westphalia circa medium mensis martii grassari incipientium vere contagiosorum earumque factæ curationis. Munster, 1788, in-4.

Descriptio pleuritidis, peripneumoniæ et anginæ, earumque curatio. Munster, 1789, in-4.

Descriptio rheumatismi acuti, et dilucidatio ducentorum et quinquagenta aphorismorum Hippocratis, ad rheumatismum tunc acutum, tunc chronicum; item ad phrenitidem, ad pleuritidem, peripneumoniam, pleuropneumoniam et anginam pertinentium. Munster, 1789, in-4.

Descriptio febrium acutarum ordinariarum et febrium catarrhalium et dilucidatio centum et triginta aphorismorum Hippocratis ad febres acutas ordinarias pertinentium. Munster, 1790, in-4.

Descriptio febris urticatæ scarlatinæ et purpureæ. Munster, 1790, in-4.

Descriptio variolarum, morbillorum, febris erysipelatosæ et colicæ acutæ. Munster, 1790, in-4.

Descriptio febrium malignarum in genere et specie sic dictarum et exanthematicarum, item petechiarum verarum, deinde pestis sive pestilentiæ veræ, et denique rabiei caninæ. Munster, 1791, in-4.

Descriptio febrium intermittentium in genere et speciatim febris intermittentis quotidianæ et quartanæ; descriptio item febrium vulnerariarum, acutarum et longarum; porro febrium continuarum, longarum; deinde febris hecticæ in specie, et denique febris phthisicæ. Munster, 1791, in-4.

(Elwert. — Hamberger. — Meusel.)

SABATIER (Raphael Bienvenu), chirurgien habile, savant et judicieux écrivain, naquit à Paris le 11 octobre 1732. Son père était un des membres distingués du collége et de l'Académie royale de chirurgie; le jeune Sabatier, après avoir reçu une excellente éducation, embrassa la même carrière. Elève de Petit et de Verdier, il se fit remarquer par ses talens autant que par son zèle, et on avança en sa faveur l'époque où il pouvait prendre ses grades, quand la mort de son père rendit nécessaire à sa famille les secours qu'il pourrait lui fournir par sa pratique.

Morand jeta les yeux sur Sabatier pour en faire son adjoint aux Invalides; il lui donna sa nièce en mariage et lui assura la survivance de sa place. Déjà Sabatier occupait au collége de Saint-Côme la chaire d'anatomie; membre de l'Académie royale de chirurgie, il partageait les travaux du secrétaire perpétuel, et fournissait des mémoires remarquables par la richesse du fond et la solidité des principes, comme par l'élégante précision du style. Devenu chirurgien en chef de l'hôtel des Invalides, et parvenu à une réputation qu'aucune autre n'effaçait, Sabatier ne cessa jamais de donner à l'étude le temps que la pratique lui laissait disponible. A la création des écoles de santé, il fut nommé professeur de médecine opératoire dans celle de Paris. Il avait été membre de l'Académie des sciences; il fut aussi membre de l'Institut. Il mourut le 19 juillet 1811. Percy a consacré à sa mémoire un bel éloge où tous ses travaux sont exposés avec détail et appréciés avec justice. Ils sont tous dignes d'attention; mais les principaux sont son traité d'anatomie, et surtout sa médecine opératoire. On reconnait dans l'un et dans l'autre un auteur d'une érudition vaste et solide; il est fâcheux que dans le dernier, qui conservera toujours un grand prix à titre d'histoire de l'art, l'auteur ait manqué à l'une des conditions fondamentales de l'histoire, en négligeant d'indiquer les sources où il en puisait les matériaux. On s'étonne que les éditeurs qui ont remanié cet ouvrage, dans les dernières éditions, n'aient pas entrepris d'en faire disparaître ce défaut.

De Bronchotomiâ, theses anatomicæ et chirurgicæ. Paris, 1752, in-4.

Traité d'anatomie. Paris, 1764, in-8, 3 vol.; *ibid.*, 1775; *ibid.*, 1781.

En 1758, Sabatier avait donné une édition de l'anatomie de Verdier, en y faisant des additions considérables; il sentit plus tard la nécessité d'abandonner ce canevas imparfait et de travailler à neuf. Louis et Choppart, nommés par l'Académie royale de chirurgie pour lui faire un rapport sur le traité d'anatomie de Sabatier, disaient avec beaucoup de justesse : « Il est recommandable par l'exactitude dans la description des parties, par l'erudition qui règne dans l'exposé des découvertes faites par les anciens et les modernes, et par les remarques intéressantes sur la physiologie et la pathologie.

De la médecine opératoire. Paris, 1796, in-8, 3 vol.; *ibid.*, 1810, in-8, 3 vol. Nouvelle édition, faite sous les yeux de Dupuytren par Sanson et Begin. Paris, 1821, in-8, 4 vol.; *ibid.*, 1824, in-8, 4 vol.; *ibid.*, 18.., in-8, 4 vol.

Sabatier a inséré de nombreux mémoires parmi ceux de l'Académie des sciences, de l'Académie royale de chirurgie et de l'Institut de France.

(Percy, *Éloge de Sabatier.*)

SACCHI (Joseph Pompée) naquit à Parme, de Flavio Sacchi, médecin distingué, qui enseigna long-temps la chirurgie à l'Université de cette ville. Joseph Pompée y fut reçu docteur en médecine en 1652, et nommé professeur de médecine théorique en 1661. La réputation qu'il acquit dans la pratique et l'enseignement le fit appeler à Padoue en 1694 pour y être professeur extraordinaire de médecine pratique. Au bout de six ans, il passa à la première chaire de théorie. Il l'occupa fort peu de temps, car, à la prière du duc de Parme, il revint dans sa patrie pour y occuper, à titre de *lecteur éminent*, la première chaire de l'Université, vacante depuis long-temps. Sacchi mourut en 1718, dans sa quatre-vingt-quatrième année; il put être un brillant professeur, mais il n'est qu'un auteur des plus médiocres; car la plus grande partie de ses ouvrages, même ceux qui promettent des faits, n'est remplie que d'explications chémiatriques et d'hypothèses vaines.

Iris febrilis, fœdus inter antiquorum et recentiorum opiniones de febribus promittens. Genève, 1685, in-8.

Nova methodus febres curandi, fun-

damentis acidi et alcali superstructa. Genève, 1685, in-8; Venise, 1695, in-8; *ibid.*, 1703, in-8.

Medicina theorico-practica, ad saniorem seculi mentem centenis et ultra consultationibus digesta. Parme, 1687, in-fol.; *ibid.*, 1696, in-fol.

Novum systema medicum ex unitate doctrinæ recentiorum et antiquorum. Parme, 1693, in-4.

Medicina practica rationalis Hippocratis, sanioribus neotericorum doctrinis illustrata. Parme, 1707, in-fol.

Opera omnia medica. Venise, 1730, in-fol.

(Manget. — Haller.)

SACHS (George Tobie Louis), né en Carinthie l'an 1794, fut reçu docteur en médecine à Erlang en 1812, et obtint la même année le titre de professeur particulier près de l'Université. Il mourut le 6 mai 1814, âgé de vingt-huit ans et treize jours. Il était albinos, ainsi qu'une de ses sœurs, dont il a donné l'histoire physiologique en même temps que la sienne dans la dissertation suivante, que l'on lit avec intérêt.

Diss. inaug. historia naturalis duorum leucæthiopum auctoris ipsius et sororis ejus. Erlang, 1810, in-8

(*Med. chir. Zeitung.*)

SACHTLEBEN (Dieterich Guillaume), docteur en médecine et en chirurgie, pratiqua l'art de guérir et les accouchemens à Lippstadt, et mourut le 19 octobre 1795, n'ayant encore que trente ans. Il était fort laborieux et avait publié quelques traités qui ne contiennent rien de neuf, mais qui, à titre de compilations, ne sont pas sans mérite.

Diss. (præs. Mayer) sistens animadversiones nonnullas circa usum forcipis Levretianæ in partu difficili. Emendatio quædam forcipis Levretianæ in tabula adjecta proponitur. Francfort, 1785, in-4. 16 pp.

Bemerkungen über die Natur und Heilung der Brustentzündungen, für angehende Aerzte. Gottingue, 1790, in-8.

Versuch einer medicina clinica, oder praktische Pathologie und Therapie der auszehrenden Krankheiten für angehende Aerzte. Dantzig, 1791, in-8, 2 part. 4 pl.

Kritik der vorzüglichsten Hypothesen, die Natur, Ursache und Heilung des Kindbettfiebers betreffend, nebst einem neuen praktischen System der verschiedenen Arten desselben, zur Beruhigung angehender Praktiker. Leipzig, 1793, in-8.

Klinik der Wassersucht in ihrer ganzen Sippschaft; ein Versuch, für angehender Praktiker geschrieben. Dantzig, 1795, in-8.

Beantwortung der Frage: soll man das Austossen der Nachgeburt der Natur überlassen? oder verdient eine künstliche Entbindung das Vorzug? in Stark's Archiv für die Geburtskunde. T. I, 2e cahier, p. 54.

Bemerkungen und Beobachtungen über die Natur und Heilung der Milchversetzungen. Ibid., t. II, 1er cahier, p. 1.

(*Med. chir. Zeitung.* — Usteri. — Meusel.)

SACOMBE (Jean François), né à Carcassonne vers 1750, fit ses études médicales à Montpellier, et y fut reçu docteur. Il vint alors à Paris, et se livra à l'enseignement de l'art des accouchemens. La réputation ne lui venant pas au gré de son impatience, il crut que le meilleur moyen de hâter ses lenteurs était de s'attaquer à tout ce qu'il y avait alors de plus célèbre dans la capitale en fait d'accoucheurs. Baudelocque, le premier d'entre eux, s'étant déclaré partisan de l'opération césarienne, Sacombe proscrivit cette opération comme meurtrière, et traita d'assassins ceux qui la pratiquaient. Traîné enfin devant les tribunaux comme calomniateur, il subit la honte d'une condamnation, et passa à l'étranger pour échapper à l'amende. Il en revint à la suite de la restauration. La réputation de Sacombe comme accoucheur fut réduite de bonne heure à sa juste valeur. Il n'a conservé que celle d'un versificateur traitant avec une certaine facilité des sujets rebelles à la poésie.

Le médecin-accoucheur ; ouvrage utile aux mères de famille et nécessaire aux personnes qui se destinent à la pratique de l'art des accouchemens. Pariz, 1791, in-12.

Avis aux sages-femmes. Paris, 1792, in-8. 120 pp.

La Luciniade, ou l'Art des accouchemens ; poème didactique. Paris, an I (1792), in-8. Deuxième édition, *ibid.*, an III ; troisième édition, revue et augmentée de trois mille vers, *ibid.*, an VII; quatrième édition, augmentée. Nîmes, 1815, in-8.

Observations médico-chirurgicales sur la grossesse, le travail et la couche. Paris, 1793, in-8.

Encore une victime de l'opération césarienne, ou le Cri de l'Humanité. Paris, 1796, in-8, 64 pp.

Appel à l'Institut national du jugement surpris à la classe des sciences physiques et mathématiques par Fourcroy et ses agens. Paris, 1797, in-12.

Les douze mois de l'école anti-césarienne. Paris, an VI (1798).

Plus d'opération césarienne. Paris, 1798, in-8.

Hommage au premier consul. Paris, 1801, in-12.

Elémens de la science des accouchemens ; avec un traité des maladies des femmes et des enfans. Paris, an X (1802) in-8.

Lucine française, ou recueil périodique d'observations médicales, chirurgicales, pharmaceutiques, historiques, critiques et littéraires, relatives à la science des accouchemens et aux maladies des femmes et des enfans. Paris, an X.

Instruction aux pères et aux mères sur les convulsions des enfans. Paris, 1804, in-8.

Plaidoyer du docteur Sacombe, défendeur; en réponse à celui de M. Delamalle, défenseur de M. Baudelocque, demandeur. Paris, 1804, in 8.

Réplique du docteur Sacombe; en réponse à celle de M. Delamalle, etc. *Ibid.*

Traité d'éducation physique des enfans. Paris, 1806, in-12.

Réclamation présentée à Sa Majesté Louis-le-Désiré. Paris, 1814, in-8.

La Vénusalgie, ou la maladie de Vénus. Paris, 1814, in-8. Nouvelle édition, sous ce titre : *Vénus et Adonis.* Paris, 1816, in-18.

Résurrection du docteur Sacombe; étrennes aux dames pour l'année 1818 Paris, 1818, in-8.

SAGAR (Jean Baptiste Melchior), né à Poellands, dans l'Ukraine, le 2 novembre 1702, fut médecin pensionné du cercle d'Iglau, dans la Moravie. Il s'appliqua avec beaucoup de soin à l'étude des épizooties, et il publia plusieurs opuscules intéressans sur ce sujet; mais il est plus connu comme auteur d'un système nosologique, dans lequel il ne fait guère que suivre Sauvages, en augmentant encore le vice de l'excessive multiplication des genres de maladies qu'on reproche au médecin de Montpellier.

On trouve une appréciation judicieuse de cet ouvrage dans les commentaires de Leipzig.

« Summa igitur generum est 340 in hoc systemate symptomatico, in ultimâ vero editione ill. de Sauvages 315 constituerat; addidit ergo (Sagar) genera 25 Est itaque hic libellus non solum imitatio operis Sauvagei, sed et augmentum. Si vero nobis liceat dicere, quid nos sentiamus de hoc libello ac de Cl. Sauvages, omnibusque ejus modi libellis, hâc methodo conscriptis, intelligimus quidem insignem hujus rei difficultatem, summamque in ea studii assiduitatem, potissimum in B. Sauvages nosologia methodica; tamen non possumus non fateri, has nimias symptomatum divisiones plus confundere, quam erudire, atque vero divisionis fundamento talia systemata destituta nobis videri.

Diss. inaug. de saliuariâ. Vienne, 1762, in-4.

Libellus de aphthis pecorinis, anno 1764. Cum appendice de morbis pecorum in hâc provinciâ tam frequentibus, eorum causis et mederis preservatoriis. Vienne, 1765, in-4.

Libellus de morbo singulari ovium anno 1765. Vienne, 1765, in-4.

Bericht von dem Pozdiateker Gesundbrunnen in Mahren. 1765, in-8.

Systema morborum symptomaticorum secundùm classes, ordines et genera cum characteribus. Vienne, 1771, in-8; et dans le recueil suivant : *Wil. Cullen, apparatus ad nosologiam methodicam.* Genève, 1775, in-4. 2ᵉ édition. Vienne, 1784, in-8.

Diss. de variolis iglaviensibus anni 1766. Leipzig, 1773, in-8.

Historia morbi epidemici in circulo Iglaviensi et adjacentibus Bohemiæ plagis observati annis 1771 *et* 1772. Leipzig, 1773, in 8.

Abhandlung von dem Mehlthau, als der grossten Ursache der Hornviehseuche, und derselben Curart. Leipzig, 1775, in-8.

Von den wahren Kennzeichen der Hornviehseuche. Leipzig, 1782, in-8.

SAIFFERT (André), né en Allemagne, reçu docteur en médecine à Paris, fut médecin de la maison d'Orléans pendant la révolution, et mourut au mois d'avril 1810. Il est auteur des ouvrages suivans :

Beytræge zur übschæftlichen Arzteneilehre der Suchten oder langwierigen Krankheiten. 1ster Beytrag und 1ster Band. Paris, Brunswick et Leipzig, 1804.

Beyband des ersten Beytrages. Ibid., 1804.

Warterbuchsbeytrag zum reinen Begriffe der Teutschen Arzteneilehre, oder næthiges Beybændchen zum gemeinen Verstande seiner Teutschen Beytræge zur übschæftlichen Arzteneilehre. Ibid., 1804, in-8.

Krankheitsgeschichte der Prinzessin von Lamballe; in Posselt's Europæischen Annalen. 1805.

(*Med. chirurg. Zeitung.* — Meusel.)

SAILLANT, docteur régent de la Faculté de médecine de Paris, membre de la Société royale de médecine, est auteur de quelques ouvrages qui annoncent un homme instruit et laborieux. Son Histoire de la grippe offre de l'intérêt, et a été mise à profit par ceux qui ont écrit sur le même sujet dans ces derniers temps.

Mémoire historique sur la maladie de la veuve Melin, dite la femme aux ongles Paris, 1776, in-12, et dans les *Mém. de la Soc. roy. de méd. de Paris.*

Tableau historique et raisonné des épidémies catarrhales vulgairement dites la Grippe, depuis 1510 *jusqu'en* 1780 *; avec l'indication des traitemens curatifs et des moyens propres à s'en préserver.* Paris, 1780, in-12.

Recherches et observations sur l'épilepsie essentielle, ou maladie sacrée d'Hippocrate. Dans les *Mém. de la Soc. roy. de méd. pour l'année* 1779, p. 305. Le même recueil contient encore d'autres mémoires de Saillant.

SAINT-URSIN (Marie de) naquit à Chartres, en 1763. Reçu docteur en médecine à l'Université de Caen, il devint premier médecin de l'armée du Nord, 1793, et bientôt après inspecteur au conseil sanitaire. Il se fixa à Paris en 1800, et devint rédacteur de la Gazette de santé. Lors de la guerre de Russie, il reprit du service, fut fait prisonnier par les Russes, mais fut traité avec distinction. Il rentra en France en 1815, fut nommé premier médecin de l'Hôpital militaire de Calais, et mourut dans cette ville en 1818.

L'Ami des femmes. Paris, ..., deuxième édition, 1804, in-8.

Manuel populaire de santé. Paris, 1808, in-8.

Etiologie et thérapeutique de l'arthritis et du calcul, etc. 1816, in-8.

Marie de Saint-Ursin a encore publié une traduction, augmentée de notes, du *Traité de la goutte et du rhumatisme* de Giannini, et fourni des articles à divers recueils périodiques. (*Annales encyclopédiques*, t. V.)

SAINT-YVES (Charles), oculiste renommé, naquit à Viette, près Rocroi, en 1667. Il entra dans la maison de Saint-Lazare, à Paris, en 1686, et s'y appliqua à la médecine des yeux. Ses succès en ce genre, et l'affluence des malades, l'obligèrent à quitter cette maison. Il forma un élève de prédilection dans l'art qu'il cultivait, l'adopta pour fils, et lui transmit son nom, sa fortune, et la réputation qu'il avait acquise. L'ouvrage publié par Saint-Yves conserve encore de l'intérêt, à cause des observations particulières qu'il y a consignées. Cet oculiste mourut en 1736.

Nouveau traité des maladies des yeux. Paris, 1722, in-12; Amsterdam, 1736, in-12; *ibid.*, 1767, in-12.

SAISSY (Jean-Antoine), naquit aux environs de Grasse, en Provence, en 1756. Fils d'un laboureur, qui le destinait aux travaux de l'agriculture, il ne reçut point d'autre éducation que celle qu'il put se procurer lui-même par la lecture des ouvrages qui lui tombèrent sous la main. Quelques livres de médecine, qui lui inspirèrent plus d'intérêt que les autres, déterminèrent ou révélèrent sa vocation. Saissy vint suivre les cours de la Faculté de Paris. Il se rendit ensuite à Lyon, où il fut reçu chirurgien interne du grand Hôtel-Dieu, en 1783. Dussaussoy le choisit pour préparateur de ses cours. Il obtint plusieurs prix dans les concours, fut agrégé au collége des chirurgiens de Lyon, servit quelques années comme médecin et chirurgien major de la compagnie royale d'Afrique dans ses comptoirs sur les côtes barbaresques, revint se fixer à Lyon, et y pratiqua l'art de guérir avec distinction. Il est mort en 1822. Saissy avait donné une attention particulière à l'étude des maladies de l'oreille, et c'est sur ce sujet que roule le plus important de ses travaux.

Recherches expérimentales, anatomiques, chimiques, etc., *sur la physiologie des animaux mammifères hybernans, notamment les marmottes, les loirs*, etc. Lyon, 1808, in-8. — Couronnées par l'Institut de France.

Essai sur les maladies de l'oreille interne. Paris, 1827.

(Grognier, *Compte-rendu des travaux de la Soc. d'Agricult. de Lyon.* 1822.)

SALERNE (François), médecin d'Orléans, mort en 1760, est plus connu pour avoir publié un mauvais livre de médecine populaire que comme auteur d'un bon travail sur la gangrène de la Sologne, produite par l'usage du seigle ergoté. Aidé de son compatriote, Arnaud de Nobleville, Salerne publia la partie zoologique de la matière médicale de Geoffroy.

Manuel des dames de charité. Paris,

Suite de la matière médicale de Geoffroy. Paris, 1743, in-12, 6 vol.

Le mémoire sur le seigle ergoté est inséré parmi ceux de l'Académie royale des Sciences de Paris.

SALICETO (Guillaume de), célèbre chirurgien du moyen-âge, était de Plaisance. Il nous apprend lui-même qu'en l'an 1275 il résidait à Vérone, et qu'il y était pensionné pour enseigner la chirurgie. Il nous dit aussi qu'antérieurement il avait professé quatre ans à Bologne. Le père Sarti a recueilli un monument qui montre qu'en 1269, Guillaume de Saliceto était encore dans cette dernière ville. On n'a point d'ailleurs d'autres détails sur sa vie; on sait qu'il mourut à Vérone en 1277. Brambilla a donné un long extrait de la chirurgie de Saliceto. Elle ne renferme rien de bien neuf, mais son importance fut immense à l'époque où elle parut; et l'auteur tient une des places les plus distinguées entre les premiers restaurateurs de l'art.

Guillaume de Saliceto est auteur de deux ouvrages, l'un de médecine, l'autre de chirurgie, dont la première édition porte le titre suivant :

Liber in scientiâ medicinali, et specialiter perfectis, qui summa conservationis et curationis appellatur. A la fin de ce traité, on lit : *Placentiæ ad exemplar originalis ipsius M. Gulielmi; anno ab incarnatione Domini,* 1476. Puis vient le second traité, intitulé : *Cyrurgia ejusdem*....... La chirurgie a été traduite en français par Nic. Prevost, Lyon, 1492. Paris, 1506, in-4.

(Tiraboschi. — Malacarne. — Brambilla.)

SALLABA (MATTHIAS DE), docteur en médecine de l'Université de Vienne, premier médecin de l'hôpital général de la même ville, né en 1767, mort le 8 mars 1797, est auteur des opuscules et articles suivans :

De morbis variolarum posthumis commentatio. Vienne, 1788, in-8.

Historia morborum naturalis. Pars I. Vienne, 1790, in-8.

Galen vom Aderlassen gegen den Erasistrat; übersetzt und mit Anmerkungen versehen. Vienne, 1791, in-8.

Aphorismen über den venerischen Tripper. Vienne, 1794, in-8.

Vertheidigung des verewigten Max. Stoll wider den Hrn. D. Girtanner; in Baldinger's neuem Magazin für Aerzte, B. 13, st. 6 S. 491-502 (1793).

Vertheidigung etwas über den Celsischen Satz : Satius est ancep: auxilium experiri, quam nullum. Lib. II, cap. X; ebend. B. 14, st. 1, S. 51-61 (1792).

Epistola ad virum illustrem medicum et anatomicum celeberr. G. Prochaska; in J. Eyerel's medicin. Chronik, B. 1, H. 1 (1793).

Sallaba a inséré plusieurs analyses critiques de divers ouvrages, et d'autres articles dans le même recueil.

(Meusel.)

SALMUTH (PHILIPPE), observateur assez distingué, était de Leipzig. Il fut premier médecin du prince d'Anhalt, à Dessau et à Zerbit. Jœcher le fait mourir de la peste en 1662; mais il y a là une erreur typographique. Philippe Salmuth était fils d'Henri Salmuth, théologien luthérien renommé parmi les premiers réformateurs, lequel mourut en 1576, et Philippe n'atteignit pas le milieu du dix-septième siècle.

Le recueil de ses observations fut publié après sa mort avec une savante et judicieuse préface de Conring sur l'expérience.

Voici le titre de cet ouvrage :

P. Salmuthi observationum medicarum centuriæ tres posthumæ, cum H. Conringii præfatione de doctrinâ pathologicâ. Accessit R. Capuletti libellus de peste. Brunswick, 1648, in-4.

SALZMANN (JEAN RODOLPHE), professeur à la Faculté de médecine de Strasbourg, était doyen du chapitre de Saint-Thomas, quand il mourut, le 11 décembre 1656, à l'âge de quatre-vingt-trois ans. On lui attribue une vingtaine de dissertations soutenues sous sa présidence, dont Hefter a donné la liste ; il est auteur des opuscules suivans :

Consultatio medica de curando melancholico. Strasbourg, 1611, in-8.

De diæta fractorum ossium Oppenheim, 1611, in-8. Avec les observations de Fabrice de Hilden.

Exercitationes medicæ ex Fernelio. Strasbourg, 1623, in-4.

De anatomicis quibusdam observationibus epistola. Ulm, 1628, in-4. Avec les observations de Horst.

Discursus psychologicus de vitâ et morte hominis. Strasbourg, 1642, in-4.

Varia observata anatomica. Amsterdam, 1669, in-12. Publié par les soins de Théodore Wynandts.

SALZMANN (Jean), né le 29 juin 1672 à Strasbourg, y fit ses études, vint ensuite à Paris, consacra trois années à des voyages en France, en Suisse et en Allemagne, et revint à Strasbourg prendre le grade de docteur en 1706. Il obtint successivement dans cette Faculté les chaires d'anatomie, de chirurgie et de pathologie; il fut doyen de la Faculté et du chapitre de Saint-Thomas, membre de l'Académie des curieux de la nature et de la Société royale des sciences de Prusse, et bibliothécaire de l'Université de 1720 à 1732. Salzmann mourut au mois d'avril 1738. Les opuscules académiques dont on lui est redevable sont assez nombreux et intéressans.

Diss. specimen anatomiæ curiosæ et utilis. Strasbourg, 1706, in-4.

Diss. de studio medico in genere. Strasbourg, 1709, in-4.

Diss. theses anatomicæ selectiores. Strasbourg, 1711, in-4.

Diss. encheiresis nova, qua ductus thoracicus una cum receptaculo chyli, in quovis subjecto humano demonstrari potest. Strasbourg, 1711, in-4., fig.

De miraculo naturæ utero muliebri Strasbourg, 1712, in-4.

Diss. de articulationibus artuum. Strasbourg, 1712, in-4.

Diss. de chirurgiâ curtorum. Strasbourg, 1713, in-4.

Diss. de sanguinis in fœtu circulo. Strasbourg, 1714, in-4.

Diss de ætatibus vitæ humanæ et mutationibus in iis contingentibus. Strasbourg, 1715, in-4.

Diss. de venâ portæ. Strasbourg, 1717, in-4.

Diss. de mirâ cranii fracturâ in homine, per 40 annos superstite. Strasbourg, 1718, in-4, fig.

Diss. de articulationibus analogis, quæ fracturæ ossium subveniunt. Strasbourg, 1718, in-4.

Diss. de aure humanâ. Strasbourg, 1719, in-4.

Diss. de tumoribus quibusdam serosis externis. Strasbourg, 1719, in-4.

Diss. de ossificatione præternaturali. Strasbourg, 1720, in-4.

Diss. de dubiâ spirituum animalium existentiâ. Strasbourg, 1720, in-4.

Diss. de ratione observandi medicâ. Strasbourg, 1720, in-4.

Diss. tumoris tunicati membranacei casus. Strasbourg, 1721, in-4, fig.

Diss. de verme naribus excusso. Strasbourg, 1721, in-4, fig.

Diss. de novo membra amputandi modo. Strasbourg, 1721, in-4.

Diss. de luxatione ossis femoris rariore, frequentiore colli fracturâ. Strasbourg, 1723, in-4.

Diss. decas observationum illustrium anatomicarum. Strasbourg, 1725, in-4.

Diss. theses medicæ miscellaneæ. Strasbourg, 1728, in-4.

Diss. de præcipuis partium fœtus ab illis adultorum differentiis. Strasbourg, 1729, in-4.

Diss. de subitaneâ morte a sanguine in pericardium effuso. Strasbourg, 1731, in-4.

Diss. de vesicæ urinariæ herniâ. Strasbourg, 1732, in-4.

Diss. de podagrâ. Strasbourg, 1733, in-4.

Diss. de glandulâ pineali lapidescente. Strasbourg, 1733, in-4.

Diss. de plurium pedis musculorum defectu. Strasbourg, 1734 in-4.

Diss. des abscessuum rectâ et tempestivâ apertione. Strasbourg, 1737, in-4.

Diss. de secretionis atque excretionis necessitate, utilitate atque noxis. Strasbourg, 1737, in-4.

(Jœcher. — Hefter. — Haller.)

SAMOILOWITZ, docteur en médecine, assesseur des colléges de l'impératrice de Russie, chirurgien-major du sénat de Moscou, membre de la commission contre la peste dans la même ville, associé des Académies de Dijon et de Nîmes, du collége royal des médecins de Nancy, du Musée de Paris, des Académies de Toulouse et de Padoue. Samoïlowitz est un des écrivains les plus importans, sinon des meilleurs, que nous ayons sur la peste. Il observa celle qui ravagea la Russie en 1771, et en éprouva lui-même les atteintes jusqu'à trois fois. Outre la description assez complète, quoique confuse, que Samoïlowitz donna de la maladie, ses ouvrages ont quelques particularités plus ou moins notables. La plus importante est relative au traitement, et a pour objet les frictions pratiquées avec de la glace sur toute la surface du corps des malades. Nous ne mettons pas sur la même ligne la proposition faite par Samoïlowitz de pratiquer, au fort d'une épidémie pestilentielle, l'inoculation de la maladie, pour l'avoir moins dangereuse. Malgré la force de sa conviction sur ce point, qui allait jusqu'à lui faire proposer de s'inoculer lui-même la peste, s'il ne trouvait pas de criminels qui voulussent se soumettre à son expérience; il ne paraît pas que Samoïlowitz l'ait jamais pratiquée.

Lettre sur les expériences des frictions glaciales pour la guérison de la peste et autres maladies putrides. Paris, 1781, in-8, 54 p. Strasbourg, 1782, in-8, 43 p.

Mémoire sur l'inoculation de la

peste, avec la description de trois poudres fumigatives anti-pestilentielles. Strasbourg et Paris, 1782, in-8, 36 p.

Lettre à l'académie de Dijon, avec réponse à ce qui a paru douteux dans le mémoire sur l'inoculation de la peste. Paris, 1788, in-8, 63 p.

Mémoire sur la peste qui, en 1771, ravagea l'empire de Russie, surtout Moscou, la capitale, et où sont indiqués les remèdes pour la guérir et les moyens de s'en préserver. Paris, Saint-Pétersbourg et Moscou, 1783, in-8, 286 p.

(*Journal de médecine.*)

SANCASSANI (Denis André) naquit au mois d'avril 1659, de François Sancassani, de Scandiana, qui exerçait alors la médecine près de Bresello. Il fit ses premières études dans cette ville, puis à Bozzolo, et fut initié par son père aux premières notions de la médecine. Mais privé de ce maître à l'âge de quatorze ans, il fut envoyé à l'Université de Bologne. A dix-huit ans, il fut reçu docteur en philosophie et en médecine. Il alla passer alors deux ans à Florence, où il se forma à la pratique dans l'hôpital de Santa Maria Nuova. Au bout de ce temps, il fut rejoindre sa mère à Reggio et se livra à l'exercice de l'art de guérir. Ses succès y furent rapides. Il ne resta point long-temps fixé néanmoins dans cette ville; il changea plusieurs fois de résidence, et finit par se fixer à Comachio, où il fut médecin pensionné et où il jouit de la plus grande considération. Il semblait devoir y passer sa vie; néanmoins, après trente ans de séjour, il en partit en 1719 pour aller occuper le poste de premier médecin d'un prince. Depuis il habita successivement plusieurs villes, et en dernier lieu Spolète, où il était en 1727. Il vécut encore dix années, et mourut le 11 mai 1738. Admirateur enthousiaste de Magati, Sancassani travailla toute sa vie à développer et à répandre ses principes sur le traitement des plaies. Il combattit l'usage des tentes et l'abus des injections, et préconisa la simplicité et la rareté des pansemens. Quoique fatigans par leur diffusion, ses ouvrages offrent de l'intérêt.

Polyandrion, seu dissertationum epistolarium enneas. Ferrare, 1701, in-4.

Aforismi generali della cura delle ferite col modo di Magati, etc. Venise, 1713, in-8.

Cinque disinganni chirurgici per la cura delle ferite. Venise, 1713, in-8.

Cinque disinganni per la cura delle ulcere. Venise, 1714, in-8.

Cinque disinganni de' seni. Venise, 1715, in-8.

Dilucidazioni fisico-mediche. Rome, 1731-33-37-38, in-fol. 4 vol.

Sancassani avait traduit, en y faisant des additions, l'ouvrage de Belloste, sous ce titre :

Il chirone in campo, o siasi vero e sicuro modo di medicar li ferite nell' armate. Ferrare, 1708, in-8 ; Venise, 1729, in-8.

(Manget. — Haller.)

SANCHEZ (Antoine Nunnez Ribeiro), savant médecin portugais, naquit à Pegnan-Maca le 7 mars 1699. Il fit ses études à Coïmbre et à Salamanque, et fut reçu docteur en médecine dans la dernière de ces Universités. Il pratiqua quelque temps l'art de guérir à Benaventa, avec le titre de médecin pensionné; puis, sentant le besoin d'une instruction plus solide que celle qu'il avait puisée dans les écoles, il entreprit un voyage scientifique. Il se rendit d'abord à Londres, où il séjourna deux ans. Il vint ensuite à Paris; puis il se rendit à Leyde pour suivre les leçons de Boerhaave. Il fut pendant trois ans un des disciples les plus assidus de ce grand maître, et aussi un des disciples honorés de sa prédilection. Aussi l'impératrice Anne s'étant adressée à Boerhaave pour qu'il lui désignât trois médecins propres à occuper des postes éminens dans son empire, le professeur de Leyde lui désigna en première ligne Sanchez, qui se rendit aussitôt en Russie, et qui fut investi à son arrivée du titre de proto-médecin de Moscou, et de la charge d'examiner les médecins et chirurgiens qui voulaient pratiquer dans cette ville. En 1733, Sanchez fut appelé à Saint Pétersbourg, nommé membre du collége de médecine et médecin des troupes impériales, il visita en cette qualité la Pologne, l'Ukraine, la Crimée et quelques autres provinces. A son retour, il fut nommé médecin du corps des cadets, et enfin médecin de l'impératrice. A la mort de l'impératrice Anne, la faveur dont Sanchez avait joui fit place aux persécutions, et il fut heureux de pouvoir quitter la Russie et venir en France. Il mourut à Paris le 14 octobre 1783. Catherine s'était ressouvenue de lui, et lui faisait une pension de mille roubles. Sanchez fut toujours fort laborieux; il légua à son ami Andry de nombreux manuscrits, témoignages de son activité et de son savoir, et dont la plupart ont passé dans la bibliothèque de la Faculté de médecine de Paris. Il n'a publié que quelques opuscules, c'est à Andry qu'on doit la publication de son ouvrage le plus étendu.

Dissertation sur l'origine de la maladie vénérienne, dans laquelle on prouve qu'elle n'a point été apportée d'Amérique, et qu'elle a commencé en Europe par une épidémie. Paris, 1752, in-12.

Examen historique sur l'apparition de la maladie vénérienne en Europe et sur la nature de cette épidémie. Lisbonne, 1774, in-12; avec le précédent, par les soins de Gaubius. Leyde, 1777, in-8.

Observations sur les maladies vénériennes. Paris, 1785, in-8. Publiées par Andry, à qui l'on doit une notice sur Sanchez.

Sanchez a fourni à l'*Encyclopédie* l'article *Affections de l'ame*, et au recueil de la Société royale de médecine de Paris un mémoire sur les bains russes.

(Vicq-d'Azyr. — Andry.)

SANCTORIUS, nom latin, devenu vulgaire, de SANTORIO (Santorio). Ce célèbre inventeur de la *Médecine statique*, était né à Capo-d'Istria, avait fait ses études à Padoue, et y avait reçu le grade de docteur en médecine. Après avoir exercé l'art de guérir pendant quelques années à Venise, il fut appelé en 1611 à occuper la première chaire de médecine théorique à l'Université de Padoue, d'abord à 800, puis à 1,500 florins de traitement. Au bout de treize ans de professorat il quitta Padoue et revint à Venise, tout en conservant, par une faveur spéciale du sénat, les émolumens de sa place. Santorio mourut le 24 février 1636, à l'âge de soixante-quinze ans. Il fut inhumé dans le cloître des servites, où on lui dressa une statue de marbre.

Peu d'ouvrages ont atteint un degré de célébrité comparable à celui dont jouit long-temps la médecine statique de Santorio, et il la méritait à plus d'un titre. Ce n'est pas qu'on eût ignoré jusqu'au dix-septième siècle l'existence de la transpiration insensible, ni méconnu son importance, mais les expériences instituées par Santorio étaient véritablement neuves, et elles révélèrent, sous beaucoup de rapports, des résultats auxquels on était bien loin de s'attendre. Il y a beaucoup d'exagération à dire, avec Boerhaave : « Nullus liber in re medica ad eam perfectionem scriptus est. » Mais cet ouvrage est certainement fait avec beaucoup d'art ; avec trop d'art même, car si l'auteur nous eût donné le détail de ses expériences au lieu de se borner à les généraliser avec beaucoup de soin, mais selon des vues et des opinions qui ne sont pas toujours justes, ce serait peut-être un livre *moins bien fait*, mais il serait certainement plus utile.

Santorio avait l'esprit d'invention en mécanique. Il imagina des instrumens pour extraire les calculs urinaires, un lit pour les blessés, un appareil commode pour les bains, un sphygmomètre et un thermomètre.

De medicinâ staticâ aphorismi. Venise, 1614, in 12; Leipzig, 1626, in-12; Venise, 1634, in-12; *ibid.*, 1660, in-4; *ibid.*, 1666, in-4; Leyde, 1642, in-8; La Haye, 1650, in-12; Lyon, 1690, in-12; Leipzig, 1679, in-8; Rome, 1704, in-12; Leyde, 1713, in-12; Strasbourg, 1713, in-8; Duisbourg, 1753, in-12; Leipzig, 1762, in-8; Paris, 1770, in-12, avec des commentaires de Lorry. Traduct. franç par Lebreton, Paris, 1722, in-8. Trad. par P. Noguez, Paris, 1725, in-12, 2 vol.

Commentaria in 1 fasc. 1 libri canonis Avicennæ. Vienne, 1626, in-fol.; *ibid.*, 1746, in-4.

Methodus vitandorum errorum omnium, qui in arte medicâ contingunt. Venise, 1602, in-fol., 1603, in-fol., 1632, in-fol., 1631, in fol.

Commentaria in artem medicinalem Galeni. Venise, 1612, in-fol., 1630, in-4. Lyon, 1632, in-4.

Commentaria in primam sectionem aphorismorum Hippocratis. Venise, 1629, in-8, 1660, in-4.

Liber de remediorum inventione. Venise, 1629, in-8; Genève, 1631, in-4, 1660, in-4.

Opera omnia. Venise, 1660, in-4, 4 vol.

(Tiraboschi. — Manget. — Haller.)

SANDEN (Thomas), reçu docteur en médecine à l'Université d'Édimbourg en 1774, pratiqua l'art de guérir à Chichester. Il a peu écrit, mais ses productions sont judicieuses. Il combattit avec beaucoup de solidité la méthode de Dawson pour le traitement du rhumatisme, même aigu, méthode consistant dans l'emploi de la teinture de Gayac ou autres substances très excitantes.

Tentamen inaugurale de atmospheræ naturâ, et effectibus quibusdam. Édimbourg, 1774, in-8.

Short strictures on the method of treatment recommended by Dr Dawson in acute rheumatism. Londres, 1782, in-12.

Three discourses on the use of books, on the result and effects of study, and on the elements of literary taste. Londres, 1802, in-8.

Singular termination of a case of enteritis, in Annals of medicin, 1801, t. VI, p. 293.

(Weber. — Reuss. — Rob. Watt.)

SANDIFORT (Edouard), célèbre anatomo-pathologiste hollandais, fut reçu docteur en médecine à Leyde en 1763, devint professeur de médecine à La Haye, fut appelé en 1770, après la mort de B.-S. Albinus, à venir remplacer ce grand homme dans la chaire de médecine, d'anatomie et de chirurgie de l'Université de Leyde, passa par les divers honneurs académiques, jouit de la plus haute réputation de savoir et d'habileté, et mourut dans un âge avancé, en 1819. Observateur zélé et écrivain érudit, Sandifort a donné à toutes ses productions un caractère d'utilité qu'elles conserveront long-temps : il les a enrichies d'un grand nombre d'observations particulières qui lui sont propres, et il a eu soin d'en rapprocher une multitude de faits analogues, épars dans toute sorte de livres, et qui n'acquièrent de prix que par ce rapprochement. Elevé à l'école d'Albinus, Sandifort connut tout le prix de l'iconographie appliquée à l'anatomie, et surtout à l'anatomie pathologique, et il fut pour la dernière de ces sciences ce qu'Albinus avait été pour l'autre. Son Muséum de Leyde est encore le plus beau recueil qui existe en ce genre. On s'étonne qu'un nom tel que celui de Sandifort ait été oublié dans la Biographie universelle, et même dans la Biographie médicale.

Dissertatio inauguralis de pelvi ejusque in partu dilatatione. Leyde, 1763, in-4. *Recus. in Thesaur. Dissert.* t. III.

Natu en genees-kondige bibliotek, waarin in hat kort vorgedragen worden alle nieuwe werken, welke in de geneeskonde en natuurlyke historie witkommen. 1765-1776, in-8., 10 vol., fig.

Observationes anatomico-pathologicæ. Lib. I-IV. Leyde, 1777-1781, in-4., 4 vol., fig.

Tabulæ intestini duodeni. Leyde, 1780, in-4.

Icones herniæ inguinalis congenitæ. Leyde, 1781, in-4.

Descriptio musculorum hominis. Leyde, 1781, in-4.

Descriptio ossium hominis. Accedit oratio de officio medici perquam difficili a multis pessime neglecto. Leyde, 1785, in-4.

Exercitationes academicæ. Lib. I-IV. Leyde, 1781-1783, in-4. 4 vol., fig.

Anatome infantis cerebro destituti. Leyde, 1784, in-4., fig.

Museum anatomicum academiæ Lugduno-Batavæ descriptum Ab E. Sandifort, t. I-II. Leyde, 1793, in-fol. 2 vol., 136 pl.; t. III. *Ed. a Ger. Sandifort.* Leyde, 183, in-fol.

Thesaurus dissertationum, programmatum, aliorumque opusculorum selectissimorum, ad omnem medicinæ ambitum pertinentium. Collegit, edidit, et necessarios indices adjunxit Ed. Sandifort, t. I-III. Leyde, 1768-1778, in-4., 3 vol.

Sandifort a encore été l'éditeur de plusieurs autres ouvrages.

Tabulæ anatomicæ situm viscerum thoracicorum et abdominalium ab utroque latere ut et a posterione parte, depingentes. Præcedit observatio de aneurysmate arteriæ iliacæ internæ rariore ischiadis nervosæ causâ. Leyde, 1804, in-fol.

SANTORINI (Jean Dominique), anatomiste d'une rare habileté, *insignis incisor,* dit Haller, naquit à Venise en 1681. Après avoir fait d'excellentes humanités, il eut d'abord, dit Desgenettes, le bonheur d'échapper aux jésuites, qui avaient conçu de lui d'assez grandes espérances pour désirer ardemment de le voir entrer dans leur société. Il se sentait destiné pour la médecine, et ce fut sous Malpighi et Bellini qu'il se livra à l'étude de cette science. Il fut remarqué de ses maîtres, et son mérite fut connu et apprécié du public. En 1703, le collége physico-médical de Venise, auquel il était agrégé, le nomma professeur public d'anatomie. Ses cours eurent un succès et un éclat qu'il soutint jusqu'à sa mort, en l'an 1737. Santorini est du petit nombre de ces anatomistes dont les travaux sont de plus en plus appréciés à mesure qu'on étudie avec plus de soin les parties sur lesquelles se sont exercées leurs recherches. Un bon nombre de ses observations sont encore des descriptions toutes neuves d'anatomie chirurgicale fine. Une partie des travaux de Santorini n'ont été connus que long-temps après sa mort, quand Girardi eut publié ses œuvres posthumes.

Opuscula medica de structurâ et motu fibræ, de nutritione animali, de hemorroidibus, de catameniis. Venise, 1705, in-8; *ibid.*, 1740, in-8; Rotterdam, 1718, in-8. — Ces opuscules, qui sont ce que Santorini a fait de plus mauvais, ont été insérés dans plusieurs éditions des œuvres de Baglivi.

Observationes anatomicæ. Venise, 1724, in-4. Leyde, 1739, in-4.

Istoria d'un feto estratto delle parte deretane. Venise, 1727, in-4.

Istruzione intorno alle febbri. Venise, 1751, in-4.

Jo. Dominici Santorini septemdecim tabulæ, quas nunc primùm edit atque explicat, iisque alias addit de structurâ mammarum et de tunicâ testis vaginali Michael Girardi. Parme, 1775, in-fol.

(Manget. — Haller. — Desgenettes.)

SARCONE (Michel), l'un des bons observateurs du dernier siècle, naquit à Terlizzi, dans la Pouille, en 1732. Il fit ses études médicales à l'Université de Naples. Reçu docteur, il tenta, mais sans succès, d'arriver à une chaire de l'Université. Mécontent de son insuccès, qu'il avait des raisons de considérer comme une injustice, il quitta Naples et se rendit à Rome, où il avait intention de se fixer. Il en fut détourné par une dispute très vive qu'il eut à soutenir avec un médecin, à l'occasion d'un malade qu'ils avaient traité ensemble, et dont ils se reprochaient mutuellement la mort. Sarcone revint à Naples, s'y fixa, et fut nommé secrétaire perpétuel de l'Académie royale des sciences. Il observa en 1764 la maladie épidémique qui régna à Naples, et en publia une histoire qui le plaça au rang des épidémiologistes les plus distingués. Depuis 1784, Sarcone vécut dans la retraite, et il mourut le 25 janvier 1797.

Istoria ragionata dei mali osservati in Napoli, nel corso dell'anno 1764. Naples, 1764, in-8. — Trad. en français, par Bellay. Lyon, 1804, in-8., 2 vol.

Trattato del contagio del vajuolo, e della necessità di tentarne l'estirpazione. Part. I. Naples, 1770.

Ammonizione caritatevole all' autore del libro intitolato: Del dialetto napolitano, lettera terza. Naples, 1783, in-8. — Cette lettre n'est point la troisième, mais l'unique.

Scrittura medico-legale. Naples, 1787.

SASSONIA (Hercule), en latin SAXONIA, naquit à Padoue en 1551, d'une famille dans laquelle la médecine était cultivée depuis plusieurs générations. Il fut chargé en 1574 d'enseigner la logique dans le gymnase de sa ville natale, et l'année suivante d'expliquer le troisième livre du Canon d'Avicenne. Il quitta bientôt Padoue pour aller se fixer à Venise. Il y ouvrit des cours particuliers de médecine, qui furent assez recherchés pour que le produit qu'il en retirait lui procurât une fortune considérable. Il les continua jusqu'en 1589. On avait jusque là fait d'inutiles efforts pour lui faire donner une chaire publique; l'opposition de Bottoni, qui refusait de l'avoir pour collègue, y avait mis un obstacle insurmontable. Enfin, après la mort de Capivaccio, en 1590, il fut promu à la seconde chaire de médecine pratique. Il accompagna Mercuriali quand ce dernier fut appelé à aller à Vienne donner des soins à Maximilien II. Il en revint comblé de titres honorifiques et de riches présens. Il eut, à l'occasion d'une épidémie pestilentielle pour laquelle le duc d'Urbino consulta les médecins de Padoue, une querelle des plus violentes avec Massaria. Saxonia mourut en 1607.

Dissertatio de phœnigmis, vulgo vesicantibus, et theriacæ usu in febribus pestilentialibus. Padoue, 1591, in-4.

De phœnigmis libri tres, in quibus agitur de universâ rubificantium naturâ, deque differentiis omnibus atque usu; psilotris, smegmatibus, dropacibus, sinapismis simplicibus, et compositis, vulgo vesicantibus; ac eorum usu in febribus pestilentibus multa disputantur. Patavii, apud Paulum Mejettum, 1593, in-4.

Tractatus perfectissimus de morbo gallico seu lue venereâ: privatim primo prælectus, postmodum in capita distinctus, indice locupletatus lucique expositus operâ et studio Andreghetti Andreghetti. Francof. apud Theobaldum Schonwetterum. 1600, in-8.

Tractatus triplex de febrium putridarum signis et symptomatibus: de pulsibus, et de urinis, omnibus medicinæ studiosis tam necessarius, quàm utilis, è dictatis ejus ore exceptus, in certa quædam capita redactus prœloque commissus à Petro Uffenbachio. Accessit ejusdem doctrina pulcherrima de lue venereâ seu morbo gallico. Francof., apud Johannem Theobaldum Schonwetterum, 1600, in-8.

De plicâ, quam Poloni guvierdziec rokolani kuxtunum vocant, liber; nunc primum in lucem editus. Patavii; apud Laur. Pasquatum, 1600, in-4.

De pulsibus tractatus absolutissibus. Patavii, apud Franc. Bolzettam, 1603, in-4. *Francof. apud. Patthenium*, 1604, in-fol.

Prælectionum practicarum libri duo, De ratione dignoscendi ac curandi omnes interiores affectus præter naturam, qui tum singulas humani corporis partes, tum corpus universum divexare consueverunt. Francof. apud Zach. Patthenium, 1600, in-fol.

Opera practica. Padoue, 1639, in-fol. Padoue, 1658, in-fol. Padoue, 1681, in-fol.

Pantheon medicinæ selectum, seu Medicinæ templum, in libros XI distinctum. Francfort, 1603, in-fol.

(Manget. — Haller.)

SAUCEROTTE (Nicolas), célèbre lithotomiste et judicieux chirurgien, naquit à Lunéville le 1 juin 1741. Ses études furent précoces, et, dès l'âge de dix-neuf ans, il était employé à l'armée d'Allemagne. A vingt-un ans, il fut reçu maître en chirurgie à l'Université de Pont-à-Mousson. Après avoir occupé quelques années la place de chirurgien ordinaire du roi de Pologne, et plus tard celle de greffier du premier chirurgien du roi et juré aux rapports, il obtint au concours, en 1779, la place de chirurgien major de la gendarmerie, et fut nommé quelque temps après lithotomiste en chef des duchés de Lorraine et de Bar. Après la suppression de la gendarmerie en 1789, Saucerotte devint chirurgien major des carabiniers grenadiers. En 1794, il obtint la place de chirurgien en chef de l'armée du nord, et l'année suivante il fut membre du conseil de santé. A l'organisation de l'Institut de France, il fut nommé membre associé de cette Académie. Beaucoup d'autres corps savans le comptaient au nombre de leurs membres. Saucerotte mourut à Luneville au commencement de 1814. Il avait gagné plusieurs prix dans les concours de l'Académie royale de chirurgie et de diverses autres Sociétés; les mémoires qui lui avaient valu ces couronnes ont été réunis, dans la collection dont on va voir le titre, à un excellent morceau sur l'histoire de la lithotomie.

Mélanges de chirurgie. Paris, 1801, in-8., 2 vol.

SAUNDERS (John Cunningham), célèbre oculiste, fondateur de

l'infirmerie opthalmologique de Londres, naquit à Lovistone, dans le Devonshire, le 10 octobre 1773. Il commença ses études médicales sous la direction de John Hill, chirurgien de Barnstaple, et vint, au bout de cinq ans, les achever à Londres. Deux ans après, il fut nommé démonstrateur d'anatomie à l'hôpital Saint-Thomas. En 1804, il émit le projet et publia le plan de la fondation d'une infirmerie pour le traitement des maladies des yeux. Il trouva toutes sortes d'encouragemens; un dispensaire fut d'abord créé, puis l'infirmerie fut établie, et il en fut le chirurgien. Profitant du champ d'observation ouvert devant lui, Saunders préparait un traité des maladies des yeux, quand la mort l'enleva, le 9 février 1810. Une souscription fut ouverte pour publier au profit de sa veuve ce qu'il avait laissé de cet ouvrage.

The anatomy of the human ear, illustrated by a series of engravings of the natural size; with a treatise on the diseases of that organ, the causes of deafness, and their proper treatment; with four plates. Londres, 1806, in-fol.

Treatises on some practical points relating to the diseases of the eye; with eight engravings. Londres, 1812, in-8. *A new edition, with additions by R. Farre.* Londres, 1816, in-8.

(Farre. — Rob. Watt.)

SAUNDERS (William), docteur en médecine, membre de la Société royale de Londres, doyen des médecins de l'hôpital de Guy, avait fait ses études à Edimbourg, pris ses grades en 1765, et est mort dans un age fort avancé. On le connaît surtout en France pour ses recherches sur les maladies du foie.

Dissertatio med. chim. de antimonio, ejusque usu in morbis curandis. Edimbourg, 1765, in-8; Londres, 1773. in-12.

A new and easy method of giving mercury to those affected with the venereal disease, from the latin of Joseph James Plenck. Londres, 1768, in-8.

An answer to the observations of M. Geach, and to the cursory remarks of M. Alcock, on D. Baker's essay on the endemial colic of Devonshire. Londres, 1768, in-8.

Observations and experiments on the power of the mephitic acid in dissolving stones of the bladder. Londres, 1777, in-8.

Observations on the superior efficacy of the red peruvian bark in the cure of agues and other fevers, etc. Londres, 1782, in-8.

A treatise on the structure, œconomy, and diseases of the liver; with an inquiry into the proportions and component parts of their bile and biliary concretions. Londres, 1793, in-8; 2e édit., 1795, in-8; 3e édit., 1803, *with additions and improvements.*

Oratio Harveii instituta, habita in theatro collegii regalis medicorum. Londres, 1797, in-4.

A treatise on the chemical history and medical powers of some of the most celebrated mineral waters; with practical Remarks on the aqueous regimen. To which are added observations on the use of cold and warm bathing. Londres, 1800, in-8; 2e *ed. enlarged.* 1806, in-8.

Observations on the hepatitis of India, and on the prevalent use of mercury in the diseases of this country. Londres, 1811, in-8.

SAUVAGES (François Boissier) de LACROIX, le premier et le plus célèbre des nosologistes, naquit à Alais le 12 mai 1706. L'éducation qu'il reçut fut très soignée et ses succès furent précoces. Ce fut un penchant décidé qui l'entraîna vers l'étude de la médecine; il la commença en 1722, à la Faculté de Montpellier. Animé d'un zèle ardent pour toutes les branches des sciences médicales, il cultiva la botanique avec prédilection, et ce goût fut sans doute l'origine des liaisons d'amitié qui s'établirent entre Sauvages et Linné. Il fut reçu docteur en médecine en 1726. En 1730, il vint à Paris, et y passa environ quinze mois. Ce fut là qu'il conçut le plan et amassa les matériaux de son premier et plus important ouvrage. En 1734, il obtint la survivance de la chaire occupée par Marcot à la Faculté de médecine de Montpellier. Les doctrines mécaniques régnaient alors dans cette Faculté; Sauvages entreprit de les renverser et d'y substituer le stahlianisme : son influence à cet égard fut d'autant plus puissante, qu'ayant cultivé les mathématiques avec beaucoup de zèle et de succès, les iatromathématiciens ne pouvaient l'accuser d'incompétence, et ceux de ses auditeurs qui n'avaient point d'idées arrêtées attribuaient sur ce point d'autant plus d'autorité à sa parole. En 1740, Sauvages fut chargé de suppléer Chicoyneau le fils dans l'enseignement de la botanique, et en 1751 il eut le titre de professeur royal. Couronné dans les concours de plusieurs Académies, il devint membre d'un grand nombre de ces corps savans. Sa réputation à l'étranger était immense; il y mit le sceau en couronnant ses travaux par la publication d'une édition refondue de ses *Classes des maladies*, ou plutôt d'un ouvrage nouveau n'ayant de commun que son objet avec le précédent, et qu'on n'a peut-être pas surpassé depuis dans le même genre. Il s'agit de sa nosologie méthodique, dont on a souvent relevé les défauts, ce qui n'était pas difficile, mais dont on a souvent méconnu le mérite. C'est certainement un des répertoires les plus riches qui existent de toutes les maladies décrites jusqu'alors, et un répertoire dressé non d'après des systèmes, mais d'après des observations recueillies de toutes parts. Sauvages mourut le 19 février 1767, après deux années de maladie. Il avait enseigné la médecine pendant près de trente-trois ans.

Theoria febris. Montpellier, 1738, in-12. — Naples, 1740, in-8., et en français à la suite de la traduction de l'Hémostatique de Halles.

Theoria inflammationis. Bourg-St.-Andéol, 1743, in-12, et avec la traduction de l'Hémostatique de Halles.

Somni theoria. Montpellier, 1740, in-4.

Dissertatio in quâ vulgatæ de febrium causis hypotheses examini subjiciuntur. Montpellier, 1740, in-4.

Motuum vitalium causa. Montpellier, 1741. in 4.

Dissertatio de vasorum capillarium succione. Montpellier, 1747, in-4.

Dissertatio de hemiplegiâ per electricitatem curandâ. Montpellier, 1749, in-4.

Dissertation sur la nature et la cause de la rage. Toulouse, 1749, in-4. *Ibid.*, 1759, in-4.

Conspectus physiologicus. Montpellier, 1751.

Pulsûs et circulationis theoria. Montpellier, 1752, in-4.

Dissertation sur les médicamens qui affectent certaines parties du corps humain plutôt que d'autres, et sur les causes de cet effet. Bordeaux, 1752, in-4.

Embryologia. Montpellier, 1753, in-4.

Theoria tumorum. Montpellier, 1753, in-4.

Dissertation sur le mouvement des muscles. Berlin, 1753, in-4.

Dissertation dans laquelle on recherche, comment l'air, suivant ses différentes qualités, agit sur le corps humain. Bordeaux, 1756, in-4.

Physiologiæ elementa. Avignon, 1755, in-12.

Dissertatio de respiratione difficili. Montpellier, 1757, in-4.

Theoria doloris. Montpellier, 1757, in-4.

Dissertatio de astrorum influxu in hominem. Montpellier, 1757, in-4.

Dissertatio de visione. Montpellier, 1758, in-8.

Theoria convulsionis. Montpellier, 1759, in-4.

Pathologia methodica seu De cognoscendis morbis, Lyon, 1759, in 8. — *Nosologia methodica*. Genève, 1763, in-8., 3 vol. Lyon, 1760, in-4., 2 vol.

Dissertatio de animæ imperio in cor. Montpellier, 1760, in-4.

Dissertatio de suffusione. Montpellier, 1760, in-4.

Diss. de amblyopiâ. Montpellier, 1760, in-4.

Dissertatio de animâ redivivâ. Montpellier, 1761, in-4.

Dissertatio de viribus vitalibus. Montpellier, 1769, in-4.

Les mémoires de la Société des sciences de Montpellier, ceux de l'Académie des sciences de Paris, ceux de l'Académie des sciences de Berlin, le Journal de médecine, les Actes de l'Académie des curieux de la nature, contiennent des mémoires et des observations de Sauvages. Gilbert a réuni une partie de ses opuscules sous le titre de:

Chefs-d'œuvres de Sauvages. Lyon, 1771, in-12, 2 vol.

(De Ratte, *éloge de Sauvages.* — Desgenettes, *éloges des académiciens de Montpellier.*)

SAVIARD (Barthélemy), habile chirurgien du dix-septième siècle, naquit à Marole-sur-Seine le 18 octobre 1656. Il fut reçu maître en chirurgie à Saint-Côme, après dix-sept ans d'étude et de pratique à l'Hôtel-Dieu. Il eut la réputation d'un des plus habiles opérateurs de son temps. Il recueillait avec soin les faits les plus intéressans de sa pratique, et en mit au jour une partie, dont l'intérêt fait regretter que le recueil n'en soit pas plus nombreux. On prétend, dans la Biographie médicale, que ce recueil ne parut qu'après la mort de l'auteur, et par les soins de Jean Deveaux; mais Jean Deveaux lui-même, dans son Index funereus chirurg. Paris, nous dit que Saviard donna ses observations au public peu de temps avant sa mort, qui eut lieu le 15 août 1702.

Nouveau recueil d'observations chirurgicales. Paris, 1702, in-8.

(Deveaux, *Index funereus.*)

SAVONAROLA (Michel), l'un des médecins du quinzième siècle qui préludèrent à la renaissance des sciences, sortait d'une famille de Padoue. On ne sait ni le lieu ni l'époque précise de sa naissance. Dès son enfance, il fut affilié à l'ordre militaire des chevaliers de Jérusalem. Il s'appliqua de bonne heure à l'étude des lettres et des sciences, dans le gymnase de Padoue, et parvint à occuper un des premiers rangs parmi les savans et les médecins les plus distingués d'alors. Dans un âge avancé, il fut appelé à Ferrare par le prince d'Est, qui l'y retint comme professeur en lui faisant un traitement fort considérable. On ne sait à quelle époque il mourut; mais il faisait encore ses cours de médecine à Ferrare en 1436, et il vécut au moins jusqu'en 1440.

« L'Abrégé de médecine pratique de Savonarole, dit Sprengel, bien que dans le goût du temps, c'est-à-dire hérissé de subtilités scolastiques, renferme cependant quelques observations importantes; et plusieurs idées annoncent que l'auteur était moins asservi aux opinions de l'école que ses contemporains. On est surpris de sa candeur quand il avoue ne pas ajouter une grande foi aux principes d'Averrhoes, ou lorsque, parlant de la théorie de la frénésie basée sur les qualités élémentaires, il dit : « Je ne m'arrêterai pas plus long-temps à discuter cette théorie, parce qu'elle n'a pas la moindre influence sur la pratique. » La Pyrétologie de Savonarola n'est pas non plus dénuée de tout mérite. Toutefois les opinions superstitieuses ne sont point rares dans ses ouvrages.

Practica de ægritudinibus à capite usque ad pedes. Papiæ, apud Andr. de Bonetis, 1486, in-fol. *Venetiis, apud Octavianum Scotum*, 1498, in-fol.; *apud Juntas*, 1559, in-fol.; *apud Vincent. Valgrisium*, 1561, in-fol., *titulo Practicæ majoris. Accesserunt in hos libros partim emendationes, partim etiam brevia in singula capita argumenta.*

Practica canonica de febribus. Ejusdem summa de pulsibus, de urinis, de egestionibus, de balneis omnibus Italiæ; tractatus de vermibus. Venetiis, apud Octavianum Scotum, 1498, in-fol. *Item addito Cæsarii Optati, medici neapolitani, opere absoluto de febre hectica, et adjectis scholiis marginalibus. Ibidem, apud Junctas*, 1552, in-fol. *Ibidem apud eosdem*, 1562-1563, in-fol. *Lugduni, apud Sebast. Honoratum*, 1560, in-8. *Huic editioni, præter Cæsaris de hecticâ febre opusculum, accessit etiam Jacobi Sylvii de omni febrium genere commentarius; et de eisdem Guilielmi Virignanei duo tractatus sanitati recuperandæ commodissimi.*

De arte conficiendi aquam vitæ simplicem et compositam, deque ejus admirabili virtute ad conservandam sanitatem, et ad diversas humani corporis ægritudines curandas, libellus. Haganoæ, apud Valent. Kobian, 1532, in-8. *Extat etiam cum Johannis de Rupescissa consideratione essentiæ rerum omnium. Basileæ, apud Conrad. Waldkerch.*, 1597, in-8.

In medicinam practicam introductio, sive, de compositione medicinarum liber. Item Catalogus, continens tam simplicium, quam compositorum medicamentorum nomenclaturas, usum et summam. Argentinæ, apud Hier. Scottum, 1553, in-4., *et apud Johan. Albertum*, 1553, in-24. *Cum enchiridio medico.*

Libro della natura e virtu delle cose che nutriscono, ovvero trattati de' igrani, delle erbe, radici, agrumi, frutto, degli animali, pesci, del vino, etc. Venise, 1576, in-4.

De balneis omnibus Italiæ, sicque totius orbis, proprietatibusque eorum. Venetiis, apud Christoph. de Pensis, 1592, in-4., *et in opere Veneto de Balneis*, pag. 1.

SAXTORPH (MATHIAS), célèbre accoucheur danois, naquit en 1740 à Meiruys, près Holstebroe. Orphelin de bonne heure et sans fortune, il reçut pourtant, grace à la générosité de quelques parens, une bonne éducation. Il fit ses études médicales à Copenhague, et dirigea spécialement ses travaux vers l'obstétrique. Il obtint la faveur de voyager aux frais de l'état pour se perfectionner dans son art. Trois ans furent employés par lui à visiter les hôpitaux et à fréquenter les cours des plus habiles professeurs d'Allemagne, de France et de Hollande. Peu de temps après son retour en Danemarck, il fut nommé accoucheur à la Maison royale d'accouchemens de Copenhague et professeur à l'Université. Il mourut le 29 juin 1800.

Saxtorph occupe un rang distingué dans l'Histoire de l'art des accouchemens. Formé aux leçons de C. J. Berger, qui déjà avait des idées justes et avancées sur le mécanisme de la parturition, il décrivit avec soin les rapports successifs de la tête avec le bassin dans son passage à travers cette cavité, et montra, contre l'opinion de Smellie, qu'elle s'engage au détroit supérieur, son grand diamètre répondant non au diamètre transverse de ce détroit, mais au diamètre oblique.

Dissertatio de doloribus parturientium signum felicis partûs præbentibus. Copenhague, 1762, in-8.

Erfaringer samlede paa det kongelige frizor demoderhuus, etc. Soroæ, 1784. En allemand: *Erfahrungen die vollstændige Geburt betreffend, etc.* Copenhague, 1766, 57 p.

De diverso partu ob diversam capitis ad pelvim relationem mutuam. Copenhague, 1771, in-8. Copenhague et Leipzig, 1772, in-8.

Pla til forelaesningern over josdemoder-videnskaben, etc. Copenhague, 1772-1773, in-8., 2 part. En allemand, par Schrœder: *Umriss der Geburtshülfe für Wehmütter.* Copenhague et Leipzig, 1783, in-8. *Ibid.*, 1792, in-8. Ed. J. Clem. Tode, Copenhague, Leipzig, 1801, in-8.

Auszug der Geburtswissenschaft zum Gebrauch zur Wehmütter. Copenhague, 1790, in-8.

Saxtorph a fourni au Recueil de la Société de médecine de Copenhague les articles suivans:

De funiculis umbilicalibus infantum vivorum nodosè complicatis. Coll. V.-I., 1774. — *De usu forcipis, ejusque in situ faciei laterali applicandi modo,* ib. — *De placenta in orificio uteri irradicata,* ib. — *De tumoribus insolitis in duobus fœtubus observatis, quorum unus partum impedivit, alter vero multum partui obstaculum fecit.* Ib. V.-II., 1775. — *Animadversiones de correctione uteri et fœtûs in partu.* — *De variis sub partu occurrentibus impedimentis, quæ suturas cranii ejusque fontanellas tangi prohibent.* — *De ischuriâ ex utero retroflexo.* — *De lethali uteri hæmorrhagiâ.* Act. Soc. Hauniens. V.-I. 1777. — *De graviditate molari.* — *De hæmorrhagiis partum insequentibus injectione frigidarum in utero sistendis.* V.-II., 1779. — *De singulari uteri structurâ.* — *De morbo et morte a tumore ovarii pilosi pendente.* — *Observatio de fœtu aperto abdomine, visceribusque abdominalibus solo peritonæo tectis, nato.* Act. Reg. Soc. V.-I. 1783. — *Meditationes de utero graviditate rupto, ægrota per sex hebdomadas superstite.* — *De usu forcipis Levretianæ in extrahendo capite, oblique ad marginem lateralem pelvis sito.*

On trouve aussi quelques articles de Saxtorph dans les mémoires de la Société des sciences de Copenhague.

Ces opuscules ont été réunis dans le recueil suivant :

Math. Saxtorph's gesammelte Schriften geburtshülflichen, praktischen und physiologischen Inhalts. Herausgegeben und mit dessen Biographie begleitet von seinen Sohne und D. P. Scheel. Copenhague, 1803, in-8., 2 part.

(Demangeon, *Notice biogr. sur Saxtorph.*)

SCACCHI (Durante), médecin à Fabriano, dans la Marche d'Ancône, publia, à la fin du seizième siècle, un ouvrage de chirurgie, dans lequel on trouve des faits intéressans, et la relation d'opérations diverses qui prouvent que l'auteur maniait avec une certaine énergie chirurgicale le fer et le feu. Le titre de cet ouvrage est :

Subsidium medicinæ. In quo quantum docta manus præstet ad immanes morbos evellendos mirum in modum elucescit Urbino. 1596, in-8.

(Manget. — Haller.)

SCARDONA (Jean-François), né à Cortiola, près de Rovigo, en 1718, fit ses études médicales à Padoue, à Bologne et à Florence. Il se fixa ensuite dans sa ville natale, et les succès qu'il y obtint l'y attachèrent au point de lui faire refuser de brillantes offres par lesquelles on voulait l'attirer ailleurs, et notamment à l'Université de Padoue. Il mourut à Costiola le 8 septembre 1800. Ses ouvrages obtinrent quelque estime de ses contemporains, et n'étaient pas sans mérite.

Aphorismi de cognoscendis et curandis morbis, uberrimis commentariis atque animadversionibus illustrati. Padoue; 1746, in-4. *Ibid.*, 1762, in-4., 3 vol. *Ibid.*, 1775, in-4., 3 vol.

Aphorismi de cognoscendis et curandis mulierum morbis creberrimis. Padoue, 1758, in-4., et avec les précédens dans les dernières éditions.

SCARPA (Antoine), l'un des plus habiles anatomistes et l'un des plus grands chirurgiens des temps modernes, naquit à Motta, village dans la marche de Trévise, le 13 juin 1747. Un parent distingué par son savoir, prit soin de son éducation. Scarpa commença de bonne heure, à l'Université de Padoue, l'étude de la médecine. La physique expérimentale et l'anatomie furent cultivées par lui avec prédilection, et ses progrès dans la dernière de ces sciences furent tels qu'il put dès la seconde année aider et suppléer le prosecteur de l'Université. Morgagni, son illustre maître, reconnut bien vite ses rares dispositions, et lui accorda sa protection et son amitié. Scarpa s'exerça sous le professeur Calza à faire des préparations en cire, et y acquit une grande habileté. Il alla à Bologne se perfectionner en chirurgie sous Riviera, et revint prendre à Padoue le grade de docteur en médecine, qui lui fut conféré par Morgagni. Après la mort de ce grand homme, en 1771, Scarpa voulait aller se fixer à Venise, mais on lui proposa, et il accepta la place de professeur d'anatomie et de chirurgie à Modène. Après huit ans d'enseignement, il entreprit un voyage scientifique en France et en Angleterre, auquel il consacra deux années. Il fit plus tard, avec Alexandre Volta, un voyage en Allemagne. Il prit possession en 1783 de la chaire d'anatomie de Pavie, qui lui avait été offerte depuis plusieurs années par Joseph II, sur la proposition de Brambilla. En 1796, lors de la création de la république cisalpine, Scarpa refusa de prêter le serment exigé des fonctionnaires publics, et ce refus lui fit perdre la chaire qu'il occupait avec éclat depuis douze années. Napoléon s'étant fait couronner roi d'Italie à Milan en 1805 vint ensuite à Pavie, où il se fit présenter les professeurs de l'Université, et, ne voyant pas Scarpa, il demanda où il était. On lui dit alors en balbutiant la cause de la destitution de ce professeur. « Et qu'importent le refus de serment et les opinions politiques, répliqua-t-il ; Scarpa honore l'Université et mes états, et je veux qu'il reprenne sa place. » Scarpa fut en conséquence prié de rentrer à l'Université. Il continua jusqu'en 1812 à y être chargé de la clinique chirurgicale et de l'enseignement de l'anatomie. En 1814, il fut nommé directeur de la Faculté de médecine. Le plan d'études de cette école ne répondant pas aux besoins de la science, Scarpa demanda à plusieurs reprises au gouvernement d'y faire les modifications nécessaires ; ses observations répétées étant restées sans réponse, il donna sa démission. Pendant les cinq dernières années de sa vie, Scarpa fut tourmenté par une néphrite calculeuse et une affection chronique de la vessie. Il mourut le 31 octobre 1832.

Scarpa est incontestablement un des hommes qui, dans les temps modernes, ont le plus contribué à imprimer aux travaux des chirurgiens la direction qui promet à l'art les progrès les plus assurés, en montrant par de beaux exemples la nécessité d'éclairer l'étude des maladies par celle de l'anatomie topographique et de l'anatomie pathologique. Ses principaux ouvrages sont d'ailleurs des chefs-d'œuvre d'iconographie.

De structurâ fenestræ rotundæ auris et de tympano secundario anatomicæ observationes. Modène, 1772, in-4.

Anatomicarum annotationum liber primus, de gangliis et plexubus nervorum. Modène, 1779, in-4., fig.

De promovendis anatomicarum administrationum rationibus oratio ad tyrones. Pavie, 1783, in-4.

Theatri anatomici Ticinensis dedicatio. oratio habita pridiè kalend. Novemb. an. 1785, in-4.

Anatomicarum annotationum liber secundus, de organo olfactûs præcipuo, deque nervis nasalibus e pari quinto nervorum cerebri. Pavie, 1785; in-4., fasc. I et II. éd. 2. Pavie et Milan, 1792, in-4., fig.

De nervo spinali ad octavum cerebri accessorio commentarius. In-4.

Anatomicæ disquisitiones de auditu et olfactu. Pavie, 1789, in-fol., fig.

Tabulæ nevrologicæ ad illustrandam historiam cardiacorum nervorum, noni nervorum cerebri, glossopharyngei et pharyngei ex octavo cerebri. Pavie, 1794, in-fol. fig.

De penitiori ossium structurâ commentarius. Leipzig, 1799. in-4., et dans le recueil publié par Léveillé, sous ce titre: *Mémoires de physiologie et de chirurgie pratique.* Paris, 1804, in-8. Nouvelle édition originale : *De anatome et pathologiâ ossium commentarii. Cum tabb. æneis.* Pavie, 1827. in-4, fig.

Saggio di osservazioni e di esperienze sulle principali malattie degli occhi, Pavie, 1801, in-4., fig. 5e edit. sous ce titre : *Trattato delle principali malattie degli occhi.* Pavie, 1816, in-8., 2 vol. Trad. en français par Léveillé. Paris, 1802, in-8., 2 vol; par J.-B. Bousquet et N. Bellanger, Paris, 1821, in-8., 2 vol.; par Fournier-Pescay et L.-J. Bégin. Paris, 1821, in-8., 2 vol.

Memoria chirurgica su i piedi torti congeniti de' fanciulli. Pavie, 1803, in-4., fig. Trad. en français par Léveillé, et inséré dans le recueil ci-dessus indiqué.

Sull' aneurisma, riflessioni ed osservazioni anatomico-chirurgiche. Pavie, 1804, in-fol., fig. Trad. en français par Delpech. Paris, 1809, in-8., atlas in-fol.

Sull' ernie memorie anatomico-chirurgiche. Milan, 1809-1810, in-fol. — Pavie, 1819, in-fol. Trad. en français par Cayol. Paris, 1812. in-8., atlas in-fol. L'édition originale de 1819 contient divers articles nouveaux qui ont été traduits par M. Ollivier, sous ce titre : *Supplément au Traité pratique des hernies.* Paris, 1823, in-8., atlas in-fol.

Elogio storico di Giambatista Carcano Leone. Milan, 1813, in-4.

Memoria sulla ligatura delle principale arterie degli arti, con un appendice all' opera sull' aneurisma. Pavie, 1817, in-4. Trad. en français. Paris, 1822, in-8. — *Lettera al professor Ant. Vacca Berlinghieri sulla ligatura delle grosse arterie, e riposta di questo.* Pise, in-8. — *Lettera al Dr. Omodei sulla ligatura temporaria delle grosse arterie degli arti.* Milan, 1823, in-8., fig. — Ces Mémoires ont été traduits et insérés dans les Archives générales de médecine, par M. Ollivier.

Sullo scirro e sul cancro. Milan, 1821, in-4.

Sul taglio ipogastrico per l'estrazione della pietra nella vescica orinaria. Milan, 1820, in-4.

Saggio di osservazione sul taglio

retto-vescicale per l'estrazione della pietra della vescica orinaria. Pavie, 1823, in-fol., fig. — Ces mémoires, avec deux autres, ont été traduits en français par Ollivier, et publiés sous ce titre: *Traité de l'opération de la taille.* Paris, 1826, in-8., fig.

Sull' ernia del perineo. Pavie, 1821, in-fol., fig. Trad. en français par Ollivier et Béclard. Paris, 1823, in-8.

Memoria sull' idrocele del cordone spermatico. Pavie, 1823, in-fol., fig. Trad. par Ollivier, et inséré dans les *Archives gén. de médecine.*

Nota del cav. prof. Scarpa, perche la ligatura temporanea della grossa arteria di un arto, onde ottenere la cure radicativa dell' aneurisma sia stata riguardata talvolte siccome mancante di effetto. 1830, dans les Annales d'Omodei, et à part. Trad. par Ollivier: *Archives gén. de médecine.*

De gangliis nervorum, deque origine et essentiâ nervi intercostalis ad virum ill. Henri Weber, anatomicum lipsiensem. Milan, 1831, in-8.

Scarpa a encore inséré quelques autres articles dans divers recueils. On les trouve réunis à la plupart des précédens dans le recueil intitulé:

Opuscoli di chirurgia. Pavie, 1825-1832, in-4., 3 vol., fig.

(Carron du Villards. — Maunoir. — Ollivier.)

SCHAARSCHMIDT (Auguste), né à Halle, le 6 octobre 1720, fit ses études à Berlin et à Halle. Il pratiqua quelque temps en divers lieux, puis il revint à Berlin, pour perfectionner ses études anatomiques, et y obtint, au bout de quelque temps, la place de prosecteur. En 1760, il fut nommé professeur ordinaire de chirurgie et d'accouchemens à l'Université récemment instituée de Butzow; en 1776, il obtint la fondation d'une école spéciale d'accouchemens, et il fut nommé médecin pensionné du canton. Il mourut au mois d'avril 1791. Ses ouvrages ont été considérés long-temps comme classiques; ils sont assez nombreux.

Diss. inaug. medica (præs. J.-H. Schulzio) de nonnullis ad motum cordis et circulationem sanguinis pertinentibus. Halle, 1742, in-4.

Osteologische Tabellen. Halle, 1746, in-8.

Myologische Tabellen. Halle, 1747, in-8. 4te *Auflage.* Halle, 1783, in-8.

Splachnologische Tabellen. Halle, 1748, in-8; ibid. 1764, in-8, avec les tableaux d'ostéologie.

Kurzer Unterricht, von den Krankheiten der Knochen. Halle, 1749, in-8. *Neue Auflage.* Berlin et Stralsund, 1749, in-8.

Nevrologische Tabellen. Berlin, 1750, in-8. 2te *Auflage*, ibid. 1762, in-8. 3te *Auflage*, ibid. 1777, in-8.

Merkwürdigkeiten, welche bey dem anatomischen Theater zu Berlin befindlich sind. Berlin, 1750, in-8.

Anatomische Anmerkungen, mit Kupfern. Berlin, 1750, in-4.

Adenologische Tabellen. Berlin, 1751, in-8. *Neue Auflage.* Berlin, 1765, in-8.

Syndesmologische Tabellen. Berlin,

1752, in-8. *Neue Auflage*. Berlin, 1763, in-8.

Tous ces tableaux parurent réunis en 1767, à Moskou. Ils furent traduits en latin par F. Erasme sous ce titre : *D. Augusti Schaarschmidt tabulæ anatomicæ, in usum prælectionum academicarum latinè redditæ*. In-8.

Une autre édition latine avec des additions par François Xavier de Wasserberg parut à Vienne. 1777, in-8.

Nachricht von der Natur und Kur der Krankheiten, die mit der gulden-nen Ader verbunden zu seyn pflegen. Berlin, 1756, in-8.

Nachricht von den Gegenden und dem Gesundbrunnen bey Freyenwalde. Berlin, 1761, in-4.

Chirurgische Operationen 1stes Stück, von der Onkotomie. Rostock, 1762, in-8.

Kurzer Unterricht von den venerische Krankheiten. Rostock, 1762, in-8

Kurzer Begriff der allgemeinen Kurmethode in der praktishen Medicin. Rostock, 1770, in-8.

Verzeichniss der Arzneymittel zur allgemeinen Kurmethode. Rostock, 1773, in-8.

Kurzer Unterricht von den Krankheiten des menschlichen Körpers. Rostock, 1775, in-8.

Abschilderung eines gesunden Menschen, and wie man lange leben könne; in den gelehrten Aufsætzen und Beyträge zur den Mecklenburg-Schwerinischen Nachrichten. 1762, *St*. 24. — *Nachrichten von dem Zwitter Drouart, so wie man ihn zu Bützow besichtiget hat*; ibid., 1763, *St*. 11. — *Was heissen bœsartige Pocken, und wie ferne kann man sich dafür præserviren?* Ibid., 1764, *St*. 4. — *Ein Paar Proben, verfälschte Arzneyen zu entdecken*; ibid., *St*. 31. — *Zur Mecklenburgischen Naturgeschichte gehœrige Suchen*; ibid., 1765, *St*. 38. — *Von dem medicinischen Nutzen verschiedener Theilen des Granatembaums*; ibid., *St*. 4 *u*. 5. — *Betrachtung über einige Herzstäerkende Arzneyen*; ibid., *St*. 27 *u*. 28. — *Kurze Betrachtung über verschiedene Vorfælle bey Wunden, besonders vergifteten*; ibid., *St*. 52 *u*. 1766, *St*. 1. — *Von den verschiedenen arten der Pflanzen, die den Namen Rhabarber führen*; ibid., *St*. 27. — *Anzeige, was von denen aus dem menschlichen Kœrper zu Arzneyen genomennen Theilen zu halten sey*; ibid., *St*. 49 *u*. 50. — *Ein Schreiben an meine Freunde, in welchem die Wahrheit, dass das Goldmachen die Menschen nicht glucklich mache abgehandelt wird*; ibid., 1767, *St*. 24 *u*. 25. — *Chirurgische Abhandlung von dem schædlichen Mittel der Schlagpulver bey convulsionen der Kinder*; ibid., *St*. 37 *u*. 38. — *Vorzug einiger Arzneyen, besonders des Quecksilbers in der praktischen medicin*; ibid., 1769, *St*. 17 *u*. 18. — *Untersuchung der Frage, ob und wie man sich für ansteckende und grassrende Krankheiten verwahren kœnne?* Ibid., 1770, *St*. 23. — *Medicinisch-pathologische Abhandlung von dem Auszehren des Kœrpers*; ibid., 1771, *St*. 23 *u*. 24. — *Beschreibung einer merkwürdigen Steinkrankheit und der darauf erfolgten Zergliedernng des Kœrpers*; ibid., 1773, *St*. 37 *u*. 38. — *Von einer von einigen Versuchen mit dem Coffee, dessen wahre Natur und medicinischen Eigenschaften zu bestimmen*; ibid., 1775, *St*. 42 *u*. 43.

— *Instruktion für die Hebammen, auf welche dieselben bey ihren Verpflichtung zu verweisen sind;* ibid., 1776, *St.* 25 u. 26. — *Von den Hebammen, ihren Kenntnissen und Pflichten;* ibid., 1777, *St.* 1 *u.* 2. — *Entwurf einer gerichtlichen Arzneygelahrtheit;* ibid., *St.* 3.5, 1778; *St.* 52, 1779; *St.* 1, 32 *u.* 33. 1781; *St.* 18.

Il publia les quatrième, cinquième et sixième parties de l'ouvrage de son frère Samuel, intitulé :

Medicinische und chirurgische Nachrichten. Berlin, 1746-48, in-4.

(Bœrner. — Meusel.)

SCHAARSCHMIDT (Samuel), chirurgien distingué, frère aîné du précédent, vint au monde à Terki, près d'Astracan, le 24 novembre 1709. Il fit ses études à Halle et à Berlin, et devint professeur de physiologie et de pathologie au collége médico-chirurgical de cette dernière ville. Il mourut le 17 juin 1747. Il était membre de l'Académie des sciences de Berlin. Son recueil d'observations médico-chirurgicales renferme un grand nombre de faits intéressans. Haller a indiqué les principaux. Son Traité des maladies vénériennes est l'ouvrage d'un homme de beaucoup d'expérience. Peut-être Schaarschmidt est-il le premier qui ait distingué les bubons en idiopathiques et sympathiques.

Disquisitio, num pulsus in cordis diastole vel in systole sit. Berlin, 1735, in-4.

Medicinische und chirurgische Nachrichten. Berlin, 1738-1748, in-4., 6 vol. — C'est Auguste Schaarschmidt, frère de l'auteur, qui a achevé et publié les deux dernières parties de ce recueil.

Getreue und vorsichtige Wehmütter. Leipzig, 1738.

Kurzer Begriff und Betrachtung des menschlichen Kœrpers. Zerbis, 1736, in-8.

Kurzer Unterricht von den Krankheiten der Knochen. Berlin, 1740, in-8. *Ibid,* 1768, in-8., publié par Auguste Schaarschmidt.

Theoretische und praktische Abhandlung von der venerischen Krankheiten. Berlin, 1750, in-8., publié par Kurella.

Abhandlung von der Geburtshülfe. Berlin, 1751, in-8. *Ibid,* 1762, in-8., publié par E. A. Nicolai.

Physiologia. Berlin, 1751, in-8., 2 vol.

Anweisung zu den Studio medicochirurgico, welche die Pathologie, Chirurgie und Praxis in sich halt. Berlin, 1752, in-8. *Ibid,* 1754, in-8., 3 vol. publié par E. A. Nicolai.

Abhandlung von den Feldkrankheiten. Berlin, 1758-59, in-8. 2 vol., publié par Kurella.

Abhandlung von Receptschreiben, oder Anweisung zum ordentlichen Verschreiben der Arzneimittel. Berlin, 1768, in-8. *Ibid,* 1772, in-8.

Abhandlung von Wunden. Berlin, 1763, in-4., publié par Kurella.

(Haller. — Girtanner.)

SCHAEFFER (Jean Théophile) naquit à Querfurt le 13 septembre 1720. Privé de son père dans un âge encore tendre, il éprouva de grandes difficultés à faire son éducation. Il se plaça d'abord dans des pharmacies, à Altenbourg, puis à Ratisbonne, et y passa sept ou huit années. Aidé par son frère aîné, Jacques Chrétien, théologien et naturaliste distingué, il put alors faire ses humanités, et, au commencement de 1744, il s'inscrivit comme élève en médecine à l'Université d'Altdorf. En 1745, il fut reçu docteur en médecine. Il s'établit alors à Ratisbonne, où il pratiqua avec beaucoup de succès. Schaeffer mourut le 1er février 1795. C'est lui qui introduisit le premier l'inoculation de la variole à Ratisbonne, en 1763. Quoique fort laborieux, il n'a publié qu'un petit nombre d'ouvrages.

Diss. inaug. (præs. Weisio) de causis cur alimenta et medicamenta alium sæpe effectum edant in hominibus sanis quam ægrotis. Altorf, 1743, in-4.

Diss. aliam sensationem alium motum inferre. Altorf, 1745, in-4.

Die Kraft und Wirkung der Elektricitaet in dem menschlichen Kœrper und dessen Krankheiten, besonders beygelaehmten Gliedern, aus Vernunftgründen erlaeutert und durch Erfahrungen bestætiget. Ratisbonne, 1752, in-8.

Retravaillé sous ce titre :

Die elecktrische Medicin oder die Kraft und Wirkung der Elektricitæt u. s. w. Ratisbonne, 1766, in-4.

Der Gebrauch und Nutzen des Tabackrauchklystiers, nebst zwoen dazu bequemen Maschinen, beschrieben und bey diesen 2ten Auflage vermehrt u. s. w. Ratisbonne, 1766, in-4. *3te vermehrte Ausgabe.* Ratisbonne, 1772, in-4. — Nous ne connaissons pas la date de la première édition.

Haus- und Reiseapotheke. Ratisbonne, 1760, in-4. *3te und mit dem Verzeichniss der Medikamenten versehene Auflage.* Ratisbonne, 1785, in-8. *4te Auflage.* Ratisbonne, 1789, in-8.

Geschichte der Grauenstaares, und der neuen Operation, solchen durch Herausnehmung der Krystallinse zu heilen; nebst einigen daraus gefolgerten und erörterten Fragen. Nebst einem Kupfer. Ratisbonne, 1766, in-4.

Historia sectionis obesi juvenis, ex pinguedine nimiâ mortui; in novis Act. acad. Natur. curios. T. II, p. 106, fig. — *De hepate monstroso, in funiculo umbilicali infantis recens nati reperto;* ibid, t. III, p. 1. — *Singularia quædam circa variolas naturales et insitivas notata;* ibid, 132.

(Med. chir. Zeitung. — Meusel)

SCHAEFFER (Jacques Chrétien Théophile), fils aîné du précédent, naquit à Ratisbonne le 7 janvier 1752. Après avoir fait de bonnes études dans diverses Universités, il fut reçu docteur en médecine dans celle de Strasbourg en 1774. Il voyagea en France, en Angleterre, en Hollande et en Italie, et se fixa dans sa ville natale. La réputation de savoir et d'habileté dont il y jouit bientôt, lui valut des titres et des avantages nombreux. Le jubilé de son doctorat fut célébré avec un certain éclat en 1824. Schaeffer mourut le 3 avril 1826, dans sa soixante-quinzième année. Il a fourni un nombre considérable d'articles à divers journaux, notamment à celui d'Hufeland, et publié plusieurs ouvrages.

Diss. Fœtus cum matre per nervos commercium. Erlang, 1775, in 4.

Versuche aus der theoretischen Arzneykunde. Erster, über Bewegung und Mischung der Sæfte. Nuremberg, 1782. *Zweyter, über Nerven und einen Theil ihren Krankheiten.* Nuremberg, 1784, in-8.

Ueber Sensibilitæt, als Lebensprincip in der organisirten Natur. Francfort-sur-le-Mein, 1793, in-8.

Vertheidigung einzelner Sætze in seiner Schrift über Sensibilitæt als Lebensprincip in der organischer Natur. Francfort-sur-le-Mein, 1795, in-8.

Schreiben über die Theorie des Schlagflusses an Hrn. D. Becker in Augsburg; in Baldingers neuen Magazin für Aerzte. B. 10, St. 1.

Entwurf über die Unpæsslichkeit und Krankheitskeime, mit Gedanken über die Würdigung einer Theorie von. K. W Note. Francfort-sur-le-Mein, 1799, in-8.

Ueber den Einfluss des physischen Zustand auf den moralischen, eine Abhandlung; in Seiler's Schrift über den Versuchuungsted Jesu-Christi. 2te sehr vermehrte Ausgabe. Erlang, 1782, in-8.

Beobachtungen einer biliœsen Frühlingsepidemie in Regensburg; in Baldinger's Neuen Magasin. B. 3. St. 7, S. 522 (1781).

Von einer Verhaltung der Urins, die sehr wahrscheinlich von einer Umbeugung der Gebæhrmutter (Retroflexio uteri) herkam; ibid. B. 7. St. 4, S. 335-3?9.

Bemerkungen über einige ungewœhnlichere und noch wenig beschriebene Kinderkrankheiten; in der Medicin. Chirurg. Zeitung, 1793, B. 4, S. 421; und in der Sammlung auserlesener Abhandlungen zum Gebrauch praktischer Aerzte. B. 16, St. 1, S. 116-132 (1793).

Beytrag zu einer Theorie der Englischen Pockenimpfung. Ratisbonne, 1802, in-8.

Versuch einer Theorie der Englischen Pockenimpfung, als Gegenstück zu Hrn. Herz Bl[illegible]alimpfung. Nuremberg, 1802, in-8.

Versuch eines Vereins der Theorie und Praxis in der Heilkunde. Erster (theoretischer) Theil, Tubingue, 1817, in-8. *2ter (praktischer) Theil,* 1821.

(Allg. med. Annalen. — Meusel.) Med. chir. Zeitung.)

SCHAEFFER (Jean Ulrich Théophile), frère puîné du précédent, naquit à Ratisbonne le 20 septembre 1753. Il commença ses études dans sa ville natale, les continua à Erlang, depuis 1773, et à

Strasbourg en 1775. Reçu docteur en médecine à Erlang le 20 septembre 1775, il consacra une partie de l'année suivante à voyager. Après avoir occupé le poste de premier médecin de divers princes, il revint se fixer à Ratisbonne, où il a vécu depuis. Le jubilé de son doctorat fut célébré en 1825.

Diss. inaug. de magnesiâ. Strasbourg, 1774. in-4.

Dr. Georg. Armstrong über die gewœhnlichsten Kinderkrankheiten und deren Behandlung nach der neuern englischen Ausgabe übersetz. Ratisbonne, 1786, in-8.

Versuch einer medicinischen Ortbeschreibung der Stadt Regensburg; nebst einer kurzen Uebersicht der Krankheiten, welche in den Jahren 1784, 1785, und 1786 daselbst geherrscht haben. Ratisbonne, 1787, in-8.

Ueber die gewohnlichsten Kinderkrankheiten und deren Behandlung; nach Armstrong neu bearbeitet. Ratisbonne, 1792, in-8.

Das in den Monaten November und December 1793 in und um Regensburg herrschende Nervenfieber; vorzüglich zur Beruhigung seiner Landsleute beschrieben. Ibid., 1794, in-8.

Briefe auf einer Reise durch Frankreich, England, Holland und Italien, in den Jahren 1787 und 1788 geschrieben, 2 Bændchen; ibid., 1794, in-8.

Krankheitsgeschichte des Prinzen Georgs von Thurn und Taxis, oder jüngster Beytrag zu Roderer's und Waglers Abhandlung von der Schleimkrankheit. Ibid., 1795, in-8.

Verschiedene Aufsætze in Baldingers neuem Magazin für Aerzte. — Briefe geschrieben auf einer Reisen durch Frankreich, England, Holland und Italien, in den Jahren 1787 und 1788; in Wittwer's Archiv fur die Geschichte der Anzneykunde B. 1, 2 (1790). — Ces lettres, tirées à part, formèrent l'ouvrage indiqué plus haut. — Quelques mémoires dans le *Sammlung Auserlesener Abhandlungen zum Gebrauch praktischer Aerzte. — Beschreibung einer Faulfiebers, welche vom Nov. 1796, bis zum Mærz 1797 in und um Regensburg herrschte; in Hufeland's Journal der Prakt. Heilkunde. B. 4, St.* 1 (1797).

Von der Eiterung der Augendeckeldrüsen, als einer bisher noch wenig beschriebenen Krankheit neugebohrner Kinder; in der Beylage zu Nr. 39 *der Salzburg medicin. chirurg. Zeitung* 1791*: aus dieser abgedruckt in Stark's Archiv für Geburtshülfe. B.* 3, *St.* 4, *S.* 763-771(1791)*; und in der Sammlung für praktische Aerzte. B.* 14 *St.* 1, *S.* 75-84. — *Beobachtungen einer biliœsen Frühlingsepidemie in Regensburg; in Baldinger's Neuem Mag. für Aerzte. B.* 6, *St.* 5, *S.* 429-439 (1784).

Einige praktischer Beytræge; in Hufeland's Journal der Prakt. Heilkunde. B. 6, *St.* 2 (1798).

Beschreibung der jüngsten Masernepidemie zu Regensburg; ibid. B. 8, *St.* 2 (1799).

Kurze Lebensbeschreibung des Hrn D. Karl Ludwig Friedrich von Breyer, fürstl. Thurn und Taxischen Leibarzten und geheimen Raths u. s. w.;

in der Medicinisch-Chirurg. Zeitung, 1799. *N.* 31, *S.* 89-96.

Beschreibung und Heilart der gewœhnlichsten Kinderkrankheiten. Neue vermehrte Ausgabe. Ratisbonne, 1808, in-8.

Die Zeit-und Volks-Krankheiten der Iahre 1806 *ind* 1807, *in und um Regensburg; beschrieben u. s. w.* Ibid., 1808, in-8.

Die Zeit-und Volkskrankheiten des Iahres 1808 *in und um Regensburg. in Hufeland's und Himly's Journal der prakt. Heilkunde.* 1809, *Dec. N.* 2.

Nachtrag zu des Herrn Rigier und medic. Raths Kausch Aufsatz: Ansichten der akuten Contagien; in Hufeland's Journal für prakt. Heilkunde. B. 39 (1814). *Sept. S.* 83, 116.

Pendant long-temps Schaeffer a fourni régulièrement au journal d'Hufeland l'histoire annuelle des maladies observées à Ratisbonne.

(Elwert, Nachrichten. — Med. chir. Zeitung. — Meusel.)

SCHAFFROTH (Johann Adam Gottlieb) pratiqua d'abord la médecine, et fut médecin pensionné à Ettlingen. En 1809, il fut nommé professeur de médecine à l'Université de Fribourg, et directeur de l'Institut clinique. Il était en même temps conseiller du roi de Prusse. Il n'a écrit que des opuscules peu étendus, mais dans lesquels il signala l'influence fâcheuse de la philosophie de la nature sur la médecine.

Darstellung der bis jetzt geschehenen Werhandlungen über die Kuhpockenimpfung und der Resultate, welche ihr das rechter Benennung Schutzpockenimpfung erworben hat. Rastâdt, 1792, in-8.

Einige Betrachtungen über den Nachtheil voreiliger Anwendung der neuesten Naturphilosophie auf die Medicin, aufgestellt beym Unterricht seines Lehramts. Fribourg, 1809, in-8.

Blicke auf die Schellingisch Jakobische Streitsache; veranlasst, durch einen Ausfalle des Freyburger Wochenblattes gegen die Naturphilosophie. Tubingue, 1812, in-8.

Beweiss, dass die in der Leipz. Litt. Zeit. vom 22 *Februar* 1813, *enthaltene Recension der Schrift: Profess. Schaffroths Blicke auf die Schellingisch Jakobische Streitsache u. s. w. weiter nichts als ein gemeines Pasquil sey.* Fribourg, 1813, in-8.

Neue Darlegung der Grundzüge seiner Vorlesungen bey Eræffnung des Sommer-Semesters 1813 *seiner Zuhœrern mitgetheilt.* Fribourg, 1814, in-8.

Die Grundzüge seiner Lehrvortræge über specielle Pathologie und Therapie, Systematik der Nosologie und Klinik, dargestellt und mit den nœthigsten Erlæuterungen und einer Einleitung in des Studium der Arzneykunst versehen. Aarau, 1819, in-8.

Die Ausführung einer vereinigung des erztlichen Standes mit einem des Priesters, in Sim. Erhardt's Eleutheria. B. 1, Fribourg, 1818.

(Med. chir. Zeitung. — Meusel.)

SCHEEL (Paul), physiologiste et chirurgien distingué, naquit à Itzehoc en 1777. Il fit ses études médicales à Copenhague et s'y fixa. Reçu docteur en médecine en 1799, il fut nommé la même année médecin pensionné de la ville, et bientôt professeur en médecine. Scheel mourut à la fleur de l'âge, au mois de juin 1811. Il fut, avec Pfaff et Rudolphi, le rédacteur d'un excellent journal destiné à faire connaître les travaux du nord de l'Europe. Son principal ouvrage a pour objet l'histoire de la transfusion du sang et de l'infusion des médicamens dans les veines.

Diss. inaug. physiologica (præs. F. G. Tode) de liquore amnii asperæ arteriæ fœtuum humanorum, cui adduntur quædam generaliora de liquore amnii. Copenhague, 1798, in-4. Et sous ce titre : *Commentatio*, etc.

Georg. Baldwing's, Kœnigl. Grossbrit. Generalkonsuls in Ægypten, Bemerkungen über die von ihm entdeckte specifische Wirkung der Einreibung des Olivenœls gegen die Pest; mit Rucksicht auf die Anwendung dieses Mittel, zur Heilung contagiöser Krankheiten aller Art, und zur Linderung des Podagras. Aus dem Italienischen übersetzt und mit Anmerkungen und Zusætzen begleitet. Copenhague, 1801, in-8.

Die Transfusion des Blutes und Einspruttzung der Arzneyen in die Adern, Historisch und in Rücksicht auf die praktische Heilkunde bearbeitet. 1ster Theil. Copenhague, 1802, *2ter Theil.* Copenhague, 1803, in-8.

M. Dieffenbach a publié un troisième volume pour servir de supplément à cet intéressant ouvrage de Scheel. L'auteur avait annoncé l'intention de consacrer une partie de son livre à apprécier la valeur de la transfusion et de l'infusion des médicamens dans les veines, mais il n'a publié que la partie historique.

Mathias Saxtorph's gesammelte Schriften, geburtshülflichen, practischen und physiologischen Inhalts; herausgegeben und mit dessen Biographie begleitet. Mit Kupfern. Copenhague, 1803. *2te Sammlung.* Ibid., 1803, in-8.

Neues Nordisches Archiv für Naturkunde, Arzneywissenschaft und Chirurgie; verfast von einer Gesellschaft Nordischer Gelehrten u. s. w. 1sten Banden 1stes und 2tes Stück. Francfort-sur-l'Oder, 1807. *3tes und 4tes Stück*, Ibid., 1808, in-8.

Ueber die in Ostindien gebrauchliche Weise, das Opium zu raffiniren und dessen narcotischen Wirkung zu mildern; in Hufeland's Journal für prakt. Heilkunde. Bd. 30 (1810) *May. S.* 1-21.

(Med. chir. Zeitung.—Alleg. med. annalen.)

SCHEFFEL (Chrétien Etienne) naquit à Meldorp le 12 octobre 1693. Il étudia pendant quatre ans la médecine à Kiel, sous Schelhammer et Waldschmidt, puis à Leipzig, où il obtint la protection et l'amitié de Bohn et de Rivinus, et à Leyde, où il fut reçu docteur le 26 juin 1721. Il alla se fixer ensuite à Wismar : il y obtint de grands succès dans la pratique ; mais se sentant plus de goût pour la vie académique, il se rendit à Greifswald, où il succéda, en 172?, à Fabre Mayer, dans la chaire de médecine. Il fut quatre fois recteur de l'Université, et honoré presque constamment du décanat depuis 1728. Scheffel mourut le 12 octobre 1763. On lui doit, outre un nombre considérable d'opuscules académiques, une biographie des professeurs en médecine de l'Université de Greifswald. Sa vie s'y trouve jusqu'à l'an 1756, époque de la publication de l'ouvrage.

Diss. inaug. med. de lithiasi felleâ sive calculo vesicæ biliariæ, cujus occasione traditur simul brevis historia lapidis procini Malacensis, Leyde, 1721, in-4.

Diss. de lue venereâ, ex atomis seminalibus oriundâ, Leyde, 1721, in-4. — Publiée sous un autre nom que le sien.

Diss. de dysenteriâ. Leyde, 1721, in-4.

Virorum clarissimorum ad Gunth. Christophorum Schelhammerum epistolæ selectiores, rem litterariam, philosophiam naturalem ac medicinam potissimum spectantes. Recensuit, simulque vitam Schelhammeri, cum indice scriptorum ejus tam editorum, quam prelo destinatorum, qt orum occasione simul controversiæ, quæ illi cum J. C. Sturmio et B. Ramazzini obtigere, breviter enarrantur, variaque eruditorum de iis judicia inferuntur, unà cum programmate celeb. J. B. Maii invitatorio, præmisit C. S. S. Wismar et Sund. 1727, in-8.

Diss. de noxis in corpus humanum ex abusu mercurialium, harumque remediis. Gryphiswald, 1728, in 4.

Diss. de singultu. Gryphiswald, 1730, in-4.

Progr. de Spiritu sancto, tanquam aquâ cœlesti, ubi simul disquiritur, an aqua sit elementum universale? in fest. Pentecost. Gryphiswald, 1730, in-4.

Progr. de providentiâ Dei, circà reformationis negotium. Gryphiswald, 1730, in-fol.

Progr. ad orationem jubilæam Mic. Chr. Rusmeyeri audiendam invitatorium. Gryphiswald, 1730, in-fol.

Progr. de Luthero in morbis ecclesiæ medendis veri medici munere functo, ad audiendam orat. jubil. Jo. Lembke, med p. p. Gryphiswald, 1730, in-fol.

Progr. de arte athleticâ sacrâ, ubi simul agitur de medicinâ arteque veterum gymnasticâ. Gryphiswald, 1730, in-fol.

Progr. de peregrinationibus philiatrorum earumque utilitate. Gryphiswald, 1730, in-4.

Progr. de providentiâ Dei circà Christum in utero Mariæ inclusum et ex eo egressum. Gryphiswald, 1730, in-4.

Progr. de seminibus plantarum, earumque morte et germinatione, occasione verborum Christi. Joh. XII, 24; in festo resurr. Chr. Gryphiswald, 1731, in-4.

Progr. in obitum Balthasariæ. Gryphiswald, 1731, in-fol.

Progr. in obitum Corsuantiæ. Gryphiswald, 1731, in fol.

Diss. de exoticomaniâ, sive de eo, quod nimium est circà usum medicamentorum exoticorum. Gryphiswald, 1733, in-4.

Progr. de anatomiæ utilitate. Gryphiswald, 1733, in-4.

Diss. de mictopharmacomaniâ prior, deque majori medicinæ certitudine, ex usu simplicium medicamentorum præ compositis acquirenda. Gryphiswald, 1735, in-4.

Diss. de mictopharmacomaniâ posterior. Gryphiswald, 17 6, in-4.

Diss. de mictopharmacomaniâ postrema. Gryphiswald, 1738, in-4.

Progr. de linguæ ad loquelam perficiendam, necessitate, rectoque ejus usu; in festo Pentec. Gryphiswald, 1738, in-4.

Progr. quo cives academici admonentur ut scandala, quæ pedibus manibusque patrari possunt, fugiant, Dei potius sapientiam ex horum membrorum artificio discant, eoque ad veram pœnitentiam se duci patiantur; in festo Mich. Gryphiswald, 1738, in-fol.

Progr. in obitum Dan. Ge. Gerdesii, consiliarii provincialis Pomerani. Gryphiswald, 1738, in-fol.

Progr. in obitum Timoth. Luthemanni, superintend. general. Pomeraniæ et Regiæ. Gryphiswald, 1738, in-fol.

Progr. in obitum Nicol. Koppennii, lingu. orient. p. p. Gryphiswald, 1738, in-fol.

Progr. de Deo φιλαδζωκω, ejusque potentiâ, sapientiâ et providentiâ ex utero partibusque huc spectantibus cognoscendâ; in festo Nat. Christi. Gryphiswald, 1738, in-4.

Progr. de apostolis, resurrectionis Christi per oculos suos, in nostram salutem convictis, deque recto oculorum nostrorum usu; festo Paschal. Gryphiswald, 1739, in-4.

Progr. I. De pyromaniâ. Gryphiswald, 1741, in-4.

Progr. II. De pyromaniâ. Gryphiswald, 1742, in-4.

Progr. de præstantiâ situs parturientium in lecto, quæ reliquis aliis consentit Resp. auct. T. Pyl. Gryphiswald, 1739, in-4.

Progr. de varii generis præsagitionibus; et in primis, de ancillâ Vismariensi præsagâ. Gryphiswald, 1739, in-4.

Diss. III. De pyromaniâ. Gryphiswald, 1743, in-4.

Diss. IV. De pyromaniâ. Gryphiswald, 1745, in-4.

Diss. de malo hypochondriaco. Resp. auct. B. N. Weigel. Gryphiswald, 1745, in-4.

Progr. de fatis medicamentorum roborantium. Gryphiswald, 1745, in-4.

Progr. in obitum Jo. Wernh. de Negendank, nobilis Megalopolitani et S. R. I. Equitis, in quo simul de antiquitate et gloriâ gentis Negendankianæ agitur. Gryphiswald, 1746, in-fol.

Progr. de situ naturali et spirituali in festo Pentec. Gryphiswald, 1746, in-4.

Progr. in obitum Jo. Lembke, med. p. p. Gryphiswald, 1746, in fol.

Progr. de oculis, non ad peccata perpetranda, sed gloriam Dei, utramque salutem promovendam, adhibendis; ubi simul a cæcitate et nyctalogiâ spirituali dehortatio; in festo Mich. Gryphiswald, 1746, in-4.

Progr. de fiduciâ ægrotantium in medicum, æque longè majori Christo medico præstandâ; in festo Nativ. Christ. Gryphiswald, 1736, in-4.

Progr. in obitum Jo. Pansovii. Gryphiswald, 1747, in-fol.

Progr. de somno mortis Christi triduano, hinc morte nostrâ, somno æternali minus dicenda nec metuenda; in festo Resurr. Chr. Gryphiswald, 1747, in-4.

Progr. in obitum Andr. Westphali. Gryphiswald, 1747, in-fol.

Progr. de necessitate diagnoseos, caussarum mortificarum, deque ructibus putridis nauseâque cruditatis in ventriculo acidæ sæpè signis. Gryphiswald, 1747, in-4.

Progr. de fatis medicamentorum in genere, et in specie vomitoriorum, purgantium, lapidosorum et martialium, ex suppositâ illorum vi absolutâ. Gryphiswald, 1747, in-4.

Progr. de hostibus venæsectionis. Gryphiswald, 1747, in-4.

Progr. de methodo quorumdam medicorum tentativâ. Gryphiswald, 1747, in-4.

Progr. de crisi morborum ac pulsu tanquam signo critico; ubi simul præcipua signa ac leges, pro variarum crisium prædictione ex pulsu juxtà Franciscum Solanum de Luque recensentur, itemque de partu instante ex pulsu prænoscendo quædam adduntur. Gryphiswald, 1747, in-4.

Diss. de pædotrophiâ. Resp. auct. J. M. Mehlen. Gryphiswald, 17,7, in-4.

Diss. de chlorosi ab uterinæ purgationis obstructione. Resp. auct. J. D. Nallinger. Gryphiswald, 1747, in-4.

Diss. de sanguinis missione in pleuritide. Resp. auct. J. C. Scheuring. Gryphiswald, 1747, in-4.

Diss. de hæmoptysi. Resp. auct. J. G. Odebrecht. Gryphiswald, 1747, in-4.

Diss. exhibens olfactum deficientem. Resp. auct. C. E. Charisius. Gryphiswald, 1747, in-4.

Diss de passione iliaca. Resp. auct. H. C. Nuremberg. Gryphiswald, 1748, in-4.

Diss. de calculo renali. Resp. auct. H. B. L. Lembke. Gryphiswald, 1748, in-4.

Diss. de torminibus infantum præcipue lactantium. Resp. auct. C. F. Zand. Gryphiswald, 1748, in-4.

Progr. de usu silentii medico. Gryphiswald, 1748, in-4.

Progr. de præjudicio auctoritatis novorum eorumque utilium inventorum in medicinâ obice. Gryphiswald, 1748, in-4.

Progr. de diversâ praxi medicâ, ex diverso medici temperamento, hincque variis variorum remediorum fatis. Gryphiswald, 1748, in-4.

Diss. de suppressione mensium. Gryphiswald, 1749, in-4.

Progr. de exoticomastigiâ. Gryphiswald, 1749, in-4.

Diss. V. De pyromaniâ. Gryphiswald, 1750, in-4.

Diss. de damnis in praxin ex alcali, tanquam caussa morborum nimis universali, supposito redundantibus. Gryphiswald, 1749, in-4.

Diss. VI. De pyromaniâ. Gryphiswald, 1752, in-4.

Diss. VII. De pyromaniâ. Gryphiswald, 1753, in-4.

Diss. de morbillis. Gryphiswald, 1753, in-4.

Diss. de fatis medicamentorum chemicorum sinistris, ex immodicis illorum laudibus. Gryphiswald, 1753, in-4.

Diss. de fistulâ lacrymali, ejusque sanandi methodis. Gryphiswald, 1753, in-4.

Diss. de præstantiâ pyrosophiæ in re medicâ. Gryphiswald, 1753, in-4.

Diss. de caussâ praxeos ex pyromaniâ damnosæ. Gryphiswald, 1753, in-4.

Diss. de sanguine et ejus missione. Gryphiswald, 1753, in-4.

Diss. de statu naturali et præternaturali tunicæ pituitariæ Schneideri. Gryphiswald, 1753, in-4.

Diss. de anginâ. Gryphiswald, 1753, in-4.

Diss. de damnis in praxin ex acido. Gryphiswald, 1753, in-4.

Progr. theses miscell. medicæ. Gryphiswald, 1753, in-4.

Progr. theses pathol. pract. Gryphiswald, 1753, in-4.

Progr. de indole venenatâ multorum mineralium falso præsumtâ. Gryphiswald, 1753, in-4.

Programmata invitatoria ad sectiones anatomicas. In-fol.

Vitæ professorum medicinæ, qui in Academiâ Gryphiswaldensi a primis ejus initiis usque ad finem anni ipsius secularis tertii vixerunt Gryphiswald, 1757, in-4; *ibid.*, 1766. C'est la même édition, avec un titre nouveau.

(Scheffel. — Haller. — Meusel.)

SCHEIDEMANTEL (Frédéric Chrétien Théophile), praticien distingué, né en 1735, exerça son art à Ostheim, fut médecin des eaux de Bruckenau, médecin de la cour du prince de Fulde, et mourut le 18 juin 1796. Ses ouvrages contiennent des observations nombreuses et intéressantes, quoique assez souvent incomplètes, et des remarques qui décèlent le praticien habile.

Diss. inaug. de hæmorrhagiarum therapiâ. Iéna, 1772, in-4.

Kurze Nachricht von dem Nutzen und Gebrauch der in dem Hochstift Fulda zu Brückenau und Wernarz gelegenen Mineralbrunnen. Fulda, 1775, in-8.

Frænkische Beytræge zur Arzneygelahrheit durch Krankengeschichten und Bemerkungen. Dessau, 1783, in-8.

Die Leidenschaften, als Heilmittel betrachtet. Meiningen, 1787, in-8.

Anleitung zum vernünftigen Gebrauch aller Gesundbrunnen und Bæder Teutschlands, deren Bestandtheile bekannt sind; für Aerzte und Nichtærzte. Gotha, 1792, in-8.

Beytræge zur Arzneykunde, gesammelt u. s. w. 2 *Abtheilungen.* Leipzig, 1797, in-8.

(Med. chir. Zeitung.)

SCHELHAMMER (Gonthier Christophe), médecin érudit, naquit à Iéna le 13 mars 1649. Quoique privé de père dès l'âge de deux ans, il reçut une éducation très soignée. Dès l'âge de quinze ans, il commença à étudier la médecine dans l'Universtié de sa ville natale. En 1666, il alla à Leipzig, et revint à Iéna l'année suivante. En 1672, il entreprit un voyage scientifique. Il visita une partie de l'Allemagne, passa dans les Pays-Bas, fit un séjour de près de deux années à Leyde, puis passa en Angleterre, vint ensuite en France, alla en Italie, et, rentré dans sa patrie, s'y fit recevoir docteur en médecine le 4 septembre 1677. On l'appela en 1679 à Helmstadt pour y être professeur extraordinaire en botanique, et il y devint l'année suivante professeur ordinaire. Il quitta Helmstadt en 1690, pour retourner à Iéna prendre possession d'une chaire d'anatomie, de chirurgie et de botanique. Cinq ans plus tard, le duc de Holstein l'appela à Kiel, où il lui donna une chaire de médecine pratique et le mit au nombre de ses médecins. La réputation étendue dont jouissait Schelhammer le fit agréger à un grand nombre d'Académies. Il mourut le 11 janvier 1712. Il avait épousé la fille du célèbre Hermann Conring. Ses écrits sont nombreux et furent estimés en leur temps.

Dissertatio de voce ejusque adfectibus. Iéna, 1677, in-4.

De capitis dolore exercitatio medica. Iéna, 1678, in-4.

Introductio in physiologiam, programma auspicale. Helmstadt, 1681, in-4.

Dissertatio de Peste. Helmstadt, 1682, in-4.

Dissertatio de spiritibus animalibus. Helmstadt, 1682, in-4.

Dissertatio de morbis ætatum. Iéna, 1683, in-4.

Dissertatio de oncologiâ in genere, seu de corporis humani tumoribus. Iéna, 1695, in-4.

Dissertatio de limphæ ortu ac lymphaticorum vasorum causis. Helmstadt, 1683, in-4.

Pathologiæ generalis disputationes III, Iéna, 1683, in-4.

Liber unus de auditu. Leyde, 1684, in-4.

Programma de aphorismorum Hippocratis ortu et certitudine. Helmstadt, 1683, in-4.

H. Conringii in universam artem medicam singulasque ejus partes introductio, additamentis necessariis aucta. Helmstadt, 1687, in-4. Spire, 1688, in-4.

Epistola ad Wedel, quâ pulsûs ratio omnis diligentius expenditur et ad mechanicæ naturalis æternas leges exigitur, simul L. Bellini de eodem novæ sententiæ partim confirmantur, partim ulteriori examini subjiciuntur. Helmstadt, 1690, in-4.

Dissertatio quâ medicus philosophus delineatur. Iéna, 1690, in-4.

Programma de homine microcosmo, præmissum corporis virilis dissertationi. Iéna, 1690, in-4.

Dissertatio de suffusione. Iéna, 1691, in-4.

Dissertatio de tabe dorsali. Iéna, 1691, in-4.

Dissertatio de epulide et parotide, cum adnexâ dentium et gengivarum ἐξερευνη. Iéna 1692, in-4.

Dissertatio de tremore. Iéna, 1692, in-4.

Dissertatio de lethargo. Iéna, 1692, in-4.

Dissertatio de genuinâ febris curandæ methodo. Iéna, 1693, in-4.

Catalogus plantarum maximam partem variorum, quas per biennium in hortulo domestico aluit. Helmstadt, 1694, in-4.

Dissertatio de febrifugorum ratione agendi et applicandi modo. Iéna, 1694, in-4.

Dissertatio de anxietate præcordiali. Iéna, 1694, in-4.

Programma de imperfectione doctrinæ de humoribus corporis humani. Iéna, 1694, in-4.

Programma de dyspepsiâ. Iéna, 1695, in-4.

Dissertatio de paresi seu paralysi ex colicâ. Iéna, 1693, in-4.

Dissertatio de aquâ pericardii. Iéna, 1694, in-4.

Programma quo philiatros suos postremum allocutus est. Iéna, 1695, in-4.

Epistolica dissertatio de novâ plantas in classes digerendi ratione. Iéna, 1696, in-4.

Dissertatio de fonticulis. Kiel, 1696, in-4.

Natura sibi et medicis vindicata, seu de naturâ liber bipartitus. Kiel, 1697, in 4.

Theses medicæ miscellaneæ. Kiel, 1697, in-4.

Dissertatio de spinâ ventosâ. Kiel, 1698, in 4.

Phocæ maris anatome. Kiel, 1699, in-4. Hambourg, 1707, in-4.

Epistola de motu mercurii in tubo Torricelliano. Kiel, 1699, in-8.

Dissertatio de fine medicinæ et sanitate. Kiel, 1700, in-4.

Dissertatio de temperamentis et calido innato. Kiel, 1700, in-4.

Dissertatio de partibus similaribus. Kiel, 1700, in-4.

Dissertatio de principio motûs animalis. Kiel, 1700, in-4.

Dissertatio de animali motu ejusque organis. Kiel, 1700, in-4.

Dissertatio de odontalgiâ tactu sedandâ. Kiel, 1701, in-4.

Dissertatio de alimentorum digestione. Kiel, 1701, in-4.

Dissertatio de cordis et pulmonum officio et usu. Kiel, 1701, in-4.

Naturæ vindicatæ vindicatio, quâ ea, quæ libro de naturâ olim fuerunt asserta, ulterius confirmantur atque explicantur. Kiel, 1702, in-4.

Dissertationes III de corporum per ignem resolutione chimicâ. Kiel, 1701, 1702, 1703, in-4.

Dissertatio de lienis structurâ et usu. Kiel, 1703, in-4.

Theses selectæ de partibus generationi dicatis et eorum usu. Kiel, 1703, in-4.

Dissertatio de ventris imi visceribus secretoriis. Kiel, 1703, in-4.

Dissertatio de mentis palatio. Kiel, 1703, in-4.

Analecta anatomica-physiologica in breves theses congesta. Kiel, 1704, in 4.

Dissertatio de obsessis. Kiel, 1704, in-4.

Dissertatio de morbis magicis. Kiel, 1704, in-4.

Acidularum Sualbacensium et Pyrmontanarum per experimenta exploratarum inter se collatio. Kiel, 1703 et 1704, in-4.

Via regia ad artem, Stadium II de studio anatomico et partium corporis humani naturâ et usu ritè cognoscendâ. Kiel, 1706, in-4.

Dissertatio de proportionibus in corpore humano destructis morborum causis. Kiel, 1706, in-4.

Anatomes xiphiæ piscis. Hambourg, 1707, in-4.

Dissertatio de fundamentis artis medicæ præcognoscendis in materiæ medicæ ulteriori notitiâ. Kiel, 1707, in-4.

Oratio de augmentis et decrementis artis, se primo præsidium sumente. Kiel, 1708, in-4.

Dissertatio de nitro. Amsterdam, 1709, in-4.

De humani animi adfectibus, eorum ortu, causis, et inde exspectandis in corpore bonis malisque disquisitio. Kiel, 1713, in-4.

Ars medendi universa ex veris suis fundamentis eruta. Wismar, 1727, in-4.

Virorum clarissimorum ad Schelhammerum epistolæ selectiores. Wismar, 1727, in-8.

(Manget. — Kestner. — Haller.)

SCHENCK (JEAN), auteur d'un recueil fort estimé d'observations de médecine, naquit à Grafenberg, le 20 juin 1530. Il fit ses études à l'Université de Tubingue, et y fut reçu docteur en 1554. Il vint se fixer à Strasbourg, et s'y livra à la pratique de l'art de guérir; mais bientôt il fut appelé à Fribourg, où il eut la place de médecin pensionné. Il mourut dans cette ville le 12 septembre 1598.

Schenck est auteur d'un des ouvrages les plus utiles qui aient été publiés en médecine au 16e siècle. Abandonnant la méthode reçue de faire de grands traités systématiques où les faits étaient rares et les hypothèses nombreuses, il se borna à rassembler des observations; son recueil en renferme un nombre prodigieux, dont une bonne partie offrent un intérêt réel, et ne le perdront jamais. Schenck avait bien compris l'utilité des recherches d'anatomie pathologique, et nous a transmis beaucoup de matériaux pour cette science.

Observationum medicarum rariorum, libri VII, in quibus nova, abdita, admirabilia, monstrosaque exempla, circa anatomen, ægritudinum causas, signa, eventus, curationes, a veteribus recentioribusque sive medicis, sive aliis quibusque fide dignis. scriptoribus monumentis consignata, partim hactenus publicatis, partim etiam ἀνεκδότοις non paucis, per communes locos artificiose digesta proponuntur. Opus ut indefesso labore partum, ita inexhaustæ utilitatis ac voluptatis, omnibus scientiæ naturalis ac medicinæ cultoribus feracissimum, etc. Bâle et Fribourg, 1584-1597, in-8, 7 vol. Francfort, 1600, in-8., 2 vol. Fribourg, 1604, in-8. Francfort, 1609, in-fol. Lyon, 1644, in-fol. Francfort, 1665, in-fol.

(Manget. — Kestner. — Haller.)

SCHERF (JEAN CHRÉTIEN FRÉDÉRIC), né à Ilmenau le 2 février 1750, fit ses études médicales dans les Universités d'Erfurt et d'Iéna. Reçu docteur en 1774, il se fixa dans sa ville natale, se livra avec un égal succès à la pratique de l'art et aux travaux littéraires.

Il mourut le 22 septembre 1818. Scherf était membre de l'Académie des curieux de la nature et de plusieurs autres Sociétés savantes. Il a traduit en allemand un grand nombre d'ouvrages étrangers, souvent en les enrichissant de notes; mais ses principaux travaux se rapportent à l'hygiène publique et à la police médicale, qu'il cultiva avec beaucoup de zèle.

Joseph Warner, von den Krankheiten der Hoden und ihrer Hæute, nebst ihrer Heilung, aus dem Engl. Gotha, 1775, in-8.

Medicinische Bemerkungen und Untersuchungen einer Gesellschaft von Ærzten in London. Band. 5; *aus dem Engl.* Altenbourg, 1776, in-8. Publié aussi sous le titre de : *Thom. Simson's Medicinische und Chirurgische Mannigfaltigkeiten, Kirkland's Versuch über die Kindbettfieber; nebst zwei vorlæufigen Abhandlungen* 1) *über das Gehirn und die Nerven* 2) *über die Mitleidenschaft ; aus dem Engl.* Gotha, 1778 (1777) in-8.

Cheston's pathologische Untersuchungen und Beobachtungen in der Wundarzneykunst; aus dem Engl. Gotha, 1780, in-8.

Anzeige der Rettungsmittel bey leblosen und in plötzliche Lebensgefahr gerathenen; nach des Hrn. Archiaters Hensler Plan ausgearbeitet. Altona, 1780, in-8. *Neue Ausgabe.* Leipzig, 1787, in-8. *Neue Ausgabe.* Leipzig, 1796, in-8.

Rowleys praktische Anweisung die Krankheiten der Brüste im Kindbettrinnen heilen und zu verhüten ; aus dem Engl. mit Anmerkungen. Gotha, 1781, in-8.

Versuch eines Apothekerbuchs für die Landstædte. Gotha, 1781, in-8.

Wilh. Cutter's Abhandlung vom Keichhusten, nebst Anhang vom schierling und dessen Zubereitung; aus dem Engl. Stendal, 1782, in-8.

Des Ritters Joh. Floyers Abhandlung von der Engbrüstigkeit, nebst einem Anhange, der die Beobachtungen des Ridley über die Engbrüstigkeit enthælt ; verteutscht und mit einigen praktischen Anmerkungen versehen. Leipzig, 1782, in-8.

Vollstændiger Hausartzt, nach dem Englischen des Hrn. Smythson. 1 *Band.* Leipzig, 1783, in-8.

Archiv der medicinischen Polizey und der gemeinnützigen Arzneykunde. 1*ster Band.* Leipzig, 1783. 2*ter Band.*, ibid., 1784. 3*ter Band.*, ibid., 1786. 4*ter Band.*, ibid., 1787, in-8.

Beytræge zum Archiv der medicinischen Polizey. 1*sten Bandes* 1*ster Sammlung.* Ibid., 1789 (*eigentl.* 1788). 1*ster B.* 2*te Samml.* ibid., 1789. 2*ten B.* 1*ste Samml.*, ibid., 1790 (*eigentl.* 1789). 2*ten B.* 2*te Samml.*, ibid., 1790. 3*ten B* 1*ste Samml.*, ibid., 1791. 3*ten B.* 2*te Samml.*, ibid., 1792, 4*ten B.* 1*ste u.* 2*te Samml.* ibid., 1793. 5*te B.* 1*ste Samml.*, ib., 1793. 5*ten B.* 2*te Samml.*, ibid., 1794. 6*ten B.* 1*ste Samml*, ib., 1795 6*ten B.* 2*te Samml.*, ibid., 1796. 7*ten B.* 1*ste Samml.*, ibid., 1797. 2*te Samml.*, 1798. 8*ten B.* 1*ste Samml.* 1798. 2*te Samml.* 1799.

Untersuchung des gegenwærtigen Zustandes der medicinischen Chirurgie. Ibid., 1784, in-8.

William Black's, Entwurf einer Geschichte der Arzneywissenschaft und Wundarzneykunst ; aus dem

Englischen übersetzt, herausgegeben und mit einigen Zusætzen versehen. Lemgo, 1789, in 8.

Vollstændiger teutscher Hausarzt 1ster Band. Leipzig, 1791, in-8.

Dispensatorium Lippiacum, genio moderno accommodatum; auctoritate collegii medici redegit. Pars I, Lemgo, 1792. *Pars II,* ibid, 1794, in-8.

Briefe für das Publikum über die Gesundheitwasser zu Meinberg. 1ster Heft. Ibid., 1794, in-8.

Lippisches Dispensatorium, aus der lateinischen Urschrift verteutscht, verbessert und vermehrt. 1ster Theil. Lemgo, 1799, in-8.

Allgemeines Archiv der Gesundheitspolizey; herausgegeben u. s. w 1ster Band. 1stes, 2tes und 3tes Stück. Hanovre, 1805, in-8.

(Med. chir. Zeitung. — Meusel.)

SCHILLING (GODEFROI-GUILLAUME), né en Hollande vers 1725, passa à Paramaïboo, ville principale de la Guiane hollandaise, et y pratiqua la médecine et la chirurgie avec beaucoup de succès. Ayant acquis de la fortune, et sentant le besoin d'étendre ses connaissances, il revint en Europe, reprit ses études médicales à Amsterdam et à Utrecht, fut reçu docteur en médecine dans la dernière de ces universités, en 1769; parcourut la France, l'Italie, l'Allemagne, séjournant dans toutes les villes renommées par leurs établissemens scientifiques, et s'en retourna à Surinam. Nous ignorons l'époque de sa mort. On lui doit deux opuscules fort intéressans sur le jaws et sur la lèpre.

Diatribe de morbo in Europâ pene ignoto, quam Americani vocant Iaws. Utrecht, 1770, in-8.

De leprâ commentationes, recensuit J. D. Hahn. Leyde et Utrecht, 1778, in-8.

Versuche mit dem Zitteraale; dans les nouveaux Mémoires de l'Académie royale des sciences de Berlin, année 1770.

(Hahn.)

SCHLEGEL (JUST.-FRED.-AUG.), docteur en chirurgie et en médecine, médecin conseiller de la cour impériale de Russie, médecin privilégié de Moscou, a écrit un opuscule intéressant sur la plique polonaise.

Ueber die Ursachen des Weichselzopfes der Menschen und Thiere, die Mittel denselben zu heilen, in kurzem auszurotten, und dem dadurch entwœlkerten Polenseinen ehemahligen blühenden Zustand wieder zu verschaffen. Mit vier illuminirten Kupfertafeln. Iéna, 1806, in-8.

SCHLEGEL (JEAN CHRÉTIEN TRAUGOTT), né à Eangen-Eichstadt, près de Fribourg, en Saxe, le 27 novembre 1746, fut reçu docteur en médecine à Iéna en 1771, se fixa à Langensalza, devint conseiller et premier médecin du comte de Schœnbourg-Waldenbourg, et mourut au commencement du dix-neuvième siècle. Il a publié plusieurs recueils intéressans d'opuscules académiques sur la séméiotique, la thérapeutique, la matière médicale, les accouchemens et la médecine légale.

Diss. inaug. de metastasi in morbis. P. 1. Iéna, 1771, in-4.

Hud. Rouppe Abhandlung vom Scorbut; ausd. lat. Gotha, 1774, in-8.

Deutsches Apothekerbuch, nach der Pharmacopœa Danica ausgearbeitet. Gotha, 1776, in-8.

Medicinische Litteratur für praktische Aerzte. 12 *Theile.* Leipzig, 1780-1786, in-8.

Collectio opusculorum selectorum ad medicinam forensem spectantium. Vol. I, Leipzig, 1783.—Vol. II, *ibid.* 1787. — Vol. III, *ibid.* 1788.— Vol. IV, *ibid* 1789. — Vol. V, *ibid.* 1790. — Vol. VI, *ibid.* 1791, in-8.

Primæ lineæ de cognoscendis mulierum morbis in usus academicos ductæ a Gualth. van Dœveren, quas recudi curavit. Ibid., 1783, in-8.

Josephi Lieutaud, Regis Galliæ Archiatrorum comitis historia anatomico-medica. Recudi jam nunc curavit, correxit et supplemento locupletavit. Vol. I, *Langosalissæ* 1786.—Vol. II, Ibid. 1787, in-8.—Vol. III, 1802.

Sylloge selectiorum opusculorum de mirabili sympathiâ, quæ partes inter diversas corporis humani intercedit. Leipzig, 1787 (1786), in-8.

Neue medicinische Litteratur, 1sten Bandes, 1stes und 2tes Stück. Leipzig, 1787. *3tes und 4tes St.* 1788. *2ten Band, 1stes und 2tes St.* 1789, *3tes und 4tes St.* 1790. *3ten Bandes, 1stes und 2tes St.* 1791, *3tes und 4tes St.* 1792. *4ten Bandes, 1stes und 2tes St.* 1793, *3tes und 4tes St.* Ibid. 1794. in-8.

Thesaurus semiotices pathologicæ. Vol. I, Stendal, 1787. — Vol. II, *ibid.* 1792, in-8.—Vol. III. *Ibid.* 1802.

Thesaurus pathologico—therapeuticus, vol. I, pars 1. Leipzig, 1789. — *Vol. I, pars 2*, ibid. 1789. — *Vol. I, pars 3*, ibid. 1790. — *Vol. II. pars 1*, ibid. 1793, in-8.

Thesaurus materiæ medicæ et artis pharmaceuticæ. Tomus I, ibid. 1793. —*Tomus II*, ibid. 1794.—*Tomus III, ibid.* 1797.

Sylloge operum minorum præstantium ad artem obstetriciam spectantium, quos curavit atque edidit, et indicibus necessariis auxit, cum tabb. æneis. Leipzig, 1795, in-8. 2 vol.

Uebersicht der neuesten medicinischen Litteratur, 1sten Bandes, 1stes und 2tes Stück. Chemnitz, 1793, in-8. *3tes. St.* 1800.

SCHLEGEL (Jean Guillaume), fils du précédent, naquit à Langensalza le 25 février 1774. Il exerça l'art de guérir à Mersebourg, et mourut dans cette ville le 15 septembre 1812. On lui doit un opuscule fort intéressant sur les maisons et les cliniques d'accouchemens de tous les pays.

Specimen I et II fragmentorum ex geographia nosocomiorum atque instituorum ad artem obstetriciam spectantium. Leipzig, 1800-1801.

Schlegel a traduit en allemand l'histoire du forceps et du levier de Mulder, et l'a enrichie de quelques notes.

SCHLEGER (Théodore-Auguste), né à Ulm, le 15 mars 1727, fit ses études médicales à Strasbourg et à Helmstadt, où il fut reçu docteur en 1750. Cette même année, il fut reçu prosecteur et professeur d'anatomie au collége de Brunswick, et bientôt après médecin pensionné de la ville d'Ulm. Plus tard, il fut professeur de médecine et de chirurgie à Cassel, et enfin membre du collége médical d'Ulm, où il mourut le 18 décembre 1772.

Diss. inaug. (*Præs. Laur. Heistero*). *De venæ-sectionum usu et abusu apud Gallos.* Helmstadt, 1750, in-4.

Diss. de prolapsu uteri cum inversione extra partûs tempus ex terrore orto. Helmstadt, 1750, in-4.

Diatribe gratulatoria de fato diei natalis. Helmstadt, 1751, in-4.

Diss. de morbis sexûs feminini ex defectu potûs oriundis. Helmstadt, 1751, in-4.

Vertheidigung gegen D. Schleret's Beschuldigungen. Herfeld, 1756, in-4.

Von der Kunst, glücklich zu heyrathen, und im Ehestande stets vergnügt zu seyn. Francfort-sur-le-Mein, 1760.

Progr. von denen der Arzneygelahrtheit vorauszusetzenden Gründen, und von denen bey dem Carolino in Cassel sich darbietenden gewünschten Gelegenheiten zu Erlernung und glücklicher Verbindung der Chirurgie mit der Arzneywissenschaft. Cassel, 1763. — *Fortsetzung.* Cassel, 1763, in-4.

Versuche mit dem Mutterkorn. Cassel, 1770, in-4.

Progr. de caritate annonæ posta, 1769, fere universali, ejusque potissimum physicis causis. Cassel, 1772, in-4.

Progr. invitator. ad sectiones potiores chirurgicas, etc. Cassel, 1772, in-4.

Memoria Leonh. Henr. Lud. Geo. a Canngiesser, consil. int. Cassel, 1772 in-4.

Progr. quo claves secalinos perperam a nonnullis venenum morbique rigidi cerealisve causam nominari novis argumentis et experimentis docet. Cassel, 1772, in-4.

Progr. observationes circa hujus temporis et loci epidemias sistens. Cassel. 1772, in-4.

Progr. de epidemiâ antea chronicâ nunc acutâ. Cassel, 1773, *in-4.*

Von der Quassia: in den Beytr. zur Cassel. polit. Zeit. 1769, *St.* 17, *n.* 19. — *Von Zubereitung des Eau d'Espagne. Ibid. St.* 2, *n.* 5.

SCHLICHTING (Jean Daniel), médecin et accoucheur à Amsterdam au milieu du dernier siècle, s'est fait un nom distingué en physiologie, en chirurgie et en obstétrique. Ses ouvrages, écrits en hollandais, sont peu connus en France, quoique riches en observations intéressantes. Haller a indiqué avec quelques détails les faits les plus remarquables qui s'y trouvent.

Siphiliaos mnemosynum criticum of gedanken over ongemaaken door 't gebruyk der teel deelen oorspronklyk. Amsterdam, 1741, in-8. 1746, in-8.

Embryulcia nova detecta, of eene heel nieuwe en onbekende, dog nuttige behandeling, in de meeste moeielyke baaringen, op 't spoedigste te helpen. Eertyds maar van denzelven en zyne navolgers over de 52 jaaren heel bedekt gehouden, en nu ontdekt, beschreven, en in plaaten vertoont, met byvoeginge van andere onbekende zaken en de mitrenchites. Amsterdam, 1747, in-8.

Embryulciæ novæ detectæ appendix zynde een vervolg van 't zoogenaamde geheim van Roonhuisen, met klaare heel duidelyke en onweder spreekelyke bewyzen, tot dienste van het gemeen, ten overvloede nog vertoont door J. D. Schlichting. Amsterdam, 1747, in-8.

Traumatologia novantiqua of te vernieuwde wondheelkunde wonden te genezen zonder prop stop en sluk wieken of veele zalven plaisteo en meer andere kragtlooze hulpmiddel. Amsterdam, 1768, in-4.

Schlichting a fourni un assez grand nombre d'observations au Recueil de l'Académie des curieux de la nature. Il a donné des éditions de la chirurgie de Verbrugge et des accouchemens de Plevier, augmentés de beaucoup de notes.

(Haller.)

SCHMALZ (Charles-Louis), médecin à Pirna, dans la dernière moitié du dernier siècle, a publié quelques ouvrages, dont le plus intéressant est son recueil d'observations de médecine et de chirurgie.

Von Faulfiebern. 1760.

Von Schierling. 1761.

Ein Traum von einem besondern Arzneymittel, 1762.

Beweis das die Aerzte auf die Aussage der Hebammen sich nicht verlassen konnen. 1768.

Das Bild eines redlichen Arztes, mit patriotischer Freiheit geschildert. 1770.

Sendschreiben an den Hrn. von Lüttichau, die gegenwärtigen epidemischen Krankheiten betreffend. 1772.

Seltene chirurgische und medicinische Vorfälle. Leipzig, 1784, in-8.

C. G. Schwaenken's Bemerkungen über die Wassersucht und einige langwierige Krankheiten, mit theoretischen und praktischen Zusätzen vermehrt. Dresde, 1787, in-8.

Beobachtungen über die gute Wirkung des stinkenden Asantz bey Drüsen und Knochengeschwülsten, auch bey dem Beinfrass; in Loder's Journal für die Chirurgie, B. 2, St. 4, n. 7 (1799).

SCHMIDEL (Casimir Christophe), né à Bayreuth le 21 novembre 1718, fit ses études à Géra, à Halle et à Iéna, où il fut reçu docteur en médecine en 1742. Il se fixa ensuite dans sa ville natale, et y fut nommé professeur de médecine. Quand l'Université de cette ville fut transférée à Erlang, il l'y suivit, et fut assesseur de la Faculté, second professeur de médecine et chargé de l'enseignement de l'anatomie et de la botanique. Il fit, de 1756 à 1758, un voyage botanique et minéralogique en Saxe, en Hollande et en Suisse. Deux ans après son retour, il devint premier professeur de sa Faculté, et en 1763 premier médecin du prince d'Anspach. En 1773 et 1774, il accompagna la princesse Elis. Frid. Sophie de Wurtemberg dans un voyage en Suisse, en France et en Allemagne. Il en fit un nouveau les deux années suivantes en France et en Italie. Schmidel mourut le 18 décembre 1792. Il avait été directeur de l'Académie des curieux de la nature, et il en serait probablement devenu président, sans une maladie qui le priva pendant les deux dernières années de sa vie d'une partie de ses facultés.

Diss. inaug. (*præs. S. P. Hilschero*) *de exulceratione pericardii et cordis exemplo illustratâ*. Iéna, 1742, in-4.

Progr. ad renunciationem medicinæ doctorum exaratum stylo lapidari. Erlangue, 1743, *fol. pat.*

Diss. de epistolaris de varietatibus vasorum magni plerumque momenti. Erlangue, 1744, in-4.

Diss. de febre intermittenti tertianâ. Erlangue, 1744, in-4.

Diss. purgationis fortioris præstantiâ in hydrope. Erlangue, 1745, in-4.

Epistola anatomica, quâ de controversâ nervi intercostalis origine quædam disseruntur. Erlangue, 1747, in-4.

Diss. de inflammatione intestinorum. Erlangue, 1747, in-4.

Progr. de habitu naturali venarum lymphaticarum super hepar. Erlangue, 1747, in-4.

Icones plantarum et analyses partium æri incisæ atque vivis coloribus insignitæ, adjectis indicibus nominum necessariis; figurarum explicationibus et brevibus animadversionibus. Curante et edente Georgio Wolfg. Knorr, chalcographo Noremb., t. I-X. Noremb. 1747. — *Cur. et ed. Joh. Chph. Keller, pictore Noremb.* Tab. I-XII, *ibid.*, 1762; tab. XIII-XXV, *ibid.*, 1771; tab. XXVI-XXXVI, *ib.*, 1775; tab. XXXVII-L, *ibid.*, 1777. — Edition II, *ibid.*, 1782. — *Cur. D. Joh. Christ. Dan. Schreber.* Manip. I et II cum I. tabb. color. Manip. III Sect. I. cum tab. LI-LVIII, *ibid.* 1794. Sect. II, cum tab. LIX-LXXV, *ibid.*, 1796, in-fol.

Diss. de morbo ex navigatione oriundo. Erlangue, 1748, in-4.

Diss. de obstructione alvi. Erlangue, 1749, in-4.

Diss. de leprâ. Erlangue, 1750, in-4.

Diss. Pathologia dolorum gravidarum, parturientium et puerperarum. Erlangue, 1750, in-4.

Diss. de Oreoselino. Erlangue, 1751, in-4.

Diss. de dentitione, præsertim infantum difficili. Erlangue, 1751, in-4.

Diss. de præcordiis. Erlangue, 1753, in-4.

Diss. de nervo intercostali. Erlangue, 1754, in-4.

Diss. de kermes minerali. Erlangue, 1754, in-4.

Diss. de actione nervorum. Erlangue, 1755, in-4.

Diss. de alvi obstructione. Erlangue, 1755, in-4.

Diss. de tumoribus a graviditate. Erlangue, 1755, in-4.

Diss. de alcalescentiâ humorum. Erlangue, 1756, in-4.

Diss. de dignitate duodeni in dijudicandis et curandis morbis. Erlangue, 1757, in-4.

Diss. de sede variolarum non in solâ cute. Erlangue, 1758, in-4.

Diss. botan. de Buxbaumiâ. Erlangue, 1759, in-4.

Diss. de Blasiâ. Erlangue, 1760, in-4.

Diss. de Jungermanniæ charactere. Erlangue, 1760, in-4.

Demonstratio prægnantis mulieris e fœtu ad partum maturo, in tabulis sex ad naturæ magnitudinem post dissectionem depictis et eâ methodo dispositis, ut hujus statûs gravidi amplam ad oculos ideam collocent, cum explicatione, curâ et studio Caroli Nicolai Jenty. — Ad exemplar Londinense translata a C. C. Schmidel; in æs incisa et recusa a Jo. Mich. Seligman, chalcographo Norimbergensi. Nuremberg, 1769, in-fol.

Diss. de hydrophobiâ ex usu fructuum fagi oriundâ. Erlangue, 1762, in-4.

Fossilium, metalla et res metallicas concernentium, glebæ, suis coloribus expressæ. Nuremberg, 1762, in-4.

Epistola ad N. L. Burmannum de medullâ radicis ad florem pertingente. Erlangue, 1763, in-4.

Diss. de pulmonibus natantibus. Erlangue, 1763, in-4.

Diss. sistens lochia præternaturalia. Erlangue, 1763, in-4.

Vorstellung einiger merkwürdigen Versteinerungen, bestehend aus (24) mit Farben vorgestellten Kupfertafeln; mit Anmerkungen. 1ster Heft. Nuremberg, 1781. — *2ter und 3ter Heft.* Nuremberg, 1782. — *4ter Heft.* Nuremberg, 1783, gr., in-4. *Neue Auflage.* Erlangue, 1793, in-4.

Dissertationes botanici argumenti revisæ et recusæ. Erlangue, 1784, in-4, *cum tab. æn.*

Oratio in renunciatione med. doctorum dictâ de lemmatum in medicinam cautâ applicatione; in Historiâ academiæ Fridericianæ. Erlangue, 1744, in-fol. N. X, p. 87-91.

Anmerkungen über die bisherige Eintheilung der Schwæmme, besonders nach ihren Arten; in den Erlang. gelehrten Anzeigen. 1746, *N.* 19, *S.* 145-152.

Von der Grösse und Einrichtung der erschaffenen Erde. in (Delius) Frankischen Sammlungen. St. 33; *s.* 195-208. 1761.

Vorrede zu Wilh. Fried. von Gleichen Neuesten aus dem Reiche der Pflanzen. Nuremberg, 1764, in-fol.

Beschreibung eines Seesterns mit rosenfoermigen Verzierungen; in dem Naturforscher. St. 16, *S.* 1-7. 1781.

Schmidel a édité les ouvrages suivans :

Conradi Gesneri, philosophi et medici celeberrimi, opera botanica, per duo sæcula desiderata, quorum pars prima prodromi loco figuras continet ultrà CCCC minoris formæ, partim ligno excisas, partim æri insculptas; omnia ex bibliothecâ D. Chph. Jac. Trew. nunc primum in lucem edidit et præfatus est, etc. *Pars I.* Nuremberg, 1753, in-fol.

Ejusdem historiæ plantarum fasciculus, quem ex bibliothecâ D. C. J. Trew edidit et illustravit. Nuremberg, 1759. *Cum tab. XIV æneis, coloribus distinctis. Fasciculus II.* Ibid., 1770, in-fol.

Conr. Gesneri opera botanica, pars II.

Après la mort de Schmidel on publia de lui :

Descriptio itineris per Helvetiam, Galliam et Germaniæ partem 1773 et 1774 instituti, mineralogici, botanici et historici argumenti. Cum II tab. æneis. (Curâ D. Jo. Christi Dan. Schreber.) Erlangue, 1794, in-4.

Il avait laissé plusieurs autres ouvrages manuscrits qui sont restés inédits.

(Bœrner. — Baldinger. — Meusel. — Haller.)

SCHMIDT (Jean Georges), né à Wunsiedel le 18 août 1746, docteur en médecine, fut médecin pensionné de la ville et du canton de Wunsiedel; bourgmestre et inspecteur de l'hôpital de la même ville; médecin des sources minérales d'Alexander's-Ba à Sichersreuth. Il mourut le 3 avril 1819; ses ouvrages sont relatifs à diverses questions d'hygiène publique, et aux propriétés des eaux de l'établissement dont il était médecin.

Ein Brief eines Reisen den über den Sichertsreuther Heilbrunnen im Bayreuthischen. Hof. 1784, in-8.

Réimprimée sous ce titre :

Gründliche Nachricht von dem Sichertsreuther Heilbrunnen. Ibid., 1784, in-8.

Nachricht von einem vortrefflichen Institut für arme Kranke; in Baldingers neuen Mag. für Aerzte. B. 7, St. 5. 1785.

Articles dans le *Journal von u. für Franken und im Frænkischen Merkur.*

Einige Nachrichten aus der Gegend der Stadt und sechs Aemter Wunsiedel; in dem Journal v. u. f. Franken B. 3, S. 239 u. ff. 1791.

Ueber das Alexanders-Bad bey Wunsiedel, eine Beylage zum Frænkischen Merkur. 1795, *N.* 10, *S.* 1-183 *u. ff.*

Bemerkungen; in dem Archiv der Aerzte und Seelsorger wider die Pockennoth St. 6. Leipzig, 1798, in-8. — Il eut part à la *Wunsiedel Wochenblatt.*

Ueber die Entstehung und den Fortgang einer Privatanstalt für arme Kranke in der Stadt Wunsiedel. Hof. 1817, in-8.

(Med. chir. Zeitung. — Meusel.)

SCHMIDT (Jean Adam), célèbre ophthalmologiste, naquit à Aub, près de Wurzbourg, le 12 octobre 1759. Il fit des études chirurgicales à Wurzbourg, sous le professeur Siebold. En 1778, il entra au service militaire comme sous-aide en chirurgie. L'année suivante, la guerre de Prusse étant terminée, il suivit son régiment qui fut mis en garnison à Vienne, et s'appliqua avec beaucoup d'ardeur à ses études médicales. Il se lia d'amitié avec Hunczowsky en 1781 et partagea ses travaux. Après cinq ou six autres années passées dans le service de la médecine militaire, Schmidt fut nommé professeur extraordinaire d'anatomie et de chirurgie, et prosecteur à l'Académie Joséphine. Le célèbre oculiste Barth voulant quitter Vienne pour s'en retourner à Malte, sa patrie, fut chargé par l'empereur Joseph II de former deux jeunes médecins à l'exercice de son art. Schmidt fut désigné pour l'un d'eux, et reçut les instructions de Barth pendant deux années. En 1795, Schmidt devint professeur ordinaire, et à la mort d'Hunczowsky, en 1798, il lui succéda dans sa chaire.

Schmidt mourut le 18 février 1809. Les quinze dernières années de sa vie avaient été partagées entre le professorat et l'art de guérir dans les camps. Il jouissait d'une égale célébrité et comme praticien et comme professeur. Tous ses ouvrages sont estimés; mais on fait un cas particulier de ses écrits relatifs à l'ophthalmologie. On trouve dans la Gazette de Salzbourg une notice sur sa vie écrite par lui-même.

Antigoulard in Wahrnehmungen über Missbrauch und Unsicherheit des Bleyextrakts, von Oestreichischen Feldwundærzten aufgestellt, und herausgegeben von J. A. S. 1ster Theil. Vienne, 1785, in-8.

D. Johann Alexander von Brambilla, über die Entzündugsgeschwulst und ihre Ausgænge. Neue Ausgabe. Aus dem Italienischen übersetzt. 2 Theile. Vienne, 1786, in-8.

Bibliothek der neuesten medicinisch-chirurgischen Litteratur. 2ter B. Vienne, 1790. — *3ter B. 1stes St.* ibid., 1791; *2tes St.*, ibid., 1792, in-8. (Publié avec Hunczowsky.)

Bemerkungen über die Krankenbetten, und Beschreibung eines von dem K. K. Oberchirurgus Hrn Braun neu erfundenen einfachen, und in den meisten Rücksichten zweckmæssigen Krankenbettes. Auszug aus dem 1sten St. des 3ten Bandes der Bibl. der neuen medic. chir. Litter. Ibid., 1791, in-8.

Commentatio de nervis lumbalibus eorumque plexu anatomico-pathologica; cum IV tabul. æn. Ibid., 1794, in-4.

Des Apothekers Paul Sangiorgio, vormahls Professors der pharmaceutischen Chemie jetzt pharmaceutischen Assessors des Kœnigl. medicinischen Direktoriums zu Pavia u. s. w. Chemische und pharmaceutische, zum Theil die medicinische Policey betreffende Abhandlungen. Nebst einem naturhistorischen Aussatze. Aus dem Italienischen übersetzt und mit Anmerkungen begleitet. Mit 2 Kupfertafeln über die Erschütterungen der Brust und Baucheingeweide; in Eyerels medic. Chronik B. 2. H. 3. 1793.

Apologie der k. k. medicinisch-chirurgischen Josephsakademie zu Wien ibid., *B.* 3, *H.* 2. *u.* 3. 1794.

Ueber Nachstaar und Iritis nach Staaroperationem. Vienne, 1801, in-4.

Ophthalmologische Bibliothek. 2 *Bande (jeder von* 2 *Stücken).* Brême et Iéna, 1801-1805, in-8.

Beytræge zu den Resultaten der Versuche mit der Salpetersæure bey primitiven und secundæren syphilitischen Krankheitsformen; in den Beobachtungen der medic.. chirurg. Josephsakademie zu Wien. B. 1. *N.* 13. 1801.

Beytræge zu den Resultaten der Versuche mit der Salpetersæure bey primitiven und secundæren syphilitischen Krankheitsformen. Vienne, 1801, in-8.

Ueber die Wortbegriffe: Curiren und Heilen; in dem Gesundheits-Taschenbuch für das J. 1801. Vienne, 1801.

Direkte Curen durch Triplicitæt, oder die hellsehende Blondine. Wien für das J. 1802.

Prüfung der vom Hrn D. Beer bekannt gemachten Methode, den Grauen-Staar sammt der Kapsel auszuziehen. in Loder's Journal für die Chirurgie. B. 3, *St.* 3, *N.* 1. 1801.

Ueber Hrn. D. Beer's Antwort zur Vertheidigung seiner Handgriffe, die Staarlinse sammt der Kapsel auszuziehen. Ibid., B. 4, *St.* 1, *N.* 2. 1802.

Prolegomena zur Syphilidoklinik; eine nœthige Beylage zu dessen grosserem Werke. Vienne, 1803, in-8.

Ueber die Krankheiten des Thrænenorgans. Mit Kupfertafeln. Vienne, 1803, in-8.

Lehrbuch von der Methode, Arzneyformeln zu verfassen, zum Gebrauche seiner Vorselungen, nach Gaub. Vienne, 1808, in-8. Ibid 1811. in-8.

Ueber die speculative Tendenz der Erfahrnen; in Schelling's Jahrbüchern der Medicin als Wissenschaft. B. 1. *H.* 1, *N.* 3. 1805.

Handschriftlichen hinterlassenes Lehrbuch der Materia medica. revidirt und zum Druck befœrdert von Wilh. Jos. Schmitt. Vienne, 1811, in-8.

Vorlesungen über die Syphilitischen Krankheit und ihre Gestalten, abgedruckt nach dem Manuscripte des Verfassers. Vienne, 1812 (1811) in-8.

Prolegomena zu der allgemeinen Therapie und Materia medica. Abgedruckt nach dem Manuscripte des Verfassers. Vienne, 1812, in-8.

(*Schmidt's Selbstbiographie in Medicinisch-Chirurgische.* — Zeitung. — Meusel.)

SCHMITT (Joseph-Guil.), accoucheur distingué, naquit à Larch, dans le comté de Nassau, le 10 août 1760. Il commença ses études médicales à Wurtzbourg, et les continua depuis 1783 à Vienne, où il eut quelque temps pour maître Stoll. Après avoir servi assez long-temps comme médecin militaire, il se consacra à l'enseignement et devint professeur d'accouchemens et de médecine légale à la Faculté de Vienne. Il est mort le 3 juin 1827, ayant publié des ouvrages peu nombreux, mais fort estimés.

Preisfrage, welche ist die sicherste und beste Methode, Schusswunden (vulnera sclopetaria) zu heilen? Beantwortet. Vienne, 1788, in-4.

Geburtshülfliche Fragmente. Mit einem Kupfer. Vienne, 1804, in-8.

Geschichte einer wahren Pulsadergeschwulst des Schenkels, welche in eine falsche übergieng, und ohne Operation geheilt wurde ; in den Beobachtungen der med. chirurg. Josephs-Akademie zu Vien, B. 1 Nr. 2 (1801).

Drey Wahrnehmungen von Schwangerschaften ausserhalb der Gebarmutter. Ibid *N.* 6.

Ueber diejenigen Krankheiten der Harnblase, denen vorzüglich Manner in höhern Alter ausgesetzt sind. Vienne, 1806, in-8.

Neue Versuche und Erfahrungen über die Ploucquetsche und hydrostatische Lungenprobe. Vienne, 1806, in-8.

Beleuchtung einiger, auf die gerichtliche Beurtheilung der Kopfverletzungen neugebohrner Kinder sich beziehende Fragepunkte durch zwey belehrende Geburtsfælle. (Aus den Denkschriften der phys. medicin. Societæt zu Erlangen besonders abgedruckt.) Nuremberg, 1813. 4°. *m.* 1 *Kpf.*

Warnung gegen des Geb. Leibärztes Faust guten Rath an Frauen über das Gebæhren. Vienne, 1814, in-8.

Ueber obstetricische Kunst und Künsteley. Francfort-sur-le-Mein, 1816, in-8.

Sammlung zweifelhafter Schwangerschaftsfælle, nebst einer kritischen Einleitung über die Methode des Untersuchens, zum Gebrauch für angehende Geburtshelfer. Vienne, 1818, in-8.

Gesammelte obstetricische Schriften mit Zusætzen und einem Anhange über den herrschenden Lehrbegriff von Einsackung des Mutterkuchens. Vienne, 1819, in-8.

Bemerkungen und Erfahrungen über die Zurückbeugung der Gebærmutter der Nichtschwangeren, nebst einigen Bemerkungen über die Vorbeugung. Vienne, 1821, in-8.

Ueber das Zurücklassen des Mutterkuchens (Aus Elias v. Siebold's Journal für Geburtshülfe, 3ten Bd. 3ten St. besonders abgedruckt). Francfort-sur-Mein, 1822, in-8.

Ein fæculenter Scheidefluss von problematischer Abkunft ; in Harless rheinischen Jahrbüchern für Medic. und Chirurg. Bd. 5. St. 1. (1822.) *N.* 5.

SCHMIDTMUELLER (Johann Anton), né le 28 novembre 1776, fut reçu docteur en médecine, à Erlang, en 1801 ; il pratiqua l'art de guérir dans cette ville, et y fit des cours particuliers de médecine. Il devint, en 1805, professeur ordinaire d'accouchement et de médecine légale à l'université de Landshut, et fut conseiller à la cour de Bavière. Il mourut le 7 mai 1809.

Einleitung in die Akologie oder Wundarzneimittellehre, von Dr. F. E. Küster, aus dem Lateinischen uebersetzt. Leipzig, 1801, in-8.

Gottfried Fleischmann's Geschichte der Rindviehpest, und der Heilung derselben ; nebst einem Verzeichnisse der vorzuglichsten Schriften über diese

Krankheit; für Aerzte, Prediger und Landwirthe; aus dem Lateinischen uebersetzt. Nuremberg, 1801, in-8.

Diss. inaug. de lymphâ. Erlangue, 1801, in-8.

Conspectus politiæ obstetriciæ. Diss. pro facultate docendi. Erlangue, 1801, in-8.

Taschenbuch für die phisische Erziehung der Kinder, zunächst der Säuglinge; für das Jahr 1802. Fürth, 1802.

Taschenbuch, etc. Von ersten bis zum siebenten Lebensjahr; für das J. 1803. Ibid. 1803. — Ces deux ouvrages réunis sous ce titre:

Behandlung der Kinder in den esten Lebensjahren. Ibid. 1804.

Was ist die Wärme in den Organismus? In einer Vorlesung beantwortet. Landshut, 1804, in-8.

Handbuch der Staatsarzneykunde zu Vorlesungen und zum Gebrauche für Bezirksærzte Polizey und Justitsbeamte. Ibid. 1804, in-8.

Ueber die Ausführungsgänge der Schildrüse; ein Schreiben an Hrrn. Hofrath Sam. Thom. Sömmerring. Mit einem Kupfer. Ibid. 1804, in-8.

Beytræge zur Vervollkomnung der Staatsarzneikunde; eine Beylage zum Handbuche der Staatsarzneykunde. Ibid. 1806, in-8.

Jahrbuch der Geburtshülfe, oder kritische Uebersicht der Litteratur und des Standes der Geburtshülfe von Ostern 1802 *bis Ostern* 1806. Erlangue, 1807, in-8. Et sous le titre de, *Der Stand der Geburtshülfe in den neuesten Zeit; kritischbeleuchtet.*

Handbuch der medicinischen Geburtshülfe zur Grundlage bey akademischen Vorlesungen und zum Gebrauche fur angehende praktische Aerzte, 1*ster Theil.* Francfort-sur-le-Mein, 1809, in-8. 2*ter Theil,* 1812, in-8. Aussi sous ce titre: *Die Krankheiten der Schwangeren, Kreissenden, Wöchnerinnen, Neugebohrnen, und ihre medicinische Behandlung.*

Einige pyrometrische Versuche; in Gilbert's Annalen für Physik. Jahrg. 1803. *B.* 14. *St.* 3, *S.* 326 *u. ff.*

Ueber die Enthauptung, und das Bewustsein nach derselben. In Med. chir. Zeitung, 1803, t. IV, p. 221.

Einiges ueber die Zweckmæssigkeit und Zweckwidrigkeit der gewohnlichsten Lagen und Haltungen der Kreissenden; in E. v. Siebold's Lucina B. 2 *St.* 1. *S.* 8-40 (1804). *Nachtrag dazu;* ibid. *B.* 3. *St.* 2. *N.* 4. (1806).

Etwas ueber die Entstehung der Muttermæhler; ibid. *B.* 2. *St.* 3. *S.* 46-73 (1804).

Geschichte einer wegen eines Hindernisses in der Scheide sehr schweren Geburt und ihrer Folgen; ibid. *B.* 3, *St.* 1. *S.* 49. *u. ff.* (1805),

Was hat sich die Geburtshülfe von der bisherigen naturphilosophischen Bearbeitung der Medicin ueberhaupt, und ihrer einzelnen Theile in besondere zu versprechen? Ibid. *B.* 4. *St.* 1. *S.* 1. *u. ff.* (1807).

Geschichte einer Enthirnung; ibid. *N.* 9.

Beschreibung und Abbildung missgebildeter Zwillinge und ihrer Placenta, nebst einigen Bemerkungen; ibid. *St.* 2. *N.* 3.

Ueber die Wirkung der Lungenprobe; in Horn's Archiv fur medicinische Erfahrung B. 8. *H.* 1. *S.* 125 *u. ff.* (1805).

Medicinische Adversaria; ibid. *B.* 9. *H.* 2. *S.* 258 *u. ff.* (1806).

Merkwürdige Krankheitgeschichte eines Kindes, Leichnæffnung und

Bemerkungen; in Horn's Neuem Archiv B.5.H. 1 (1807).

Beytrag zur Organisirung des Medicinalwesens in Deutschland ueberhaupt; in einigen aphoristischen Bemerkungen zu der Instruktion für die angestellten und besoldeten Aerzte im Fürstenthum Bamberg; in Augustin's Archiv der Staatsarzneykunde B. 3. St. 1. u. 2. S. 89 u. ff. (1806).

Biographische Skizze Schmidtmüller's; in Horn's Archiv. und daraus in der Salzburg. medicin. chirurg. Zeitung 1810, *N. 40, S.* 228-240.

Geschichte einer Zerreissung der Speiseræhre und des Magens; in den Abhandlungen der Erl. Societ. Bd. 1. (1810).

(Med. chir. Zeitung. — Mensel.)

SCHMUCK (Edmond Joseph), jeune homme de grande espérance, mort à la fleur de l'âge, était né à Heidelberg en 1771 : il fit ses études dans sa ville natale, et y fut reçu maître en philosophie et docteur en médecine en 1791. Il passa en Italie en 1792 et séjourna quelque temps à Pavie. Il revint la même année à Heidelberg, et mourut le 21 décembre 1793.

Diss. inaug. de electricitate corporum organicorum. Heidelberg, 1791, in-4.

Beytræge zur næhern Kenntniss der thierischen Electricitæt. Manheim, 1792, in-8.

Riflessioni sopra alcuni punti della Teoria di Brown. Milan, 1793, in-8.

Observationes medicæ de vasorum sanguiferorum inflammatione. Heidelberg, 1793, in-8.

(Med. chir. Zeitung. — Mensel.)

SCHMUCKER (Jean Lebrecht), l'un des chirurgiens militaires prussiens les plus distingués du dernier siècle, naquit en 1712. Il fut envoyé à Paris, en qualité de chirurgien pensionné du roi Frédéric II, et eut principalement pour maître, dans cette ville, le célèbre Le Dran. A son retour en Prusse, il fut d'abord chirurgien du premier régiment de la garde, et devint plus tard premier chirurgien général de l'armée. Il mourut à Berlin le 5 mars 1786. Parmi les nombreuses et intéressantes observations de chirurgie dont on lui doit la publication, on remarque celles relatives aux plaies de tête, que Schmucker traitait avec beaucoup de succès par les affusions froides. Il employait fréquemment le même moyen dans les plaies d'armes à feu, et partageait presque les répugnances de Bilguer pour l'amputation des membres.

Chirurgische Wahrnehmungen. 1ster Theil : Von der Verletzungen und Krankheiten des Haupts. Berlin et Stettin, 1774. — *2ter Theil : Von den Verwandungen und Krankheiten der Brust, des Unterleibes und der uebrigen Gliedmassen.* Berlin, 1774, in-8. 2*te Auflage dieses Theils.* Berlin, 1789, in-8.

Vermischte chirurgische Schriften, herausgegeben u. s. w. 1ter Band, Mit Kupfern. Berlin, 1776. 2*te Auflage.* Berlin, 1785. — 2*ter Band. Mit einem Kupferstiche.* Berlin, 1779. 2*te Auflage.* Berlin, 1786. 3*ter Band.* Berlin et Stettin, 1782, in-8.

(Richter. — Meusel.)

SCHNEIDER (Conrad Victor), anatomiste et médecin célèbre du dix-septième siècle, était de Bitterfeld, dans la Misnie. Il fut médecin de l'électeur de Saxe, et professeur à l'université de Wittemberg. Schneider mourut le 10 août 1680, à l'âge de soixante-dix ans. Voici comment Sprengel a apprécié ses travaux et leur influence.

Il fut conduit, dit cet historien, à étudier la structure de la membrane qui tapisse l'intérieur du nez, et à discuter l'opinion avancée par les anciens, mais déjà réfutée par quelques anatomistes du seizième siècle, qu'il existe entre les ventricules du cerveau et les fosses nasales une communication, dont on s'était généralement servi jusque alors pour expliquer le coryza. Schneider commença en 1660 la publication de sept gros volumes consacrés à l'exposition de la texture des parties affectées dans cette maladie. Beaucoup de personnes ont été effrayées de la lecture d'un pareil ouvrage, fatigant en effet par sa prolixité et les continuelles divagations de l'auteur; mais j'avoue que peu de livres du dix-septième siècle le surpassent en clarté et en érudition, et qu'on le lira toujours avec fruit et satisfaction.

Suivant Schneider, le mucus nasal, dans l'état de santé ou de maladie, n'est sécrété que par les artères de la membrane qui tapisse les parties internes de la bouche et du nez, membrane dont il a le premier fait connaître la véritable texture, et qui, par conséquent, porte à juste titre son nom.

Il ajouta encore de nombreuses glandes muqueuses à ces vaisseaux, et même remarqua chez les animaux des conduits qui se portaient de ces glandes dans la cavité du nez. Il indiqua en outre une troisième source de l'humeur nasale, savoir, les conduits lacrymaux qui se dirigent des points du même nom vers le nez par le sac lacrymal : aussi Bartholin soutint-il avec raison que les sternutatoires sont utiles dans les maladies des yeux.

Schneider examina la nature des mucosités nasales, et trouva qu'elles sont composées de sérum et de lymphe épaissie, origine dont il donna l'explication, d'après l'anatomie comparée. Il démontra jusqu'à l'évidence, et par la description fidèle des os, que la lame criblée de l'ethmoïde n'offre de trous que dans l'état de siccité, mais que pendant la vie elle est si intimement tapissée par la membrane muqueuse, qu'il est impossible à l'air de passer du nez dans le cerveau, ni aux humeurs de descendre de celui-ci dans celui-là. Les trous de cette lame ne servent qu'au passage des vaisseaux et des nerfs.

Schneider réfuta également les trous du sphénoïde, décrivit la selle turcique et la glande pituitaire qui n'envoie, pas plus que l'entonnoir, un fluide quelconque dans la cavité du nez ou de la bouche. Il ne peut même s'accumuler de pituite en cet endroit, parce que les plexus choroïdes qui sont voisins en souffriraient beaucoup. L'ancienne opinion que dans le coryza les mucosités se rassemblent au milieu des ventricules du cerveau, et s'échappent de cette cavité par l'entonnoir, est tout à fait destituée de fondement; car on ne peut considérer comme une humeur excrémentitielle la vapeur ténue que les vaisseaux exhalent dans les ventricules du cerveau, qui d'ailleurs n'ont aucune communication avec les fosses nasales. La plus forte preuve que le cerveau ne souffre pas dans le coryza, lui paraît être, qu'ayant disséqué des chevaux morveux, il ne put découvrir la plus petite altération organique du viscère encéphalique.

Dissertatio de liene. Wittemberg, 1641, in-4.

Dissertatio de fluore alvi colliquativo. Wittemberg, 1642, in-4.

Dissertatio de corde. Wittemberg. 1642, in-12.

Dissertationes II de capite. Wittemberg, 1643, in-12.

Dissertationes anatomicæ de partibus, quas vocant, principalioribus, corde, capite, hepate, cum observationibus ad anatomiam, necnon ad artem medendi pertinentibus. Wittemberg, 1643, in-8.

Oratio de æquitate et justitiâ naturæ. Wittemberg, 1646, in-4.

Oratio de bellis naturæ. Wittemberg, 1646, in-fol.

Dissertatio de pleuritide. Wittemberg, 1748, in-4.

Dissertatio de naturâ rectè curandi phthisicos. Wittemberg, 1648, in-4.

Dissertatio de hydrope. Wittemberg, 1649, in-4.

Dissertatio de ossibus in genere. Wittemberg, 1649, in-12.

Diss. de naturâ ossis frontis et ejus vulneribus et vitiis. Wittemberg, 1650, in-12.

Diss. de osse occipitis ejusdem vitiis et vulneribus. Wittemberg, 1653, in-12.

Diss. de ossibus sincipitis. Wittemberg, 1653, in-12.

Diss. de ischiade. Wittemberg, 1653, in-4.

Diss. de ossibus temporum. Wittemberg, 1653, in-12.

Diss. de osse cribriformi, et sensu ac organo odoratûs et morbis ad utrumque spectantibus. Wittemberg, 1655, in-12.

Diss. de lacrymis. Wittemberg, 1656, in-4.

De catarrhis libri VI. Wittemberg, 1660-1662, in-4.

Diss. de phthisi. Wittemberg, 1660; in-4.

Diss. de peripneumoniâ. Wittemberg, 1660, in-4.

Diss. de apoplexiâ. Wittemberg, 1662, in-4.

Diss. de arthritide. Wittemberg, 1662, in-4.

Diss. de hydrope. Wittemberg, 1663, in-4.

Diss. de morbo comitiali. Wittemberg, 1664, in-4.

Diss. de ictero flavo. Wittemberg, 1664, in-4.

De catarrhis liber specialissimus, quo juxtà Hippocratem libro de glanduiis et de locis in homine, septem catarrhi, ut catarrhus oculorum, aurium, narium, pulmonis, stomachi, medullæ spinalis, sanguinis, etc. Wittemberg, 1664, in-4.

Liber de arthritide, podagrâ, chiragrâ, atque de horum morborum curatione, denique anacephalæosis quâ affectu catarrhorum cephalicorum repetita magis perspicuæ facultatis concincitur. Wittemberg. 1664, in-4.

Diss. de inflammatione diaphragmatis s. de paraphrenitide. Wittemberg, 1665, in-4.

Diss. de anginâ. Wittemberg, 1666, in-4.

Diss. de epilepsiâ. Wittemberg, 1667, in-4.

Diss. de erysipelate s. rosâ. Wittemberg, 1668, in-4.

Diss. de cachexiâ. Wittemberg, 1669, in-4.

Liber de morbis capitis, cephalæis, soporosis, atque de eorum curatione. Wittemberg. 1669, in-4.

Diss. de epilepsiâ. Wittemberg, 1670, in-4.

Diss. de appetitu gravidarum. Wittemberg, 1670, in-4.

Diss. de paralysi. Wittemberg; 1670, in-4.

Liber de novâ gravissimorum morborum curatione. Francfort, 1672, in-4.

Diss. de lapide bezoar. Wittemberg, 1673, in-4.

Diss. de spasmo cordis. Wittemberg, 1675, in-4.

Diss. de spasmorum subjecto. Wittemberg, 1675, in-4.

Diss. de apoplexiâ. Wittemberg, 1676, in-4.

Diss. de spasmis. Wittemberg, 1676, in-4.

Diss. de spasmorum causis et arthritide. Wittemberg, 1677, in-4.

Diss. de spasmorum naturâ. Wittemberg, 1678, in-4.

Liber de spasmorum naturâ, subjecto, necnon de causis earum motionum spasticarum, quæ aliquando in recens defunctis et in occisis corporibus, maximè militum, deprehenduntur. Wittemberg, 1678, in-4.

Diss. de sanguine ut de parte corporis principe ac tanquam de causâ et sede morborum, tandemque de rite illos curandi modo. Wittemberg, 1676, in-4.

Diss. de peripneumoniâ. Wittemberg, 1677, in-4.

Diss. de spasmi subjecto vero. Wittemberg, 1679, in-4.

Diss. de spasmo cordis. Wittemberg, 1679, in-4.

Diss. de peste, morborum principe. Wittemberg, 1680, in-4.

Diss. de melancholiâ seu delirio tristi. Wittemberg, 1680, in-4.

(Manget. — Haller. — Sprengel)

SCHNEIDER (Lebrecht Ehregott), habile chirurgien, né à Zschopau le 16 janvier 1731, pratiqua son art à Mitweyda, en Saxe, et vivait encore au commencement du dix-neuvième siècle. Les biographes ne nous apprennent point la date de sa mort. Il a publié, en douze fascicules, un recueil d'observations de chirurgie, parmi lesquelles il s'en trouve un grand nombre de très intéressantes, et qui n'ont que le défaut d'être écrites d'un style fort diffus. On admire la candeur avec laquelle il fait l'aveu de quelques fautes assez graves qu'il a commises. On trouve de lui un certain nombre d'observations dans la bibliothèque chirurgicale de Richter.

Chirurgische Geschichte mit theoretischen und praktischen Anmerkungen. 12 Theile. Chemnitz, 1762-1788, in-8.

Einige praktische Aufsætze; in Weitzens Auszügen aus chirurgischen Dissertationen.

SCHNURRER (Frédéric), médecin qui s'est fait un nom honorable dans l'étude des maladies épidémiques, était né à Tubingue le 6 juin 1784. Il fit ses études médicales dans sa ville natale, et fut reçu docteur en 1805. Il devint conseiller et premier médecin de la cour de Nassau, et mourut le 9 avril 1833. Un seul de ses ouvrages a été traduit en français; les autres auraient mérité le même honneur.

Diss. inaug. observata de materiarum oxydatarum quarumdam in germinationem efficientiâ, pro diversâ seminum rerumque externarum indole, variâ. Tubingue, 1805, in-4.

Materialen zu einer Naturlehre der Epidemien und Contagionen. Tubingue, 1810, in-8. Trad. en français par Gasc et Breslau. Paris, 181 , in-8.

Chronik des Seuchen, in Verbindung mit den gleichzeitigen Erscheinungen in der physichen Velt und in der Geschichte des Menschen. Tubingue, 1823-1824, in-8. 2 vol.

Allgemeine Krankheitslehre, gegründet auf die Erfahrung und auf die Fortschritte des 19 Jahrhundert. Tubingue, 1831, in-8.

Die cholera morbus ihre Verbreitung, ihre Zufælle die versuchten Heil. Methoden ihre Eigenthümlichkeiten und die im Grossen dagegen anzuwendenden Mittel, 2te Auflage. Stuttgardt, 1831, in-4, et carte.

Charte der Krankheiten, über deren geographischen Ausbreitung, etc. Munich, 1831.

Geographische Nosologie, oder die

Lehre von der Veränderungen der Krankheiten in der verschiedenen Gegenden der Erde, in Verbindung mit physischer Geographie und Naturgeschichte des Menschen. Stuttgard 1813, in-8.

SCHOBELT (Christophe-Henri), né en 1741, exerça l'art de guérir à Strasbourg, dans l'Uckermark, et mourut le 17 février 1807. Parmi les opuscules qu'il a publiés, les plus intéressans sont ceux dans lesquels il a donné la description de deux épidémies qu'il avait observées.

Betrachtungen über die Kur venerischer Krankheiten. Magdebourg, 1771, in-8.

Beschreibung der Epidemie in der Almark im Jahr 1772. Berlin, 1773, in-8.

Tractatio de hemicraniâ. Berlin, 1776, in-8.

Noten mit Text über die Erziehung des Menschengeschlechts von Lessing. Stendal, 1780, in-8.

Ein Paar Worte ueber die Faulfieber, zu Aerzten und Nichtræzten gesprochen. Berlin, 1791, in-8, 2te *Ausgabe.* Berlin, 1796, in-8.

Freyer Auszug aus der Lebensgeschichte der donna Olympia; in der Neuen Mannigfaltigkeiten Jahrg. 4 *S.* 469 *u. ff.*

Kurze Beytræge zur Geschichte der verstellten Krankheiten; in Pyls Repertorium für die Arzneiwiss. B. 2, *St.* 2. 1791.

Ueber den Anfang eines Jahrhunderts; in den Denkwürd. der Mark Brandenburg, 1799. *Jun. S.* 729-735.

Unschuld der Kartoffeln in Erzeugung des Wansinns. Brandebourg, 1800. *Jan. S.* 104-114.

SCHOBINGER (David-Christophe), né à Saint-Gall, en 1726, fut reçu docteur en médecine à Gottingue en 1748. Il fut bibliothécaire à Saint-Gall, et mourut dans les dernières années du dix-huitième siècle. Il n'a écrit que deux opuscules, dont l'un, sur le tissu cellulaire, fut remarqué comme une des thèses intéressantes de l'époque.

Epistola de ortu bilis cysticæ et ejus ad vesiculam felleam itinere. Gottingue, 1747, in-4.

Diss. de telæ cellulosæ in fabricâ C. H. dignitate. 1744, in-4.

(Haller. — Mensel.)

SCHOENMETZEL (François Gabriel), né à Aichstadt le 22 août 1736, fit ses études à Manheim, puis à Montpellier, où il prit la maîtrise en 1751, à Paris, à Strasbourg et à Reims, où il fut reçu docteur en médecine en 1755. Après d'autres voyages encore, il rentra dans sa patrie, et fut nommé professeur extraordinaire de médecine à l'université d'Heidelberg en 1758. La même année il devint professeur ordinaire. Schoenmetzel mourut le 2 avril 1785. Il n'a écrit que des opuscules académiques.

Dissert. de hæmorrhagiis. Heidelberg, 1762, in-4.

Progr. quo usus forcipum in arte obstetriciâ disquiritur. Heidelberg, 1764, in-4.

Diss. regiminis gravidarum tentamen. Heidelberg, 1765, in-4.

Diss. de sectione anatomicâ in cadaveribus de autocheiriâ suspectis. Heidelberg, 1766, in-4.

Diss. tentamen historiæ facultatis medicæ Heidelbergensis. Heidelberg, 1769, in-4.

Progr. de necessitate laxantium in morbis exanthematicis. Heidelberg, 1769, in-4.

Diss. noxæ potûs infantilis calidi. Heidelberg, 1769, *in-4.*

Diss. de nocivo terreorum in morbis exanthematicis usu. Heidelberg, 1769, in-4.

Diss. collectaneorum ad historiam facultatis medicæ Heidelbergensis fasciculi duo. Heidelberg, 1772, in-4.

Diss. venæ sectio præservatoria. Heidelberg, 1774, in-4.

Diss. de hæmorrhagiis gravidarum ac puerperarum. Heidelberg, 1775, in-4.

Progr. de musculis psoa et iliaco suppuratis. Heidelberg, 1776, in-4.

Progr. adversaria medico-academica. Heidelberg, 1778, in-8.

Diss. de scarlatinâ in annis 1775 *et* 1776 *epidemicâ.* Heidelberg, 1779, in-4.

Progr. de antimonii et mercurii in facultate medicâ Heidelbergensi fatis. Heidelberg, 1780, in-4.

Progr. de partu natibus præviis absolvendo. Heidelberg, 1780, in-4.

Diss. de feminis, quibus lactatio non convenit. Heidelberg, 1780, in-4.

Diss. de dysenteriâ in annis 1779, 1780 *et* 1781 *epidemicâ.* Heidelberg, 1781, in-4.

Diss. constitutio epidemica Heidelbergensis a sept. 1781 *ad fin. jan.* 1782. Heidelberg, 1782, in-4.

(Nebel. — Meusel. — Dœring.)

SCHOEPF (Jean-David), né à Wensiedel le 8 mars 1752, fit ses études médicales à Hof, à Erlang, à Berlin et à Vienne. Il voyagea en Russie, en Italie et en Suisse, et prit, à son retour, le grade de docteur en médecine à Erlang, en 1776. Bientôt après il passa en Amérique, où il voyagea et séjourna environ sept années. Revenu à Londres, en 1784, il parcourut toute l'Angleterre, puis il vint en France, et rentra pour quelque temps en Allemagne; mais il en repartit pour voyager en Espagne, en Italie. Plus tard, il parcourut l'Allemagne et la Hollande. Schœpf mourut le 10 septembre 1800.

Diss. inaug. de medicamentorum mutatione in corpore humano, præcipue a fluidis. Erlang, 1776, in-4.

Von der Wirkung des Mohnsaftes in der Lustseuche; nebst einigen andern zur Naturlehre und Arzneygelahrheit gehörigen Beobachtungen, Nordamerika betreffend. Erlang, 1781, in-8.

Materia medica Americana, potissimum regni vegetabilis. Erlang, 1787, in-8.

Beytræge zur mineralogischen Kenntniss des œstlichen Theils von Nor-

damerika und seiner Gebürge. Erlang, 1787, in-8.

Reise durch einige der mittlern und südlichen vereinigten nordamerikanischen Staaten nach Ost-Florida und den Bahama-Inseln unternommen in den Jahren 1783 und 1784. 2 Theile. Erlang, 1788, in-8.

Historia testudinum, iconibus illustrata. Particula. I-V. Erlang, 1792-1795, in-4. Et en allemand sous ce titre: *Naturgeschichte der Scheldkroten. 5 Hefte.* Erlang, 1792-1795, in-4. *Mit 25 Kupfern, schwarz und illuminirt.*

Mémoires dans le recueil périodique: *Der Hessiche Arzt.*

Ueber Klima, Witterung, Lebensart, Krankheiten u. s. w. in Nordamerika; in Meusels histor. Litteratur. 1781. *St.* 7. *u.* 8.

Vier Briefe von dem gegenwærtigen Zustand in Nordamerika, aus dem Lande selbst im Jahr 1783, *in Schlœzers Staatsanzeigen H.* 25 (1785).

Einige Gedanken und ein Brief über den Fichtelberg; ibid.

Vom amerikanischen Frosche; im Naturforscher St. 18. *Der nordamerikanische Pertsch; der gemeine Hecht in Amerika; der nordamerikanische Haase;* ibid. *St.* 20 (1784).

Ueber einige Seewurme; Bemerkungen über einen Art Seeblasen; mineralogische Bemerkungen, über einen Theil der Schweitzergebürge; ibid. *St.* 21 (1785).

Ueber die Temperatur der Pflanzen; ibid. *St.* 23.

Beschreibung einiger nordamerikanischen Fische, vorzüglich aus den Neuyorkischen Gewassern: in den Schriften der Berlin. Gesellsch. Naturf. Fr. B. 8. *St.* 3 (1788).

Obs. circa electricitatis spontaneæ in corpore humano indicia; in Nov. Act. Acad. Nat. cur. t. VIII. p. 205 *sqq.*

Ueber den Einfluss des Medicinalwesens auf den Staat und über die Vernachlæssigung desselben in den meisten teutschen Staaten. Hof 1799, *in-8. et (Lang's) Neuesten Staatenkunde B.* 1. *H.* 3. *S.* 329-374 (1798).

Innere Wirkungen durch aussere Arzneyen; in Hufeland's Journal der prakt. Heilkunde. B. 5. *St.* 4 (1798).

SCHOSULAN (Jean-Michel), né à Waydofen le 28 avril 1743, fut reçu docteur en médecine à Vienne, en 1767; il se fixa dans cette capitale, et mourut le 26 janvier 1795.

Diss. inaug. de venis. Vienne, 1767, in-8.

Ant. Stoerkii præcepta medico-practica in usum chirurgicorum castrensium et ruralium ditionum Austriacarum, e linguâ germanicâ in latinam versa, t. I et II. Ibid. 1777, in-8. *Editio II, aucta.* Ibid., 1791, in-8.

Abhandlung von den Heilsamen Kræften Wirkung und Gebrauch des Mannersdorfen Bades. Ibid., 1783, in-8.

Abhandlung uber die Schædlichkeit des Einwickelns (Fatschens) der Kinder und die Schnurbrüste (Mieder). Ibid., 1785, in-8.

Gründlicher Unterricht für Landvolk; wie und auf was Weise Jedermann seinen ertrunkenen, erstickten, erfrornen, von Hitze verschmachteten, un vom Blitz berührten unglücklichen Nebenmenschen Hülfe leisten der Retter aber fur sein eigenes Leben sich sicher stellen soll. Vienne, 1786, in-8.

(Meusel.)

SCHOTTE (JEAN-PIERRE), né à Wolfhagen, dans la Hesse, le 29 mars 1744, commença ses études médicales à l'Université de Marbourg. Il passa ensuite en Hollande, où il séjourna quatre années; puis il vint à Paris, d'où il alla, au bout d'un an, en Portugal et en Espagne, pour revenir dans la capitale de France. De là il gagna Londres, où il prit, en 1769, du service comme chirurgien de marine, et fit un voyage au Sénégal. Il en revint au bout de quatre ans, rentra dans sa patrie, se fit recevoir docteur en médecine à Marbourg, en 1774. Il s'en retourna encore à Londres, et fit un nouveau voyage au Sénégal. Le mauvais état de sa santé l'obligea à rentrer une dernière fois dans son pays; il y mourut le 10 novembre 1785.

A treatise on the Synochus atrabiliosa, a contagious fever, which raged at Senegal in the year 1778, an proved fatal to the greatest part of the Europeans and to a number of the natives; to which is prefixed a Journal of the weather during the prevalence of that disease, with remarks on the country, formerly read at the royal society, and annexed to it a short reflexion on the gum trade of Senegal; and the importance of the place an that account: concluding with an argument concerning the bad consequences, which must attend the present mode of sending convicts to Africa for soldiers. Londres; 1782, in-8. En allemand, avec quelques notes de A. F. A. D. Stendal. 1786, in-8.

G. W. Stein's Abhandlung von dem wechselseitigen Nutzen und Schaden des Wendungsgeschæfts, je nach Beschaffenheit des Geburtsfælles aus dem Lateinischen; in Baldinger's Magazin fur Aerzte, St. 2. 1775. — *Desselben Abhandlung von dem Bau und den Vorzügen der Levretischen Zange; aus dem Lateinischen.* Ibid., *St.* 5. — *Desselben Abhandlung von dem Vorzüge der Zange zur Erhaltung des Lebens des Kindes in schwerer Geburt; aus dem Lateinischen.* Ibid., *St.* 5.

Journal of the weather at Senegambia, during the prevalence of a very fatal putrid disease, with remarks in the country. in philos. transact. vol. LXX, p. II for 1781. Art. 28.

Kurze Nachrichten über den Zustand von den dasigen Mohren- und Negerstæmmen, den Thieren und Pflanzen und andern merkwürdigen Dingen dieser Gegend; aus dem mündlichen Berichte des Hrn. D. Schott (e) Herausgegeben und mit Anmerkungen begleitet von Joh. Reinhold Forster u. s. w.; in seinen u. *Sprengel's Beytrægen zur Vœlker u. Lænderkunde Th. I, S.* 37-78 *u. S.* 264. 1781.

Von einem ungeheuren so genannten Fleischbruche, den Sch. bey einem Schwarzen auf der Insel Senegal beobachtet; in den Philos. Transact., t. *LXXIII, P. I. For* 1783.

(Strieder. — Meusel.)

SCHRADER (Hermann-Henri-Chretien), né à Osterode, le 10 octobre 1733, fit ses études médicales à Gottingue, de 1751 à 1755, et y fut reçu docteur en médecine. Il pratiqua ensuite l'art de guérir à Salzliebenhall, puis il fut appelé, en 1759, à professer les accouchemens au collége de Brunswick. En 1761, il fut médecin dans les troupes de Hesse; en 1763, il devint professeur ordinaire de médecine à Rinteln, et fut, depuis 1769, médecin pensionné de la garnison de cette ville et du canton. Il mourut le 21 décembre 1776.

Diss. inaug. de digestione animalium carnivororum. Gottingue, 1755, in-4.

Observationum rariorum ad rem medicam et obstetriciam spectantium fasciculus I. Wolfenbuttel, 1760, in-8.

Diss. de morbo nigro Hippocratis. Rinteln, 1764, in-4.

Diss. de liquore amnii. Rinteln, 1765, in-4.

De tussi in genere, et epidemiâ, quæ hoc anno sæviit. Rinteln, 1765, in-4.

Diss. de potu coffeæ. Rinteln, 1767, in-4.

Diss. de præclaro venæ sectionis usu in quibusdam febrium biliosarum putridarum, ac exanthematicarum speciebus. Rinteln, 1770, in-4.

Progr. de insitione variolarum. Rinteln, 1771, in-4.

Diss. de diætâ et regimine in variolis. Rinteln, 1772, in-4.

Von der quassia. Dans les *Rintelischen Anzeigen de* 1768, n. 44 et 45, et dans la *Cassel. polich. Zeitung* de 1769, n. 19, 20, 21, 22; ainsi que dans le *Berlin. Samml. zur Beförd. der Arzneywiss. B.* 2, *S.* 164 *u. ff.*

Nachricht von einigen giftigen, in der Grafschaft Schaumburg wildwachsenden Pflanzen; dans les *Rintel. Anz.* de 1768, n. 41, 42, 46, 47. — *Arzneykræfte des Bilsenkrauts.* Ibid. 1769, n. 6. *Anmerkung über das in dem Lippischen Intelligenzblatt*, n. 43, *von* 1768 *empfohlene einfachste Mittel, die Kinder für die Blattern sicher zu stellen.* Ibid., 1768, n. 92, et 1769, n. 20, 21, 22. — *Kurze Nachricht von der Krampfsucht oder Kriebel-Krankheit.* Ibid., 1770, n. 45.

(Strieder. — Meusel.)

SCHRAUD (François), maître en philosophie et docteur en médecine, fut d'abord médecin pensionné à Segedin, puis il devint professeur de médecine, d'hygiène publique et de médecine légale, à l'Université de Pest, conseiller de l'empire et médecin directeur des épidémies. Il mourut à Eisenstadt le 18 mars 1806. Ses écrits annoncent un bon observateur et un homme instruit et judicieux.

Abhandlung von der Verbindung der Lustseuche mit dem Scharbocke, und dessen Heilungsart. Vienne, 1791, in-8.

De febribus tentamina duo. Vienne, 1791, in 8.

Beobachtungen aus der Arzneykunde. Vienne, 1792, in-8.

Primæ lineæ studii medici, quas auditorum suorum commodo duxit. Bude et Pest, 1795, in-8.

Aphorismi de politiâ medicâ, auditorum commodo concinnati. Pest, 1795, in-8.

De forensibus judicum et medicorum relationibus. Pest, 1797, in-8.

De febribus periodum habentibus observationes novæ. Vienne, 1797, in-8.

Tentamina quædam de curando morbo scrofuloso. In Eyerels medicin. Chronik. B. 2, H. 3. 1793.

Geschichte der Pest in Syrmien in den Jahren 1795 und 1796; nebst einem Anhange, welcher die Geschichte der Pest in Ostgalizien, Vorschriften der Pestpolizey, und Ideen uber die Ausrottung einiger ansteckenden Krankheiten enthælt. 1ster Theil. Pest, 1801 (*eigentl.* 1800), in-8.

Historia pestis Syrmiensis anno 1795-1796. Bude, 1802, in-4. 2 vol. fig.

Nachrichten vom Scharbock in Ungarn im Jahr 1802, *nebst Vorschriften der med. Polizey für nicht ansteckende Wolks-Krankheiten.* Vienne, 1805, in-8.

C'est Schraud qui a publié le Traité des hémorrhoïdes de Trnka de Krzowitz.

De eo, quod est in morbis epidemicum, dum protomedici hungari munus capesseret, disserit, etc. Pest, 1802, in-4.

Vorschriften der inlændischen Polizey gegen die Pest und das gelbe Fieber; aufgestellt u. s. w. Mit zwey Tabellen. Vienne, 1805, in-8.

Elementa medicinæ forensis. Pest, 1802, in-8.

SCHREGER (Bernard Nathaniel Théophile), professeur public ordinaire de médecine et de chirurgie à l'Université d'Erlang (depuis 1797), conseiller de la cour de Prusse (depuis 1804), et ensuite à celle de Bavière, directeur d'une clinique chirurgicale fondée par lui-même, et de la section chirurgicale de l'hôpital de l'Université, membre de plusieurs sociétés savantes, était né le 4 juin 1766 à Zeits. Après avoir reçu une excellente éducation dans la maison de son père, qui était recteur supérieur de l'école de Zeits, il alla étudier la médecine à l'Université de Leipzig en 1783; il s'y fit remarquer de très bonne heure par la publication d'opuscules pleins de science et d'intérêt, et fut reçu docteur en médecine en 1791. Deux ans après il fut appelé à occuper à Aldorf la chaire d'anatomie, de chirurgie et d'accouchement. Il se distingua bientôt comme praticien dans la pratique de ces deux dernières branches de l'art de guérir. On fit des efforts pour l'appeler et le fixer à l'Université de Greifswald. Il préféra celle d'Erlang, où il se rendit en

1797. Ce fut là qu'il passa sa vie, honoré comme excellent professeur et recherché comme habile praticien. Schreger mourut le 8 octobre 1825. On estime tous ses ouvrages; mais le plus important est son Traité des opérations chirurgicales.

Pelvis animantium brutorum cum humana comparatio. Spec. 1. Leipzig, 1787, in-4.

P. J. B. Previnaire's, Arztes zu Brüssel, Abhandlung über die Mittel welche die Arzneykunde und Polizey anwenden kœnnen, um dem gefæhrlichen Folgen allzufrüher Beerdigungen zuvorzukommen; eine von der Akademie der Wissenschaften zu Brüssel gekrœnte Preisschrift; aus dem Franz. übersetzt und mit einigen Anmerkungen und einem Kupfer vermehrt. Leipzig, 1790, in-8.

Diss. de irritabilitate vasorum lymphaticorum. Leipzig, 1790, in-4.

Fragmenta anatomica et physiologica. Fasciculus I. Leipzig, 1791, in-4. *Cum tab. æn.*

Diss. inaug. de corticis fraxini excelsioris naturâ et viribus medicis. Leipzig, 1791, in-4.

Der in allen Seuchen und Krankheiten des Haus-und Hofviehes unterrichtende und selbst heilende Thierarzt; eine nützliche Schrift für den Bürger und Landmann. 1ster Band. (in 3 Lieferungen) Zeits et Neumbourg. 1793-4, in-8.

Theoretische und Praktische Beytræge zur Kultur der Saugaderlehre. 1ster Band. Mit 2 Kupfertafeln. Leipzig, 1793, in-8.

William Cullens Klinische Vorlesungen über die Nerven-Krankheiten; aus dem Englischen. Leipzig, 1794, in-8.

Kritisches Dispensatorium der geheimen specifischen und universellen Heilmittel, die nach ihren Erfindern, ihren Wirkungen, oder nach den Krankheiten, in denen sie empfohlen worden, benannt werden. Leipzig, 1795, (*eigentl.* 1794) in-8.

Handbuch der populæren Thierheilkunde für ausgeklærte OEkonomen. 1ster Theil: Die Krankheiten des Hornviehes und der Pferde. Altorf et Nuremberg, 1797, in-8.

Progr. de fasciis capitis. Erlangue, 1798, in-8.

Bemerkungen über die sogenannten Igelskælber; in Riems. neuen Samml. vermischter ökon. Schriften. Th. 5. 1794.

Die Werkzeuge der ælteren und neueren Entbindungskunst. 1ster Theil. Erlangue, 1799, in-fol. *Mit* 3 *Kupfertafeln.*

De functione placentæ uterinæ; ad virum illustrem Sam. Thom. Sœmmerring epistola. Erlangue, 1799, in-8.

Annalen der neuesten Englischen und Franzœsischen Chirurgie und Geburtshülfe. 1sten Bandes, 1stes u., 2tes Stück. Erlangue, 1799. *3tes Stück.* Erlangue, 1800, in-8. Publié avec Harles.

Vorrede zu Juville's Abhandlung über die Bruchbænder und andere bey Gebærmuttersenkungen, Aftervorfællen, künstlichen Aftern und Unenthaltsamkeit des Harns anwendbaren Verbænden. Nuremberg, 1800, in-8.

Rechtfertigung seines Aerztlichen Verfahrens in der Krankheit des Gra-

fen von Gronsfeld. Erlang, 1801, in-8.

Auswahl zerstreuter kleiner Schriften medicinischen und chirurgischen Inhalts aus dem lateinischen übersetzt, mit eigenen Beobachtungen versehen und herausgegeben, etc. Mit 2 Kupf. Leipzig, 1801, in-8.

Deschamps Beobachtungen und Bemerkungen über die Unterbindung der verwundeten Schlagadern, und die Schlagadergeschwulst in der Kniekehle; aus dem Franzœsischen. Mit Kupf. Furth, 1803, in-8.

Grundriss der Chirurgischen Technik. Furth, 1803, in-8.

S. T. Sœmmerring. Icones oculi humani, cum fig. æn. Francfort-sur-le-Mein, 1804, in-fol. (Trad. de l'allemand. 2ᵉ édit. Nuremberg, 1810, in-8.

Grundriss der chirurgischen Operationen. Francfort-sur-le-Mein, 1806, in-8. 3ᵉ édition, Nuremberg. 1825, in-8. 2 vol.

Journal der auslændischen medicinischen Literatur. Berlin, 1802-3, in-8. — Avec Hufeland et Harles.

Ueber Erkenntniss und Behandlung der mit Hernien complicirten Hydrocelen; in Horns Neuem Archiv für medic. Erfahrung B. 9, H. 1, N. 1. 1809.

Versuch eines næchtlichen Streckapparats für Rückgratgekrümmte. Erlangue, 1810, in-4. *m. 2 Kpft.*

Uebersicht der geburtshülflichen Werkzeuge und Apparate. Ein Seitenstück zu Arnemann's Uebersicht der chirurgischen Werkzeuge. Erlangue, 1810, in-8.

Plan einer chirurgischen Verbandlehre und über der Verband der Wunden am Schedel. Erlangue, 1810, in-4. *m. 2 Kpft.*

Chirurgische Versuche. 1ster Band. Nuremberg, 1811, in-8. *M. 2 Kpft. 2ter Band.* 1818. *M. 1 Kpft.*

Pr. Beobachtungen und Bemerkungen über die beweglichen Concremente in den Gelenken und ihre Exstirpation. Erlangue, 1815, in-4.

Annalen des chirurgischen Klinikums auf der Universitæt Erlang. 1ster Jahrgang. Erlangue, 1817, in-8.

Antonio de Gimbernat neue Methode, den Schenkelbruch zu operiren. Aus dem Spanischen, mit einem Nachtrage über die Operation des Schenkelbruch. Nuremberg, 1817, in-8. *M. 2 Kpft.*

Handbuch der chirurgischen Verbandlehre. 1ster Thl. Erlangue, 1820, in-8. *Mit 3 Kpft. und dem Bildniss des Verfassers. 2ter Theil, 1ster Abtheil.* 1822. *M. 3 Kpft. 2te Abtheil.* 182 .

Diagnostici chirurg. primæ lineæ resp. Blumlein. Erlang, 1818, in-4.

De Bursis mucosis subcutaneis. accedunt tabulæ XII lithogr. Erlang, 1825, in-fol.

(*Med. chir. Zeitung.* — Meusel.)

SCHREIBER (Jean-Frédéric), l'un des derniers iatro-mathématiciens en date, et l'un des premiers en mérite, naquit à Kœnisberg, le 26 mai 1705. Il commença ses études médicales dans l'Université de cette ville en 1721; il en partit en 1726, pour aller successivement à Francfort-sur-l'Oder, à Leipzig et à Leyde. Il fut reçu docteur en médecine dans la dernière de ces Universités, en

1728. Après avoir pratiqué quelques années l'art de guérir en Hollande, il alla à Marbourg, pour y entendre les leçons de philosophie de Wolf, et il obtint l'amitié de ce célèbre professeur. En partant de là, il se rendit à Leipzig, où il fit longtemps, et avec beaucoup de succès, des cours de mathématiques et de philosophie. En 1731, il entra dans l'armée russe, en qualité de médecin de l'état-major, et de là il alla a Moscou, puis à Saint-Pétersbourg, où il fut admis dans l'Académie des sciences, comme professeur hororaire. En 1734, étant dans les provinces du Rhin, comme medecin supérieur du camp de l'armée russe, il refusa une chaire de médecine qui lui fut offerte à Gottingue, et obtint en conséquence de l'avancement et des avantages considérables dans l'armée. Il fit la guerre de Turquie, après laquelle il obtint le titre de médecin pensionné de la ville de Moscou. En 1742, il fut nommé professeur d'anatomie et de chirurgie à Saint-Pétersbourg, et, en 1757, médecin conseiller de l'impératrice. Schreiber mourut le 28 janvier 1760.

Litteræ ad Sam. Chrph. Holmann, philos. prof. apud Vitembergenses scriptæ, ubi objectiones, quas viri Cl commentatio in harmoniæ præstabilitatæ systema Leibnitianum exhibet, philosophicè solvuntur. Amsterdam, 1727, in-4.

Diss. inaug. med. de fletu. Leyde, 1728, in-4.

Jacobi Douglas descriptio comparata musculorum corporis humani et quadrupedis; accedit historia musculorum fœminæ singularium, ex anglico latine versa. Amsterdam, 1729, in-8.

Diss. meditationes philosophico-medicæ de lacrymis et fletu repetitæ, magisque evolutæ. Leipzig, 1729, in-4.

Epistola publica, quâ prælectionum suarum rationem exponit. Leipzig, 1729. in-4.

Elementis medicinæ physico-mathematicæ præmittenda. Liber unus. Leipzig, 1730, in-8.

Novæ quædam observationes de ossibus et partibus eo pertinentibus, ubi et ratio quâ crescunt et nutriuntur exponitur, auctore Cloopton Havers, versio nova; cui accessit J. C. Heyne Tractatus chirurgico-medicus de præcipuis ossium morbis. Amsterdam, 1731, in-8. *Cum fig. æn.*

Elementorum medicinæ physico-mathematicorum. Tomus I, cum præfatione J. C. Wolfii. Francfort et Leipzig, 1731, in-8.

Consideratio corporis ac motûs, instituta coram Academiâ scient. Petropol. cum III Nonar. Octobr. 1731 in eandem reciperetur. St.-Pétersbourg, 1731, in-4.

Additiones necessariæ ad considerationem corporis ac motûs. Riga, 1732, in-4.

Historia vitæ et meritorum Friderici Ruyschii, etc. Amsterdam, 1732, in-4.

Argumentum hypothesi influxûs physici recens oppositum, nunc datâ occasione evolutum. Breslau, 1735, in-4.

Observationes et cogitata de peste,

quæ annis 1738 et 1739 in Ucraniâ grassata est. Pétersbourg, 1740, in-8. *Editio nova, cui accessit appendix, continens observationes de eâdem lue; quæ iisdem annis Odzacovium vastavit.* Berlin, 1741, in-8. *Editio nova auctior.* Berlin, 1750, in-4.

Epistola ad veterem amicum Alb. Hallerum de medicamento a Joanna Stephens, contrà calculum renum et vesicæ divulgato, et inefficaci, et noxio. Gœttingue, 1743, in-4. *Cum tab. æn.*

Syllabus sive index omnium partium corporis humani figuris illustratus, in usum chirurgiæ studiosorum, qui in nosocomiis Petropolitanis aluntur, publicâ auctoritate conscriptus et vulgatus. St.-Pétersbourg, 1744.

Kurze, doch zulængliche Anweisung zur Erkenntniss und Cur der vornehmsten Krankheiten des menschlichen Leibes: doch vornemlich in Absicht auf erwachsene Mannspersonen; wie solche in den grossen Hospitælern zu St-Petersburg alle Jahre, seit 1742 bis hieher ist vorgetragen und erklæret worden. Leipzig, 1756, in-8.

Almagestum medicum. Introductio, et physiologiæ medicæ Pars I. Vienne, 1757, in-4.

Relatio de arbore Listwiniza, ferri naturam inducente; in commercio litter. Noremberg. Vol VI, p. 85, *sqq.*

Idea distincta quorumdam medicinæ principiorum; in Actis Erud. a. 1729 *p.* 500-504. — *Frutex, ad verum suum genus relatus a J. F. S.* Ibid., 1730, *p.* 172, *sq.*

Observationes anatomico-practicæ; dans les *Comment. Acad. Petropol., t. VII;* et dans les *Novis comment.*,

(Boerner. — Baldinger. — Meusel. Richter.)

SCHREIBER (Jean-Chrétien), docteur en médecine et en chirurgie, est auteur d'un ouvrage sur les maladies vénériennes, qui n'est pas exempt d'une teinte de charlatanisme.

Verschiedene kurze physikalisch-philosophisch- und medicinische Betrachtungen; herausgegeben v. s. w. Berlin, 1775, in-8. — *2te verbesserte Ausgabe;* sous ce titre: *Medicinische, chirurgische, theoret. und prakt. Betrachtungen über alle Arten von venerischen Krankheiten; nebst einer sichern neuen Heilungsmethode.* Berlin et Leipzig, 1776, in-8.

SCHROECK (Lucas), fils d'un médecin du même nom, naquit à Augsbourg le 20 septembre 1646. Après avoir fait de bonnes études à Iéna et pris sa licence en 1669, il fit divers voyages en Allemagne et en Italie, et revint à l'Université d'Iéna, prendre le bonnet doctoral en 1671. Il se fixa alors à Augsbourg, où il fut bientôt nommé médecin de l'hôpital en 1676. L'Académie des curieux de la nature l'admit au nombre de ses membres; dix ans plus tard, il fut président de cette société, et directeur des éphémérides que la société publiait. Sept fois le collège des médecins d'Augsbourg lui conféra le décanat. Schroeck mourut dans sa quatre-vingt-quatrième année, le 3 janvier 1730. Comme il n'avait point d'enfans, il légua sa bibliothèque, qui était nombreuse et d'un grand prix, à la ville d'Augsbourg. Schroeck s'occupa particulièrement de pharmacologie; son principal ouvrage est l'édition refondue qu'il donna de la pharmacopée d'Augsbourg. Cet ouvrage fut en grande estime aussi long-temps que régna le goût de la polipharmacie.

Pharmacopœia Augustana restituta, sive, Examen animadversionum in Dispensatorium Augustanum, ejusdemque mantissam hermeticam Joannis Zwelfferi. Vienne, 1673, in 4. Vienne, 1684, in-4. Vienne, 1694, in-4. Vienne, 1710, in-fol.

Pharmacopœiæ Augustanæ restitutæ defensio. Vienne, 1675, in-4.

Memoria Welschiana, sive Vita G. H. Welschii. Wienne, 1678, in-8.

Historia Moschi ad normam Academiæ curiosorum conscripta, Vienne, 1682, in-4.

Hygea Augustana, seu memoriæ sæculares collegii medici Augustani. Vienne, 1682, in-4.

Continuatio progressus academiæ naturæ curiosorum. Nuremberg, 1689, in-4.

(Manget. — Haller. — Eloy.)

SCHROEDER (Frédérick-Joseph-Guil.), né à Bielefeld, dans le comté de Barensberg, le 17 mars 1733, étudia la philosophie et la médecine à Halle, en 1750, et à Erlang, en 1753 et 1754. Après un long voyage en diverses contrées, dans la Haute-Saxe et dans l'Hartz, il alla à Wernigerode, près du docteur Hauzer, son parent, et le suivit quelque temps dans sa pratique; en 1755, il alla se fixer à Cassel; il obtint, l'année suivante, la place de médecin des eaux minérales de Hofgeismer, et le physicat du district de Dumel. En 1762, il prit le titre de docteur en médecine à l'Université d'Erlang, et il fut nommé, en 1764, second professeur de médecine de Marbourg. Schroeder mourut le 27 octobre 1778.

De splenis usu morboque splenico ad Werlhofium liber, in quo simul virium physicarum, monadum, motûs, caloris et ignis occurrit præliminariter Theoria metaphysica nova. Wolfenbuttel, 1761, in-8.

Von der physicalischen Theorie der Empfindungen, Schmerzen und Schmerzstillenden Mittel: An Hrn. Professor Eberhard. Quedlimbourg, 1764, in-4.

Progr. de menstruo universali et fluidorum motu intestino adhærente et resolvente. Marbourg, 1764, in-4.

Diss. quædam ad febrium doctri-

nam spectantiâ. Marbourg, 1766, in-4.

Diss. de obstructione vasorum et morbis ab eâ pendentibus. Marbourg, 1766, in-4.

Diss. I et II de vitæ robore, tono et vitalitate, necnon de medicamentis roborantibus, seu vitæ balsamicis, confortantibus, tonicis, veris et polychresticis præsidiis. Marbourg, 1771, in-4.

Neue Alchymistische Bibliothek, für den Naturkundiger unsres Jahrhunderts ausgesucht. 1sten Bandes 1ste Sammlung. Francfort et Leipzig, 1771. *2te Samml.* 1772. — *2ten Bandes 1ste Samml.* Ibid., 1773. *2te Samml.* Ibid., 1774, in-8.

Diss. de modo, quo venena ut medicamenta salutaria agunt. Ibid., 1773, in-4. Cette dissertation est de Piderit, Schrœder n'en a été que le président.

Diss. de meliore methodo curationis per aquas minerales. Ibid., 1774, in-4.

Theses medicæ de temperamentis hominum. Ibid., 1774, in-4.

Von den Wirkungen der Eicheln. Verstopfungen der Drüsen im menschlichen Kœrper aufzulœsen; in einem Schreiben an Hrn. Prof. Baldinger. Gœttingue, 1774, in-8.

Die vœllig geœffnete Alchemie oder hœhere Naturwissenschaft, in einer deutlichen Auflœsung; als ein Anhang der Neuen Alchemistischen Bibliothek. Cassel, 1774, in-8.

Geschichte der æltesten Filosofie und Chemie oder Sogenannten hermetischen Filosofie der Egyptier. Marbourg, 1775, in-8.

Neue Sammlung der Bibliothek für die hœhere Naturwissenschaft und Chemie. Erster Band. Leipzig, 1775. —*Zweyter Band.* Leipzig, 1776, in-8.

Diss. therapia generalis de pinguium, sulphuris et mercurialium usu. Marbourg, 1775, in-4.

Medicina statuum morborumque ex-in pullulantium in specie trium, quorum caussa a medicis adhuc prætervisa fuit et cura, lumbaginis sic dictæ hæmorrhoidalis, asthmatis convulsivi et stranguriæ. Marbourg, 1776, in-4.

Diss. nova carbunculorum, variolarum et morbillorum invenienda ratio. Marbourg, 1776, in-4.

Diss. de anapnoe et remediis morborum anapnoicis. Marbourg, 1776, in-4.

Diss. de alchimiâ medicinæ necessariâ et medicamento chimicorum panchresto. Marbourg, 1776, in-4.

D. F. J. W. Schroder's einige medicinische praktische Abhandlungen; aus dem Lateinischen übersetzt, und mit des Verfassers eigenhændigen Zusætzen zu œffentlichen Druck befœrdert von Joh. Conr. Wendelstadt. M. L. 1stes und 2tes Stück, enthælt die Abhandlung von den Blattern und von der rechten Methode, die mineralischen Wasser zu trinken; nebst Anhængen. Rothenbourg, 1778, in-8.

Fysikalische Abhandlung von der Natur des Irdischen in der Kœrperwelt, des Zusammenhængens seiner Theile und der daher entstehenden Begriffe der Schwere; in den Marburg. Anzeigen 1765, *St.* 2, *S.* 11, *St.* 3i *S.* 17, *u. ff.* — *Von der Tœdtlichkeit des Aderlassens in den auflœsenden gefæhrlichen, besonders in den hitzigen Krankheiten*; ibid. *St.* 3, *S.* 19, *St.* 4, *S.* 25, *u. ff.* — *Dialogische Anmerkungen über das Wassertrinken*; ibid., *St.* 4, *S.* 27, *u. ff.* — *Kritiken, über die Gedichte der Frau Karschin*; ibid, *St.* 5, *S.* 33, *u. ff. St.* 6, *S.* 41, *u. ff.* — *Von der Fürtreflichkeit des*

Punschtrankes; *ibid. St.* 6. *S.* 43 *u. ff.* — *Widerlegung zwey der heutigen græssten Filosophischen Geister in den ersten Gründen und Hauptbegriffen der edelsten Wissenschaften u. s. w.* (Francfort et Leipzig, 1764, in-8). Ibid. *St.* 8, *S.* 57, *St.* 9, *S.* 65, *St.* 12. *S.* 89. — *Passionsbetrachtung in der stillen Woche*; ibid. *St.* 14, *S* 105. — *Empfindung des Frühlings im Maymonat*; ibid., *St.* 19, *S.* 145. — *Andæchtige Gedanken auf den Geburtstag des Welterlæsers beym Schlusse des Jahrs*; ibid., *St.* 52, *S.* 109. — *Zum neuen Jahre*; ibid., *St.* 1, *S.* 1.

Demokritus, ein Fragment aus der Geschichte der Abderiten; *in Baldinger's Magazin für Aerzte B.* 1, *für* 1775. — *Von den Salzen und deren arzneylichen Wirkungen, wobey besonders von einer wahren Fixation des Salpeters oder der Sæure und von der Verflüchtigung des Alcali gehandelt wird*; ibid., *S.* 175 *u. ff.* — *Von den Fettigkeiten und deren Wirkungen und Unterschieden*; ibid.

(Baldinger. — Strieder. — Mensel.)

SCHROEDER (Philippe-Georges), né à Marbourg le 21 avril 1729, s'appliqua à l'étude des sciences naturelles et des mathématiques dans l'Université de sa ville natale, depuis 1743. Il commença en 1747 l'étude de la médecine, et la continua à Iéna, en 1748, à Halle en 1751, et à Berlin l'année suivante; puis il visita les Universités de Wittemberg, Leipzig et Cassel; il fut reçu docteur en médecine à Marbourg, en 1752; il commença alors à faire des cours de médecine. En 1754, il fut nommé professeur ordinaire d'anatomie; il fut aussi chargé, en 1756, de l'enseignement de l'histoire naturelle; il monta successivement à la troisième, à la deuxième, et enfin à la première place de cette Université. Il était en même temps médecin de la garnison et médecin pensionné de la ville. En 1763, il fut nommé premier professeur de médecine de l'Université de Marbourg, et médecin pensionné; mais il n'occupa pas long-temps ce poste, car il fut appelé, en 1764, à occuper celui de professeur ordinaire de médecine à Gottingue: il devint bientôt aussi président du collège de chirurgie, et il reçut le titre de premier médecin de la cour.

Schroeder mourut le 14 mars 1772.

Diss. de convulsionibus ex hæmorrhagiâ nimiâ oriundis. Marbourg, 1752, in-4.

Progr. de fœtu in utero non respirante. Marbourg, 1752, in-4.

Progr. quo quæstionem, an aër sanguini in pulmonibus admisceatur? In partem affirmativam resolvit. Marbourg, 1752, in-4.

Progr. de experimentis, quæ artis medicæ rationale exercitium admittit sine periculo ægrotorum instituendis. Rinteln, 1754, in-4.

Diss. de obesitate vitandâ. Rinteln, 1756, in-4.

Diss. de cachexiâ et hydrope ex quâcumque nimiâ sanguinis profusione facile oriundis. Rinteln, 1746, in-4.

Diss. de præcipuis, quæ ex bile oriuntur, commodis et noxis. Rinteln, 1757, in-4.

Diss. præcipua circa pathologiam hæmorrhoidum notanda exponens. Rinteln, 1758, in-4.

Progr. de universali corporum terrestrium attractione Newtonianá generatim spectatá. Rinteln, 1759, in-4.

Diss. de convulsionum febrilium in genere spectatorum pathologiá et therapiá. Rinteln, 1760, in-4.

Theses ex variis medicinæ partibus collectæ. Rinteln, 1762, in-4.

Beschreibung der Hornviehseuche in der Graffschaft Schaumburg im J. 1757. — Auch in den Jahren 1761 et 1762. In-4.

Diss de pleuritidum siccarum differentiá, indole et sede. Marbourg, 1763, in-4.

Progr. exhibens experimentorum ad veriorem bilis cysticæ indolem declarandam captorum. Sect. I. Gottingue, 1764, in-4.

Diss. de indole ac sede phrenitidis et paraphrenitidis analecta. Gottingue, 1765, in-4.

Diss. ephemeris variolarum corpori proprio insitarum, præmissis et subjunctis nonnullis, quæ huc spectant animadversionibus. Gottingue, 1765, in-4.

Diss. de frequentioribus febrium prodromis generalia quædam. Gottingue, 1765, in-4.

Diss. de amplitudine generis febrium biliosarum. Gottingue, 1766, in-4.

Diss. de hæmoptysi in genere, et speciatim ejus nexu cum variá ex hypochondriis valetudine. Gottingue, 1766, in-4.

Diss. de alienatá bilis qualitate, ubi viridis est alvo excretorum aut vomitu rejectorum color. Gottingue, 1767, in-4.

Diss. de apoplexiæ ex præcordiorum vitiis origine, analecta. Gottingue, 1767, in-4.

Diss. theses inaugurales medicæ. Gottingue, 1767, in-4.

Diss. de dysenteriá analecta practica. Gottingue, 1768, in-4.

Diss. de febrium putridarum differentiis. Gottingue, 1768, in-4.

Diss. de coctionis atque criseos in febribus impedimentis, variisque noxis inde oriundis. Gottingue, 1768, in-4.

Diss. de arthritide vagá. Gottingue, 1768, in-4.

Diss. de pleuritidum partitione, imprimis quoad febrium iis conjunctarum differentiis. Gottingue, 1769, in-4.

Diss. de hæmorrhagiis febrilibus. Gottingue, 1769, in-4.

Diss. circa variolarum distributionem imprimis ratione febrium cum iis conjunctarum quædam analecta. Gottingue, 1770, in-4.

Diss. de febribus erysipelatosis. Gottingue, 1771, in-4.

Diss. de hæmorrhagiá uteri. Gottingue. 1771, in-4.

Diss. de viribus naturæ debilioribus in febrium decursu rectè æstimandis iisque accommodandá medendi ratione. Gottingue, 1770, in-4.

Diss. venæsectionis in febribus instituendæ præcipuæ cautiones. Gottingue, 1770, in-4.

Diss. de inflammatione diaphragmatis. Gottingue, 1770, in-4.

Ein Brief über den Nutzen der Fieberrinde in Faulfiebern; in Baldinger's Magazin für Aerzte, 1776. *St.* 5.

Opuscula medica antehac seorsim edita, nunc vero collecta, studio Joh. Chr. Gotl. Ackermann. Vol. I. Nuremberg, 1778. — *Vol. II.* Nuremberg: 1779, in-8.

(Ackermann.—Strieder.—Meusel.)

SCHROEDER (Théodore-Guillaume), fils du précédent, naquit à Rinteln le 2 novembre 1759. Il fit ses études à Gottingue, et y fut reçu docteur en médecine en 1779. Il commença alors à faire des cours particuliers ; mais l'année suivante il alla se fixer à Cassel, pour s'y livrer à la pratique de l'art de guérir ; au mois de février de l'an 1785, il fut nommé professeur au collège de médecine ; en 1790, il devint médecin de la garnison de Rinteln, et professeur de médecine à l'Université de cette ville. Il mourut le 25 août 1793.

Diss. inaug. sistens pleumonidis symptomatologiam et ætiologiam. Gœttingue, 1779, in-4. Augmentée et publiée comme une monographie, sous ce titre : *Tractatus medicus de pleumonide ejusque speciebus*, Gottingue, 1779, in-4.

Beantwortung der Frage : Ob die Wasserscheu auch ohne vorhergegangene Ansteckung in menschlichenKœrper entstehen kœnne ? Gottingue, 1779, in-4.

De phthisi hepaticâ. Sectio prima : symptomatologiam sistens. Gœttingue, 1783. — *Sectio secunda, ætiologiam sistens.* Rinteln, 1791, in-8.

Historia febris bilioso-pituitoso-putridæ, quæ ab initio m. Decembris M DCC LXXXIII, ad finem usque m. Augusti M DCC LXXXIV in variis Hassiæ regionibus grassata est. Gottingue, 1784, in-8.

Progr. de hydatidibus in corpore animali, præsertim humano repertis. Sect. I. Gottingue, 1791, in-8.

Phthiseologiæ systematicæ ; specimen I. Gottingue, 1791, in-4.

Geschichte und Beschreibung des Hofgeismarischen Gesundbrunnens ; in J. Chr. Martin's topograph. statist. Nachrichten von Niederhessen. B. 1, S. 290, u. ff.

(Strieder. — Meusel.)

SCHROETER (Louis-Philippe), né à Rinteln le 14 juin 1746, fit ses études médicales dans sa ville natale et à Gottingue. Il fut promu au doctorat en 1769, et alla pratiquer l'art de guérir à Bassom, près de Brim ; en 1774, on lui donna la place de second professeur ordinaire de médecine à Rinteln ; en 1787, il fut nommé médecin des eaux minérales de Ridemberg, et fut médecin pensionné dans le comté de Schaumbourg. Deux ans après, il devint conseiller à la cour de Hesse-Cassel. Enfin, en 1790, il fut premier professeur de médecine de la Société de Rinteln. Schrœter mourut le 17 avril 1800.

Diss. inaug. de phthisi ejusque differentiis. Rinteln, 1769, in-4.

Kurzer Unterricht von der gegenwærtigen angekunstelten Methode, die Blattern einzupfropfen. Brême, 1773, in-4.

Diss. sistens observationes physico-medicas de vocis signo in morbis characteristico. Rinteln, 1777, in-4.

Diss. descriptio anatomica duorum vitulorum bicipitum et conjecturæ de causis monstrorum. Rinteln, 1777, in 4.

Diss. de anginâ. Rinteln, 1778, in-4.

Progr. de uteri rupturâ. Rinteln, 1780, in-4.

Diss. de magistratus politici attentione civium valetudini sacrâ; specimen politiæ medicæ contractæ primum. Rinteln, 1784, in-4.

Progr. de Magistr. polit. att. civ. valet. sacra. Specimen polit. med. contr. secundum. Rinteln, 1788, in-4.

Diss. de mag. pol. att. etc. Specimen tertium. Rinteln, 1789, in-4.

Diss. de Mag. pol att. etc. Specimen quartum. Rinteln, 1789, in-4.

Beschreibung der kalten asphaltischen Schwefelquellen zu Grossen-Neudorf in der Grafschaft Schaumburg. Rinteln, 1788, in-4. *Et in Baldingers neuem Magazin B. 9. St. 3. S.* 216-249. (1787) *wie auch in Weddigens westphal. Magazin H. 14. S.* 89-120.)

Anweisung, wie sich der Landmann nicht nur gegen die hin und wieder grassirenden faulichten Gallenfieber præserviren, sondern auch in den mehresten Fællen glücklich und mit wenigen Kosten selbst kuriren kœnne. Rinteln, 1787, in-4. *Ibid* 1791, in-4.

Bemerkungen über das Mutterkorn, und was dabey in Absicht der Gesundheit zu beobachten. Rinteln, 1792, in-8.

Nendorfs asphaltische Schwefelquellen in der Grafschaft Schaumburg, historich, physikalisch, chemisch und medicinisch beschrieben. Lingen, 1792, in-8.

Historischer Unterricht von den Anlagen und der Einrichtung diesers Heilbrunnens. Lingen, 1792, in-8.

Einige Worte über Nendorfs Mineralquellen und über die Schwefelbæder überhaupt. Rinteln, 1794, in-8.

Ueber die vorzüglichsten Heilkræfte des Nendorfer Schwefelwassers. Rinteln, 1797, in-8.

Geschichte einer Brustwassersucht; ibid B. 12. St. 4 S. 372-373 (1790).

Geschichte einer Arthritis vaga; ibid. S. 374-377.

Versuch einer historischen Nachricht von Anlagen und Einrichtungen bey den Schwefelquellen zu Nendorf. Ibid. B. 13. St. 4. S. 289-316 (1791).

Vorschrift für den Bürger und Landmann, wie die Blattern zu behandeln. Rinteln, 1798, in-8.

Beobachtung von den Wirkungen des Nendorfer Schwefelwassers wider eine dreymonatliche Verstopfung des Leibes. Rinteln, 1798, in-8. *Auch in dem Rint. Intell. A. O. Nr. 12. S.* 76. *u. ff.*

Anweisung, wie man verdorbenes Wasser trinkbar machen, und die verdorbene Luft in überschwam gewesenen Wohnungen verbessern kœnne. Rinteln, 1799 in-8.

Ueber die bestætigte Wirkungskraft des Nendorfer Schwefelwassers; nebst einigen Bemerkungen über die künstlichen Schwefelbæder. Ibid 1800, in-8.

Etwas über die Ungewissheit der

Kennzeichen des Todes. in den Hessen-Schaumburgischen Intelligenzbl. 1787. *St.* 12. *u.* 13. 1788. *St.* 1. *u.* 2.

Von einigen Vorutheilen und schædlichen Missbræuchen der Menschen in Absicht auf ihre Gesundheit. Ibid 1788. *St.* 16-19.

Etwas über den Wein und wie die bedenklichsten Verfælschungen desselben zu entdecken; ibid St. 42. 51.

Etwas über die gewœhnlichen Hausapotheken; ibid 1789. *St.* 23 *u.* 25.

Historische Nachricht von den Anlagen und Einrichtungen beyden Schwefelquellen zu Nendorf in dem Intelligenzblatt für die Grafschaft Schaumburg 1791. *St.* 50.

Bemerkungen über die Viehseuche und wie die Verbreitung der Seuche am sichersten zu verhüten; in Dem Rintel. Intelligenzblatt 1798 *Nr.* 14, 18, 20-23. *Auch in Baldinger's Neuem Magazin für Aerzte B.* 19 *St.* 6. *S.* 528. *u. ff.*

Etwas über die Zubereitung und Anwendung des Kohlenpulvers: in dem Rintel. Intell. 1799. *Nr.* 12. *S.* 74 *u. ff.*

Ueber die bestætigte Wirkung des Nendorfer Schwefelwassers, nebst einigen Bemerkungen über die Künstlichen Schwefelbæder; in Hufeland's Journal der prakt. Heilkunde B. 9. *St.* 3. *Nr.* 2 (1800). *S.* 333.

(Elwert. — Strieder. — Meusel.)

SCHULZE (Jean-Henri), l'un des plus savans historiens de la médecine, naquit à Colbitz, dans le duché de Magdebourg, le 12 mai 1687. Son père, simple tailleur, n'aurait pu lui donner une éducation analogue aux heureuses dispositions qu'il annonça dès son bas âge, mais le pasteur d'un village, Corvinus, lui permit de profiter des leçons qu'un instituteur donnait à ses enfans. Il fit des progrès qui étonnèrent son maître et son protecteur par leur rapidité; et, à la recommandation de ce dernier, il fut reçu élève du *Pœdagogium* royal à l'Université de Halle, et ensuite pensionnaire à la Maison des orphelins. Lorsqu'en 1704 quelques élèves de cette maison furent reçus pour la première fois à l'Université, Schulze fut de ce nombre. Il fut sur le point d'embrasser la carrière de la théologie, mais Frédérick Hoffmann le décida pour la médecine, et lui accorda sa protection et son amitié. Il fut reçu docteur en 1717. En 1720, il fut nommé professeur d'anatomie à l'Université d'Altdorf; il fut aussi chargé quelques années après de professer la langue grecque, et, plus tard, l'arabe. En 1732, on lui offrit la chaire d'éloquence et d'antiquités de l'Université de Halle, qu'il accepta, et qu'il remplit pendant douze années avec la plus grande distinction. Il mourut le 10 octobre 1744.

Dissertatio de athletis veterum, eorum diætâ et habitu. Halle, 1717, in-4.

Dissertatio de elleborismis veterum. Halle, 1717, in-4.

Programma de periergiâ in studio anatomico vitandâ. Altdorf, 1720, in-4.

Oratio de justâ anatomici studii æstimatione. Altdorf, 1721, in-4.

Dissertatio sistens historiæ anatomicæ spec. I. Altdorf, 1721; *spec. II;* 1723, in-4.

Dissertatio quâ mors in ollâ, s, metallicum contagium in ciborum, potuum, et medicamentorum præparatione ac asservatione cavendum indicatur. Altdorf, 1722, in-4.

Dissertatio de alvo. Altdorf, 1723, in-4.

Dissertatio de missione sanguinis in pestilentiâ. Altdorf, 1725, in-4.

Programma invitatorium ad dissectionem et demonstrationem cadaveris virilis. Altdorf, 1725, in-4.

Dissertatio de ossibus conferventibus. Altdorf, 1727, in-4.

Dissertatio de viperarum in medicinæ usu. Altdorf, 1727, in-4.

Dissertatio de balneis, scarificatione et venæ sectione cautè adhibendis. Altdorf, 1727, in-4.

Dissertatio de refectione celeri per alimenta humida. Altdorf, 1728, in-4.

Historia medicinæ à rerum initio ad annum Romæ 535, deducta. Leipzig, 1728. in-4.

Dissertatio an umbilici deligatio in nuper natis absolutè necessaria sit. Halle, 1733, in-4.

Dissertatio de emphysemate. Halle, 1733, in-4.

Excursio ad servi medici apud Græcos et Romanos conditionem eruendam. Halle, 1733, in-4.

Dissertatio an dentur medicamenta, quæ calculum in vesicâ comminuant. Halle, 1734, in-4.

Dissertatio de oleo vitrioli dulci. Halle, 1735, in-4.

Dissertatio de mechanico naturæ medicatricis in vulneribus persanandis artificio. Halle, 1735, in-4.

Dissertatio de persicariâ acidâ Jungermani. Halle, 1735, in-4.

Dissertatio de splene canibus exciso et fructu ab iis experimentis percipiendo. Halle, 1735, in-4.

Dissertatio de musculis abdominis. Halle, 1736, in-4.

Prælectiones de viribus et usu medicamentorum quæ in officinis pharmacopolarum parata prostant. Nuremberg, 1736, in-4.

Dissertatio de solutionis corporum chimicæ fundamento. Halle, 1736, in-4.

Dissertatio de sale corporum mixtorum principio constitutivo. Halle, 1736, in-4.

Nonnulla ad motum globuli è sclopeto explosi pertinentia. Halle, 1737, in-4.

Dissertatio de aquis distillatis officinalibus. Halle, 1736, in-4.

Observationes quædam ad rem athleticam pertinentes. Halle, 1737, in 4.

Dissertatio de anatomes ad praxim chirurgicam necessitate. Halle, 1737, in-4.

Dissertatio de metallorum analysi per calcinationem. Halle, 1738, in-4.

Dissertatio de lithiasi sinistro quam dextro reni magis infestâ. Halle, 1738, in-4.

Dissertatio sistens præparationem, naturam et usum antimonii diaphoretici. Halle, 1738, in-4.

Dissertatio de ossis femoris luxatione. Halle, 1738, in-4.

Dissertatio de verâ indole et egregiâ virtute radicis iris florentinæ. Halle, 1739, in-4.

Dissertatio de lithontriptico nuper in Britanniâ publici juris facto. Halle, 1739, in-4.

Examen medicum radicis scillæ marinæ. Halle, 1739, in-4.

Diss. de emplastrorum usu et abusu, Halle, 1739, in-4.

Dissertatio de melissâ. Halle, 1739, in-4.

Dissertatio de abortu præcavendo. Halle, 1739, in-4.

Dissertatio de fonticulis cautè occludendis. Halle, 1739, in-4.

Dissertatio de cutis exterioris morbis. Halle, 1739, in-4.

Dissertatio de lumbricis effractoriis. Halle, 1740, in-4.

Dissertatio de corporis humani momentaneis alterationibus. Halle, 1741, in-4.

Dissertatio de inflammationis curationibus variis. Halle, 1741, in-4.

Compendium historiæ medicinæ a rerum initio ad excessum Hadriani Augusti. Subjuncta est Renati Moreau doct. med. Paris. Dialexis, de missione sanguinis in pleuritide. Halle, 1742, in-8.

Dissertatio de abscessibus. Halle, 1742, in-4.

Dissertatio de lilio convallium. Halle, 1742, in-4.

Dissertatio de erroribus in chimiâ et medicinâ. Halle, 1742, in-4,

Dissertatio de auribus manantibus et ulceratis. Halle, 1743, in-4.

Dissertatio de hydropis curationibus antiquis. Halle, 1743, in-4.

Dissertationum academicarum ad medicinam ejusque historiam pertinentium, fasciculus I. Halle, 1743, in-4.

Dissertatio de ipecacuanhâ americanâ. Halle, 1744, in-4.

Dissertatio de morsu canis rabidi et hydrophobiâ. Halle, 1744, in-4.

Therapia generalis. Halle, 1746, in-4.

Chymische Versuche. Halle, 1746, in-8. Halle, 1757, in-8.

De materiâ medicâ. Halle, 1746, in-8.

De formulis præscribendis. Halle, 1746, in 8,

Physiologia medica. Halle, 1746, in-8.

Chirurgia in usum auditorum edita. Halle, 1747, in-8.

Pathologia generalis. Halle, 1747, in-8.

Pathologia specialis. Halle, 1747, in-8.

Prælectiones in dispensatorium Brandenburgicum. Nuremberg, 1752, in-4. Nuremberg, 1753, in-4.

SCHULZ VON SCHULZENHEIM (DAVID), était né en Dalécarlie le 27 mars 1732. Il fut nommé prosecteur de l'Université d'Upsal, en 1752, et promu au doctorat en médecine deux ans après. Sa réputation commença par la part qu'il prit à la publication du Mercure suédois de Giorwel depuis l'origine de ce recueil, en 1755, et surtout par la publication de son ouvrage sur l'inoculation de la variole. En 1760, il fut nommé membre de l'Académie royale des sciences; l'année suivante, professeur d'accouchemens; en 1766, assesseur du collège de médecine; en 1775, intendant de la maison d'accouchement. Il ne borna point ses travaux à la médecine; il s'occupa encore de finances et de l'économie politique, et fut l'un des rédacteurs d'un recueil consacré à ces matières. En 1809, il devint premier médecin du roi, et président du collège des médecins, qui lui érigèrent, à leurs frais, un buste en marbre blanc avec cette inscription : AU MÉDECIN, A L'HOMME D'ÉTAT, AU PATRIOTE. Schulz de Schulzenheim était le plus âgé des savans de la Suède quand il mourut, le 24 avril 1823; il était dans sa quatre-vingt-douzième année.

Diss. de emesi (*præs. Rosen de Rosenstein*). Upsal, 1754, in-4.

Berættelse om Koppors ympande, öfverlæmnad till hægloflige Kongl. Sundhets-Commissionen. Stockholm, 1756, in-8. — C'est un des meilleurs ouvrages de l'époque, sur l'inoculation de la variole.

Intrædes tal om Barns Skætsel igemen, hællet fœr Kongl. Vet. acad. den 16 april 1760. Stockholm, 1760, in-8 de 48 pp. — Discours judicieux sur les soins à donner aux enfans.

Tal om den rætta Alderdomens ærnaende, hællet fœr Kongl. Swenska Vetenskaps academien vid præsidii nedlæggande, den 4 maii 1763. In-8 48 pp. — Sur les moyens de parvenir à la vieillesse.

Svar pæ Kongl. Vetensk. academiens fræga huru all slags frisel kan fœrekommas och botas sæ hos Barnsængs-Hustruv, som andra etc. Stockholm, 1770, in-8. 39 pp.

Les Mémoires de la Société royale des Sciences de Suède renferment divers articles ou observations de Schulz.

(*Commentarii de rebus in med. gestis. — Med. chir. Zeitung.*)

SCHULZ ou SCHULTZ (FRÉDÉRIC GUILLAUME FERDINAND) pratiqua la médecine à Berlin, fut long-temps conseiller à la cour, et mourut en 1833. Ses écrits sont peu nombreux.

Pharmacopœe zum Gebrauch für die Armenpraxis. Berlin, 1805, in-8.

Das Wissenswürdigste von den Kuhpocken; in mæglichster Kürze zusammengefasst. Berlin, 1801, in-8.

SCHURIG (MARTIN), compilateur instruit et laborieux, pratiquait la médecine à Dresde, et y occupait le poste de médecin pensionné. Il mourut en 1733. Il a écrit sur divers points de médecine et de chirurgie, mais principalement sur tout ce qui se rattache à la génération et aux accouchemens, une série de vastes monographies, dans lesquelles il a rassemblé une masse considérable d'observations, puisées de toutes parts, et où il rappelle à peu près tout ce qui avait été fait avant lui. Quoiqu'il n'ait pas toujours mis dans son œuvre toute la critique qu'on pourrait désirer, on ne peut contester néanmoins à ces recueils une véritable utilité.

Schurig traduisit du hollandais en allemand l'*Examen chirurgicum* de Verbrugge.

Dissertatio de hemoptysi. Iéna, 1688, in-4.

Spermatologia, seu de semine humano, ejusque naturâ et usu, simulque opus generationi pertinens, de castratione et de hermaphroditis, etc. Francfort, 1720, in-4.

Chilologia, chyli humani, seu succi hominis nutritii consideratio physico-medico-forensis. De appetitu nimio, voracitate, rerum et esculentorum concupiscentiâ, nauseâ et inediâ diuturnâ, farragine rerum præter naturam in ventriculo et intestinis latitantium, aut vomitu rejectarum. De merdæ usu medico, etc. Dresde, 1725, in-4.

Sialographia, seu salivæ humanæ consideratio, ejus natura et usus, simulque morsus brutorum, et hominis rabies. Dresde, 1727, in-4.

Muliebria, morborum genitalium muliebrium consideratio, etc. Dresde, 1729, in-4.

Parthenologia, hoc est virginitatis consideratio, quæ ad eam pertinent pubertas et menstruatio, necnon de partium muliebrium pro virginatis custodiâ, etc. Dresde et Leipzig, 1729, in-4.

Gynæcologia, hoc est congressus muliebris, quâ utriusque sexûs salacitas et castitas, necnon coïtus ipse, ejusque voluptas, cum observationibus, etc. Dresde et Leipzig, 1730, in-4.

Syllepsiologia, hoc est conceptûs muliebris consideratio, de graviditate verâ, falsâ, occultâ, diuturnâ, de gravidarum privilegiis, animi pathematis et impressionibus, etc. Dresde, 1731, in-4.

Embryologia, hoc est infantis humani consideratio: partus præmaturus et serotinus; partus per vias insolitas; partus supposititius, etc. Dresde, 1732, in-4.

Lithologia, seu calculi humani consideratio, effectus morbosi, symptomata, excretio, analysis lithrontriptica, calculi brutorum, bezoar, etc. Dresde, 1744, in-4.

Hæmatologia, seu sanguinis consideratio, quantitas, defectus, excretio præternaturalis, de cordo varia. Dresde, 1744, in-4.

SCHUSTER (Gottwald), né à Iéna le 28 décembre 1701, étudia la médecine d'abord à Altenbourg, puis à Leipzig depuis 1720. Il fut nommé par le prince de Schœnbourg médecin pensionné de la ville et du canton de Penig. En 1726, il prit le grade de docteur en médecine à l'Université de Leipzig. L'année suivante, il eut le physicat de Chemnitz et de plusieurs villes voisines. Il mourut le 25 décembre 1785. Ses ouvrages, écrits avec plus d'érudition que de goût, sont surtout relatifs à la médecine légale. Ils sont assez nombreux.

Moralisches Schediasma, das man auf dem Lande so vergnügt als in den Stædten leben kœnne. Leipzig, 1723, in-4.

Erwiesene Unmœglichkeit der vor mœglich gehaltenen sogenannten harmoniæ præstabilitæ, oder vorher bestimmten Uebereinstimmung zwischen dem Leibe und der Seele des Menschen. Leipzig, 1724, in-4.

Wohlgemeynter Vorschlag, reichen und armen Patienten in der Stadt und auf dem Lande zu dienen. Leipzig, 1726, in-4.

Entwurf eines kompendieusen Haus-und Privatapothekgens, welches sowohl zur Præservation als Cur bey den meisten Zufællen und Unpæsslichkeiten des menschlichen Leibes in Ermangelung eines Medici heilsam zu erœffnen. Chemnitz, 1728, in-4. Et aussi sous ce titre: *Nützliches Haus-und Privatapothekgen, so aus einigen besonders kræftigen und Würksamen Medicamenten bestehet, und zugleich den vernünftigen und naturmæssigen Gebrauch zeiget.* Leipzig. 1749, in 8. *5te Auflage.* Leipzig, 1778, in-8.

Epistola gratul. ad Fratrem de requisitis medici practici essentialibus. Leipzig, 1731, in-4.

Epistola secunda ad Fratrem de quibusdam observationibus medico-practicis. Chemnitz, 1732, in-4.

Experimental Untersuchung derer zu Niederwiera im Altenburgischen entsprungenen Gesundheitsquellen; Welcher die Beantwortung der Frage beygefüget warum einige Bæder in Iahre 1736, mehr ungesund als heilsam befunden worden. Chemnitz, 1738, in-4.

Genesis Quadrimellorum; sive historia rara et perquam curiosa de muliere diebus XVI et XVII Febr. A. MDCCXXXIX duplices gemellos, nempe masculum et tres femellas vivas et vitales enitente; ubi simul aliquot problemata generationem hominis in ovo continentia, secundum ductum historiæ hujus resolvuntur. Mantissæ loco respondetur objectionibus Hahnemanni, quibus hypothesin oviformem impugnare contendit. Chemnitz, 1739, in-4.

Hydrocardiologia, sive Dissertatio medico-theologico-legalis de liquore pericardii, quâ binæ quæstiones, altera: Ob die Feuchtigkeit so zwischen dem Herzen und dessen Behæltniss befindlich, ein Kennzeichen geschehener Erstickung abgiebt? Altera ob das Wasser, so aus der erœffneten Seite des Herrn Jesu geflossen, aqua pericardii gewesen? ad Joh. XIX, 34, novis rationibus discutiuntur. Accedit observatio curiosa de infante recens nato hydrocephalico. Ibid., 1740, in-4.

Commentationes, difficiliora et notatu digna quædam themata, tam ad medicinam, quam jurisprudentiam pertinentia complexæ, singulari studio collectæ et in usum utriusque fori emissæ. Ibid. 1741, in-4. Ce recueil contient: *Genesis Quadrimellorum. Sympathica secundinarum in corpus et corporis in secundinas actio, duabus curiosis observationibus illustrata, quarum prior: Ob von einem übeln Umgange mit der Afterbürde einer Wœchnerin Krankheit und Tod zustehen kœnne? altera: Ob aus der Verænderung des so genannten Kleid-*

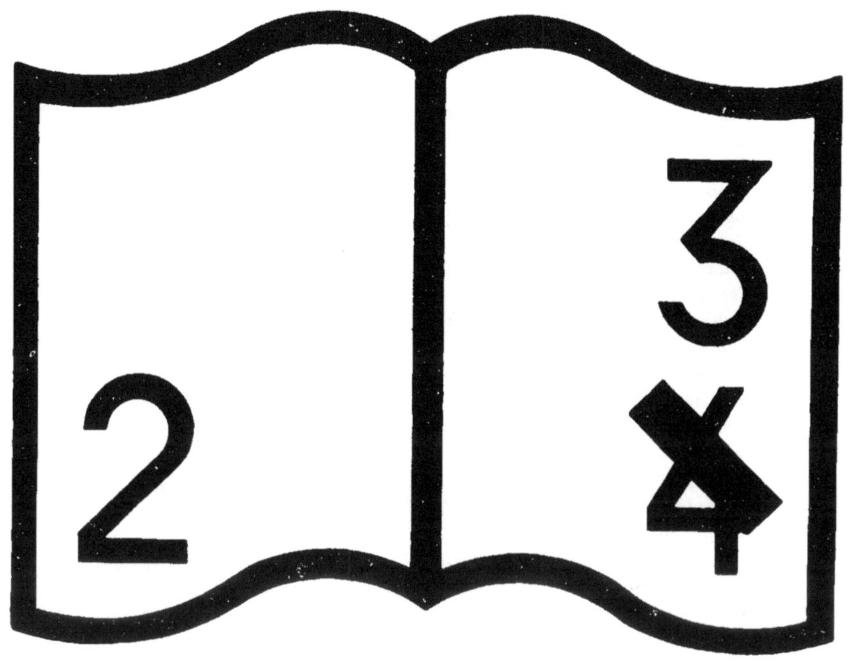

Pagination incorrecte — date incorrecte

NF Z 43-120-12

gens Amnii, eines abwesenden Leben und Tod zu schliessen? proponit, breviterque exponit. 3. *Tromathanatologia, sive Diss. medico-forensis, de vulneribus sero lethalibus, ubi quæstio legalis, ob aus der Verzœgerung des Todes Verwundeten zu schliessen dass die Wunde nicht schlechterdings tœdtlich gewesen? solidis rationis et experientiæ argumentis in negativam partem resolvitur.* 4. *Specimen Medicinæ forensis, sive casus medico-legales (X), qui renunciationibus et responsis medicis itemque sententiis collegiorum juridicorum deciduntur.*

Nachricht von Kraft und Würkung der Rhabarbertinctur. In einem Schreiben an eine gelehrte Frauergangen. Chemnitz, 1742, in-4.

Vernünftige Naturmæssige und in der Erfahrung gegründete Methode, die meisten Krankheiten des Menschlichen Leibes bald, sicher und auf eine angenehme Art zu heilen. 1ster und 2ter *Theil.* Chemnitz, 1743, 1744, in-4.

Bericht und Nachricht von einigen bewæhrten Arzeneyen und Kuren. Chemnitz, 1745, in-8.

Hydrologia mineralis medica; oder gründliche und praktische Abhandlung von mineralischen kalten Wassern und vornehmsten Sauerbrunnen, auch Gebrauch des Carlsbades; mit Anmerkungen. Chemnitz, 1746, in-8.

Thermologia Wolkensteinensis, oder Abhandlung von Wolkensteiner Bade, nach seinem Ursprung, natürlichen Ursachen, Elementen, Gebrauch und Missbrauch. Chemnitz, 1747, in-8.

Schola Salernitana, oder Salernitanische Schule, die Gesundheit zu erhalten, in kurze teutsche Verse übersetzt; nebst einiger medicinischen Rathschlagen herausgegeben von D. G. S. Erfurt et Leipzig, 1750, in-8.

Nachricht von einigen bewæhrten Arzeneyen zu einer emeto-cathartischen Cur, oder Blutreinigung, Welche zu haben bey D. G. Schuster'n. Chemnitz, 1751, in-4.

Votum Monspeliense. Vade et occide Cain. Filio suo. — Joh. Christ. Frid. abitum in Academiam paranti acclamat, etc. Chemnitz, 1751, in-4.

Commentatio, quâ mechanismus venæ sectionis stabilitus et ruinosus cum casu et problemate exhibetur. Editio aucta. Chemnitz, 1752, in-4. *additis observationibus ejus therapeuticis.*

Observatio de chemosi, summo inflammationis oculi gradu. Leipzig, 1754, in-4.

Observationes therapeuticæ, in quibus singulariter hypochondriorum et primarum viarum respectus habetur, calidiorum guttularum abusus evitatur, et curationes tranquilla placidaque methodo absolvuntur. Leipzig, 1755, in-4.

Medicinisches chymisches Lexicon, practisch nach denen neuesten Gründsætzen der Arzneykunst abgefasset. Chemnitz, 1756, in-8.

Parænesis ad medicos juniores de excitando observandi studio in medicinâ. Chemnitz, 1759, in-4.

Ordo scriptorum editorum, quo simul ratio studiorum et exercitæ per quadraginta annorum spatium praxeos medicæ ostenditur. Chemnitz, 1764, in-4.

Gründliche Anweisung zur alten und neuen praktischen Chirurgie, mit Observationen und Casibus; nebst einer Abhandlung von den Knochen des menschlichen Leibes. Chemnitz, 1765, in-4.

Medicinisches Journal. 1ster und 2ter Theil. Chemnitz, 1767. *3te und 4ter Theil*. Chemnitz, 1768. *5ter Theil*. Chemnitz, 1770, in-8.

Vermischte Scriften, als eine Fortsetzung des medicin. Journals, 1ste Layette. Chemnitz, 1772. — *2te Layette*, 1774. — *3te Lay.* 1776. — *4te Lay.* 1777. — *5te Lay.* 1778, in-8.

Judicium medicum de denegato congressu; in Troppanegeri Decisionibus forensibus p. 284.

Commentatiuncula, qua Regis Sarmatarum et Electoris Saxoniæ Friderici-Augusti jussu et auctoritate Judicium et consilium œconomicum submississime et humillime exhibetur, luem bubulum genus conficientem depellendi et contagiosum morbum, quocunque fieri potest modo, providendi et sanandi; in Actis Nat. Curios. vol. VIII. App. p. 79-114. — *De Hemiplectico intra triduum feliciter restituto; in Actis Nat. Curios. vol. V. p.* 53. — *De exulceratione renum; in Actis. Nat. Curios. p.* 55. — *De virtute Rhabarbari diuretica; ibid p.* 58. — *De fungo articulorum; ibid. p.* 61. — *De lethali baccarum solani furiosi effectu; ibid. vol. VI. p.* 165. — *De innoxio vapore ex maceratione telarum gossipinarum in officinis fullonicis Chemnicensibus; ibid. p.* 168. — *De insalubri thermarum Wolskensteinensium usu; ibid. p.* 171. — *Vulnus sclopetarium in facie feliciter sanatum; ibid. p.* 174. — *Sectio anatomica infantis recens nati hydrocephalo defuncti; ibid. p.* 176. — *De liquore pericardii; ibid. p.* 180. — *De aqua verminosa fontis chemnicensis ejusque usu innoxio; ibid. p.* 183. — *De rosa monstrosa; ibid. p.* 185. — *Vasculum sanguiferum tussiendo ex pulmone rejectum; ibid. vol. VII, p.* 126. — *Sudor frigidus a sale Sedlicensi; ibid. p.* 129. — *Effervescentia urinæ durantibus motibus convulsionis; ibid. page* 131. — *Humoris aquei ex graviori oculi læsione deperditi felix restitutio; ibid. p.* 133. — *Rariora quædam infanticidiorum signa; ibid. p.* 135. — *De anginâ sanguineâ per errorem curatâ; ibid. p.* 137. — *De cardialgiâ ictericâ in fœminâ gravidâ sæpius recurrente, post partum demum perfecte sublatâ; ibid. p.* 141.

Medicinisches Gutachten über die Geburt drey todter Sœhnlein in der 24ten Woche nach der Eltern Hochzeit; sive trimelli legitimi et nondum vitales; in Grundig's Natur- und Kunstgeschichte von Obersachsen Th. 12. *S.* 1030.

Diss. epistolaris, in quâ sententia de differenda hydropicorum morte per efficacissimam scillæ virtutem tribus observationibus evincitur; in Actis novis Natur. Curios. T. 1.

Observationes medicæ circa securitatem et certitudinem remediorum in singularibus quibusdam morbis, ibid. t. II.

Schuster a fourni des mémoires et des extraits aux actes des savans de Leipzig, en 1723 et 1724.

Schuster publia :

Sabini Secundi auf jetzige Zeit applicirende Todesfælle, und mit Was vor Condition eine Verwahrung darinn passiren kann. Chemnitz, 1772, in-4.

Ebendess. Versuch eines Hebammen-Examinis über die vornehmsten natürlichsten Punkte und zum accouchement. Chemnitz, 1774, in-8.

(Bœrner. — Baldinger. — Mensel.)

SCHUTZ (Augustin Jacques), pratiqua d'abord la médecine à Bruchsal, où il fut médecin pensionné du canton, et ensuite à Wiesloch, où il eut le même titre. Il a écrit sur l'hygiène publique et la police médicale les ouvrages suivans :

Etwas über die Verbindung der Chirurgie mit der Medicin, und andern zunæchst einfliessenden statistischen Medicinalgegenstænden ; für angehende Aerzte und für Nichtærzte. Manheim, 1802, in-8.

Unterricht für das Publikum über das neulichst entdekte sichere Mittel natürlichen Blattern, Pocken oder Urschlechten zu verhüten. Manheim, 1802, in-8.

Versuch über die Schutzpockennanstalten zur Ausrottung der natürlichen Blattern. Karlsrohe, 1804, in-8.

Gekrœnte Preisschrift über die Medicinalpolizey-Verfassung in besonderer Beziehung auf die von der Schwabisch-Vaterlandischen Gesellschaft der Aerzte und Naturforscher hierüber für Schwaben aufgegebenen Preisfragen. 2 *Theile.* Ibid. 1808, in-8.

Ansicht der Vaccine von dem Standpunkte verschiedener prœund coexistirender Krankheiten, besonders der natürlichen Blattern, als Beantwortung der hierüber von der grosherzogl. Badischen General-Sanitæts-Kommission zu Carlsruhe aufgegebenen Fragen; in Hufeland's und Himly's Journal der prakt. Heilkunde, 1809. *Jul. Nr.* 4.

Rhapsodische Blicke auf den Zeitgeist der Deutschen in Absicht der staatsarzneylischen Studien und Anstalten. Fribourg, 1819, in-8.

(*Med. chir. Zeitung.* — Mensel.)

SCHWEDIAUER (François-Xavier), dont le nom a été changé en celui de Swediaur, naquit à Steyer, dans la Basse-Autriche, le 24 mars 1748. Son père, Suédois d'origine, homme fort instruit et industrieux, lui donna les élémens d'une bonne éducation. A treize ans, Swediaur fut placé chez d'habiles maîtres, près desquels il acquit des connaissances étendues en philosophie, en physique et en mathématiques. Ce fut à Vienne qu'il alla faire ses études médicales. Il fut reçu docteur en médecine en 1772. Il entreprit alors de visiter une partie de l'Europe savante; il séjourna assez long-temps en Angleterre, et notamment à Londres, où il fut lié d'amitié avec les médecins les plus distingués de l'époque. Il vint en 1789 à Paris, où il se fixa, parce que le climat de la France lui convenait mieux que celui de l'Angleterre, et il y eut bientôt une clientelle aussi brillante et aussi nombreuse que celle qu'il avait eue dans la capitale de la Grande-Bretagne. Swediaur mourut le 27 août 1824. Ses ouvrages sont assez nombreux; mais ceux qui lui valurent la célébrité dont il jouit de son vivant, et qui doit se maintenir, sont ceux qu'il écrivit sur les maladies syphilitiques, maladies dans le traitement desquelles il avait acquis une immense expérience.

Diss. exhibens descriptionem præparatorum anatomicorum et instrumentorum chirurgicorum, quæ possidet facultas medica Vindobonensis. Vienne, 1772, in-8.

Hugo Schmith's kurzer Inbegriff der heutigen praktischen Arzneykunst, samt einem Anhang von den Wirkungen und dem Gebrauch des Aderlassens; aus dem Englischen übersetzt und mit einigen Anmerkungen und Zusætzen vermehrt. Ibid., 1776, in-8.

Methodus medendi hodierna in nosocomiis londinensibus usitata. P. II. Ibid., 1777, in-8.

G. Fordyce Anfangsgründe des Ackerbaues und Wachsthumes der Pflanzen; nach der 2ten engl. Ausgabe übersetzt, und nach den neuesten mineralogischen Grundsætzen ganz umgearbeitet und mit Zusætzen vermehrt. Ibid., 1777, in-8.

W. Cullens Anfangsgründe der praktischen Arzneywissenschaft; aus dem Englischen. Ibid., 1777, in-8.

Practical observations on the more obstinate and inveterate venereal complaints. Londres, 1784, in-8. Et en allemand : *Schwediauers praktische Beobachtungen über hartnæckige und eingewurzelte venerische Zufælle; aus dem Engl. von dem Verfasser selbst übersetzt und mit Zusætzen vermehrt.* Vienne, 1786, in 8. *Practical Observations on venereal complaints. The thirt edition corrected and enlarged, to which are added : An account of a new venereal disease which has lately appeared in Canada, and a Pharmacopæa syphilitica.* Edimbourg, 1788, in-8. *Praktische Abhandlung über die Zufælle und Heilart der Lustseuche aus dem Englischen von dem Verfasser selbst uebersetz und verbessert.* Vienne, 1786, in-8.

Traité complet sur les symptômes, les effets, la nature et le traitement des maladies syphilitiques. T. I. Des effets du virus syphilitique sur les organes de la génération dans les deux sexes. Tome II. *Des effets du virus syphilitique sur tout le système de l'economie animale.* Paris, 1798, in-8. 7e édit., Paris, 1817, in-8. 2 vol.

Pharmacopæia medici practici universalis, sistens medicamenta præparata et composita, cum eorum usu et dosibus. Leipzig, 1803, in-12. *Juxtà auctoris textum recusa. editionis curam gessit, additamentis locupletavit et notis elucidavit J. B. van Mons.* Bruxelles, 1817, in-12, 3 vol.

Pharmacopæia syphilitica. Paris, an 12 (1804), in-8.

Ιατρικη, seu Novæ medicinæ rationalis systema. Halle, 1812, 2 tom. en 3 part.

SCHWEICKHARD (Chrétien Louis), né à Carlsruhe le 23 août 1746, fut reçu docteur en médecine à Strasbourg en 1769. Il devint médecin pensionné de sa ville natale, conseiller de la cour de Bade, directeur de la commission sanitaire générale de Carlsruhe. Il mourut dans cette ville en 1826. Il a publié plusieurs ouvrages estimés de bibliographie médicale, un recueil intéressant d'observations de médecine légale, quelques autres ouvrages de pratique et nombre d'articles de journaux.

Diss. inaug. sistens observationem de non necessariâ funiculi umbilicalis deligatione. Strasbourg, 1769, in-4.

Jægerschmidt's Unterricht für die Hebammen in den Badischen Landen 2ter Theil. herausgegeben von S. verfertiget. Carlsruhe, 1776, in-8.

Etwas über die Diæt; nebst einer Anzeige der Sommervorlesungen auf dem Gymnas. ill. Carlsruhe, 1783, in-8.

Ueber den Zustand des Wundarzneywesens im Badischen. Carlsruhe, 1787, in-8. Et dans les *Abhandlungen bey der Jubelfeyer der Carlsruher Fürstenschule.* (Durlach, 1787, in-8.)

Beytræge zur gerichtlichen Arzneygelahrheit. 1ster Theil. Francfort-sur-Mein, 1787, in-8.

Medicinisch gerichtliche Beobachtungen, nebst ihrer Beurtheilung. 3 Theile. Strasbourg, 1789, in-8.

Magazin für Geburtshelfer. 1sten Bandes 1stes u. 2tes Stück. Francfort et Leipzig. (Carlsruhe), 1794, in-8.

Tentamen, catalogi rationalis dissertationum ad artem obstetriciam spectantium, ab anno MDXV ad nostra usque tempora. Ibid., 1795, in-8.

Tentamen catalogi rationalis dissertationum ad medicinam forensem et politiam medicam spectantium, ab anno 1569 ad nostra usque tempora. Francfort-sur-le-Mein, 1796, in-8.

Tentamen catalogi rationalis dissertationum ad anatomen et physiologiam spectantium, ab anno 1529 ad nostra usque tempora. Tubingue, 1798, in-8.

Auszug medicinischer Merkwürdigkeiten aus dem Journal von und für Deutschland, von 1784 bis 1789 incl.; in Baldingers neuem Magazin für Aerzte. B. 14. St. 5. S. 449-467. (1794).

Etwas über medicinische Pfuscher; in Hufeland's Journal der prakt. Arzneyk. B. 4. St. 3. (1797).

Beschreibung einer Missgeburt, mit einigen medicinischen Bemerkungen über diesen Gegenstand. Mit 4 Kupfertafeln. Tubingue, 1801, in-8.

Beytræge zur Litteratur über die Kuhpocken und ihre Impfung; vom Jahr 1795 bis 1807. Carlsruhe, 1809 (*eigentl.* 1808), in-8.

Einige Zweifel über die von Wichmann vorgetragene Meynung von schweren Zahnen; in dem Journal der Erfindungen in dem Arzneywiss. St. 31. Nr. 3 (1804).

Etwas über das Savoir faire in der

medicin. Praxis; in Hufeland's Journal der prakt. Heilkunde Bd. 6 (1798) *S.* 772-784.

Ueber Hypospadiæen; ibid. Bd. 17. *S.* 42.

(*Med. chir. Zeitung.* —Meusel.)

SCHWENCKE (Thomas), praticien renommé, naquit à Utrecht le 12 octobre 1694. Il commença ses études médicales dans les hôpitaux de sa ville natale, et alla en 1712 les continuer à Leyde. Promu au doctorat en 1715, il se fixa à La Haye. Il y eut bientôt une clientelle étendue, notamment pour les accouchemens, qu'il pratiquait avec beaucoup d'habileté. En 1723, il fut nommé professeur d'obstétrique et médecin pensionné de la ville, places qu'il occupa pendant quarante ans avec beaucoup de distinction. Il se démit de l'une et de l'autre en 1766, et mourut le 11 février 1768.

Diss. inaug. med. de salivâ. Leyde, 1715, in-4.

Rari casus explicatio anatomico-medica. La Haye, 1733, in-8.

Hæmatologia sive sanguinis historia, experimentis passim superstructa. Accedit observatio anatomica de acetabuli ligamento interno, caput femoris firmante, cum binis tabulis adjectis. La Haye, 1743, in-8.

Schets van Heelmiddelen en Haar nitwerkingen op het Lichaam, s'Gravenhage, 1745, in-8. 1753 *herdrukt, en merkelyk vermeerderd*

Noodig bericht over de inenting der Kinderpokjes in's Hage, s'Gravenhage. 1756, in-8.

On trouve de lui, dans les Mémoires de la Société des Sciences de Harlem, les ouvrages suivans:

Aanmerkingen over de Weer (Callus) *der Beenderen; I. D. p.* 39.

Bericht Wegens eene zeer spoedige Geneezing eener Beroerdheid, of ten deelen Verlamminge: Hersteld door het Ryden op een Wagen, I. D. p. 414.

Aanmerkingen over Verscheidemanieren van Bloedstelpen, en de voornaamste Bloed-Stelpende middelen in de Heel Kunde. II. D. p. 225.

Voorbeld, hoe eene samengestelde Breuk, gevaarlyk door veele toevallen; gelukkig behandelt en geneezenis, IV. D. p. 133.

Beschryving van eene Nageboorte, waarin drie Moederkoeken zich vertoonden, IV. D. p. 141.

Aanmerkingen over het getal der Dooden van 1756, 1757 *en* 1758, *in welke twee laatste jaaren de Kinderpokjes gegrasseert hebben in's Gravenhage, V. D. p.* 158.

Beschryving van eene nieuw Werktuig; om de Lyfmoeder te ondersteunen V. D. p. 206.

Aanmerkingen op het getal der Dooden van 1759, 1760, 1761, 1762, *en* 1763, *in welke twee laatste jaaren de Kinderpokjes gegrasseerd hebben in's Gravenhage, VIII. D.* 1*St. p.* 485.

Aanmerkingen van een stuk been eener Runderribe, naa het twee-entwintig maanden en agt dagen in de Long gedraagen te hebben, door hoesten geloost, VIII. D. II. St. p. 203.

(*Comment. de rebus in med. gestis.*)

SCHWILGUÉ (C. J. A.), habile observateur et écrivain judicieux, naquit à Schelestadt en 1774. Il commença ses études médicales à Strasbourg, et vint en 1797 les continuer à Paris. Son mérite le fit distinguer, et il fut attaché à la Salpêtrière. En 1802, il fut promu au doctorat en médecine. Des cours qu'il ouvrit, sur la matière médicale, eurent beaucoup de succès. Il aurait rendu de véritables services à la science, si la mort ne l'eût enlevé prématurément en 1808. Pinel l'avait associé à ses travaux, et c'est à Schwilgué que sont dus les détails descriptifs qu'on trouve dans la troisième édition de la Nosographie philosophique et qui manquaient dans les premières.

Du croup aigu des enfans (*these inaug*). Paris, an X, in-8.

Traité de matière médicale. Paris, 1805, in-12, 2 vol., deuxième édition, Paris, 1... in-8, 2 vol., troisième édition, augmentée par Nysten, Paris, 1816, 2 vol.

Manuel médical. Paris, 1807, in-12. Dernière édition (sous le nom de Nysten), Paris, 1816, in-8.

SCRIBONIUS LARGUS, médecin romain, qui écrivit sous l'empire de Tibère et de Claude, pratiqua l'art de guérir dans les armées et suivit le dernier de ces empereurs dans la guerre britannique. Sa mémoire s'est conservée à la faveur d'un recueil de formules médicamenteuses, où il rassembla tout ce qui avait été inventé jusque alors dans ce genre par l'expérience des médecins, et aussi par les pratiques des bonnes femmes. On comprend que cet ouvrage n'a depuis long-temps qu'un intérêt purement historique. Il a été inséré dans diverses collections d'ouvrages de la médecine ancienne et a eu plusieurs éditions à part. En voici le titre :

Scribonii Largi de compositionibus medicamentorum liber unus, antehac nusquam excusus. Joanne Ruellio, doctore medico castigatore. Paris, 1527, in-fol. Bâle, 1529, in-8. Padoue, 1658, in-4. Strasbourg, 1786, in-8.

Cette dernière édition a été donnée par Michel Bernhold.

SCULTET (JEAN), célèbre chirurgien, naquit à Ulm en 1595. Fils d'un simple batelier, il perdit très jeune son père et sa mère, qui moururent tous deux dans l'espace de quatorze jours ; il fut envoyé par son tuteur à l'école et admis ensuite au gymnase de sa ville natale. Il commença de fort bonne heure l'étude de la médecine et se rendit vers 1616 à Padoue pour suivre les leçons de Fabrice d'Aquapendente et d'Adrien Spiegel, dont il fut long-temps le prosecteur. Il fut reçu en 1621 docteur en médecine, en chirurgie et en philosophie; et, après avoir exercé son art à Padoue et à Venise, où il fut attaché pendant un an à un hôpital militaire, il revint dans sa ville natale. Il ne tarda pas à y avoir une pratique fort étendue, et il exerca la chirurgie avec autant de hardiesse que d'habileté, comme le prouvent quelques unes des observations particulières consignées dans son ouvrage.

J. Sculteti armamentarium chirurgicum 43 tabulis ornatum. Opus posthumum. Opera J. Sculteti authoris nepotis. Ulm, 1553, in-fol. Ibid., 1555, in fol. — La Haye, 1656, in-8. — Ibid., 1662, in-8. — Amsterdam, 1662, in-8. — Venise, 1665, in-8. — Francfort, 1666, in-4. — Amsterdam, 1669, in-8. — *Armamentarium chirugicum renovatum et auctum 39 tabulis, una cum observationum centuria collecta ab J. B. a Lamzweerde.* Amst. 1672. *Accedit auctuarium, etc.*, *cum tab.* Ibid., 1669. — *Appendix ad Armamentarium.* Ibid., 1671. *Cum et altera observationum centuria.* Ibid., 1672, in-8, trad. en français. Lyon, 1675, in-4. Ibid., 1712, in-8.

SEBALD (JEAN-ANTOINE), professeur public ordinaire de pathologie spéciale et de médecine clinique à l'Université de Prague, mort en 1812, a publié deux ouvrages peu étendus, mais intéressans.

Geschichte der medicinisch-praktischen Schule an der K. K. Karl-Ferdinandischen Universitæt in Prag für Hærer der Arzney-und Wundarzneykunde. Prague et Leipzig, 1796, in-8.

Annalen zur Geschichte der Klinik, nach dem Laufe der Zeiten; enthælt den Witterungstand, dessen Hauptveænderungen und merkwürdigen Einfluss auf das Wohl von Generationen in bestimmten Gegenden, Epidemien, Endemien, sporadische Krankheiten und Leichen æffnungen. 1ster Theil, oder das Jahr 1781, 1782 und 1783. Prague, 1797, in-8. *2te Theil.* Prague, 1802, in-8.

(Meusel.)

SEBIZIUS (MELCHIOR), le membre le plus célèbre d'une famille qui se distingua long-temps en médecine, naquit à Strasbourg en 1578. Son père, professeur de l'Université de cette ville, prit le plus grand soin de son éducation. Après avoir achevé le cours de ses études et voyagé pour le complément de son instruction dans presque toute l'Europe, il prit le grade de docteur en médecine à Bâle en 1610, et fut nommé en 1612 professeur à l'Université de Strasbourg, en remplacement de son père. En 1613, il devint chanoine de Saint-Thomas, et fut doyen du Chapitre en 1658. Sebizius mourut en 1674, à l'âge de quatre-vingt-quinze ans. Il fut un des commentateurs judicieux de Galien qui, sans savoir à la vérité s'affranchir du joug des théories hypothétiques du médecin de Pergame, eurent du moins le bon esprit de profiter des notions positives nombreuses qu'il avait possédées sur la science médicale et sur l'art de guérir.

Dissertatio de urinis. Bâle, 1618, in-8.

Discursus medico-philosophicus de casu adolescentis cujusdam Argentoratensis anno 1617 mortui, adjacenti ipsi serpente. Strasbourg, 1618, in-4. Strasbourg, 1624, in-4. Strasbourg, 1660, in-4.

Dissertatio de arteriotomiâ. Strasbourg, 1620, in-4.

Problemata medica de venæ sectione. Strasbourg, 1620, in-4.

Disputationes de rectâ purgandi ratione. Strasbourg, 1621, in-4.

Exercitationes medicæ quadraginta sex, ab anno 1622 ad 1636 propositæ. Strasbourg, 1624, in-4. Strasbourg, 1631 in-4.— Strasbourg, 1636, in-4. — Strasbourg, 1674, in-4.

Dissertationum de acidulis sectiones duæ. Strasbourg, 1627, in-4.

Historia mirabilis de fæminâ quâdam Argentoratensi, quæ ventrem supra modum tumidum ultrà decennium gestavit, et tum hydrope uterino, tum molis carnosis 76 fuit conflictata. Strasbourg. 1627, in-4.

Dissertatio de discrimine corporis virilis et muliebris. Strasbourg, 1629, in-4.

Miscellanearum quæstionum medicarum fasciculi quinquaginta tres. Strasbourg, 1630, in-8.—Strasbourg, 1638, in-8.

Dissertatio de notis virginitatis. Strasbourg, 1630, in-4.

Galeni liber de symptomatum causis. Strasbourg, 1631, in-4.

Problemata phlebotomica. Strasbourg, 1631, in-4.

Prodromi examinis vulnerum pars prima et secunda. Strasbourg, 1632, in-4.

Galeni ars parva in XXX disputationes resoluta. Strasbourg, 1633, in-8. —Strasbourg, 1638, in-8.

Collegium therapeuticum ex Galeni methodo medendi depromptum. Strasbourg, 1634, in-4. Strasbourg. 1638, in-4.

Libri sex Galeni de morborum differentiis et causis. Strasbourg, 1635, in-4. Strasbourg, 1638, in-4.

Examen vulnerum partium similarium. Strasbourg, 1635, in-4.

Examinis vulnerum partium dissimilarium pars prima. Strasbourg, 1636. *Secunda*, 1637. *Tertia*, 1637. *Quarta*, 1637, in-4.

Examen vulnerum singularum corporis partium, quatenus vel lethalia sunt, vel incurabilia, vel ratione eventûs salutaria et sanabilia. Strasbourg, 1639, in-4.

Quæstiones ex Galeni l. 1 de elementis desumptæ. Strasbourg, 1641, in-4.

Dissertatio de concoctione alimentorum. Strasbourg, 1642, in-4.

Dissert. III de respiratione. Strasbourg, 1643, in-4.

Dissert. IV de dentibus. Strasbourg, 1644, in-4.

Dissertatio de facultatibus naturalibus. Strasbourg, 1644, in-4.

Dissertatio de senectute et senum statu et conditione. Strasbourg, 1646, in-4.

Beschreibung und Wiederlegung etlicher Missbrauche und Irrthümer beym Gebrauch der Sauerbrunnen. Strasbourg, 1647, in-8. Strasbourg, 1655, in-8.

De balsamatione cadaverum. Strasbourg, 1647, in-4.

Dissertatio de calculo renum. Strasbourg, 1647, in-4.

Dissertatio de ulceribus. Strasbourg, 1647, in-4.

De alimentorum facultatibus libri V, ex optimorum authorum monumentis conscripti. Strasbourg, 1650, in-4.

Dissertatio de urinæ suppressione. Strasbourg, 1651, in-4.

Galeni quinque priores libri de simplicium medicamentorum facultatibus in XVI disputationes resoluti. Strasbourg, 1651, in-8.

Dissert. II de pilorum humani corporis nominibus, definitione, meliore formâ et efficiente fine. Strasbourg, 1651, in-4.

Commentarius in Galeni libellos de curandi ratione per sanguinis missionem; de hirudinibus, revulsione, cucurbitulis, scarificatione. Strasbourg, 1652, in-4.

Dissertatio de dolore. Strasbourg, 1652, in-4.

Dissertatio de fame et siti. Strasbourg, 1655, in-4.

Dissertatio de stranguriâ. Strasbourg, 1657, in-4.

Dissertatio de marasmo, macilentiâ, et corpulentiâ, crassitie et magnitudine morbosâ. Strasbourg, 1658, in-4.

Dissertatio de singultu. Strasbourg, 1659, in-4.

Manuale, S. speculum medicinæ practicum. Strasbourg, 1659, in-8. — Strasbourg, 1661, in-8.

Problemata medica, de variolis, de ophthalmiâ, etc. Strasbourg, 1662, in-4.

(Manget. — Matthieu. — Haller.)

SEGNITZ (Frédéric Louis), né à Lobau, dans la Haute-Lusace, en 1767, fut reçu docteur en médecine à Iéna en 1790. Il promettait à la science un auteur très fécond, mais il mourut jeune, le 5 janvier 1805. Il avait entrepris un traité pratique de toutes les parties de la médecine. Il le laissa inachevé. Burdach a terminé le Dictionnaire de matière médicale qui devait le compléter.

Specimen inaugurale medicum de electricitate animali, quam dicere solent magnetismum animalem. Iéna, 1790, in-4.

Ueber Naturtrieb und Denkkraft der Thiere. Leipzig, 1790, in-8.

Lausitziches Wochenblatt für den Bürger und Landmann. Leipzig, 1794, in-8.

Handbuch der praktischen Arzneymittellehre in alphabetischer Ordnung, für angehende Aerzte, und Wundærzte auf dem Lande und in Stædten. 1sten *Theils* 1*ster Band.* Leipzig, 1797. — 2*ter Band ibid.*, 1798, in-8. Et aussi sous ce titre : *Pharmacologisches Handbuch für Aerzte über die bekanntesten und bewæhrtesten innerlichen Heilmittel, nebst ihrer Anwendung und Gebrauch, in alphabetischer Ordnung.* 1*ster Band von A. G.* 2*ter Band, von G. Z.* — Fréd. Burdach a publié le tome 5 de cet ouvrage après la mort de l'auteur, et donné en 1812 et 1813 une édition des précédens.

Pharmacologisches Handbuch für Wundærzte, oder medicinischer Rathgeber für Land und Feldwundærzte, zur Kenntnis, Wahl und Anwendung der æusserlichen Heilmittel; in alphabetischer Ordnung. 1*ster Band, von A.-L.* Leipzig, 1800. 2*ter Band, von M.-Z. ibid.* 1800, in-8.

Grundsætze einer vernünftigen Kinderpflege in den ersten Lebensjahren. Lobau, 1800, in-8.

Beytræge zur Geschichte der Medicinalwesens in Chursachsen. Neustadt an der Orla. 1804, in-8.

(Med. Chir. Zeitung. — Mensel.)

SELIG (Théodore Valentin), né à Arzberg, le 4 novembre 1742, fut reçu docteur en médecine à Erlang en 1772, devint six ans après médecin pensionné de Plauen, et occupa cette place jusqu'en 1810. Il mourut à Neukirchen le 13 janvier 1813. Il a publié quelques articles de journaux et les opuscules suivans :

Diss. inaug. de moderando nitri usu in febribus putridis et malignis. Erlang, 1772, in-4.

Observationes medicæ de morbis quibusdam difficilioribus. Leipzig, 1795, in-8.

Einige Bemerkungen über die Catarrhe der Kinder und über den Nutzen des eingedickten cardobenediktensaftes in denselben; in Hufeland's Journal der prakt. Arzneykunde und Wundarzneykunst. B. 2. *St.* 3. *N°.* 1.

Geschichte einer siebenjæhrigen Bauchgeschwulst mit Schwangerschaft nebst Sectionsbericht; ibid. B. 3, *St.* 2. (1797.)

Eine Gonorrhœa rheumatischen Ursprungs; ibid.

Einige Beobachtungen über geheilte Wassersuchten; ibid.

Ecloga de Sexu Fœmineo. Spectatum admissi risum teneatis amici. Hor. A. P. V. S. (Leipzig), 1811, in-8.

SELLE (Christian Gottlieb), l'un des meilleurs observateurs et l'un des plus savans nosographes du dernier siècle, naquit à Stettin le 7 octobre 1748. Ayant perdu son père dès l'âge de six ans, il fut appelé à Berlin par l'apothicaire Koeler, son parent. Pour suivre le penchant qui l'entraînait vers l'étude, il dut tromper la vigilance de ce dernier, qui aimait mieux le voir s'occuper de la pharmacie que de ses livres et de la science; mais son zèle l'emporta sur tous les obstacles. Après avoir commencé l'étude de la médecine à Berlin, il alla la continuer à Gottingue, où il passa deux années. De Gottingue il se rendit à Halle en 1770; il y prit le grade de docteur et revint à Berlin. Quelques petits écrits qu'il publia et les succès de sa pratique commencèrent sa réputation. En 1774, il accompagna en qualité de médecin la princesse de Darmstadt à Saint-Pétersbourg. De retour de ce voyage, il devint premier médecin du prince évêque de Warmie. Il trouva près de ce prélat les moyens de se livrer selon ses goûts aux études qu'il affectionnait. En 1789, il fit un voyage à Paris, mais il y séjourna peu de temps. Il fut chargé en 1795 de faire un voyage dans la Prusse méridionale, pour découvrir les causes de la grande mortalité de cette province et de ses hôpitaux. Plus tard il fut inspecteur supérieur de l'hôpital de la Charité. Il fut successivement médecin de Frédéric et de Frédéric-Guillaume II, et eut près d'eux le titre de conseiller intime. En 1798, il fut nommé second directeur du collège de médecine et de chirurgie. Sa mort arriva le 9 novembre 1800.

Diss. inaug. Methodi febrium naturalis rudimenta. Halle, 1770, in-4. Berlin, 1770, in-4.

R. Brocklesby œkonomische und medicinische Beobachtungen zur Verbesserung der Kriegslazarethe und der Heilart der Feldkrankheiten ; aus dem Englischen, mit Anmerkungen. Berlin, 1772, in-8.

Rudimenta Pyretologiæ methodicæ. Berlin, 1773, in-8. *Editio secunda auctior et emendatior.* Berlin, 1786, in-8. *Editio tertia aucta.* Berlin, 1789 (1788), in-8. En allemand : *C. G. Hoff.* Tubingue, 1791, in-8. En français par Nanche. Paris, in-8, 1802, 1817, in-8., par Montblanc. Lyon, 1802, in-8. Par Clauet. Toulouse, 1802, in-8.

Hrn. Wilhelm. Falconer, Anmerkungen über Hrn. Cadogan Schrift von der Gicht und den übrigen chronischen Krankheiten ; nach der zweyten Englischen Ausgabe übersetzt. Berlin, 1773, in-8.

Urbegriffe von der Beschaffenheit, dem Ursprunge und Endzwecke der Natur. Berlin, 1776 (1775), in-8.

Hrn. Percivall's Pott's chirurgische Beobachtungen ; aus dem Englischen übersetzt. Berlin, 1776, in-8.

Diss. Hrn. Johann. Janin anatomische, physiologische und phisikalische Abhandlungen und Beobachtungen über das Auge und dessen Krankheiten ; nebst einem Inbegriff der Operationen und Mittel, welche man zu ihrer Heilung anzuwenden hat ; aus dem Franz. Berlin, 1776, in-8. Ibid. 1788, in-8. C'est la même édition avec un nouveau titre.

Einleitung in das Studium der Natur und Arzneygelahrtheit. Berlin, 1777, in-8. *2te sehr vermehrte und verbesserte Ausg.* Sous ce titre : *Studium physico-medicum, oder Einleit. in die Natur und Arzneywissenschaft.* Berlin, 1787, in-8. Trad. en français par Coray. Monpellier, 1795, in-8.

Der Mann von Gefühl ; aus dem Englischen 2te Auflage. Berlin, 1778, in-8.

Philosophische Gespræche 2 *Theile.* Berlin, 1780, in-8.

Medicina clinica, oder Handbuch der medicinischen Praxis. Berlin, 1781, in-8. *3te sehr verbesserte und vermehrte Aufl.* Berlin, 1786, in-8. *4te Aufl.* Berlin, 1788. *5te Aufl.* Berlin, 1789. *6te verbesserte Aufl.* 1793 (1792). *7te verbesserte Aufl.* Berlin, 1797. *8te Auflage.* Berlin, 1801, in-8. En latin par K. Sprengel. Berlin, 1788, in-8. En français par Corny. Montpellier, 1787, in-8, 2 vol.

Neue Beytræge zur Natur-und Arzneywissenschaft. 1ster Theil. Berlin, 1782. *2ter Theil.* Berlin, 1783. *3ter Theil.* Berlin, 1786, in-8.

Untersuchungen über die Natur und Behandlung des Kindbetterinnenfiebers oder der Entzündung der Eingeweide bey Wöchnerinnen; aus dem Französischen des Hrn. de la Roche übersetz, mit Anmerkungen. Berlin, 1785, in-8.

Krankheitgeschichte des hœchstseligen Kœnigs von Preussen, Friedrichs des zweyten, Majestæt. Berlin, 1786, in-8.

Die letzten Worte an den abgeschiedenem Geist Friedrich's des Grossen, Kœnigs von Preussen, aus dem Latein. des Marquis de Luchesini übersetz. Berlin, 1786, in-8.

Grundsætze der reinen Philosophie. Berlin, 1788, in-8.

De la réalité et de l'idéalité des objets de nos connaissances. Berlin, 1791, in-4. Dans les mémoires de l'Académie de Berlin.

Ueber Freyheit und Nothwendigkeit; in der Berlin. Monatschrift 1783. *Okt. S.* 294-306. — *Von der Moralitæt der menschlichen Handlungen; ibid Nov. S.* 428-434. —*Von den Gesetzen der menschlichen Handlungen; ibid. Dec. S.* 488-502. — *Von den Rechtem der menschlichen Handlungen; ibid.* 1784. *Febr. S.* 112-128. — *Von der analogischen Schlussart; ibid. Aug. S.* 185. *u. ff.* — *Næhere Bestimmung der analogischen Schlussart; ibid. Okt. S.* 334. *u. ff.*

Versuch eines Beweises, dass es keine reine von der Erfahrung unabhængige Vernunftbegriffe gebe; ibid. Dec. S. 565-574. — *Uber Natur und Offenbarung; ibid.* 1786. *Aug. S.* 121-140. — *Voitus (eine Charakteristik desselben); ibid.* 1787. *Mærz S.* 220-241. — *Ueber den thierischen Magnetismus; ibid.* 1789. *St.* 11. *S.* 466-475 *und* 1790. *St.* 2. *S.* 135-149.

Nachricht von dem langsamen Tode eines Menschen nach genommenen Opium; in Pyl's Aufsætzen und Beobachtungen aus der gerichtlichen Arzneywissensch. Samml. 1.

Des lois de nos actions: dans les Mémoires de l'Académie royale des Sciences et belles-lettres, depuis l'avènement de Frédéric-Guillaume au trône 1788 et 1789. (Berlin, 1793, in-4.)

SENAC (Jean Baptiste), l'un des médecins les plus célèbres du dix-huitième siècle, naquit en 1693 dans le diocèse de Lombez, en Gascogne. Ce n'est qu'après avoir essayé ds plusieurs professions qu'il se détermina pour la médecine. D'abord protestant, et se destinant au ministère évangélique, il se fit ensuite catholique et même jésuite. Enfin, il laissa le froc pour étudier l'art de guérir. La publication qu'il fit de quelques ouvrages remarquables par la solidité du fond et l'élégance du style commença sa réputation, qui s'établit surtout par le bonheur qu'il eut de guérir, en 1745, le maréchal de Saxe d'une maladie dangereuse. En 1752, il succéda à Chicoyneau dans la place de premier médecin du roi. Il jouit au plus haut degré de l'estime et de la faveur de Louis XV. Sénac mourut en 1770. Tous les écrits publiés par ce médecin célèbre sont remarquables; mais son Traité de la structure et des maladies du cœur tient le premier rang parmi eux et un des premiers rangs parmi tous les ouvrages du siècle.

Nouveau cours de chimie, suivant les principes de Newton et de Stahl. Paris, 1723, in-12, 2 vol. — Ibid., 1737, in-12 2 vol. — Anonyme.

L'anatomie de Heister, avec des essais de physique sur l'usage des parties du corps humain. Paris, 1724, 1735, in-8. Ibid., 1753, in-12, 3 vol. — Ce n'est point ici une traduction de l'anatomie de Heister, comme on pourrait le croire d'après le titre, mais un traité presque entièrement neuf d'anatomie et de physiologie.

Discours sur la méthode de Franco, et sur celle de Rau, touchant l'opération de la Taille. Paris, 1727, in-12.

Lettres de Julien Morison (Sénac) sur le choix des saignées. Paris, 1730, in-12.

Traité des causes, des accidens et de la cure de la peste. Paris, 1744, in-4 (anonyme).

Traité de la structure du cœur, de son action et de ses maladies. Paris, 1749, in-4, 2 vol. fig. ibid. 1777, in-4, 2 vol. — Cette édition a été soignée par Portal.

De recondita febrium cum intermittentium cum remittentium natura et curatione. 1759, in-8 (anonyme).

Sénac, qui était membre de l'Académie des sciences, a fourni aux mémoires de cette Société savante, les articles suivans :

Sur les organes de la respiration. Mém. 1724.

Sur les noyés. Hist. 1725.

Sur le diaphragme. Mém. 1725.

Sénac a mis une préface en tête de la traduction de l'Histoire de la médecine de Freind, faite par Noguez.

SEMENTINI (Antoine), né en 1743 à Mondragone, petite ville de la terre de Labour, commença dès l'âge de douze ans l'étude de la médecine à l'hôpital des incurables de Naples. Un ouvrage sur la nature et les variétés de la folie, qu'il publia en 1766, le fit connaître d'une manière avantageuse. Il gagna au concours une chaire de médecine à l'Université de Naples, et ne put se déterminer à la quitter pour céder aux offres séduisantes de l'empereur Joseph II, qui voulait l'emmener à Vienne. Il fut un des propagateurs des doctrines de Cullen sur le continent, et n'adopta qu'avec restriction celle de Brown. Sementini mourut le 8 juin 1814 d'une attaque d'apoplexie. Ses ouvrages sont assez nombreux.

Breve delucidazione della natura e varietà della pazzia. Naples, 1766, in-8.

Requisitorio di un alunno, etc. Bénévent, 1774, in-8.

Elementi di fisiologia. Naples, 1779, in-4.

Institutionum medicarum, partes septem. Naples, 1780-84, in-8. 7 volumes.

Lettera sul cervello, etc. Naples, 1784, in-8.

Orazione inaugurale per l'apertura delle cattedra di fisiologia nello spedale di S. Giacomo. Naples, 1790, in-8.

Institutiones physiologicæ in usum regii Neapolitani archigymn. Naples, 1794, 3 vol. in-8. Deuxième édition augmentée.

L'arte di curare le malattie, etc. Naples, 1801, in-8.

Saggio di prescrizioni mediche adatatte agli usi diversi, etc. Naples, 1803, in-8.

La patologia; ossia della malattia in generale e delle sue varietà; preceduta da un saggio di esame del sistema di Brown. Naples, 1803, in-8.

Prospecto analitico di una istituzione di fisiologia. Naples, 1807, in-8.

Parere sul contagio della tabe pulmonare. Naples, 1810, in-8.

Il avait composé un travail qui est resté inédit sous le titre suivant:

Memoria delle medicine calmanti.

(Biogr. univ.)

SENFF (Charles-Frédéric), né à Halle le 26 mars 1776, fit ses études à l'Université de cette ville, et y fut reçu docteur en 1802. En 1808, il fut nommé professeur extraordinaire de médecine et directeur de la maison d'accouchement. Il mourut le 16 avril 1816.

Nonnulla de incremento ossium embryonum in primis graviditatis temporibus. Halle, 1802, in-4. *Cum figuris æneis.* — En allemand. Ibid. 1802, in-4.

Lehrbuch für Hebammen. Halle, 1812, in-8. *m.* 12. *Kpfr.*

Ueber das Verhæltniss der Hebammen zum Staate, nebst Geschichte des Hebammeninstituts in Halle. Ibid. 1812, in-8. *m.* 1. *Kpf.*

Ueber Vervolkommnung der Geburtshülfe von Seiten des Staats nebst einer Geschichte der Entbindungschulen zu Halle. Ibid. 1812, in-8.

Ueber die Wirkungen der Schwefelleber in der hæutigen Bræune und verschiedenen andern Krankheiten. Ibid. 1816, in-8.

(Mensel. — *Med. chir. Zeitung.*)

SENFT (Adam André) naquit à Wurtzbourg le 17 novembre 1740. Il fit ses études médicales dans l'Université de cette ville, puis à Vienne et à Berlin, et revint prendre le titre de docteur en médecine à Wurtzbourg. Il y fut nommé bientôt après professeur de chimie. Il passa plus tard de cette chaire à celle de physiologie. Il mourut le 19 octobre 1795. Ses ouvrages sont écrits avec science et jugement.

Progr. I. de viribus animalium. Wurzbourg, 1771, in-4.

Elementa physiologiæ pathologicæ ad lectiones accommodatæ. Vol. I. Wurzbourg, 1774. *Vol. II.* Wurzbourg, 1775. *Vol. III.* Ibid. 1779, in-8.

Diss. experimenta physico-medica de electricitate et calore animali. Wurzbourg, 1778, in-8.

Annua Magni Halleri Memoria, quam publicè in Academiâ a. 1778, 22 Dec., celebravit, nuncque notis cum historicis tum litterariis auxit. Ulm, 1779, in-8.

Progr. Commentatio I. de methodo discendi artem medicam. Wurzbourg, 1780, in-8.

Gesundheitskatechismus für das Landvolk und den gemeinen Mann. Berlin et Stettin, 1781, in-8.

SENNERT (Daniel), l'un des plus célèbres médecins du dix-septième siècle, naquit à Breslau le 25 novembre 1572. Son père, qui n'était qu'un simple cordonnier, comprit la nécessité de cultiver les heureuses dispositions que lui avait données la nature, et lui procura une bonne éducation. Sa mère, restée veuve quand il n'avait encore que treize ans, ne négligea rien non plus de ce côté. En 1593, il fut envoyé à Wittemberg faire ses études philosophiques, auxquelles il consacra quatre années. Il y étudia ensuite la médecine, et plus tard à Leipzig, Iéna, Francfort-sur-l'Oder et Berlin. Il revint se faire recevoir docteur à Wittemberg vers la fin de 1601. Il songeait à retourner dans sa ville natale, lorsque Jean Jessen, professeur à Wittemberg, se démit en sa faveur de la place de professeur en médecine. Sennert prit possession le 15 septembre 1602 de cette chaire, qu'il occupa pendant trente-cinq ans. Il mourut le 21 juillet 1637, dans sa soixante-cinquième année. Il avait été plusieurs fois doyen du Collège de médecine, et six fois recteur de l'Université, ce qui était sans exemple.

Le plus célèbre de tous les conciliateurs du dix-septième siècle, dit Sprengel, est Daniel Sennert, homme qui unissait à une érudition immense et à une connaissance parfaite des anciens une grande crédulité, un goût peu épuré et un jugement très faible. Sennert tenta pour la première fois d'unir les principes de Galien avec ceux de Paracelse, dans ses *Institutions*, qui furent publiées en 1611 ;

mais, par la suite, il développa plus amplement ses idées dans un ouvrage traitant des rapports et des différences qui existent entre les deux systèmes.

Quaestionum medicarum controversarum liber. Wittemberg, 1609, in-8.

Institutiones medicae et de origine animarum in brutis. Wittemberg, 1611, in-4. Wittemberg, 1620, in-4. Wittemberg, 1624, in-8. Paris, 1631, in-4. Wittemberg, 1633, in-4. Wittemberg, 1644, 1667, in-4.

Epitome scientiae naturalis. Wittemberg, 1618, in-8. — Wittemberg, 1624, in-8. — Wittemberg, 1633, in-8. — Francfort, 1650, in-8. — Amsterdam, 1651, in-12. — Oxford, 1682, in-8.

De febribus libri quatuor. Wittemberg, 1619, in-8. — Lyon, 1627, in-8. — Wittemberg, 1628, in-4. — Paris, 1633, in-4. — Wittemberg, 1653, in-4.

De consensu et dissensu Galenicorum et Peripateticorum cum chimicis. Wittemberg, 1619, in-8. — Wittemberg, 1629, in-4. — Paris, 1633, in-4. — Francfort, 1655, in-4.

De scorbuto tractatus. Wittemberg, 1624, in-8. Ibid, 1654, in-4.

Practicae medicinae liber primus. Wittemberg, 1628, in-4. — Lyon, 1629, in-8. — Wittemberg, 1636, in-4. — *Lib. II.* Wittemberg, 1629, in-4. — Wittemberg, 1640, in-4. — *Lib. III.* Wittemberg, 1631, in-4. — Wittemberg, 1648, in-4. — *Lib. IV.* Wittemberg, 1632, in-4. — Wittemberg, 1649, in-4. — *Lib. V.* Wittemberg, 1634, in-4. — *Lib. VI.* Wittemberg, 1635, in-4.

De occultis medicamentorum facultatibus. Wittemberg, 1630, in-4.

Dissertatio de medicinâ universali et auro potabili. Wittemberg, 1630, in-4.

Tractatus de arthridite. Wittemberg, 1631, in-4. — Wittemberg, 1653, in-4.

Epitome institutionum medicarum disputationibus XVIII comprehensa. Wittemberg, 1631, in-12. — Paris, 1634, in-12. — Lyon, 1645, in-12. — Wittemberg, 1647, in-8. — Wittemberg, 1664, in-12. Trad. en anglais, Londres, 1656, in-8.

Epitome institutionum medicinae et librorum de febribus. Wittemberg, 1634, in-12. — Amsterdam, 1644, in-12. — Wittemberg, 1647, in-8. — Wittemberg, 1654, in-12. — Wittemberg, 1664, in-12.

Tabulae institutionum. Wittemberg, 1635, in-8.

Hypomnemata physica. Francfort, 1635, in-8.

Paralypomena cum praemissâ methodo discendi medicinam. Wittemberg, 1642, in-4. — Lyon, 1683, in-4.

Opera omnia. Venise, 1645, in-fol. — Paris, 1645, in-fol. — Lyon, 1650, in-fol. — Venise, 1651, in-fol. — Lyon, 1666, in-fol. — Lyon, 1676, in-fol.

SÉRAPION, ou plutôt JEAN, fils de Sérapion, auteur du plus ancien traité de médecine écrit en langue arabe qui soit parvenu jusqu'à nous, vivait à la fin du neuvième siècle, car il cite Mésué l'ancien, et il est cité lui-même par Rhazès. Le nom de Janus Damascenus qui lui fut donné par son traducteur Albano Torino, d'après la détestable habitude des savans du quinzième siècle de latiniser tous les noms, a été une source de confusion et d'erreurs. Hahn écrivit une lettre fort savante à J. A. Fabricius pour chercher à établir que le traité de médecine publié sous le nom de Jean Damascène était l'ouvrage de Mesué l'ancien; une autorité dont le témoignage est péremptoire suffit pour démontrer que Hahn était dans l'erreur, et que le livre traduit par Torino est bien celui de Sérapion. Cette autorité est celle d'Ali-Abbas. Il parle de l'ouvrage de Sérapion d'une manière si précise et si exacte, les défauts et les lacunes qu'il y signale s'appliquent si bien au traité de médecine dont il s'agit, qu'il n'y a pas lieu au moindre doute sur le point mis en question.

Outre le traité de médecine dont il vient d'être parlé, nous avons un autre ouvrage sous le nom de Sérapion; mais cet ouvrage, qui est un traité de matière médicale, est d'une date beaucoup plus moderne, et par conséquent d'un autre Sérapion.

Joannis Serapionis practica. Lyon, 1525, in-4. — *Serapionis medici arabis celeberrimi practica studiosis medicinæ utilissima: quam postremo Andreas Alpagus Bellunensis.... in latinum convertit: cujus translatio nunc primum exit in lucem, ejusdem Serapionis de simplicium medicamentorum temperamentis commentaria Abrahamo Judæo, et Simone Januensi interpretibus, etc.* Venise, 1550, in-fol. — *Jani Damasceni therapeuticæ methodi, hoc est, curandi artis libri VII*. Bâle, 1543, in-fol. Ibid., in-4.

SERENUS SAMONICUS (Quintus). Nous avons sous ce nom un poëme ou plutôt un ouvrage en vers latins d'une assez grande importance pour l'histoire de la médecine populaire chez les anciens. L'auteur n'en est pas bien connu, parce que l'histoire fait mention d'un assez grand nombre de Serenus Samonicus, entre lesquels on est embarrassé de le choisir. Il paraît être néanmoins, ou de Serenus le père, qui fut tué par Caracalla, ou de Serenus, fils du précédent, qui fut connu et qui eut même l'affection d'Alexandre Sévère. Macrobe a conservé quelques anecdotes qui se rapportent à ce dernier. Quoi qu'il en soit de cette discussion, sur laquelle on peut consulter Ackermann, dans la savante préface qu'il a mise en tête de son édition de Serenus, l'époque de cet ouvrage est bien déterminée par celle des auteurs qui en ont fourni les matériaux, et qui sont surtout Pline, Dioscoride et Galien, et par celle des écrivains qui le citent. C'est, comme nous l'avons dit, pour l'intérêt historique qu'il présente qu'il a été reproduit dans de nombreuses éditions.

Nous allons en indiquer les dates.

Quinti Sereni Samonici de medicinâ præcepta saluberrima. Venise, 1485 (?). Venise, 1488. Ibid., sans date (entre 1490 et 1496). Ibid., 1502. Leipzig, 1515. — *Q. Sereni Samonici de medicinâ præcepta saluberrima, per D. Cæsarium ab omnibus quibus scatebant mendis probè ac diligenter emaculata. Item Q. Rhemnii Fannii Palæmonis de ponderibus et mensuris liber utilissimus.* (*In fine Haganoæ, per Joannem Secerium*, in-8, 1528. Venise, *in ædibus Aldi et Andreæ Asulani soceri*, 1528, in-8. 1533. Zurich, 1540 et avec un nouveau titre, 1581. Lyon, 1542. Venise, 1547, dans la collection Aldine des *Medici antiqui omnes*. Lyon, 1549. Bâle, 1549. in-8. Lyon, 1566, in-8. Paris, 1567, dans la collection des *artis medicæ principes* d'Henri Etienne. Padoue, 1722, dans l'édition de Celse, de Jean-Baptiste Volpi ; beaucoup d'autres éditions de Celse contiennent aussi l'ouvrage *de Serenus Samonicus*. On peut citer celle de Leipzig, 1590, in-8. Ibid., 1654, in-8. Les éditions les plus remarquables de toutes sont les trois suivantes : *Q. Sereni Samonici de medicinâ præcepta saluberrima, Robertus Keuchenius ex veteri libro restituit, emendavit, illustravit*, Amsterdam, 1662, in-8 ; — *Poetæ latini minores, etc. etc. curante Petro Burmanno*, Leyde, 1731, in-4 ; — *Quinti Sereni Samonici de medicinâ præcepta saluberrima. Textum recensuit, lectionis varietatem, notas interpretum selectiores suasque adjecit Joannes Christianus Gottlieb Ackermann.* Leipzig, 1786, in-8.

SERRE (Jean Jacques Joseph), habile dentiste, pratiqua d'abord à Vienne, et ensuite à Berlin, où il mourut vers 1830. Il s'est attaché dans son principal ouvrage à prouver que la plupart des maladies du sinus-maxillaire dépendent de lésions antérieures des dents ou des alvéoles. Ses ouvrages ont été annoncés d'une manière favorable, quoiqu'ils ne contiennent rien de neuf.

Geschichte oder Abhandlung der Zahnschmerzen des schœnen Geschlechts in ihrer Schwangerschaft. Vienne, 1788, in-8.

Abhandlung über die Flüsse und Entzündungen, von denen die Geschwülste oder Zahnfleischgeschwüre herrühren. Vienne, 1791, in-8.

*Praktische Darstellung aller Operationen der Zahnarzneykunst, nebst Anwendung der Instrumente derselben, zu Vorlesungen für Studirende und zum Gebrauch der Provincial- und Regiments-Wundærzte überhaupt, desgleichen für jeden Privatmann und für ganze Familien zur Kenntniss *dieser Kunst fasslich und brauchbar, um sich aus denselben (derselben) Raths zu erhohlen. Mit 32 Kupfertafeln.* Berlin, 1804, in-8.

Tægliche Vorsichtsmaasregeln, die Zæhne und das Zahnfleisch stets rein und gesund zu halten. Berlin, 1812.

SETTALA (Louis), célèbre praticien du seizième siècle, naquit à Milan le 27 février 1550. Après avoir fait d'excellentes études littéraires, il alla suivre les cours de médecine à l'Université de Pavie. A l'âge de vingt-trois ans, il obtint la première chaire de médecine dans cette Université. Les succès remarquables de son enseignement déterminèrent les directeurs de plusieurs des Universités les plus celèbres de l'époque à se disputer en quelque sorte l'honneur de le posséder; mais il aima mieux revenir se fixer dans sa ville natale. Il y vécut au milieu des succès d'une pratique étendue et des distinctions les plus honorables, et mourut le 12 septembre 1633 à l'âge de quatre-vingt-deux ans. Ses ouvrages, fort estimés à l'époque de leur publication, furent rajeunis, un demi-siècle plus tard, par l'édition que donna, du principal d'entre eux, Théophile Bonnet.

In Hippocratis Coi de aeribus, aquis et locis commentarii quinque. Cologne, 1590, in-fol. — Francfort, 1645, in-fol.

In Aristotelis problemata commentaria latina. Tome I. Francfort, 1602, in-fol. *Tome II.* Francfort, 1607, in-fol. Les deux volumes réunis, Lyon, 1662, in-fol.

De nævis liber. Milan, 1606, in-8. — Padoue, 1628 et 1651, in-8. — Strasbourg, 1629, in-12.

Animadversionum et cautionum medicarum libri septem. Milan, 1614, in-8. — Strasbourg, 1625, in-12. — Padoue, 1628, avec le traité *De nævis.*

Animadversionum et cautionum libri duo, septem aliis additi. Milan, 1629, in-8. — Padoue, 1630, in-8. Ces neuf livres, revus par J. Perius, ont été réimprimés ensemble à Dordrecht en 1650, in-8; et à Padoue en 1652 et 1659 même format, avec des notes de J. Rhodius, qui regardent plus spécialement la chirurgie et la pharmacologie.

De margaritis nuper ad nos allatis judicium. Milan, 1618, in-4, et 1626, in-8.

De peste et pestiferis adfectibus. Milan, 1622, in-4.

Compendio di Chirurgia. Milan, 1626, et suivant quelques bibliographes, beaucoup plus tard, en 1646 seulement. C'est à peu de chose près le huitième livre des *Animadversiones, etc.*

De ratione instituendæ et gubernandæ familiæ, libri quinque. Milan, 1626, in-8.

Analyticarum et animasticarum dissertationum libri duo. Milan, 1626, in-8.

Della preservazione della peste. Milan, 1630, in-8.

De malis a prolapsu mucronatæ cartilaginis. Milan, 1632, in-8.

(Haller. — Desgenettes.)

SEUBERT (Louis Rodolphe). Né à Maulbronn en 1733, étudia la médecine à Tubingue de 1750 à 1754, il vint alors à Strasbourg et à Paris, où il séjourna quelque temps. Reçu licencié en médecine à Tubingue en 1756, il fut nommé la même année professeur extraordinaire de médecine. Ce n'est que deux ans plus tard qu'il prit le grade de docteur. Il mourut le 22 novembre 1790.

Pathologia et therapia generalis malorum, exteros plerosque Lutetiæ Parisiorum degentes diversimodè affligentium. Tubingue, 1756, in-4.

Dissertatio de signis puerperii fallacibus. Tubingue, 1758, in-4.

Kurzer Auszug aus der Lehre von der Hebammenkunst. Ulm, 1770, in-8.

(Haller. — Osiander. — Meusel.)

SEVERINO (Marc-Aurèle), l'un des chirurgiens les plus célèbres du dix-septième siècle, naquit à Tarsia, dans la Calabre, en 1580. Il fit ses études médicales à Naples, y fut reçu docteur, et y devint professeur d'anatomie et de médecine. L'éclat de son enseignement et la hardiesse de sa pratique, attirèrent autour de lui une multitude d'étudians de toutes les contrées de l'Europe. Partisan déterminé de l'emploi des moyens les plus héroïques dont la chirurgie dispose, il abusa du fer et du feu ; mais peut-être cet abus était-il alors nécessaire pour tirer la chirurgie de l'état de nullité où la timidité des arabistes l'avait laissé tomber.

Historia anatomica, observatioque medica eviscerati hominis. Naples, 1629, in-4.

De reconditâ abscessuum naturâ libri octo. Naples, 1632, in-4. — Francfort, 1643, in-4. — Padoue, 1651, in-4. — Padoue, 1668, in-4. — Francfort, 1688, in-4. — Leyde, 1724, in-4. — Leyde, 1729, in-4.

Vipera pythia, id est, de viperæ naturâ, veneno et medicinâ, demonstrationes et observationes. Padoue, 1643, in-4. — Padoue, 1651, in-4.

Zootomia Democritea, id est anatome generalis totius animantium opificii, libris quinque distincta. Nuremberg, 1645, in-4.

De efficaci medicinâ libri tres, quâ herculeâ quasi manu armatâ cuncta mala proteruntur. Francfort, 1646, in-fol. — Francfort, 1671, in-fol. — Francfort, 1682, in-fol. — Trad. en français, Genève, 1668, in-4.

De lapide fungifero, de lapide fungimappâ, epistolæ duæ. Padoue, 1649, in-4. — Volfenbuttel, 1728, in-4.

Therapeuta Neapolitanus, sive curandarum febrium et morborum internorum methodus. Naples, 1653, in-8.

Trimembris chirurgia in quâ diætetico-chirurgia tradita est. Francfort, 1653, in-4. — Leyde, 1725, in-8.

Seilo-phlebotome castigata, s. de venæ salvatellæ usu et abusu censura.

Hanau, 1654, in-4. — Hanau, 1668, in-4.

De aquâ pericardii, cordis adipe, poris choledocis. Hanau, 1654, in-4. — Hanau, 1664, in-4. — Francfort, 1668, in-12.

Antiperipatias, hoc est, adversùs Aristotelicos de respiratione piscium diatriba. Naples, 1659, in-fol. — Amsterdam, 1661, in-fol.

Synopseos chirurgicæ libri VI. Amsterdam, 1664, in-12.

(Toppi. — Haller. — Tiraboschi.)

SEVERINUS (Pierre), né à Ripen, en Danemarck, en 1540, cultiva d'abord la littérature, et obtint une chaire de poésie à Copenhague dès l'âge de vingt ans. Malgré ce succès si précoce, il abandonna bientôt la carrière des lettres pour celle de la médecine. Il vint faire ses études médicales en France, où il passa trois années. Rentré alors dans sa patrie, il fut chargé d'y enseigner la météorologie. Bientôt il entreprit de nouveaux voyages; il parcourut l'italie, et revint en France, où il prit le grade de docteur en médecine en 1571. A son retour en Danemarck, il fut nommé médecin du roi, et il mourut le 28 juillet 1602. Il est de tous les disciples de l'école de Paracelse, dont il adopta les principes, celui qui écrivit avec le plus de clarté et le moins de divagations.

Idea medicinæ philosophicæ, fundamenta continens totius doctrinæ Paracelsicæ, Hippocraticæ et Galenicæ. Bâle, 1571, in-4. — Erfort, 1616, in-8. — La Haye, 1660, in-4. — La Haye, 1663, in-4. — Rotterdam, 1668, in-4.

Epistola scripta Theophrasto Paracelso, in quâ ratio ordinis et nominum, adeoque totius philosophiæ adeptæ methodus ostenditur. Bâle, 1572, in-8.

SHARP (Samuel), le disciple le plus distingué de Cheselden et l'un des plus habiles chirurgiens du dernier siècle, naquit vers 1700. Après avoir pris les leçons du maitre célèbre qui vient d'être désigné, il vint perfectionner son éducation chirurgicale à Paris. De retour à Londres, il fut nommé chirurgien de l'hôpital de Guy. En 1749, il devint membre de la Société royale de Londres et de l'Académie royale de chirurgie de Paris. En 1765, il fit un voyage sur le continent pour rétablir sa santé délabrée. Il publia à son retour des lettres sur l'Italie, remarquables par l'esprit d'observation qui y brille et par l'élégance et la vivacité du style. Les dernières années de la vie de Sharp se passèrent dans la retraite. Il mourut le 24 mars 1778.

Treatise on the operations of surgery; with a description and representation of the instrument of wounds, abscesses, and ulcers. Londres, 1739, 1740, 1769, in-8. 10e édit. 1782. Trad. en français par Jault. Paris, 1741, in-12.

Critical inquiry into the present state of surgery. Londres, 1750, in-8. — Londres, 1761, in-8. Traduit en français. Paris, 1751, in-12.

Letters from Italy, describing the customs and manners of that country, in the years 1765 and 1766; to which is annexed an admonition to gentlemen who pass the Alps in their tour through Italy. Londres, 1766, in-8.

A view of the customs, manners, drama, etc. f. of Italy, as they are described in the frusta litteraria, and in the account of Italy written by M. Baretti. Londres, 1768, in-8.

A new method of opening the cornea in order to extract the crystalline humour. Phil. Trans. 1753, Abr. X. p. 357.

Continuation of the same. Ib. p. 414.

On the styptic powers of the agaric. Ib. p. 478.

(Rob. Watt. — Haller.)

SHAW (Pierre), membre de la Société royale de Londres et premier médecin du roi d'Angleterre, mort en 1763, est auteur d'ouvrages nombreux, et sur des sujets variés. Il était à la fois un praticien renommé et un chimiste habile.

Dispensatory of the royal college of Physicians London Londres, 1721, 1737, in-8.

Treatise on incurable diseases. Londres, 1723. in-4.

Philosophical Works of Francis Bacon, methodized and made english, from the originals; with notes. 1725. 3 vols, in-4. Londres, 1733, 3 vol. in-4.

New practice of physic, on the model of Dr. Sydenham. Londres, 1726, 1728, 1733, 2 vol. in-8, 1788.

Edinburgh Dispensatory. Londres, 1727, in-8.

Philosophical principles of universal chemistry, from the latin of Stahl. Londres, 1730, in-8.

An essay for introducing a portable laboratory. Londres, 1731, in-8.

Proposals for a course of chemical experiments. Londres, 1731, in-8.

Three essays on artificial philosophy or universal chemistry. Londres, 1731, in-8.

Chemical lectures for the improvement of arts, trade and natural philosophy. Londres, 1734, in-8.

Enquiry into the contents, virtues and uses of the Scarborough Spaw-Waters. Londres, 1734, in-8. — Londres, 1735, in-8.

On the Juice of the grape. — Examination of the reasons for and against the subscriptions for a medicament for the stone. Londres, 1738, in-8.

On the Scurvy. — Inquiries on the nature of Miss Stephens's medicaments. Londres, 1738, in-8.

Analysis of antimony. Londres, 1747, in-8.

Elements of chemistry, from the original of Boerhaave. Londres, 1753, 2 vol. in-4.

Essays for the improvement of arts, manufactures, etc. by chemistry. Londres, 1761, in-8.

(Haller. — Rob. Watt.)

SCHELDON (Jean), anatomiste et chirurgien distingué, vers la fin du dernier siècle, vécut à Londres, et fut professeur d'anatomie à l'Académie royale des arts. Ses écrits, peu nombreux, ont pour objet l'anatomie des vaisseaux chylifères et la fracture de l'olécrane, dont il a prouvé que la réunion immédiate était possible.

The history of the absorbent system; part the first, containing the chylography, or a description of the human lacteal vessels, with the different methods of discovering, injecting and preparing them, and the instruments used for these purposes; with plates. Londres, 1785, in-4.

Descriptive catalogue of his collections of anatomical preparations. Londres, 1787, in-8.

An essay on the fracture of the patella or kneepan; containing a new and efficacious method of treating that accident, and obviating that deformity and lameness which arise from the old and common method of treating it; to which are subjoined, observations on the fracture of the olecranon. Plates. Londres, 1789, in-8.

(Rob. Watt.)

SHERWEN (Jean), docteur en médecine, servit quelque temps dans la compagnie des Indes orientales en qualité de chirurgien. Il se fixa ensuite à Enfield, où il pratiqua la médecine avec distinction. On lui doit quelques observations intéressantes de chirurgie, notamment sur les rétrécissemens du rectum, et sur l'action thérapeutique de quelques remèdes.

Cursory remarks on the nature and cause of the marine scurvy, shewing that fatal distemper may not only be prevented, but probably easily cured on board ships at any distance from land. Londres, 1782, in-4. (*Anon.*), deuxième édition.

Observations on the diseased and contracted urinary bladder and frequent painful maturation; with some cautions respecting the use of caustic bougie in the treatment of strictures in the urethra; to which are added, observations on the schirro-contracted rectum. Londres, 1799, in-8.

Observations on the authenticity of certain publications said to be found, in MS. at Bristol (Chatterton). Londres, 1809, in-8.

Case of the puncture of a nerve in phlebotomy. Med. com. IV, p. 210, 1776.

History of the cure of a dangerous obstruction in the trachea, in which

M. Mudge's Inhaler was used with advantage. Ib. VII, 416, 1779.

Observations on the schirro-contracted rectum. Memoirs Med. II, p. 9, 1789.

Observations on the effects of emetic tartar by external absorption. Ib. II, p. 386.

Observations on the Effects of Arsenic by external Absorption. Ib. p. 394.

Observations on the medicinal properties of digitalis. Med. and Phys. Jour. III, p. 307, 1800.

Observations on bilious disorders. Annals of Med. VI, p. 399, 1801.

Further Observations on Bilious Disorders. Ib. VII, p. 250, 1802.

SHORT (THOMAS), docteur en médecine, né en Ecosse, pratiqua l'art de guérir à Sheffield, et mourut en 1772. Ses écrits sont nombreux; les principaux ont pour objet les eaux minérales de l'Angleterre et la matière médicale; ils ont joui en leur temps d'une assez haute estime.

Discourse on the inward use of water. Londres, 1725, in-8.

Discourse on the causes and effects of corpulency. Londres, 1727, in-8.

Dissertation upon tea, explaining its nature and properties, by many new experiments. Londres, 1730. Ib., 1753, in-4.

Explanation of the technical words made use of in botany. Londres, 1731.

The natural, experimental and medicinal history of the mineral waters of Derbyshire, Lancashire and Yorkshire particularly those of Scarborough. Londres, 1734, in-4.

Medicina botanica; or, a Treatise on such physical plants as are found in the fields or gardens of Great Britain. Londres, 1745, 1747, in-8.

History of the mineral Waters of Cumberland, Northumberland, Westmoreland, Durham, Lancashire, Cheshire, Staffordshire, Shropshire, Worcestershire, Gloucestershire, Warwickshire, Northamptonshire, Leicestershire and Nottinghamshire. Londres, 1740, in-4.

Discourse on tea, sugar, milk, made-wines, spirits, punch, tobacco; with plain and useful rules for country people. Londres, 1750 in-8.

New observations moral, natural, civil, political and medical, on city, town and country bills of mortality; to which are added, large and clear abstracts of the best authors who have wrote on that subject; with an appendix on the weather and meteors. Londres, 1750, in-8.

Treatise on the different sorts of cold mineral waters in England. Londres, 1766, in-8.

A comparative history of the increase and decrease of mankind in England, and several countries abroad; and also a meteorological discourse. Londres, 1767, in-4.

Case of epilepsy from an uncommon cause. Ed. Med. Ess. IV, p. 416.

Total obstruction of the valve of the colon. Ib. p. 411.

An extraordinary imposthumation of the liver. Phil. Trans. 1731. Abr. VII, p. 500 — *Account of several meteors.* Ib. 1740 Abr. VIII, p. 469.

Of an extraordinary dropsy. Ibid p. 307.

SIEBOLD (Charles Gaspard), chef d'une famille qui s'est illustrée dans la chirurgie et les accouchemens, naquit le 4 novembre 1736, à Nideck, dans le duché de Juliers. Il fit d'excellentes études littéraires à Cologne, et il commença sous son père, qui était chirurgien, à s'appliquer à l'étude de l'art de guérir. En 1757, il prit du service comme sous-aide dans les hôpitaux militaires français sur le Rhin. En 1760, il devint premier aide-major à l'hôpital Julius de Wurzbourg. Les libéralités du prince-évêque Adam Frédéric fournirent à Siebold les moyens d'entreprendre en 1763 un voyage en France, en Angleterre et en Hollande, qui dura trois années. Il séjourna assez long-temps à Rouen, près de Lecat. Riche des connaissances qu'il avait acquises dans le commerce des chirurgiens les plus célèbres de l'époque, il rentra dans sa patrie en 1766, et fut nommé premier chirurgien adjoint du prince-évêque de Wurzbourg. En 1769, il fut promu au doctorat et nommé adjoint au professeur d'anatomie, de chirurgie et d'accouchement. En 1774, il fut nommé directeur de l'école des sages-femmes. Il devint en 1777 conseiller et premier médecin du prince-évêque. En 1778, Siebold, le premier en Allemagne, pratiqua la section de la symphyse du pubis avec succès. Il fut nommé la même année membre de l'Académie royale de chirurgie de Paris. Il fut élevé successivement aux places et dignités auxquelles l'appelaient ses talens, et il mourut le 3 avril 1807, laissant dans des positions honorables et justement acquises plusieurs enfans, qui soutinrent dignement l'éclat qu'il avait acquis au nom de Siebold.

Collectio observationum medico chirurgicarum fascic. 1. Bamberg, 1769, in-4.

Diss. historia morbi intestini recti. Wurzbourg, 1772, in-4.

Diss. de insolito maxillæ superioris tumore aliisque ejusdem morbis. Wurzbourg, 1772, in-4.

Diss. historia lithotomiæ in eodem homine bis factæ cum ejus restitutione. Ibid 1778, in-4.

Diss. comparatio inter sectionem cæsaream et dissectionem cartilaginis et ligamentorum pubis, in partu ob pelvis angustiam impossibili, etc. Ibid. 1779, in-4.

Diss. de amputatione femoris, cum relictis duobus carnis segmentis. Ibid. 1782, in-4.

Diss. de vesicæ urinariæ calculo. Ibid. 1785, in-4. Fig.

Rede von den Vortheilen, welche der Staat durch æffentliche anatomische Lehranstalten gewidmet, bey der feyerliche Eninweyhung des neuen anatomischen Theâters im Juliusspital den

9 Julius 1798 *gehalten*. Nuremberg, 1788, in-4, *Mit. 3 Kupfertafeln.*

Progr. historia tumoris et hæmorrhagiæ alveolaris chronicæ, feliciter sanatæ, cum epicrisi, etc. Wurzbourg, 1788.

Chirurgisches Tagebuch. Mit 6, Kupfertafeln. Nuremberg, 1792, in-8.

Diss. de scirrho carotidis ejusque cura. Wurzbourg, 1793, in-4.

Diss. de intussusceptione membranæ urethræ internæ ex prolapsu ejusdem observ. singularis anat. chir. Ibid., 1795. 4. Fig.

De singulari et curatu perdifficili labio leporino; in nov. act. nat. cur. T. VI. p. 225 sqq. 1778.

De felici penis carcinomatosi amputatione. Ibid., p. 229, sqq.

Obs. de pericardio, pure repleto, post cariem ossium faciei. Ibid. T. VIII, p. 38, sqq. 1791.

Observations de section de la symphyse pubienne pratiquée avec succès; séance publique de l'Académie royale de chirurgie. Paris, 1779, 4, p. 143, sqq.

Geschichte eines glücklich verrichteten Steinschnittes. in Medicin. wochenlich. Jahrg. 1. St. 1. 1780.

Parotidis scirrhosæ feliciter exstirpatæ historia; in act. Acad. scient. Erfurd, 1780 et 1781.

Von einem Kak-rlaken in Würzburg, in Blumenbach, medicin. Biblioth. B. 3. St. 1, 1788.

Geschichte eines, nach einem complicirten Beinbruch entstandenen, und durch die Amputation geheilten Trismus; in Loder's Journal der Chirurgie. B. 1. St, 1. S. 28. u. ff. 1797.

Geschichte eines durch die Operation geheilten Fleisch-Wasserbruchs. Ibid. St. 3. S. 371. u. ff.

Heilung eines mit heftigen Blutungen verbundenen schwammigten Auswuchses am Kopfe durch das Kosmesche oder Benardische Arzneymittel, in Hufeland's Journal der prakt. Heilkunde. B. 4. S. 1. u, ff. 1797.

Geschichte der Heilung eines Ausschlags am ganzen Korper, und besonders im Gesicht, in Hufeland's Journal, u. s. w. B. 6. St. 1. 1798.

Zwey Beobachtungen uber den sogenannten schwammichten Auswuchs der harten Hirnhaut; mit 2 Kupfern, in Arnemann's Magasin der Wundarzneywiss. B. 1. St. 4. 1798. S. 492.

Praktische Beobachtungen über die Kastration. Francfort-sur-le-Mein, 1802, in-8.

Drey Beobachtungen uber die Blutadergeschwulst an den grossen Schaamlefzen.

Briefwechsel zwischen ihm und Ballinger über die Exstirpation einer Geschwulst im Gesichte; in Baldinger's neuem Magazin für Aerzte. B. 15. *Ste* 5. *S.* 385, *u. ff.*

Beobachtung eines grauen Staars, der sich von selbst senckte, nebst Bemerkungen über die Depression; in Himly's und Schmidt's ophthalmologischen Bibliothek. B. 1. *N.* 2. S 187, *u. ff.*

Verschiedene Bemerkungen und Beobachtungen über den nutzen, der Leichenœffnungen, Knochenerweichung, Trepanation, Beinfrass im Gesichte mit tœdtlicher eiteransammlung in der Leber und im Herzbeutel, und über Anwendung, und Einrichtung eines elastischen Troikart. In den Würzbürgischen gelehrten Anzeigen.

(Berstein. — *Med. chir. Zeitung* — Meusel.)

SIEBOLD (Jean-Barthélemy), fils du précédent, professeur public ordinaire de chirurgie et de clinique chirurgicale à l'Université de Wurtzbourg, chirurgien en chef de l'hôpital Julius, membre de plusieurs sociétés savantes, naquit à Wurtzbourg le 3 février 1774; son éducation chirurgicale, comme celle de ses frères, fut soignée par son père. Il alla en 1794 à l'Université d'Iéna. Il entreprit l'année suivante, avec son frère Élie, un voyage à Leipzig, Halle, Berlin, puis il revint à Iéna, où il fut reçu docteur en médecine en 1797. Il obtint bientôt après une place à l'Université de Wurtzbourg, dont son père faisait la gloire. Il la soutint dignement, et l'aurait encore agrandie; mais il mourut à l'âge de quarante ans, le 28 janvier 1814. Tous ses ouvrages sont fort estimés. Sa thèse est encore le meilleur morceau que nous ayons sur la matière.

Historia systematis salivalis, physiologice et pathologice considerati: accedunt ex eadem doctrina corollaria chirurgica. Cum II tabulis æneis. Iena, 1797, in-4.

Georgii de la Faye Instrumentarium chirurgicum, quod servavit, describet et angebit J.-B. Siebold. P. I. Cum XLV tabb. æn. Wurzbourg et Leipzig, 1800; in-fol.

Chiron; eine der Bearbeitung der Chirurgie gewidmete Zeitschrift. 3. Bænde. Mit Kupfern. Nuremberg et Sulzbach. 1805-1812, in-8.

Sammlung seltener und auserlesener chirurgischer Beobachtungen und Erfahrungen Teutscher Aerzte und Wundærzte; mit Bemerkungen und Zusætzen. Mit Kupfern. 3 Bænde. Rudolstadt, 1805-1812, in-8.

C. C. von Siebold's Leben und Verdienste; entworfen mit Verehrung, Liebe und Dankbarkeit von dem næchsten seiner zahlreichen Schüler. Mit dem Bildnisse des Verstorbenen. Wurzbourg, 1807, in-4.

Artistisch-Literarische Blætter von und für Franken. 1ster Jahrgng. Wurzbourg, 1808, in-4.

Ueber die verænderte Mischung und Form der Thierischen Materie in Krankheiten; in der 3ten Beylage zu den Würzburg. gel. Anzeigen 1799.

Beobachtung einer Sonderbaren Speckgeschwulst an der linken aüssern Schaamlefze und einer verumstaltung der aüssern Geburtstheile bey einer Schwangern; mit I. Kupfer; in Loder's Journal für die Chirurgie B. 2. St. 4. Nr. 1 (1799).

Verschiedene chirurgische Beobachtungen und Bemerkungen, vorzüglich über Augenoperationen, in einem Schreiben an Loder; ibid. B. 3. St. 2. S. 388 et ff (1800).

Nachricht von dem chirurgischen Klinikum am Juliusspital zu Würzburg, in der 12ten und 13ten Beylage zu den Würzburg. gel. Anzeigen 1800.

Geschichte eines au eben und dem-

selben Kranken zum zweytenmahl verrichteten Steinschnittes, ibid. Beylage 10 und 11 Jahrg. 1801.

Ueber vereinfachung der operativ Chirurgie überhaupt, und insbesondere des Steinschnittes, nebst Geschichte zweyer glücklich verrichteter Steinschnitte: als Vorrede zu Langenbeck's Schrift über eine einfache und sichere Methode des Steinschnittes (Wurzbourg, 1802, in-4. Mit 6. Kupfern) (Med. chir. Zeitung. — Bernstein.)

SIEBOLD (George Christophe), fils aîné de Charles Gaspard, naquit à Wurtzbourg le 30 juin 1767. Il fit d'excellentes études à Wurtzbourg, à Altdorf et à Gottingue. Il concourut en 1789 pour le prix proposé aux étudians par la dernière de ces Universités sur l'action de l'opium sur les animaux en santé, et il gagna le prix. Il fut promu au doctorat la même année. En 1790, il fut nommé professeur extraordinaire de pathologie générale et d'hygiène à l'Université de Wurtzbourg. Il entreprit en 1792 un voyage à l'étranger pour connaître les hôpitaux et les médecins célèbres. Il s'arrêta quelque temps à Vienne, et passa en Italie. En 1795, il fut nommé médecin en second de l'hôpital Julius et professeur ordinaire d'accouchemens. En 1796, il passa à la chaire de physiologie et fut premier médecin directeur de l'hôpital Julius. Il mourut à la fleur de l'âge le 15 janvier 1798.

Commentatio de effectibus opii in corpus animale sanum maxime respectu habito ad ejus analogiam cum vino, etc., ornata. Gottingue, 1789, in-4.

Commentatio de cubilibus sedilibusque usui obstetricio inservientibus. Gottingue, 1790, in-4 c. fig.

Super recentiorum quorumdam sententia, qua fieri neonati à matribus syphilitici dicuntur, cogitata quædam ac dubia proponit. Wurzbourg, 1791, in-4.

Systematische Darstellung der manual und instrumental-Geburtshülfe, nach Hofraths Stein praktischen Anleitung zur Geburtshülfe; zum Behülfe seiner Vorlesungen herausgegeben. Wurzbourg, 1794, in-8.

Vorläufige Nachricht von der gegenwärtigen Einrichtung des Klinikums an dem Julius Hospital unter Aufsicht des Professors Siebold der jüngeren, nebst einigen allgmeinen Bemerkungen über Spitäler und klinische Anstalten im akademischer Unterricht. Wurzbourg, 1794, in-8.

De instituti clinici ratione ad tirones sermo academicus. Wurzbourg. 1795, in-4.

Doloris faciei, morbi rarioris atque atrocis, observationibus illustrata adumbratio. Diatriba 1. Wurzbourg, 1795. — *Diatriba 2.* Wurzbourg, 1797, in-8.

Ueber die angebliche Verminderung des Gewichtes der Frucht im Mutterleibe durch die amnische Feuchtigkeit. Wurzbourg, 1796, in-4.

Dem andenken des am 30ten August, 1796 zwischen Herstreu und Herschfeld den feindlichen Waffen vergelegenen patriotischen Ignatz Reder's der Arzneywissenschaft Doktor und ehdem Physikus zu Neustadt an der Saale. Nuremberg, 1797, in-8.

Ueber das Zerreissen des Schaamlippenbandes; in J. C. Stark's Archiv für die Geburtshülfe B. 3. St. 3, S. 59-61. Krankengeschichte einer bey der Schwangerschaft entstandenem Wassersucht; ibid. B. 4. St. 3. S. 401, [illegible] (1792). — Noch etwas über Selbstwendung und die Ophthalmie neugebohrner Kinder. Ibid. S. 551-553. Beschreibung und Heilart einer merkwürdigen dæmonia imaginaria; in Baldinger's neuem Magazin für Aerzte. B. 18. St. 4.

De asphalti olei in phthisi usu; observationum triga; in dem Museum der Heilkunde, herausgegeben von der helvet. Gesellsch. corresp. Aerzte und Wundärzte. B. 3. S. 219. u. ff.

Beobachtung einer mit Blutbrechen verbundenen Bauchbruchs bey einer Weibsperson, in Loder's Journal für die Chirurgie. B. 1. St. 2. S. 215 u. ff. (1797).

Siebold a pris part à la rédaction des annonces scientifiques de Wurzbourg, à celles de Gottingue et à la *Gazette médicale* de Salzbourg.

(*Med. chirur. Zeitung.* — *Allg. med. Annalen.* — Meusel.)

SIEBOLD (Adam Elie), l'un des accoucheurs les plus célèbres de notre siècle, naquit à Wurzbourg le 5 mars 1775. Il était le plus jeune des fils de Charles Gaspard Siebold. Son père le destinait au commerce, et il fut placé dans un comptoir à Augsbourg; mais il n'y demeura que quelques mois : un goût invincible l'entraina vers la médecine. Il revint à Wurzbourg suivre les leçons de son père, de son frère Christophe et du prosecteur Hesselbach. En 1795, il fit avec son autre frère Barthélemi un voyage scientifique à Leipzig, Halle et Berlin, puis il alla continuer ses études à Iéna, où il eut Stark pour maître dans l'étude et la pratique des accouchemens. D'Iéna il alla à Gottingue, en 1797, où il acheva le cours de ses études académiques, et où il suivit avec un zèle tout particulier les leçons d'Osiander. De retour à Wurzbourg en 1798, il suivit la clinique médicale de Thomann à l'hôpital Julius, et la pratique de son père à la maison d'accouchemens. Il fut reçu docteur en médecine le 30 septembre de cette année. Dans le semestre d'hiver 1798-99, il fit en qualité de professeur particulier des cours théoriques et pratiques d'accouchemens et des leçons aux sages-femmes. En 1799, il fut nommé professeur extraordinaire de médecine, et il remplaça son père pour l'instruction des sages-femmes. Il alla à Vienne en 1800 pour mettre à profit la clinique médicale de Pierre Frank et la clinique obstétricale de Boer. A son retour, il fut nommé professeur public ordinaire à l'Université de Wurzbourg, et il employа dès lors tous ses efforts à perfectionner l'éducation des élèves et des sages-femmes dans l'art obstétrique, et à fonder un établissement d'accouchemens aussi bien organisé que possible. Cet établissement s'éleva en effet par ses soins, il en fit l'inauguration au mois de septembre 1805. Grace à son zèle et à ses talens, l'école de Wurzbourg devint une des plus célèbres de l'Allemagne pour l'étude des accouchemens. En 1816, il fut appelé à Berlin, où il organisa la maison d'accouchemens selon ses plans. Les ouvrages qu'il publia jouirent de la plus grande estime, il fut lui-même entouré d'une haute considération. Il mourut le 12 juillet 1828.

Commentatio medico-obstetricia de diagnosi conceptionis et graviditatis sæpe dubiâ. Wurzbourg, 1798, in-4.

Ein paar Worte an meine Herren Zuhörer über einige Gegenstænde der Geburtshülfe. Wurzbourg, 1799, in-8.

Lucina; eine Zeitschrift zur Wervollkommnung der Entbindungskunst. 6 Bænde. Mit Kupfern. Leipzig, 1802 — 18, in-8.

Ueber praktischen Unterricht in der Entbindungskunst; nebst einer systematisches Uebersicht seiner praktischen Uebungen am Phantom. Nuremberg, 1803, in-8.

Lehrbuch der theoretisch-praktischen Entbindungskunde, zu seiner Vorlesungen entworfen. 1ter Band. Leipzig, 1803. — *2ter Band. ib.* 1804, in-8.

Abhandlung über den neuen, von ihm erfundenen Geburtsstuhl. Mit 3 Kupfertafeln. Weimar, 1804, in-4.

Ueber Zweck und organisation der Klinik in einer Entbindungsanstalt; ein Programm. Bamberg et Wurzbourg, 1806, in-4.

Ueber bequemere und zweckmæssigere Einrichtung des Geburtsstuhles; in den Beylagen zu dem Wurzburg gelehrtem Anzeigen.

Annalen der klinischen Schule an der Entbindungsanstalt zu Wurzbourg 1ster Bd. 1 stes Stück. Leipzig, 1806, in-8, M. Kpf.

Lehrbuch der Hebammenkunst, als Leitfaden zum Unterricht für Hebammen und zur Belehrung für Mutter. Wurzbourg, 1808, in-8. *2te ganz umgearbeitete. Aufl.* 1813. *unter folg. Titel; Lehrbuch der Hebammenkunst, zum Unterricht für Hebammen überhaupt, und zunæchst für Schülerinnen der grossherzogl. Hebammenschule zu Wurzburg. 3te verm. Aufl.* 1819, *m. 1. Kpf. 4te verb. Aufl.*

Pr. Geschichte der Hebammenschule zu Wurzburg. Ibid., 1810, in-4.

Handbuch zur Kenntniss und Heilung der Frauenzimmerkrankheiten. 1ster Bd. 1. u. 2tes Stück. Ibid, 1813, in-8. *3tes Stück* 1815. *2ter Bd. 1. u. 2tes Stück.* 1816. *3ter Bd. 1stes Stück.* 1820. *2tes Stück.* 1821. *m. 2. Kpf. 3tes Stuck* 1822. *m. 1. Kpf. 4tes Bd. 1stes St.* 1823. *m. 2. Kpf.*

Geschichte und gegenwærtige Einrichtung des chirurg. Klinikum Juliusspitale zu Wurzburg. Wurzb., 1814, in-4.

Ueber ein bequemes und einfaches Kissen zur Erleichterung der Geburt und Geburtshülfe. Zum Besten der

Tranenvereine Berlins und Wurzburgs. Berl. 1817, in-8, *M.* 1. *Kpft.* 2te *mit Zusætzen verm. Aufl.* 1818.

Pr. de paediometro. Ibid., 1818, in-4. *M.* 1. *Kpf.*

(*Medi chir.* —Zeitung. — Meusel.)

SIEGLER, ou plutôt ZIEGLER (Christophe-Jacques-Auguste), car c'est par erreur qu'on lui a donné le premier de ces noms, et nous nous en apercevons trop tard pour le mettre à sa véritable place dans ce Dictionnaire. Il naquit à Quedlinbourg le 15 août 1735, fit ses études à Halle, fut reçu docteur en médecine en 1762, se fixa dans sa ville natale, et y mourut le 20 décembre 1795. Le recueil de ses observations contient des faits intéressans.

Diss. inaug. De noxiis animi adfectuum in corpore humano effectibus, eorumque remediis. Halle, 1762, in-4.

Wahrnehmungen bey der Einimpfung der Blattern. Quedlinbourg, 1776, in-8.

Nachricht an das publikum, die Krankheit und das Heilungsverfahren des am 29 november 1781 verstorbenen Atn. Amtsraths Rabe zu Gattersleben betreffend. Quedlinbourg. 1781, in-8.

Beobachtungen aus der Arzneywissenschaft, Chirurgie und gerichtlichen Arzneykunde; nebst einer Untersuchung und Beschreibung des Quedlinburgischen Gesundbrunnens. Leipzig, 1787, in-8.

Vorrede zu Donndorf's Versuch eines Beweises wider die Existenz der anziehenden Kraft. Quedlinbourg, 1777, in-8.

Nachtheilige Folgen des ausserordentlich kalten Winters von 1788 *bis* 1789 *auf die Gesundheit des Menschen; in Taschenbuch für teutsche Wundærzte auf das J.* 1789. (*Altemb.*) *S.* 99 *u. ff.* — *Verlauf der im vorhergehenden Taschenbuche vom J.* 1789, *S.* 101 *erzahlten Krankengeschichten; ibid auf das J.* 1790. *S.* 126 *u. ff.* — *Ein venerisches nasengeschwür; ibid auf das J.* 1790. *S.* 127-131. — *Krankengeschichte und Leichenæffnung eines Kindes, dessen innere Theile nicht volkommen ausgebildet waren; ibid. S.* 131-134. — *Gerichtliche Leichenæffnung eines armenknaben von eilf Jahren welcher mit Vorsatz erschlagen war; ibid. S.* 135-144.

SIEVERS (Jean-Frédéric-Ernest), né à Peina, dans le Hildesheim, le 2 septembre 1768, fut reçu docteur en médecine à Helmstadt en 1793. Il fut pendant quelques années professeur extraordinaire de médecine dans cette Université. On n'a de lui que les deux opuscules suivans :

Diss. inaug. medica hypochondriacæ atque hystericæ dispositionis causas nonnullas præcipuas, quæ hodiernis maximè temporibus ad ejusmodi dispositionem inter mortales plurimum conferre solent, sistens, etc. Pars 1. Helmstadt, 1793, in-8.

Verzeichniss derjenigen Getraide Gräser, Futterkräuter und sonst nützlichen und merkwürdigen gewæchse welche in der neuem œkonomisch-botanischen Gartenanstalt des Professors Sievers zu Helmstadt seit einigen Jahren zum Gebrauch für akademische Vorlesungen bereits ausgesæts und angezogen worden sind. Helmstadt, 1808, in-8.

SIGAULT (Jean-René), qui a eu beaucoup de célébrité, pour avoir inventé la symphyséotomie, a été confondu, dans la *Biographie universelle*, avec Sigaud de Lafond. Il naquit un peu avant le milieu du dernier siècle, vint à Paris suivre les cours de chirurgie de l'école de Saint-Côme, se distingua par son zèle et ses progrès, et gagna l'amitié de Louis. Il suivit ensuite la Faculté de médecine, et se fit recevoir docteur. Le 1er décembre 1768, il communiqua à l'Académie royale de chirurgie un mémoire dans lequel il proposait de remplacer l'opération césarienne par la section de la symphyse des pubis. Cette proposition ne fut point accueillie avec faveur par l'Académie, et il y avait de bonnes raisons pour penser comme cette société savante. Cela n'empêcha point Sigault de saisir la première occasion qui se présenta à lui, pour pratiquer cette opération. Ce fut le 1er octobre 1777, et le résultat en fut assez heureux pour pouvoir être cité comme un succès. Sigault en fit part à la Faculté de médecine, qui l'accueillit avec un enthousiasme d'autant plus exagéré que c'était faire acte d'opposition contre les chirurgiens ses rivaux.

Sigault n'a écrit que quelques articles polémiques sur l'opération qu'il avait pratiquée à la femme Souchot, mais cette opération donna lieu à une multitude d'écrits dont on peut voir la liste dans les *Essais historiques sur l'art des accouchemens*, par Sue le jeune. Je citerai seulement :

Discours sur les avantages de la section de la symphyse, etc. Paris, 1779, in-8.

SIGWART (Georges-Frédéric), né à Gross-Bettlingen, dans le Wurtemberg, le 8 avril 1711, se livra aux études théologiques et y prit des degrés avant d'embrasser la carrière de la médecine. Puis il fréquenta plusieurs Universités, fit des voyages scientifiques, et se fit recevoir docteur en médecine à Halle en 1742. Il se fixa plus tard à Stuttgard, où il pratiqua l'art de guérir avec beaucoup de succès et eut le titre de médecin de la cour. En 1751, il fut nommé professeur d'anatomie et de chirurgie à l'Université de Tubingue. Avant de prendre possession de cette chaire, il vint à Strasbourg et à Paris pour y profiter encore des leçons des médecins et des chirurgiens en réputation. En 1753, il entra dans l'exercice de son professorat. Il mourut le 9 mars 1795.

Theses miscellæ metaphysic. Præs. Michelio. Tubingue, 1731, in-4.

Diss. inaug. Specimen ophthalmologiæ de sanatione ophthalmiæ, sive ophthalmicis externis, ut singulari specie solidæ praxeos medicinæ. Halle, 1742, in-4.

Diss. quâ novum problema chirurgicum de extractione cataractæ ultro perficiendâ proponitur. Tubingue, 1752, in-4.

Pantrometrum eruditionis maximè medico chirurgicæ novis principiis mathematicis præmunitum, methodo systematica demonstratum. Paris, 1752, in-4.

Oratio inauguralis, quâ idea medicinæ organologicæ ironica proponitur. Tubingue, 1753, in-4.

Progr. Pulsus sanus, urina sana, æger moritur. Tubingue, 1753, in-fol.

Diss. Tripes Heiterbacensis, consideratio 1 et 2, Tubingue, 1755, in-4.

Diss. Cor humanum veri nominis antlia hydraulica pressoria, methodo analytico-systematica delineatum cum iconibus. Tubingue, 1755, in-4.

Diss. De polyæmiæ nosologiâ. Tubingue, 1756, in-4.

Diss. Carie consumtæ tibiæ notabilis jactura sub feliciori empiricâ naturæ maximè beneficio restituta. Tubingue. 1756, in-4.

Diss. Phthisis hæmorrhoidalis illustri exemplo illustrata. Tubingue, 1757, in-4.

Epistola : Imaginatio. Tubingue, 1757, in-4.

Epistola : Musæ mulæ. Tubingue, 1757, in-4.

Epistola : Homo in singulari dualis, nec dyssyllabum tantum, et biceps animal, ut vulgaris fert fama, sed supra vulgi captum totus anceps et duplex, neque vel ibi simplex, ubi videtur simplex et simplicissimus, novo dichotomiæ anatomicæ specimine dualistico conspectior factus. Tubingue, 1757, in-4.

Oratio: Character testium et testimoniorum academicorum. Tubingue, 1757, in-4.

Diss. Anthropotomes historico-chondrologicæ conspectus systematicus. Tubingue, 1758, in-4.

Diss. De hæmorrhagiâ intestino-hepaticâ hæmorrhagiarum hypochondriacarum specie vulgo neglectâ. Tubingue, 1758, in-4.

Diss. Fragmenta dynamices hippocratico-galenicæ sparsis monumentis memoriæ prodita. Tubingue, 1759, in-4.

Diss. Medicina dynamica summatim præfinita. Tubingue, 1759, in-4.

Diss. Conspectus pathologiæ psycho-

logicæ anthropologicæ. Tubingue, 1759, in-4.

Diss. De febre tertianâ intermittente soporosâ, ut plurimum funestâ, feliciter tamen curandâ. Tubingue, 1759, in-4.

Progr. De subtiliori anatome. Tubingue, 1759, in-4.

Questiones medicæ Parisinæ. Fasciculus I. Tubingue, 1759, in-4.

Questiones... Fasciculus II. Tubingue, 1760, in-4. *Editio nova* (?). Tubingue, 1766, in-4.

Diss. Medicinæ dynamicæ specimen quartum. Tubingue, 1761, in-4.

Diss. De exploratione per tactum. Tubingue, 1761, in-4.

Oratio: Medicus non anatomicus non medicus, sed αρϑμω (?) et medicaster, non inutilis tantum, sed perniciosus plane. Tubingue, 1761, in-4.

Diss. Historia et therapia pneumonitidis benignæ. Tubingue, 1763, in-4.

Diss. Historia pneumonitidis malignæ. Tubingue, 1763, in-4.

Diss. De experientiâ praxeos medicæ magistrâ. Tubingue, 1764, in-4.

Exemplum verminosi non a vermibus epileptici. Tubingue, 1764, in-4.

Diss. Triga morborum male artificialium. Tubingue, 1765, in-4.

Diss. De phthisi. Tubingue, 1765, in-4.

Diss. Venenorum discrimina summatim excussa. Tubingue, 1765, in-4.

Vorlesung von dem Auge; in der Sammlung aller Vorles. u. Reden. u. s. w. S. 121-145.

Diss. Febris malignæ pathologia. Tubingue, 1768, in-4.

Diss. De vermibus intestinalibus. Tubingue, 1770, in-4.

Diss. De morborum differentiis quoad eorum subjecta. Tubingue, 1770, in-4.

Nosologia luxationis brachii. Tubingue, 1771, in-4.

Aetiologia luxationis brachii. Tubingue, 1771, in-4.

Novum notisque hactenus perfectius instrumentum chirurgicum tractorium fractis luxatisque brachii maxime accommodatum. Tubingue, 1772, in-4.

Rede von den Vortheilen und Vorzügen der neuen anatomischen Anstalten auf der hohen Schule zu Tubingen. Tubingue, 1772, in-4.

Diss. An sub partu humano, etiam naturali, emoveantur innominata adeo pelvis ossa? Tubingue, 1774, in-4.

Diss. De obesitatis corporis humani nosologiâ. Tubingue, 1775, in-4.

Diss. Artritidis ratio et curatio singulari casu illustrata. Tubingue, 1777, in-4.

Diss. sist. fœtus per pelvim transitum sub partu naturali accuratius descriptum. Tubingue, 1778, in-4.

Diss. Aphorismi medici theoretico-practici. Tubingue, 1779, in-4.

Diss. Motus muscularis primarii organon immediatum nervorum vaginæ. Tubingue, 1779, in-4.

Diss. De naturâ medicatrice. Tubingue, 1779, in-4.

Diss. Casus puellæ post mensium suppressionem epilepticæ et postea sub fluxu eorum difficili hystericæ cum epicrisi. Tubingue, 1780, in-4.

Diss. Casus singularis osteosarcoseos. Tubingue, 1781, in-4.

Diss. De sanguinis ex pulmonibus rejectione. Tubingue, 1781, in-4.

Fragmentum I. Cogito. Tubingue, 1781, in-8.

Diss. Conspectus morborum corporis humani specialis. Pars prior; 1782, in-4.

Diss. Historia corticis Peruviani medico-practica et usus ejus in phthisi pulmonali limitando. Tubingue, 1782, in-4.

Les dissertations suivantes ont été soutenues sous la présidence de Sigwart, mais écrites par les candidats.

Novæ obss. de infarctibus venarum abdominalium internarum earumque resolutione. Tubingue, 1754, in-4.

De insectis coleopteris necnon de ploalis quibusdam rarioribus c. icon. Tubingue, 1755, in-4.

Antagonismus fibrarum cordis humani musculosarum controversiosus. Tubingue, 1758, in-4.

De balneis infantum adnexâ leapestis descriptione cum tabulis æneis. Tubingue, 1758, in-4.

Specimen sialologiæ physico-medicæ novis experimentis chymicis superstructæ. Tubingue, 1759, in-4.

De hydrope uteri gravidi. Tubingue, 1761, in-4.

De aere et alimentis militum præcipuis hygienes militaris momentis. Tubingue, 1762, in-4.

De chlorosi. Tubingue, 1763, in-4.

Historia rarior mammæ cancrosæ sanguinem menstruum fundentis, methodo simpliciore sanatæ. Tubingue, 1763, in-4.

De scabie ovium. Tubingue, 1763, in-4.

De gonorrhœâ virulentâ s. contagionatâ. Tubingue, 1764, in-4.

De naphthâ vitrioli. Tubingue, 1764, in-4.

Cystotomia lateralis moreaviana nova, eademque receptis longe præstantior, quia omnino tutior. Tubingue, 1764, in-4. *cum tab. æn.*

De me ipso olim varioloso et morbilloso. Tubingue, 1768, in-4.

De vegetabilium ulteriore indagine, ejusdemque necessitate et utilitate. Tubingue, 1768, in-4.

Historia gemellorum coalitorum monstrosâ pulchritudine spectabilium. Tubingue, 1769, in-4.

De vi imaginationis in producendis et removendis morbis. Tubingue, 1769, in-4.

Plethora sanguinis spuria. Tubingue, 1770, in-4.

(Bœrner. — Baldinger.)

SILVA (Jean-Baptiste) naquit à Bordeaux en 1684. Son père était médecin, il commença de très bonne heure ses études, et il fut reçu docteur à Montpellier à l'âge de dix-neuf ans. Il se sentait le désir et les moyens de parvenir; il vint à Paris, suivit la Faculté, obtint sa licence avec distinction, et fut promu au doctorat en cette Faculté le 21 novembre 1711. Il noua des relations avec Helvétius père et fils, qui le produisirent à la cour et dans le monde; il devint médecin de la maison de Condé, et la carrière de la haute clientelle s'ouvrit largement devant lui. Il devint médecin consultant du roi, et peu s'en fallut qu'à la mort de Chirac il n'enlevât le titre de premier médecin à son protecteur Helvétius, à qui il était naturellement dévolu. Il mourut le 19 août 1744. Silva était sans doute un homme de talent, puisque Voltaire, dont il était le médecin, a parlé de lui en des termes qui seraient ridicules s'ils s'adressaient à un homme médiocre; il fut sans doute un habile praticien, puisque ses flatteurs ont choisi cette qualité pour vanter le degré auquel il la posséda; mais il fut certainement un auteur fort médiocre, puisqu'il n'a produit rien de mieux que l'ouvrage suivant :

Traité de l'usage des différentes espèces de saignées, principalement de celle du pied. Paris, 1727, in-12.

SILVATICUS (MATHÆUS), savant médecin du treizième et du quatorzième siècle, fut un des professeurs de l'école de Salerne. On ne connait point l'histoire de sa vie, et l'incertitude s'étend jusque sur le lieu de sa naissance; les Mantouans et les Milanais se disputent l'honneur de lui avoir donné le jour. On incline néanmoins à le croire de Mantoue. Argelata croyait avoir résolu définitivement la question en faveur de Milan, au moyen de pièces par lesquelles il démontra péremptoirement qu'en 1367 il y avait à Milan un Silvaticus, docteur ès arts et en médecine, qui fut l'un des douze magistrats chargés des approvisionnemens de la ville en 1388. Mais Tiraboschi a fait remarquer qu'il n'était guère possible que ce fût notre Mathias Silvaticus, puisque celui-ci termina en 1317 l'ouvrage que nous avons de lui, et qui ne peut être l'œuvre d'un jeune homme, et qu'on ne peut admettre que l'auteur vécut encore soixante-dix ans après cet ouvrage terminé. Tiraboschi aurait pu trouver dans l'ouvrage de Mathias Silvaticus une preuve encore plus décisive contre Argelata ; cette preuve, la voici : à l'article *Bruculus* de ses *Pandectes*, M. Silvaticus dit : *Et ego vidi eos Salerni anno dominicæ incarnationis* 1297. D'où il résulte clairement qu'il ne pouvait vivre en 1388. Tiraboschi présume que M. Silvaticus fut nommé professeur à Salerne par le roi de Sicile Robert; du moins est-il que c'est à ce roi que Silvaticus dédia son ouvrage. Cet ouvrage est un dictionnaire comprenant, sous un même alphabet, un vocabulaire de tous les termes de médecine, et un dictionnaire assez développé de matière médicale. C'est un des ouvrages les plus importans qui nous restent pour l'histoire de la médecine au moyen-âge et aux premiers temps de la renaissance. Il est assez rare, quoiqu'il ait eu de nombreuses éditions.

Opus Pandectarum medicinæ. Naples, 1474, in-fol. Brescia, 1474, in-fol. Venise, 1478, in fol. Lyon, 1478, in-fol. Venise, 1480, in-fol. Ibid., 1498, in-fol. Ibid., 1511, in-fol. Ibid., 1524, in-fol. Turin, 1526, in-fol. Lyon, 1535, in-fol. Ibid., 1541, in-fol.

SILVATICUS (Jean-Baptiste), fils de Jean-Pierre, et né à Milan, fit ses études médicales à Pavie, y fut reçu docteur, et y devint premier professeur de médecine pratique. Il mourut en 1621. Silvaticus jouissait d'une grande réputation de science, et il la méritait. L'idée qu'il eut d'extraire des œuvres de Galien tous les faits particuliers qui y sont dispersés et perdus, était certainement une idée judicieuse. Silvaticus combattit les doctrines hypothétiques et fausses de Fernel sur l'anévrysme.

De secandâ in putridis febribus salvatellâ, deque nostro in secandis venis modo cum antiquo comparato, epistolæ ad Josephum Casatum Rochi F. Med. Milan, 1583, in-4. Ibid., 1584, in-4.

De frigidæ potu post medicamentum. Milan, 1586, in-4.

Institutio medica, de iis qui morbum simulant, deprehendendis. Milan, 1595, in-4. Francfort-sur-le-Mein, 1671, in-12.

Tractatus duo : 1 De materiâ turgente; alter, de aneurysmate. Vicence, 1595, in-4. Venise, 1600, in-4.

Tractatus de compositione et usu theriacæ Andromachi, libri duo. Heidelberg, 1597, in-8. Francfort, 1600, in-8. Lyon, 1607, in-8.

Controversiæ medicæ centum numero. Milan, 1601, in-fol. Francfort, 1601, in-fol.

Galeni historiæ medicinales enarratæ. Hanau, 1605, in-fol.

De unicornu, lapide Bezoar, smaragdo, et margaritis, eorumque in febribus pestilentibus usu, tractatio. Bergame, 1605, in-4. Venise, 1605, in-4.

Collegii Mediolanensium medicorum origo, antiquitas, necessitas, etc. Milan, 1607, in-4.

Medicus. Milan, 1611, in-8.

De anno climacterico, tractatus. Pavie, 1615, in-8.

(Manget — Haller.)

SIMMONS (Samuel-Foart), docteur en médecine, membre de la Société royale de Londres et de celle des antiquaires d'Écosse, médecin de l'hôpital Saint-Luc à Londres, s'est distingué par la publication de deux recueils périodiques fort estimables, le Journal de médecine de Londres, et les Faits et observations de médecine. Il a fourni lui-même beaucoup d'articles à ces deux recueils, et publié les ouvrages suivans :

Disputatio inauguralis de Rubeolâ. Leyde, 1776, in-4.

Elements of anatomy and the animal œconomy. From the french of M. Perron; augmented with notes. Londres, 1775, in-8. Londres, 1781, in-8.

Account of the tœnia, or tapeworm, and of the method of treating it as practised at Moral, in Switzerland. Plates. Londres, 1778, in-8.

Anatomy of the human body: vol. I. Londres, 1780, in-8.

Practical observations on the treatment of consumptions. Londres, 1780, in-8.

Observations of the cure of gonorrhœa. Londres, 1780, in-8.

An account of the life and writings of the late William Hunter. M.D.F.R.S. etc. Londres, 1783, in-8.

Medical facts and observations; edited by Dr. Simmons. Londres, 1791-1800, 8 vol. in-8.

Singular effects from the application of blue vitriol to a fungus on the back of the hand. Med. com. IV. p. 73. 1776.

Some account of hydrocœphalus internus. Ib. V. p. 415. 1777.

Case of a patient voiding stones through a fistulous sore in the loins, without any concomitant discharge of urine by the same passage. Phil. trans. 1774 *abr. XIII.* 507.

SIMON (François), savant chirurgien du dernier siècle, et l'un des membres distingués de l'Académie royale de chirurgie, mourut vers 1770. Il avait été professeur au Collège de chirurgie de Paris, chirurgien-major des chevau-légers de la garde du roi, et premier chirurgien de l'électeur de Bavière. Il laissa en mourant des manuscrits qui furent remis conformément à sa volonté, à Hévin, et qui firent la base du cours de pathologie et de thérapeutique chirurgicales publié par ce dernier. On doit à Simon :

Recherches sur l'opération césarienne pratiquée sur la femme vivante. Dans les mémoires de l'Académie royale de chir, t. 1. Second mémoire, dans le même recueil, t. 2.

Collection de différentes pièces concernant la chirurgie, l'anatomie et la médecine pratique. Paris, 1761, 4 vol. in-12.

Cours de pathologie et de thérapeutique chirurgicales. Ouvrage posthume de M. Simon, ci-devant, etc., revu, mis en ordre, et considérablement augmenté, par M. Hévin. Paris, 1780, in-8. Ibid, 179.., 2 vol in-8. (Hévin.)

SIMS (James), docteur en médecine, membre de la Société des antiquaires d'Écosse, président de la Société de médecine de Londres, est connu en France par la traduction de ses ouvrages sur les maladies épidémiques, et sur la meilleure méthode de faire des recherches en médecine. Ils sont d'un observateur judicieux.

Tentamen med. inaug. de temperie feminea et morbis indè oriundis. Leyde, 1764, in-4.

Observations on epidemic disorders, with remarks on nervous and malignant fevers. Londres, 1773, in-8. 2e édit. 1776, in-8. Trad. en français par Jaubert. Avignon, 1778, in-8.

Discourse on the best methode of prosecuting medical inquiries Londres, 1774, in-8. Trad. en français par Jaubert. Avignon, 1778, in-8.

The principles and practice of midwifery, by Edward Foster completed and corrected. Londres, 1787, in-8.

Observations on deafness from affections of the eustachian tube. Memoirs med. I. p. 94. 1782.

Of the scarlatina anginosa, as it appeared in London in the year 1786. *Ib. p.* 388.

Of the hydrophobia, from a greek manuscript in the author's possession, Ib. II. p. 1. 1789. — *Of the cure of the jaundice by a particular mode of treament. Ib, p.* 283. — *Observations on the paracentesis. Ib. III. p.* 472. 1792. — *Observations on some species of deafness successfully treated. Ib. p* 519. — *On the internal use of silver in epilepsy. Memoirs med. IV. p.* 379. 1795. — *Pathological remarks on various kinds of alienation of mind. Ib. V. p.* 372. 1799. — *On a description of scarlatina anginosa which occurred in the autumn of* 1798. *Ib. p.* 413. — *Sketch of a new theory of the cow-pox; with remarks on contagious disorders. Ib. VI. p.* 604. 1805.

(Reuss. — Rob. — Watt.)

SLEVOGT (Jean-Adrien), né à Iéna en 1653, fit ses études médicales dans l'Université de cette ville, et fut reçu docteur en 1681. Il ne tarda pas à devenir médecin pensionné du canton. En 1685, il fut nommé professeur d'anatomie, de chirurgie et de botanique; en 1722, il eut la chaire de médecine pratique et celle de chimie. Slevogt mourut le 29 août 1726. Il n'a écrit aucun ouvrage étendu, mais on lui doit une foule de dissertations inaugurales, qui furent soutenues sous sa présidence, et parmi lesquelles il y en a beaucoup d'intéressantes.

Dissertatio de gustu. Iéna, 1690, in-4.

Dissertatio de durâ matre. Iéna, 1690. in-4.

Dissertatio de affectibus animæ. Iéna, 1694, in-4.

Dissertatio de torminibus infantum. Iéna, 1695, in-4.

Dissertatio de antihectico Poterii. Iéna, 1695, in-4.

Caries cranii memorabili exemplo et medicâ ἐξηγήσει tractata. Iéna, 1695, in-4.

Dissertatio quâ demonstrat nucem methel Avicennæ esse daturam modernorum. Iéna, 1695, in-4.

Programma de ægilope herbâ. Iéna, 1695, in-4.

Dissertatio de motore cordis. Iéna, 1696, in-4.

Dissertatio de gurgulione. Iéna, 1696, in-4.

Dissertatio de fermentationibus microcosmicis. Iéna, 1696, in-4.

Dissertatio de epilepsiâ infantili. Iéna, 1696, in-4.

Dissertatio de fonticulo suturæ coronalis insigni vitiorum memoriæ remedio. Iéna, 1696, in-4.

Dissertatio de fatis chirurgiæ. Iéna, 1696, in-4.

Dissertatio de ægrâ ex lochiorum retentione graviter decumbente. Iéna, 1697, in-4.

Dissertatio de cachexiâ. Iéna, 1697, in-4.

Dissertatio sistens ligaturas artuum antiquum, necessarium, mite atque tutum hæmorrhagiarum remedium. Iéna, 1697, in-4.

Dissertatio: Quam modestè medici fumos vendere solent. Iéna, 1697, in-4.

Dissertatio de paracentesi thoracis et abdominis. Iéna, 1697, in-4.

Dissertatio de scarificatione, remedio hydropicorum paracenteseos succedaneo. Iéna, 1697, in-4.

Dissertatio de publicis utriusque Americæ sudatoriis. Iéna, 1697, in-4.

Dissertatio do sudoribus. Iéna, 1697, in-4.

De æquivocâ generatione, argumentorum potiorum propositio. Iéna, 1697, in-4.

Dissertatio de ambustione ejusque remediis. Iéna, 1698, in-4.

Dissertatio de lapide bezoar. Iéna, 1698, in-4.

Dissertario de crepaturâ viscerum. Iéna, 1699, in-4.

Dissertatio de roncho infantis. Iéna, 1699, in 4.

Dissertatio de ægrâ lochiorum fluxu nimio et hæmorrhagiâ uteri laborante. Iéna, 1699, in-4.

Diss. de polypodio. Iéna, 1699, in-4.

Dissertatio de puellâ variolis malignis laborante. Iéna, 1699, in-4.

Dissertatio de polypis capitis. Iéna, 1699, in-4.

Dissertatio de fœminâ molâ laborante. Iéna, 1700, in-4.

Dissertatio de partu difficili et perinæo indè rupto. Iéna, 1700, in-4.

Dissertatio de acceptionibus medicis, seu permissione prohibitorum et prohibitione permissorum. Iéna, 1700, in-4.

Dissertatio de naturâ morborum per morbos curatrice. Iéna, 1700, in-4.

Dissertatio de naturâ morborum effectrice. Iéna, 1700, in-4.

Dissertatio de utero per sarcoma ex corpore protracto postmodum resecto. Iéna, 1700, in-4.

Dissertatio de phthisi medicorum opprobrio. Iéna, 1700, in-4.

Dissertatio de partu Thamaris difficili perinæo indè rupto. Iéna, 1700, in-4.

Dissertatio de puerperâ suffocationis hypocondriaco-hystericæ periculo expositâ. Iéna, 1701, in-4.

Dissertatio de utero et suffocatione uterinâ. Iéna, 1701, in-4.

Dissertatio de sudoriferis. Iéna, 1702, in-4.

Dissertatio de dolorum partûs spuriorum cum veris collatione. Iéna, 1702, in-4.

Dissertatio de alcmellâ ceylanicâ

fluoris albi remedio. Iéna, 1703, in-4.

Dissertatio de matronâ nobili fluore albo laborante. Iéna, 1703, in-4.

Dissertatio de effluviorum efficaciâ. Iéna, 1704, in-4.

Dissertatio de sympatheticâ morborum curatione mediante urinâ. Iéna, 1704, in-4.

Dissertatio de gonorrheâ virulentâ cum chordâ. Iéna, 1704, in-4.

Dissertatio de ægrâ perfectâ paralysi laborante. Iéna, 1704, in-4.

Dissertatio de ægrâ retentione secundinarum laborante. Iéna, 1704, in-4.

Dissertatio de cholerâ humidâ siccam excipiente. Iéna, 1704, in-4.

An crus paralyticum citius restituatur quam brachium? Iéna, 1704, in-4.

Dissertatio de fœminâ chlorosi seu cachexiâ muliebri laborante. Iéna, 1704, in-4.

Dissertatio de singularibus quibusdam partûs impedimentis. Iéna, 1704, in-4.

Dissertatio de partu naturali cum præternaturali comparato. Iéna, 1705, in-4.

Dissertatio de balsamo vero, quod opobalsamum dicitur. Iéna, 1705, in-4.

Circa tonsillas spicilegium. Iéna, 1705, in-4.

Dissertatio de partûs retardati noxiis. Iéna, 1705, in-4.

Dissertatio de aphthis. Iéna, 1706, in-4.

Dissertatio de caloris sine febre excedentis consideratione. Iéna, 1706, in-4.

Puberes puellæ morbo complicato laborantes. Iéna, 1706, in-4.

Dissertatio de oculis. Iéna, 1706, in-4.

Dissertatio de urticis. Iéna, 1707, in-4.

Dissertatio de incontinentiâ urinæ. Iéna; 1707, in-4.

Dissertatio de autocheiriâ medicâ in genere. Iéna, 1707, in-4.

Dissertatio de cauteriis. Iéna, 1707, in-4.

Dissertatio de cinnamomo. Iéna, 1707, in-4.

Dissertatio de culilawan seu cassia caryophylloide. Iéna, 1707, in-4.

Dissertatio de origine urinæ. Iéna, 1707, in-4.

Dissertatio de clyssis mineralibus. Iéna, 1708, in-4.

Vomicæ pulmonum et vicinarum glandularum læta et tristia exempla. Iéna, 1708, in-4.

Autocheiriæ medicæ specimina. Iéna, 1708, in-4.

Theses ex universâ medicinâ, Iéna, 1709, in-4.

Dissertatio de partu cæsareo. Iéna, 1709, in 4.

Dissertatio de pyrethro. Iéna, 1709, in-4.

Dissertatio de embryulciâ Hippocratis. Iéna, 1709, in-4.

Dissertatio de atretis. Iéna, 1709, in-4.

Dissertatio de instrumentis Hippocratis chirurgicis, hodiè ignoratis, Iéna, 1709, in-4.

Dissertatio de magnesiâ albâ, novo et innoxio purgante, polychresto remedio. Iéna, 1710, in-4.

Dissertatio de incertâ placentæ uterinæ sede. Iéna, 1710, in-4.

Num maturus fœtus servandæ matris causâ occidendus, aut abortus promovendus. Iéna, 1710, in-4.

Dissertatio : Per partum illegitimum

abortum matris vitam subindè conservandam esse. Iéna, 1710, in-4.

Dissertatio de M. T. Ciceronis vomitu ἀκράτου χολῆς. Iéna, 1710, in-4.

Dissertatio de mensibus gravidarum fœtui innoxiis. Iéna, 1711, in-4.

Spadon Hippocratis. Iéna, 1712, in-4.

Galanterie Krankheit, oder Modefieber. Iéna, 1712, in-4.

Dissertatio de remediis quibusdam futilibus et ineptis. Iéna, 1712, in-4.

Dissertatio de arthritide ejusque remedio, saccharo lactis. Iéna, 1712, in-4.

Centaurii minoris commendatio per exempla. Iéna, 1713, in-4.

Dissertatio: Variolarum hactenus in cives nostros grassantium malignitas ex carie ossium ab iis excitatâ per exempla demonstratur. Iéna, 1713, in-4.

Dissertatio de ægro febre continuâ laborante. Iéna, 1714, in-4.

Historia equi lapidicæi. Iéna, 1714, in-4.

Dissertatio de mohe vitâ. Iéna, 1714, in-4.

Dissertatio de olfactu exspirantium. Iéna, 1715, in-4.

Dissertatio de naturâ sanitatis destructrice. Iéna, 1715, in-4.

Dissertatio de olfactûs præstantiâ. Iéna, 1715, in-4.

Dissertatio de naturâ sanitatis solerti conservatrice. Iéna, 1715, in-4.

Dissertatio de processibus cerebri mamillaribus ex nervorum olfactoriorum numero exemptis. Iéna, 1715, in-4.

Dissertatio de tumoribus artuum fungosis. Iéna, 1715, in-4.

Programma de virtute hyoscyami catharticâ. Iéna, 1715, in-4.

Dissertatio de lino sylvestri cathartico Anglorum. Iéna, 1715, in-4.

Dissertatio de rutâ. Iéna, 1715, in-4.

Facilis et arte diagnosis icteri calidi ob perpetuos hepatis cum ejus productione concursus denegatos Iéna, 1716, in-4.

Ad scordii natalem locum, caracteres et vires nonnulla pertinentia. Iéna, 1716, in-4.

Dissertatio de opobalsamo. Iéna, 1717, in-4.

Dissertatio de balneis siccis. Iéna, 1717, in-4.

Ὑπολείμματα quædam παραλειπομένων. Iéna, 1718, in-4.

Jenense vinum à nocentis calidi suspicione vindicatum. Iéna, 1718, in-4.

Dissertatio de podagrâ ejusque curatione magneticâ. Iéna, 1718, in-4.

Dissertatio de cerussâ. Iéna, 1718, in-4.

Dissertatio de bandurâ Zeilanensium. Iéna, 1719, in-4.

Dissertatio de arsenici moderâ excusatione. Iéna, 1719, in-4.

Dissertatio de εὐωρίᾳ seu rectitudine partium. Iéna, 1719, in-4.

Dissertatio de tumoribus tunicatis. Iéna, 1719, in-4.

Dissertatio de momordicâ. Iéna, 1719, in-4.

Dissertatio de sulphure Goslariensi. Iéna, 1719, in-4.

Dissertatio de acquirendâ et conservandâ sobole. Iéna, 1720, in-4.

Dissertatio de scrophulariâ. Iéna, 1720, in-4.

Dissertatio de gentianâ. Iéna, 1720, in-4.

Programma de astrantiæ charactere florisque genitalibus. Iéna, 1721, in-4.

Dissertatio de adfectu tenesmode. Iéna, 1721, in-4.

Dissertatio de dignitate vulnerum explorationis. Iéna, 1721, in-4.

Dissertatio de infelici hydropis saccati curatione. Iéna, 1721, in-4.

Dissertatio de cholerâ illegitimâ. Iéna, 1721, in-4.

Dissertatio de plethorâ. Iéna, 1721, in-4.

Dissertatio de plethorâ et de eâdem θυμβεω remedio. Iéna, 1721, in-4.

Dissertatio de mediis morbos explorandi naturalibus. Iéna, 1721, in-4.

Diss. de theâ romanâ et hungaricâ seu silesiacâ aliisque ejus succedaneis. Iéna, 1721, in-4.

Dissertatio de quibusdam explorationis morborum impedimentis. Iéna, 1721, in-4.

(Haller, — Heiter.)

SMELLIE (William), l'accoucheur du dernier siècle qui dispute le premier rang à Levret, naquit dans les dernières années du dix-septième siècle. Il pratiqua d'abord dans une ville de province. La grande réputation que lui valurent ses succès le fit désirer dans la capitale d'Angleterre, et il se fixa en effet à Londres. Il y fut bientôt l'accoucheur le plus répandu. Les occupations de sa pratique ne l'empêchèrent pas de se livrer à l'enseignement ; il fit un grand nombre de cours, et forma quantité d'élèves. Il rédigeait avec soin les faits qui se présentaient à son observation ; aussi nous a-t-il légué un des recueils de ce genre les plus importans que l'on possède. On lui doit un des premiers et un des meilleurs forceps qu'il y ait parmi tous ceux, si nombreux, qu'on a imaginés jusqu'ici. Il fit pour l'Angleterre ce que Levret faisait pour la France à la même époque, il systématisa les principes de la science, et précisa les règles de l'art des accouchemens.

Treatise on the theory and practice of midwifery. Londres, 1752, in-8. Londres, 1754, in-8.

A set of anatomical tables, with explanations, and an abridgment of the practice of midwery; with a view to illustrate a treatise on that subject; and a number of cases. Londres, 1754, 1761, 2 vol. in-fol.

A collection of preternatural cases and observations in midwifery. Londres, 1767, in-8.

A treatise on the theory and practice of midwifery; to which are new added, his set of anatomical tables, and additional plates of instruments by the late Dr. Young. Dublin, 1764, 3 vol. in-12. Edimbourg, 1784, 3 vol. in-12.

Les ouvrages de Smellie ont été traduits en français par Préville, sous ce titre :

Traité de la théorie et de la pratique des accouchemens. Paris, 1770, 4 vol. in-8, fig.

SMETIUS (Henri), médecin érudit et praticien habile, naquit à Lost, en Flandre, en 1537. Il fut reçu docteur en médecine à Bologne en 1561. Il revint se fixer à Anvers. Il passa ensuite avec sa famille en Westphalie, où il fut pendant sept ans médecin des comtes de La Lippe, puis il fut appelé à Heidelberg par l'électeur Frédéric III, dont il fut pendant deux ans le premier médecin. Après la mort de ce prince, Smetius alla à Franckental. Le duc palatin, Jean Casimir, le nomma professeur de l'école nouvellement établie à Neustadt, où il passa sept années. De là, il fut rappelé, en 1585, à l'Université d'Heidelberg, pour y occuper une chaire de médecine. Il mourut en 1614, à l'âge de soixante-dix-sept ans, à la suite d'une chute faite sur la glace.

Miscellanea medica, cùm præstantissimis quinque medicis Thoma Erasto, Henrico Brucæo, Levino Batto, Johanne Weyero, Henrico Weyero communicata, etc., in libros XII digesta. Francfort, 1611, in-8.

SMITH (Elihu Heebbard), médecin fort distingué, fondateur du Medical repository de New-York, naquit à Lichtfield, dans le Connecticut, en 1771. Après avoir fait de bonnes études dans l'école de sa ville natale et au collège de New-Haven, il commença l'étude de la médecine sous la direction de son père, habile praticien à Lichtfield, puis il alla en 1791 suivre les cours de Philadelphie. Il se fixa en 1792 à Wethersfield, pour se livrer à l'exercice de l'art de guérir. Malgré les succès qu'il y obtint, il quitta cette ville l'année suivante pour aller à New-York, où il passa le reste de sa vie. Le premier ouvrage de médecine qu'il publia eut pour objet de prouver la non-contagion de la fièvre jaune, et de démontrer que celle de 1795 n'avait point été importée à New-York, mais qu'elle y avait pris naissance. Ce fut peu de temps après qu'il commença avec les docteurs Samuel L. Mitchell et Edward Miller le Medical repository de New-York. Smith mourut de la fièvre jaune au mois de septembre de l'année 1798, n'ayant pas encore accompli sa vingt-septième année. Doué d'une grande activité, d'une portée d'esprit vraiment remarquable, il ne se borna point à la culture de la médecine. Toutes les branches de la littérature lui étaient familières, et il fut un littérateur et un poète assez distingué.

Letters to William Ruel, physician, Sheffield, Massachuseth, on the fever wich prevailed in New-York, in 1795. In the collection of papers on the subject of bilious fevers prevalent in the United States, edited by N. Webster Philadelphie, 17..

Le Medical Repository de New-York contient de Smith les articles suivans :

History of the Plague of Athènes, vol. 1, p. 1-32. — *Case of mania successfully treated by mercury*, p. 174-178. — *Observations on the origin of the pestilential fever wich prevailed in the Island of Grenades in the years 1793 and 1794*, p. 459-486. — *On a singular disease with which infants are some times affected*, p. 501-504. — *The natural history of the elk*, vol. 11, p. 168-174. — *On the pestilential diseases which appeared in the Athenian, Carthaginian, and Roman armies in the Neighborhood of Syracuse*, p. 367-384.

On trouve, dans la Biographie médicale américaine de Thacher, l'indication d'un opéra et d'une tragédie de Smith, et celle d'une édition qu'il donna du Jardin botanique de Darwin, avec une préface remarquable.

(Thacher, *American medical biography*.)

SMITH (Hugh), né vers 1730, fut reçu docteur en médecine à l'Université d'Edimbourg en 1753, fut médecin de l'hôpital de Middlesex, et ensuite alderman de Londres. Il mourut le 26 décembre 1790 à Stratford, près de Londres.

The family physician; being a collection of useful family remedies, etc. Londres, 1760, in-4.

Essays, physiological and practical, on the nature and circulation of the blood, and effects, and uses of bloodletting. Londres, 1761, in-8.

Formulæ medicamentorum; or Compendium of the modern practice of physic: to which is prefixed an essay on the effects and uses of bloodletting. Londres, 1768, in-8, 1771, 1772, in-8.

Letters to married women on nursing and the management of children. Londres, 1774, in-8. Londres, 1792, in-8.

Treatise on the use and abuse of mineral waters; also rules necessary to be observed by invalids who visit the chalybeate springs of Old and new Tunbridge Wels. Londres 1776, in-8.

Philosophy of physic, an enlarged syllabus of philosophical lectures. Londres, 1778, in-4.

Philosophical inquiry into the laws of animal life, chap. 1 and 2 Londres, 1780, in-4; chap. 3, 1781.

Formulæ medicamentorum concinnatæ; or elegant medical prescriptions for various disorders; translated from the latin of the late dr. H. Smith; to which is prefixed a sketch of his life. Londres, 1791, in-8.

An essay on the nerves, illustrating their efficient, formal, material, and final causes, with a copperplate, etc.: to which is added, an essay on foreign teas, with observations on mineral waters, coffee, and chocolate, etc. Londres, 1794, in-8.

SMYTH (James-Carmichael), Docteur en médecine de l'Université d'Edimbourg, membre de la Société royale de Londres, médecin extraordinaire du roi d'Angleterre, fut l'éditeur des œuvres de son ami William Stark, et a écrit lui-même les ouvrages suivans :

Tentamen med. inaug. de paralysi. Edimbourg, 1764, in-8.

An account of the effects of swinging, employed as a remedy in pulmonary consumption and hectic fever. Londres, 1787, in-8.

The works of the late dr. William Stark. Londres. 1788, in-4.

A description of the jail distemper as it appeared among the spanish prisoners at Winchester in the year 1780; with an account of the means employed for curing that fever, and for destroying the contagion which gave rise to it. Londres, 1795, in-8.

An account of the experiments made on board of the Union hospital ship, to determine the effects of the nitrous acid in destroying contagion, and the safety with which it may be employed. Londres, 1796, in-8.

The effects on the nitrous vapour in preventing and destroying contagions ascertained from a variety of trials, made chiefly by surgeons of his Majesty's navy in prisons, hospital, and on board of ships; with an introduction, respecting the nature of contagion, which gives rise to the jail and hospital fever, and the various methods formerly employed to pervent or destroy this. Londres, 1799, in-8.

Letter to William Wilberforce Esq. containing remarks on a pamphlet, entitled, « An account of the discovery of the power of the mineral acid vapours to destroy contagion; by John Johnstone, M. D. » Londres, 1805, in-8.

Remarks on a report of M. Chaptal; with an examination of the claim of M. Guyton de Morveau to the discovery of the power of mineral acid gases on contagion. Londres, 1805, in-8.

A treatise on the hydrencephalus, or dropsy of the brain. Londres, 1815, in-8.

Letter from M. Young relating of his own case, in which an enlarged spleen was cured by the application of the actual cautery. Annals of Med. vi. 437. 1801.

(Rob. Watt.)

SOEMMERRING (Samuel-Thomas). Nous empruntons à M. Royer-Collard la notice suivante sur ce grand anatomiste.

« Par son âge, par l'ancienneté de ses travaux, par la solidité surtout de sa gloire, que personne n'a jamais contestée, Sœmmerring nous représente, en quelque sorte, un des anciens maîtres de la science. Pour les Allemands, sans doute, c'est un contemporain, un compagnon de travaux; mais pour nous, qui vivons si loin de sa patrie, et qui n'avons jamais vu de lui que ses ouvrages, nous sommes tentés, en vérité, de le prendre pour un homme d'un autre siècle; nous placerions volontiers son souvenir à côté de celui d'Albinus, avec lequel il a, du reste, tant de rapports.

Samuel Thomas von Sœmmerring naquit à Thorn, le 25 janvier 1755. Il reçut le grade de docteur à l'Université de Gœttingue, le 7 avril 1778, et dès lors commença à s'établir en Allemagne cette réputation scientifique, qui ne fit que s'accroître ensuite par de nouveaux travaux. La thèse inaugurale de Sœmmerring était intitulée : *Dissertatio de basi encephali et originibus nervorum, cranio egredientium*. Déjà brillaient, en effet, dans ce premier et important ouvrage, cette admirable activité d'investigation et cette étonnante sagacité d'invention qui ont toujours caractérisé le talent de Sœmmerring. En 1779, il fit imprimer à Cassel un volume in-4 sur les fonctions du système lymphatique dans l'état de santé et de maladie, et sur l'application que doit faire le médecin dans sa pratique des connaissances que possède la science sur cette partie intéressante de l'anatomie physiologique.

Cependant, à cette époque de discussions morales et politiques, plusieurs philosophes, entre autres Raynal et Condorcet, plaidaient avec chaleur la cause des Noirs, dont ils réclamaient l'affranchissement par de véhémentes et systématiques déclamations; l'attention publique se portait de toutes parts sur cette question; ce fut alors que Sœmmerring publia son traité sur les différences physiques qui distinguaient les Noirs des Européens. La première édition fut publiée à Mayence, en 1784, et fut bientôt suivie d'une seconde, à Francfort, en 1785. La même année vit paraître une nouvelle dissertation de notre auteur sur les petits calculs qui se rencontrent dans l'épaisseur de la glande pinéale, ou bien aux environs de cet organe. Toujours occupé du cerveau, Sœmmerring fit paraître, en 1786, un ouvrage sur l'entrecroisement des nerfs optiques, et un autre, en 1788, intititulé : *Du Cerveau et de la moelle épinière*. Dans l'intervalle de ces deux publications, un mémoire fut encore composé par lui sur les crises et la perturbation critique. Un autre, en 1788, fit beaucoup de bruit en Allemagne, et même en France, où n'arrivaient guère cependant les travaux anatomiques des Allemands; le succès fut dû à la nature du sujet traité par Sœmmerring : *Des effets pernicieux des corsets*. Les découvertes nombreuses qu'il avait faites sur la structure du cerveau n'avaient qu'à peine occupé les savans; il parla des corsets, et l'Europe retentit de sa gloire.

Le cabinet deCassel contenait une magnifique collection de monstruosités;Sœmmerring étudia avec soin tous les exemples qui s'y trouvaient exposés; et,dans un traité particulier, il décrivit les cas singuliers qu'il avait remarqués dans ce musée anatomique. Il trouva le moyen d'être original dans une description qui semblait peu propre à faire briller le talent de son auteur, il rendit compte surtout, avec une rare habileté, des observations qu'il avait recueillies sur les monstres acéphales ou polycéphales. En 1791, il publia, à Mayence, son *Programma de curatione calculi*, et en 1795 il composa, en commun avec J. Wenzel, une dissertation fort intéressante sur la nature particulière des os chez les goutteux.

Les fractures des vertèbres sont-elles toujours mortelles? Quelques auteurs l'ont pensé. La proximité de l'organe médullaire, si sensible d'ailleurs et si irritable, la conjonction intime de ses fonctions nerveuses avec les grandes fonctions de la vie organique et animale, les ont portés à affirmer que la fracture de l'enveloppe osseuse qui contient ces organes, et, mieux encore, sa destruction lente, devaient nécessairement amener la mort du malade. Sœmmerring combattit cette opinion. Il prouva, par des faits et des raisonnemens, que, dans les cas mêmes où la lésion chronique du système osseux qui constitue les vertèbres a produit leur complète usure, il peut encore exister des chances de salut.

Nous n'avons pas parlé jusqu'ici d'un des ouvrages de Sœmmerring qui ont obtenu le plus de succès, et à juste titre, c'est-à-dire de son *Manuel sur la structure du corps humain*. Un grand nombre d'éditions, publiées à différentes époques, attestent le mérite de cet ouvrage. Ce ne serait point une preuve bien décisive chez nous, où l'art des éditions multipliées est devenu une partie intégrante et nécessaire du mérite littéraire et scientifique; mais en Allemagne, on est plus consciencieux, on ne perd pas son temps à recomposer un livre qui ne s'est pas vendu; et lorsqu'il faut publier de nouveau ce qui s'était déjà publié quelque temps auparavant, cela veut dire ordinairement que l'ouvrage a été beaucoup lu et qu'il est bon. Celui-ci se recommande entre tous ceux de ce genre par l'exactitude parfaite des descriptions ainsi que par l'abondance et la variété des faits qu'il contient. Certaines parties, entre autres, méritent les plus grands éloges; telles sont : l'ostéologie, l'odontogénie, la description du cerveau et des nerfs. Le sujet traité dans cette dernière section est toujours celui que Sœmmerring affectionna de préférence, aussi lui consacre-t-il encore plus tard des travaux nouveaux; l'un d'eux est intitulé : *De l'organe de l'ame*. Sœmmering soutient dans cet ouvrage une opinion qui n'a aucun fondement et qui d'ailleurs n'a rien de neuf : il prétend que l'ame a son siége dans l'humidité vaporeuse qui lubréfie pendant la vie la cavité des ventricules cérébraux. Une autre publication qui se fit à Francfort en 1811, et qui porte pour titre : *Tabulæ baseos encephali*, représente, dans des planches d'une grande beauté et d'une rare perfection, les différences principales qui existent entre le cerveau de l'homme et celui des animaux. L'auteur prétend que les nerfs s'épaississent à mesure qu'ils se rapprochent de la surface du corps. Enfin, Sœmmering donna encore, en 1811, des recherches savantes sur le fluide particulier qui circule dans l'intérieur des nerfs, sur ses usages et ses rapports avec la nutrition de ces organes dans l'état sain et l'état morbide de l'homme.

La Société de Gottingue avait publié un programme sur les causes et les moyens prophylactiques des hernies parmi le peuple. Sœmmerring y répondit par son traité des causes et du traitement des hernies ombilicales et inguinales. Un accident singulier attira quelque temps l'attention du public sur cet ouvrage. L'auteur avait avancé plusieurs propositions hasardées relativement aux effets des culottes hautes et des boissons chaudes, comme le café, sur la production des tumeurs herniaires. Il parut bientôt une critique anonyme des propositions avancées par Sœmmerring; mais l'indécence de cette critique, le mauvais goût qui ne cesse d'y régner d'un bout à l'autre, la firent bientôt rejeter et tomber entièrement dans l'oubli. Sœmmerring s'occupa encore trois fois des hernies. En 1801, furent publiés par lui les *Icones Herniarum* (de Camper; en 1811, parut un traité sur les causes, le diagnostic et le traitement des lésions de l'abdomen et du bassin ainsi que des hernies ombilicales et inguinales; puis un autre sur les causes, le diagnostic et le traitement de la hernie ombilicale. C'est dans ce dernier ouvrage que fut soutenue pour la première fois cette opinion généralement adoptée aujourd'hui, que la hernie ombilicale ne se forme jamais, chez les adultes, à travers la cicatrice ombilicale elle-même, mais bien au moyen d'éraillemens survenus à la ligne blanche aux environs de l'ombilic.

Les autres ouvrages de Sœmmerring que l'on peut citer comme les plus importans qu'il ait composés sont les suivans :

De morbis vasorum absorbentium corporis humani.

Ce n'est pas seulement le rôle de la lymphe dans les maladies que l'auteur cherche à déterminer, mais encore le vrai caractère anatomique des maladies chroniques qui sont attribuées à ce fluide; ainsi il s'efforce d'expliquer les différences principales du squirrhe et du cancer.

Puis tous ses grands et importans ouvrages sur les organes des sens :

Icones organi auditûs humani.

Considerations sur les maladies des yeux, leurs causes et leur traitement.

Icones oculi humani.

Icones organorum humanorum gustûs et vocis.

Tous ces travaux ont été traduits en allemand et réunis dans une seule publication sous le titre de Tableaux des organes des sens. (Abbildungen der Sinnorgane.)

Nous citerons encore les descriptions suivantes données par Sœmmerring :

Tabulæ sceleti feminini æri incisæ.

Tabulæ sceleti feminini junctâ descriptione.

Le dernier ouvrage publié par cet illustre auteur a été traduit en français par M. Hollard. Il est intitulé : *Sur les maladies mortelles de la vessie chez les vieillards.* La première édition avait paru en 1809, mais une édition nouvelle fut donnée en 1822. Depuis cette époque, Sœmmerring ne composa plus aucun ouvrage.

Jusqu'ici nous avons omis à dessein de parler d'un de ses ouvrages capitaux, de celui peut-être qui a le plus servi à fonder la gloire de son auteur parmi ses compatriotes : *Icones embryonum humanorum*. Cet ouvrage eut cela de remarquable qu'il ouvrit, pour ainsi dire, la voie à toutes ces belles et grandes recherches d'embryologie dont l'Allemagne a été le théâtre depuis 30 ans. Si nous sommes aujourd'hui si riches en importans travaux embryologiques; si Burdach, Baër, Jœrg, Meckel, Tiedemann, Carus, et tant d'autres, ont jeté sur cette partie de la science les lumières les plus vives, c'est à l'impulsion vigoureuse qu'il a donnée aux anatomistes de son temps que doit être attribué cet avantage.

Tous les embryologistes allemands lui accordent cette gloire, et le regardent comme le père de la science. Sœmmerring donna le premier, dans son ouvrage, une figure exacte de l'embryon et de ses diverses formes successives, à dater de la quatrième semaine après la conception. Des observations instructives sur l'organisation fœtale furent jointes à ce travail, et le diagnostic du sexe du fœtus, dans les premiers temps de sa formation, fut posé par Sœmmerring avec une parfaite certitude. En 1828, Sœmmerring atteignit la cinquantième année de son doctorat. C'est un usage reçu et établi partout en Allemagne, que l'on célèbre par des fêtes et des hommages scientifiques cette espèce de jubilé en l'honneur des savans vieillis dans la gloire et le travail. Les professeurs des académies et universités, les médecins les plus célèbres adressent alors à l'illustre vieillard des mémoires, des dédicaces; et, en général, ils choisissent pour sujet de leur travail l'un de ceux qu'a le plus affectionnés celui dont ils célèbrent ainsi la fête. Lorsque le 7 avril 1828 fut arrivé, l'Allemagne entière adressa à Sœmmerring cet hommage solennel, qu'elle avait déjà rendu quelques années auparavant à Gœthe et à Blumenbach. Dœllinger et Martius, au nom de l'Académie de Munich, Meckel, pour celle de Halle, Baër et Burdach, pour celle de Kœnigsberg, Tiedemann, pour celle de Heidelberg, et d'autres encore, offrirent chacun un mémoire original à celui qu'ils honoraient comme leur maître. »

Sœmmerring mourut à Francfort-sur-le-Mein, le 2 mars 1830.

Diss. inaug. de basi encephali et originibus nervorum, cranio egredientium, libri quinque. Gottingue, 1778, in-4. Réimprimée avec des additions et des changem. *In Ludwig script. neurol. minor. Tom. II.* Leipzig, 1792, in-4.

Progr. de cognitionis subtilioris systematis lymphatici in medicinâ usu. Cassel, 1779, in-4.

Abhandlung über die kœrperliche Verschiedenheit des Mohren von Europæer. Mayence, 1784, in 4. Nouvelle édition augmentée. Francfort et Mayence, 1785, in-8.

Diss. de lapillis vel prope, vel intra glandulam pinealem, sitis, sive de acervulo cerebri. Mayence, 1785, in-4.

Diss. de decussatione nervorum opticorum. Ibid., 1786, in-8.

Diss. de perturbatione criticâ et crisi. Ibid., 1786, in-8.

Alberts von Haller Grundriss der Physiologie für Vorlesungen; nach der vierten lateinischen mit Verbesserungen und Zusætzen des Hrn. Hofrath Wrisberg in Gœttingen vermehrten Ausgabe, von neuem übersetzt und mit Anmerkungen versehen. Berlin, 1788, in-8.

Vom Hirn und Rückenmark. Mayence, 1788. in-8.

Ueber die Schædlichkeit der Schnürbrüste; eine durch eine von der Erziehungsanstalt zu Schnepfenthal aufgegebene Preisfrage veranlasste Abhandlung. Leipzig, 1788, in-8. Nouvelle édition complètement refondue. Ibid., 1796, in-8.

Vom Baue des menschlichen Kœrpers, 5 Theile. Francfort-sur le-Mein, 1791-1800, in-8.

Abbildungen und Beschreibungen

einiger Missgeburten, die sich auf dem anatomischen Theater zu Cassel, dermalen zu Marburg, befinden. Mayence, 1791, in-4.

Progr. de curatione calculi. Mayence, 1791, in-4.

Peter Camper über den natürlichen Unterschied der Gesichtszüge in Menschen verchiedener Gegenden und verschiedener Alters; über das Schœne antiker Bildsæulen und geschnittener Steine, Nebst Darstellung einer neuem Art, allerley Menschen Kœpfe mit Sicherheit zu zeichnen. Nach des Verfassers Tode herausgegeben von seinem Sohne Adrian Gilles Camper. Aus dem Hællændischen übersetzt. Mit Kupfern. Berlin, 1792, in-4.

Bemerkungen über Verrenkung und Bruch des Rückgraths. Mit einer Kupfertafel. Berlin, 1793, in-8.

Adams, Büsch und Lichtenberg über einige wichtige Pflichten gegen die Augen; mit einigen Anmerkungen. Francfort-sur-le-Mein, 1794, in-8. 3te *Ausgabe* 1797.

D. Matth. Baillie's Anatomie des Krankhaften Baues von einigen der wichtigsten Theile im menschlichen Kœrper, aus dem Englischen, mit Zusætzen. Berlin, 1794, in-8.

De corporis humani fabricâ, ed. latio donata ab ipso auctore, aucta et emendata. Tom. I. de ossibus. Francfort, 1794. *Tom. II. de ligamentis ossium. Ibid.* 1794. *Tom. III. de musculis, tendinibus et bursis mucosis. Ibid.* 1796. *Tom. IV. de cerebro et nervis. Ibid.* 1798, in-8. *Tom. V. de angiologia. Ibid.* 1800. *Tom. VI. de splanchnologia. Ibid.* 1801, in-8.

De concrementis biliariis corporis humani. Ibid., 1795, in-8.

De morbis vasorum absorbentium corporis humani, s. dissertationis quæ præmium retulit soc. Rheno. traject. 1789, *pars pathologica; accedit index scriptorum de systemate absorbente.* Ibid., 1795, in-8.

Ueber das Organ der Seele. Mit Kupfern. Kœnigsberg, 1796, in-4.

Tabula sceleti feminini, junctâ descriptione. Francfort-sur-le-Mein, 1797, in-fol. max.

Ueber die Ursache und Verhütung der Nabel-und Leistenbrüche; eine von der Kœnigl. Societæt der Wissenschaften zu Gœttingen gekrante Preisschrift. Ibid., 1797, in-8.

Tabula embryonum humanorum, cum tabulis III æri incisis, junctâ descriptione. Ibid., 1798, in-fol. max.

Tabula baseos encephali. Francfort-sur-le-Mein, 1799, in-fol.

Ueber den Tod durch die Guillotine; in Klio, einer Monatschrift für die franzœsische Zeitgeschichte H. 9 (1795-98).

Icones herniarum (opus posth. Camperi). Francf.-sur-le-Mein, 1801, in-fol.

Abbildungen des menschlichen Auges. Ibid., 1801, in-fol.

Dr. Aug. Schaarschmidt's anatomische Tabelle. Mit Zusætzen vermehrte und mit Registern versehene neue Auflage. 2. Bænde. Ibid., 1803, in-8.

Guilielmi Heberden commentarii de morborum historiâ et curatione. Recudi curavit, etc. Ibid., 1804, in-8.

Abbildungen des menschlichen Hœrorganes. Nebst 9 Kupfertafeln. Ibid., 1806, in-fol. *Lateinisch von ihm selbst.* Ibid., 1806, in-fol.

Sœmmerring und Reisseissen über die

Structur, die Werrichtung und den Gebrauch der Lungen. Zwey Preisschriften, welche von der kœnigl. Akademie der Wissenschaften zu Berlin den Preis und das Accessit erhalten haben. Berlin, 1808, in-8.

Abhandlung über die schnel und langsam tœdlichen Krankheiten der Harnblase und Harnrœre bey Mœnnern im hohen Alter. Gekrœnte Beantwortung einer von der k. k. medicinische-chirurgischen Josephinischen Akademie zu Wien in den Iahren 1806, *und* 1807 *aufgestellten Preisfrage.* Francfort-sur-le-Mein, 1809, in-4. 2*te Ausgabe. Ibid.* 1822. Trad. en français, par Hollard. Paris, 1822, in-8.

Mit D. Fried. Lehr: Prüfung der Schutz und Kuhblattern durch Gegenimpfung mit Kinderblattern. Francfort-sur-le-Mein, 1801, in-8.

Abbildungen der menschlichen Organe des Geschmacks und der Stimme. Ibid., 1806, in-fol. *M.* 4 *K. latinè*, ibid., 1808, pl.

Abbildungen der menschlichen organe des Geruchs. Ibid., 1809, in-fol. *Latinè.* Ib., 1810, in-fol.

Ueber den Saft, welcher aus den Nerven wieder eingesaugt wird, im gesunden und kranken Zustande des menschlichen Kœrpers. Eine Abhandlung, Welches zu Amsterdam den Preis des Monnikhofischen Legats im Jahr 1810 *erhielt.* Landshut, 1811, in-8.

Ueber die Ursache, Erkenntniss und Behandlung der Brüche am Bauche und Becken ausser der Nabel und Leistengegend. Gekrœnte Preisschrift. Francfort-sur-le-Mein, 1811, in-8.

Ueber die Ursache, Erkenntniss und Behandlung der Nabelbrüche. Ibid., 1811, in-8.

Andersch (et Sœmmerring) fragmentum descriptionis nervorum cardiacorum. Editum in Chr. Frid. Ludwig. scriptoribus neurologicis minoribus selectis, tom. 2 (Leipzig, 1792) *nr.* 2.

Commentatio de foramine centrali limbo luteo cincto retinæ humanæ. in comment. Gotting. vol. XIII, p. 3, sqq.

Commentatio de trunco vertebrali vasorum absorbentium corporis humani. Ibid., p. 111, sqq.

Academicæ annotationes de cerebri administrationibus anatomicis vasorumque ejus habitu, in den Denkschriften der Akad. der Wissensch. zu München, 1808, *s.* 57-80.

Ueber einem elektrischen Telegraphen. Ibid., 1809, *Mathem. Cl. S.* 401-414.

Ueber einen Ornithocephalus. Ibid., 1811-1812. *Mathem. Cl. S.* 89-158.

Versuche und Betrachtungen über die Verschiedenheit der Verdünstungen des Weingeistes durch Hœute von Thieren und von Federharz, S. 273-292.

Ueber den Crocodilus priscus, oder in Bayern versteinert gefundenes Schmalkieferichtes Krokodil, Gravial der Vorwelt. Ibid., 1814-1815. *Math. Cl. S.* 9-82.

Ueber Lacerta gigantea der Vorwelt. Ibid. 1816-1817. *Mathem. Cl. S.* 37-58.

Ueber einem Ornithocephalus brevis rostris der Vorvelt; S. 89-104.

Ueber die fossilen Reste einer grossen Fledermausgattung, welche sich zu Carlsruhe in der grossherzogl. Sammlung befinden; S. 105-112.

Ueber die Zeichnungen, welche sich

bey Auflœsung des Meteoreisens bilden; in Schweiggers's Beytrægen zur Chemie und Physik Bd. 20. *S.*91-94. (Royer-Collard. — Meusel.)

SOLANO DE LUQUE (François), médecin célèbre dans l'histoire de la sphygmique, naquit en 1685 à Montilla, près de Cordoue, étudia la médecine dans cette dernière ville, et exerça l'art de guérir à Antequerra, où il mourut en 1738.

Solano, dit Sprengel, observa le pouls dicrote en 1707, époque où il étudiait encore la médecine à Cordoue sous Joseph de Pablo. Il pria son maître de lui faire savoir quel est l'état intérieur du corps qui est en rapport avec ce pouls; mais il en reçut la réponse barbare, que toutes ces modifications insignifiantes sont produites par la vapeur fuligineuse que les artères renferment. Une solution aussi peu satisfaisante l'engagea à redoubler d'attention dans ses recherches, et il trouva que le pouls dicrote dépend presque toujours du saignement de nez. Charles Gandini, embarrassé d'expliquer l'immense quantité d'observations que Solano a rassemblées sur ce phénomène, assure que les hémorrhagies nasales se rencontrent bien plus souvent comme symptômes des maladies en Espagne et en Portugal que dans aucun pays. Solano prétendait même avoir remarqué que l'épistaxis succède d'autant plus promptement au pouls dicrote, qu'un plus grand nombre de pulsasions se trouvent réunies ensemble. Le saignement de nez était médiocre lorsque les deux battemens présentaient la même force, très violent lorsque le second avait plus de force que le premier, et peu abondant quand, au contraire, le dernier était le plus faible.

Cette observation le conduisit à chercher comment on peut prédire les autres évacuations par le pouls. Le pouls intermittent précédait les diarrhées: s'il était en même temps très mou, il indiquait des urines abondantes, et s'il était très dur, il dénotait l'approche du vomissement. Plus l'intermission du pouls durait long-temps, plus aussi l'évacuation qui survenait ensuite était forte et abondante. Solano observa toujours, avant les sueurs, un changement remarquable dans le pouls, dont la force, la plénitude et la grandeur croissaient pendant deux, trois ou quatre pulsations successives, de telle sorte que la dernière des quatre était la plus forte. Il appelait ce pouls *incidens:* toujours il le trouva mou, et dans un cas seulement qui fut suivi de jaunisse, il reconnut en lui une dureté considérable.

Ses observations se bornèrent à ces trois espèces de pouls. Il les avait consignées dans un gros in-f° où elles se trouvaient pour ainsi dire noyées au milieu d'un océan de subtilités. Cet ouvrage était si désagréable à lire et même devenu si rare lors de l'arrivée de Gandini à Cadix, qu'on sentait le besoin d'en avoir un extrait. Le premier fut fait, du consentement de Solano lui-même, par Gutierrez de los Rios. Ce médecin suivit l'auteur jusque dans sa théorie, qui est un mélange des principes de Van Helmont et de ceux d'Hippocrate. Solano, en effet, appartenait à la classe des praticiens observateurs et partisans de la médecine expectante qui attendait tout des efforts de la nature et rien de ceux de l'art. C'est pourquoi il méprisait la saignée, et il attribuait le peu d'habileté des médecins ordinaires pour apprécier ses pouls à leur défaut d'intelligence et au dérangement causé par l'art dans la marche de la nature. Déjà auparavant il avait exposé ses principes à cet égard dans un ouvrage particulier. Gandini nous dit qu'il ne cessait jamais de parler des lois de la nature, et de recommander à ses fils, ainsi qu'à ses disciples, de ne point perdre de vue la marche de cette nature; mais le même Gandini assure aussi qu'une attention extraordinaire et une patience infatigable lui avaient fait acquérir une telle habileté dans l'art d'explorer le pouls, que d'autres médecins ne seraient pas parvenus de toute leur vie à en apprécier comme lui les changemens, s'ils eussent ignoré la méthode qu'il suivait.

L'extrait de Gutierrez de los Rios ne fut presque point non plus connu hors de l'Espagne, et le reste de l'Europe aurait difficilement pris part aux découvertes de Solano, si un médecin de la factorerie anglaise à Cadix, Jacques Nibell, n'eût jugé à propos de faire une étude spéciale de cette doctrine du pouls, et ensuite de la publier. Pour parvenir à ce but, il entreprit le voyage d'Antequerra où vivait Solano, et s'arrêta deux mois entiers dans cette ville afin d'apprendre la nouvelle doctrine de l'inventeur lui-même. On lui a reproché d'avoir consacré trop peu de temps à se familiariser avec un art aussi difficile. C'est pourquoi aussi on l'accuse de n'avoir même pas bien connu l'art d'explorer le pouls. Cependant son ouvrage fut traduit en plusieurs langues, et c'est lui surtout qui contribua à faire connaître et à répandre la doctrine de Solano. Il y ajouta les résultats de ses propres observations; ces dernières vinrent bien en général à l'appui du système espagnol, mais il rencontra différens cas dans lesquels les pronostics ne furent point d'accord. Il assure que Solano, sur la fin de ses jours, et un médecin espagnol, nommé Juan de Padraza y Castilla, trouvèrent que le pouls dicrote annonce plutôt la disposition au saignement de nez que l'hémorrhagie imminente, d'après les règles que Solano lui-même avait précédemment tracées à cet égard.

L'ouvrage de Solano a pour titre :

Lapis lydius Apollinis. Madrid, 1731, in-fol.

L'ouvrage de Guttierrez de los Rios indiqué ci-dessus est intitulé :

Idioma de la naturaleza, con el qual se ensegna al medico, como a de curar los morbos agudos. Madrid, 1737, in-8.

SOLAYRÈS DE RENHAC (François-Louis-Joseph) naquit à Calhac, diocèse de Cahors, au mois d'août 1737. C'est aux recherches de M. Naegele, l'un des professeurs d'obstétrique les plus célèbres de l'Allemagne, et à celles de son fils, qu'on est redevable de la connaissance des principales circonstances de la vie de Solayrès. Il fit ses études médicales à Montpellier, où brillaient alors Sauvages, Lamure, Venel et Barthez, dont il obtint l'estime et gagna l'amitié par son zèle pour le travail et par les talens dont il donna des preuves précoces. Il s'appliqua d'une manière particulière à l'anatomie et devint un habile préparateur ; il suivit aussi avec beaucoup de soin les leçons sur les accouchemens du professeur de chirurgie J. Serres, dont il fut le disciple de prédilection. En 1764, Solayrès fit un voyage à Paris, pour voir son frère Antoine, ecclésiastique demeurant à Puteaux, près Saint-Cloud. De retour à Montpellier, il subit ses examens pour le baccalauréat et soutint, le 17 août 1765, sa thèse sur les principes de l'art des accouchemens. Il fut licencié le 18 mars 1767 et promu au doctorat le 3 juillet de la même année. En 1768, il vint à Paris, où il ouvrit des cours d'accouchemens qui eurent beaucoup de succès. De la Martinière, qui était devenu son protecteur à la recommandation du professeur Serres, le détermina à se faire agréger au collège de chirurgie, où il aurait occupé une chaire ; c'est pour entrer dans cette compagnie qu'il devait soutenir, le 22 décembre 1771, sa thèse, devenue célèbre, sur le mécanisme de l'accouchement naturel ; mais les rapides progrès de la phthisie pulmonaire dont les premiers symptômes s'étaient manifestés depuis plusieurs années ne lui permirent pas de remplir cette formalité. Il succomba le 3 avril 1772, à l'âge de 35 ans.

Si le mérite de Solayrès n'a point été absolument méconnu, du moins s'était-on long-temps borné à dire, d'une manière générale, et simplement par tradition, qu'il avait contribué à éclairer la doctrine du passage de la tête du fœtus à travers le bassin. Le professeur Naegele a en quelque sorte exhumé sa mémoire et les titres sur lesquels se fondent ses droits à une juste célébrité, car on peut dire que c'est au professeur de Heidelberg qu'on doit la publication récente qui a été faite de la thèse de Solayrès, quoiqu'un autre s'en soit fait l'éditeur. Nous nous bornerons à dire, avec M. Naegele fils, que par cet écrit Solayrès a plus fait pour la connaissance du mécanisme de l'accouchement naturel qu'aucun de ses devanciers. Tout ce qui nous reste d'un homme aussi distingué se réduit aux deux thèses suivantes :

Elementorum artis obstetriciæ compendium quod in augustissimo Ludoviceo medico, Deo duce, et auspice Virgine Dei parâ, ab horâ octavâ ad meridiem tueri conabitur F. L. J. Solayrès de Renhac, è loco Calhac, etc., die 17 mens. aug. ann. 1765, pro baccalaureatus gradu consequendo... Montpellier, 1765, in-4.

Diss. de partu viribus maternis absoluto quam.... tueri conabitur F. L. J. S. die mens. decembris.... 1771, pro actu publico et magisterii laureâ. Paris, 1771, in-4. 36 *pp*. Quelques exemplaires contiennent un supplément de 5 pages sur les organes génitaux de la femme. Cette thèse a été réimprimée par les soins de Ed. *v.* Siebold, Berlin, 1831, in-8, et mal traduite en allemand par Wertheim. Francfort, 1835, in-8.

SOLENANDER (Regnier), né à Burick, dans le duché de Clèves, en 1525, étudia pendant trois ans la médecine à Louvain, puis il passa en Italie, où il suivit pendant sept années les principales universités; il revint par la France et rentra dans sa patrie. Le duc Guillaume le prit pour son premier médecin. Solenander occupa ce poste à la cour pendant 37 ans, il vivait encore au commencement du dix-septième siècle. Stahl faisait beaucoup de cas du recueil de ses consultations, c'était leur accorder plus qu'elles ne méritent.

Apologia quâ Julio Alexandrino respondetur pro Argenterio. Florence, 1556, in-8.

De caloris fontium medicatorum causâ et temperatione libri duo. Lyon, 1558, in-8.

Consiliorum medicinalium sectiones quinque. Francfort, 1596, in-fol. Hanau, 1609, in-fol.

(Kestner — Jœcher — Haller.)

SOLINGEN (Corneille Van), célèbre chirurgien et accoucheur

hollandais, vivait à La Haye dans la dernière moitié du dix-septième siècle. Les biographes ne nous apprennent rien sur les circonstances de sa vie; et ses ouvrages, écrits en hollandais, sont beaucoup moins connus en France qu'ils ne mériteraient de l'être. Voici les titres qu'ils portent dans l'original et dans la traduction allemande qui en a été faite.

Miscellanea chirurgica. Utrecht, 1677, in-4.

Embryulcia ofte ofhadinge eenes doden vrages door de hand van de Heelmester. La Haye, 1673, in-12. — *Embryulcia oder Herausziehung einer Todten-Frucht durch die Hand des Chirurgi.... an dem Holländischen ins Hoch-teutsche übersetzet, von Tob. Pencero.* Francfort et Leipzig, 1693. in-4.

Manuale operation der Chirurgie; beneffens het ampt en pligt der Vrœdvrouwen, midsgaders besondere aanmerkingen de Vrouwen en Kinderem Betreffende. Met pl. Amsterdam, 1684, in-4.

Alle de medicinale en chirurgicale werken, mitsgaders Embryulcia vera. Beneffens het ampt en pligt der Vrœdwrouwen. Amsterdam, 1698, in-4.

Cornelii Solingen, med. chir. doct. in dem Haag, Hand-Griff der Wund-Artzney, nebst dem Ampt and Pflicht der Weh-Mütter, wie auch sonderbare Anmerkungen von Frauen und Kindern, denen ist beygefüget desselben autoris Embryulcia, oder Ausziehung einer Todten-frucht, etc. etc. Francfort-sur-l'Oder, in-4, fig.

(Kestner — Haller.)

SOMMER (Jean-Christophe), né à Nordheim en 1741, fut premier médecin du duc de Brunswick, et conseiller à sa cour, professeur de chirurgie au collège anatomico-chirurgical, professeur d'accouchemens pour les sages-femmes, et inspecteur de l'hôpital de Brunswick. On lui doit les ouvrages suivans :

Beobachtungen und Anmerkungen über die in der Gebærmutter zurück gebliebene und in einen Sack eingeschlossene Nachgeburt. Brunswick, 1773, in-4.

Sammlung der auseslesensten und neuesten Abhandlungen für Wundærzte. 1stes Stück. Leipzig, 1778. *2tes und 3tes Stück.* Leipzig, 1770. *4tes und 5tes Stück.* Leipzig, 1780. *6tes Stück.* Leipzig, 1781, *7tes Stück.* Leipzig, 1783, in-8.

Neue Sammlung der auserlesensten Abhandlungen für Wundærzte. 24 Stück. Leipzig, 1783, in-8.

Continué sous ce titre :

Neueste Sammlung der besten Abhandlungen für Wundærzte; aus verschiedenen Sprachen übersetzt. 1stes und 2tes Stück. Mit Kupf. Ibid. 1790. *3tes und 4tes Stück.* Ibid. 1791, in-8.

Geschichte einer Zwillingskaisergeburt. Ibid. 1780, in-4.

Die Axe des weiblichen Beckens beschrieben. Mit 1 *Kupfer.* Brunswick (Weissenfels) 1791, in-8. *2te Auflage* (le titre seul est nouveau). Ibid. 1797, in-8.

Prænotionum obstetriciarum Pensum I. Brunswick, 1794, in-4.

Von dem flüchtigen Salmiakgeist, als einem höchst wirksamen Mittel zur Wiederbelebung der Ersticktèn. in den gel. Beytrægen zu den Braunschw. Anzeigen 1778. *St.* 99. *u. ff.*

Beytræge zur medicinischen Electricitæt, zur Beantwortung der Frage: welchen Einfluss die positive und negative Electricitæt auf dem Puls habe? aus dem Franz. des Hrn. von Marum übersetz; in Baldingers neuem Magazin B. 8. *St.* 5. *S.* 414-422 (1786).

Recensione in der allgem. teutschen Bibliotek.

Litterærischer Beytrag zur Geschichte des thierischer Magnetismus und der Desorganisation; Ibid. 1787, *St.* 55.

(?) *Aug. Ludw. Schott's juristisch-praktisches Wœrterbuch Ganz umgearbeitet und bedeutend vermehrt, nebst angehængten Wœrterbuche über die Roth- welche songenannte Gauner- oder Zigeuner und Spitz-bubensprache.* Erlang, 1821, in-8.

(*Med. chir. Zeitung.*— Meusel.)

SORG (François-Lothaire-Auguste), né à Wurzbourg le 31 août 1773, fut reçu docteur en médecine en 1798, dans l'Université de cette ville, et y fut nommé bientôt après professeur extraordinaire de chimie et de physique.

Diss. inaug. sistens experimenta physiologica et medica. Wurzbourg, 1798, in-8.

Disquisitiones physiologicæ circa respirationem insectorum et vermium, quibus palmam adjudicavit societas regia scientiarum Gottingensis. Helmstadt, 1805, in-8.

Chemische Untersuchung eines diabetischen Harnes; in dem Neues allgem. Journal der Chemie B. 6. *H.* 1. *N.* 2. (1805.)

(*Med. chir. Zeitung.* —Meusel.)

SORBAIT (Paul de) était natif du Hainaut. Il fit ses études médicales à Vienne, et devint premier professeur de médecine dans cette Université, en 1655. Le titre de premier médecin de l'impératrice lui ayant été conféré en 1679, il abandonna la carrière académique. Il mourut le 28 avril 1691. Ses ouvrages ne justifient point la réputation dont il jouit de son vivant; on y voit qu'il donnait dans les rêveries du Paraselcisme et de la cabale.

Universa medicina, tam theorica quàm practica, nempe isagoge institutionum medicarum et anatomicarum; methodus medendi cum contro-

versiis, annexâ sylvâ medicâ. Nuremberg, 1672, in-fol. — Vienne, 1680, in-fol. — Ibid. 1701, in-fol.

Consilium medicum de peste. Vienne, 1679, in-8.

Gespræch von der zu Wien grassirende Contagion. Vienne, 1679, in-8. — Gotha, 1682, in-12.

Pestordnung aus J.-G. Managetæ manuscriptis genommen und verændert. Vienne, 1680, in-4.

Commentaria et controversiæ in omnes libros aphorismorum Hippocratis. Vienne, 1701, in-4.

Isagoge institutionum medicarum. Vienne, 1678, in-4.

(Paquot. — Eloy.)

SPALLANZANI (Lazare), naturaliste célèbre, mérite, sans avoir été médecin, d'occuper une place distinguée dans l'histoire de notre science, pour les chefs-d'œuvre de physiologie expérimentale dont il l'a enrichie. Il naquit à Scandiano, dans le duché de Modène; commença son éducation sous son père, habile jurisconsulte, puis fut envoyé à quinze ans au collège des jésuites de Reggio. Du collège il alla à l'Université de Bologne. Sa famille exigea de lui qu'il se livrât à l'étude des lois; mais cette étude ne lui inspira aucun intérêt, et il revint à celle des sciences naturelles, pour lesquelles il était né. A l'age de vingt-six ans, il fut nommé professeur de belles-lettres et de philosophie à Reggio. Tout en cultivant ces branches du savoir humain de manière à s'y distinguer, il commença dès-lors à s'occuper d'une manière suivie de recherches sur des points de physique et de physiologie sur lesquels il sentait le besoin de jeter de nouvelles lumières; et il abandonna presque entièrement la littérature lorsqu'en 1770 il fut nommé professeur d'histoire naturelle et directeur du Musée de Pavie. Depuis lors, sa vie, entièrement consacrée à ses études de prédilection, fut partagée entre les fonctions du professorat, dans lesquelles il brilla, des voyages scientifiques, auxquels il consacra plusieurs années, des recherches expérimentales, dont le nombre fait autant d'honneur à sa constance que leurs résultats en font à sa sagacité. Spallanzani mourut d'apoplexie le 12 février 1799. Qui ne connaît ses remarquables ouvrages sur la digestion, la respiration, la génération, la circulation? C'est après la publication de ce dernier que Haller lui dédia un volume de sa physiologie, en ces termes :

« Illustrissimo viro Lazaro Spallanzani summo naturæ in minimis et difficillimis, indagatori, ob ejus in veri finibus extendendis, merita D. D. D. Hallerus. »

Spallanzani a écrit les ouvrages suivans :

Littere tre al signor conte Algarotti. Reggio, 1760.

Descrizione d'un viaggio montano con osservazioni sull' origine delle fontane, lettere due al Vallisnieri, figlio, 1762. (*Raccolta d'opuscoli scientifici. Commentar. XIV.*)

De lapidibus ab aquâ resilientibus dissertatio, 1766.

Saggio di osservazioni microscopiche, relative al sistema della generazione de' signori Needham e Buffon. Modène, 1767, in-8.

Prodromo sopra le reproduzioni animali. Modène, 1768, in-8.

Dell' uzione del cuore ne' vasi sanguini, nuove osservazioni. Modène, 1768, in-8.

Invito a intraprendere sperienze onde avere muletti nel popolo degli insetti per tentar di sciogliere il grand problema della generazione. Modène, 1768, in-8.

Contemplazioni della natura del signor Bonnet, traduzione dal francese, con note. Modène, 1769, 2 vol. in-8.

Prolusio Lazari Spallanzani in regio gymnasio Ticinensi. Pavie, 1770, in-8.

Dei fenomeni della circolazione osservata nel giro universale dei vasi; dei fenomeni della circolazione languente; dei moti del sangue indipendenti del cuore; e del pulsar delle arterie; dissertazioni quatro. Modène, 1777, in-8. Traduit en français par Tourdes.

Opuscoli di fisica animale e vegetabile, con due lettere del signor Bonnet. Modène, 1776, 2 vol. in-8. Trad. en français par Sennebier.

Dissertazioni di fisica animale e vegetabile. Modène, 1780, 2 vol. in-8. Trad. en français par Sennebier. — Le premier volume traite de la *Digestion;* le second, des *Générations naturelles et artificielles.*

Lettera apologetica in riposta alle osservazioni sulla digestione del signor Giovanni Hunter. Milan, 1788, in-4.

Lettera a un amico di Mantova. Pavie.

Précis d'une lettre sur l'électricité de la torpille (Journal de physique, etc., de Rosier, 1783, trad. du sixième volume des Opuscules choisis de Milan).

Lettere due relative a diverse produzioni marine e diversi oggetti fossili e montani, a signor Carlo Bonnet (Mem. della Soc. italiana. Vérone, tome 2, et Journal de Rosier, tome 28 et 29).

Osservazioni fisiche institute nell' isola di Citera, oggi di Cerigo (*Soc. ital. di Verona, tom.* 3, *ann.* 1786).

Viaggi alle due Sicilie ed in alcune parti dell' Apennino. Pavie, 1792, 6 vol. in-8. Trad. en français par Toscan et Duval.

Lettera sulla pioggia di sassi avenuta in Toscana, nel 16 *Giugno del anno* 1794 (*Bibl. fisico medica di Brugnatelli, tom.* 3, *ann.* 1795).

Chimico esame degli sperimenti del signor Göetelling. Modène, 1796, in-8.

Lettera al signor Guibert (Journal de Brera, tom. 3).

Lettera sopra il sospetto di un nuovo senso nei pipistrelli, etc.

(Tourdes—Alibert—Desgenettes.)

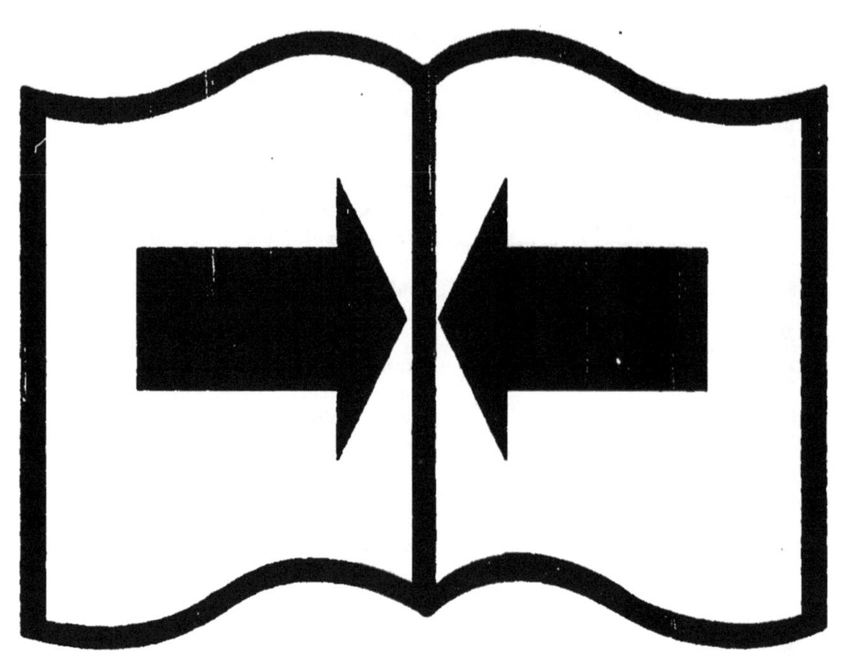

Reliure serrée

SPEDALIERI (Archangelo) naquit en 1779 à Bronte, petite ville près du mont Etna. Il acheva ses études médicales à Catane. Il jouissait déjà d'une certaine réputation dans toute la Sicile, et particulièrement à Palerme, pour quelques petits mémoires qu'il avait publiés. Après avoir perdu tout ce qu'il possédait et séjourné en divers endroits, il vint à Milan, où Moscati, qui jouissait alors de toute sa célébrité, et que les titres de comte et de sénateur plaçaient dans une haute position, le prit dans sa maison à titre de secrétaire d'un ordre inférieur; mais ses talens lui eurent bientôt gagné l'estime et l'affection de son protecteur, et grace à son crédit il fut nommé à Bologne professeur de clinique en second près de Testa. Ses succès y furent d'autant plus remarquables qu'il se trouvait placé à côté d'un savant très capable de faire des leçons théoriques, mais peu propre à briller dans l'enseignement de la pratique de l'art. Par suite des bouleversemens politiques de l'Italie, il perdit cette place; il revint alors à Milan près de Moscati, qui lui fit donner la chaire de physiologie et d'anatomie comparée à l'Université de Pavie. Spedalieri eut assez de talent pour soutenir sa réputation à côté de Scarpa. Le délabrement de sa santé détermina en 1821 Spedalieri à retourner en Sicile. Il se fixa à Palerme et y fut nommé professeur d'anatomie. Spedalieri mourut en 1823, à peine âgé de quarante-quatre ans.

Medicinæ praxeos compendium ad mentem Cl. Clarke. Pavie, 1815, 1816, 2 vol.

Riflessioni sopra una straordinaria rottura dello stomaco. Pavie, 1815, in-8.

Elogio storico di Giovanni Filippi Ingrassia, celebre medico e anatomico siciliano. Letto nella grand' aula della Imp. Reg. Universita di Pavia, per rinnovamento degli studi il giorno XII, di Novembre 1816. Milan, 181·.

Spedalieri avait entrepris un grand ouvrage que la mort ne lui permit pas d'achever.

(*Med. chir. Zeitung.*)

SPIELMANN (Jacques Reinhold), célèbre professeur de chimie et de pharmacologie, naquit à Strasbourg le 21 mars 1722. Il fit ses études dans sa ville natale, puis il entreprit en 1740 un voyage en Allemagne, dans lequel il fit un long séjour à Berlin pour mettre à profit les leçons des naturalistes et des médecins qui y brillaient alors. En 1742, il alla à Fribourg, où il s'appliqua à l'étude de la métallurgie. De là il revint dans sa ville natale, et se rendit bientôt après à Paris, où il séjourna quelque temps. A son retour à Strasbourg, il se fit agréger dans le Collège des apothicaires dont son père faisait partie. Il fut reçu docteur en médecine en 1748. L'année suivante, il fut reçu professeur extraordinaire de médecine. En 1756, il fut professeur d'éloquence, et trois ans après professeur ordinaire de médecine, de chimie, de botanique et de matière médicale. Il mourut le 5 septembre 1783. Ses Institutions de chimie, celles de matière médicale et sa Pharmacopée sont des ouvrages de beaucoup de mérite, ainsi que beaucoup de thèses soutenues sous sa présidence et auxquelles il avait eu part.

Diss. inaug. de principio salino. Strasbourg, 1748, in-4.

Diss. de optimo recens nati infantis alimento. Strasbourg, 1753, in-4.

Diss. de fonte medicato Niederbronnensi. Strasbourg, 175?, in-4.

Diss. de hydrargyri præparatorum in sanguine effectibus. Strasbourg, 1761, in-4.

Diss. sistens historiam et analysin fontis Rippolsaviensis. Strasbourg, 1762, in-4.

Diss. sistens cardamomi historiam et vindicias. Strasbourg, 1762, in-4.

Institutiones chemiæ, prælectionibus academicis adcommodatæ. Strasbourg, 1763, in 8. *Editio II. aucta.* Strasbourg, 1766, in-4. Traduit en français par Cadet le jeune. Paris, 1770, 2 volumes in-12. Traduit en allemand sous ce titre: *Chemische Begriffe und Erfahrungen; nach der Lateinischen Urschrift, und der Franzœsischen Uebersetzung, mit Anmerkungen des Hrn. Cadet; von Joh. Herm. Pfingsten.* Dresde, 1783, in-8.

Diss. specimen de argilla. Strasbourg, 1765, in-4.

Prodromus Floræ Argentoratensis. Strasbourg, 1766, in-8.

Diss. de plantis venenatis Alsatiæ. Strasbourg, 1766, in-4.

Diss. sistens experimenta circa naturam bilis. Strasbourg, 1767, in-4.

Diss. de animalibus nocivis Alsatiæ. Strasbourg, 1768, in-4.

Diss. Acaciæ officinalis historia. Strasbourg, 1768, in-4.

Examen acidi pinguis. Strasbourg, 1769, in-4.

Index plantarum horti Argentoratensis..., in-8.

Diss. sistens examen de compositione et usu argillæ. Strasbourg, 1773, in-4.

Institutiones materiæ medicæ, prælectionibus academicis adcommodatæ. Strasbourg, 1774, in-8. *Editio nova revisa.* Strasbourg, 1784, in-8. *Teutsch, von seinem Sohne, Johann Jakob.* Strasbourg, 1775, in-8.

Diss. sistens historiam aeris factitii. Strasbourg, 1776, in-4.

Syllabus medicamentorum. Strasbourg, 1778, in-8.

Diss. de causticitate. Strasbourg, 1779, in-4.

Diss. sistens analecta de tartaro. Strasbourg, 1780, in-4.

Diss. sistens commentarium de analysi urinæ et acido phosphoreo. (Diss. de Lauth.) Strasbourg, 1781, in-4.

Pharmacopea generalis. Strasbourg, 1783, in-4.

Sur le bitume de l'Alsace; dans les Mémoires de l'Académie royale des Sciences de Berlin, en 1758.

Kleine practische medicinische und chemische Schriften; in den Teut-

sche Sprache ubergetragen. Mit Kupfern. Leipzig, 1786, in-8.

Delectus dissertationum medicarum Argentoratensium edente Witwer. Noremberg, 1777-1781, IV vol. in-8.

(Baldinger. — Vicq-d'Azyr.)

SPIERING (Henri Théophile), médecin à Elmshorn, dans le comté de Rantzau, fut un praticien habile et un écrivain judicieux de la fin du dernier siècle. Les biographes ne nous apprennent rien sur sa vie. On lui doit entre autres ouvrages, essentiellement pratiques, un recueil intéressant d'observations de médecine. Voici les titres de ses divers écrits.

Handbuch der inneren und ausseren Heilkunde. 1sten Bandes 1ster Theil, Leipzig, 1796. — *1sten Bandes 2ter Theil.* Ibid., 1797. — *1sten Bandes 3ter Theil.* Ibid., 1798, in-8. *1sten Bandes 4ter Theil,* 1799, *5ter Theil,* 1800, *6ter und letzter Theil,* 1801. *Mit Kupfern.*

Diss. inaug. (*Præs. J. F. Ackermann*) *de prognosi febrium acutarum.* Kiel, 1786, in-8.

Medicinische Beobachtungen und Erfahrungen. 1ster Theil. Altona et Leipzig, 1800, in-8.

Ergænzungen zu dem Handbuche der innern und aussern Heilkunde; herausgegeben u. s. w. 1ster Band. Mit 2 Kupferntafeln. Leipzig, 1804. — *2ter Band.* Ibid., 1805, in-8.

Anleitung zur Gewissheit in der praktischen Heilkunde. Leipzig, 1807, in-8.

Einige Worte über den holsteinischen Aussatz; in Hufeland's Journal für die prakt. Heilkunde Bd. 52 Jul. S. 64-105.

(*Med. chir. Zeitung.* — Meusel.)

SPIGEL (Adrien), dont le vrai nom est Van der Spieghel, naquit à Bruxelles en 1578. Il commença ses études à Malines, et alla les achever à Padoue, sous Fabrizio d'Aquapendente et J. Casserio. Après avoir été promu au doctorat, il voyagea en Belgique, en Allemagne et en Moravie. Après la mort de Casserio, il fut appelé à le remplacer dans la principale chaire d'anatomie et de chirurgie de l'Université de Padoue. L'ardeur excessive qu'il mit dans ses travaux altéra sa constitution et ruina sa santé. Il mourut à l'âge de quarante-sept ans. Il n'eut pas le temps de mettre la dernière main au principal ouvrage que nous ayons de lui, et qui est un traité complet d'anatomie. Cet ouvrage posthume est néanmoins remarquable, et la myologie y est supérieure à ce qui avait été fait jusqu'alors. Ce furent Liberalis Crema et Daniel Bucretius qui en donnèrent les premières éditions.

Isagoges in rem herbariam libri duo. Padoue, 1606, in-4. Padoue, 1608, in-4. — Leyde, 1633, in-12. — Helmstadt, 1667, in-4. — Leyde, 1673 in-16.

De lumbrico lato liber, cum notis et ejusdem lumbrici icone. Padoue, 1618, in-4.

De semitertianâ libri quatuor. Francfort, 1624, in-4.

Catastrophe anatomiæ publicæ in lyceo Patavino feliciter absolutæ. Padoue, 1624, in-4.

De humani corporis fabricâ libri. Venise, 1625, in-fol., fig. Venise, 1627, in-fol. — Francfort, 1632, in-4. — Francfort, 1646, in-4. Venise, 1654, in-fol.

De formato fœtu liber, etc. Padoue, 1626, in-fol. — Francfort, 1631, in-4.

Opera quæ exstant omnia. Amsterdam, 1645, par les soins de van der Linden, in-fol.

(Paquot, — Eloy, — Broeckx, *Hist. de la med. Belg.*)

SPRENGEL (Kurt), l'un des hommes les plus distingués de notre siècle, et l'un de ceux qui font le plus d'honneur à l'Allemagne, naquit le 3 août 1766 à Boldekou, près d'Anklan. Son père, prédicateur de l'Évangile, était un homme distingué par ses connaissances dans les sciences naturelles, et il eut pour mère une sœur du savant Adelung. Son oncle Chr. Conrad Sprengel était un botaniste de réputation. Né au sein de la science, et nourri de sa substance dès ses premières années, Kurt Sprengel donna des preuves précoces d'un talent propre à féconder les germes déposés dans sa jeune intelligence. Par les soins de son père, il apprit, outre les langues savantes, la langue hébraïque, et il n'eut besoin que d'une grammaire, d'un dictionnaire et de quelques livres pour apprendre lui-même l'arabe. Il possédait une instruction solide et variée, quand il se chargea, à l'âge de dix-sept ans, d'une éducation particulière dans une famille honorable de près de Greifswald. Dans sa dix-neuvième année, en 1785, il commença ses études académiques à l'Université de Halle, et dès 1787 il obtint le titre de docteur en médecine. Il suivit quelque temps, comme élève, la pratique du docteur Daniel. Il devint collaborateur, et fut bientôt le rédacteur principal d'un journal de médecine et d'histoire naturelle. Il fit en même temps des cours de médecine légale et d'histoire de la médecine, et fut nommé professeur extraordinaire à l'Université en 1789. Il fit avec le plus grand succès des cours de pathologie générale, leçons qu'il a continuées sans interruption jusqu'en 1817, époque où il abandonna presque entièrement l'enseignement de la médecine pour celui de la botanique. Il fut attaché à l'Université en 1795 comme professeur ordinaire, et depuis on fit de grands sacrifices pour l'y fixer, quand des offres brillantes lui furent faites à diverses reprises pour l'attirer dans d'autres universités, qui voulaient tirer profit de sa célébrité. Elle se fondait sur des talens vraiment remarquables et un savoir immense. Mais c'est surtout comme historien que Sprengel occupe un des rangs les plus élevés dans la littérature médicale moderne. Ce qui le distingue, à ce titre, de ses prédécesseurs, et même des historiens qui sont venus depuis, c'est d'avoir toujours lié par leurs rapports naturels l'histoire de la médecine avec l'histoire de la civilisation et avec celle des sciences en général. Il est le seul qui ait tenté de présenter, pour chaque époque, le tableau des efforts de l'esprit humain dans ses recherches sur la médecine au milieu d'une esquisse du mouvement général qui l'emportait à la poursuite de toutes les autres sciences. Ce point de vue est une importation toute nouvelle dans l'histoire de la nôtre, et constitue pour Sprengel un titre solide de gloire. Il est dommage que dans l'histoire spéciale intrinsèque de la science et de l'art, dont il paraît ne s'être fait une idée bien nette qu'à l'époque où il publia la dernière édition de son ouvrage; il est dommage que, dans cette histoire, qui est de beaucoup la plus nécessaire, il n'ait pas aussi bien réussi.

Specimen inaugurale, sistens rudimentorum nosologiæ dynamicorum prolegomena. Halle. 1787, in-8.

Progr. quædam, articulum CXLVII constitutionis criminalis Carolinæ illustrantia. Halle., 1787, in-4.

Beytræge zur Geschichte des Pulses, nebst einer Probe seiner Kommentarien über Hippocrates Aphorismen. Leipzig et Breslau, 1787, in-8.

Galens Fieberlehre. Breslau et Leipzig, 1788, in-8.

Sendschreiben über den thierischen Magnetismus; aus dem Schwedischen und Fræncœsischen. Mit Zusætzen. Halle, 1788, in-8.

Apologie des Hippokrates und seiner Grundsætze. 1ster Theil. Leipzig, 1789.— *2ter und letzter Theil.* Ibid. 1792, in-8.

Neue litterarische Nachrichten für Aerzte, Wundærzte und Naturforscher, aufs Jahr 1788 und 1789, 1stes bis 4tes Quartal. Halle, 1789, in-8.

Diss. historia doctrinæ medicorum organicæ. Halle, 1790, in-8.

Diss. de ulceribus virgæ tentamen historico-chirurgicum. Halle, 1790, in-8.

Diss. de viribus medicaminum eorumque fatis. Halle, 1791, in-8.

Peter Anton Perenotti de Cigliano von der Lustseuche; aus dem Italienischen; mit Zusætzen. Leipzick, 1791, in-8.

Karl Peter Thunberg's Reisen in Afrika und Asien, vorzüglich in Japan, wæhrend der Jahre 1772 bis 1779; Auszugsweise übersetzt. Mit Anmerkungen von J. R. Forster. Berlin, 1791, in-8.

W. Buchan's Hausarzneykunde, oder Anweisung, wie man den Krankheiten durch eine schickliche Lebens-

art nicht nur vorbauen, sondern auch durch leichte Arzneymittel abhelfen soll. Nach der eilften englischen und der vierten franzœsischen Ausgabe übersetzt und mit Zusætzen begleitet. Altenbourg, 1792 (1791) in-8.

Des Herrn van Kinsbergen Beschreibung vom Archipelagus; aus dem Hollandischen übersetzt und mit Anmerkungen begleitet. Rostock et Leipzig, 1792, in-8.

Die Schicksale der Mannschaft des Grossvenore, nach ihren Schiffbruche auf der Küste der Kaffern im Jahr 1782; aus dem Englischen des Herrn Carter übersetzt. Berlin, 1792, in-8.

Bengt Bergius über die Leckereyen, aus dem Schwedischen mit Anmerkungen von D. Joh. Reinhold Forster und D. Kurt Sprengel. 2 Theile. Halle, 1792, in-8.

Diss. historia litis de loco venæ sectionis in pleuritide, seculo XVI imprimis habitæ ventilatur. Halle, 1793, in-8.

Versuch einer pragmatischen Geschichte der Arzneykunde. 5 Theile. Halle, 1792, 1800, in-8. *Dritte umgearbeitete Auflage.* Halle, 1821-1828, in-8. 5 vol. en 6 part.

Beytræge zur Geschichte der Medicin. 1sten Bandes 1stes Stück. Ibid., 1794. *2tes Stück.* Ibid., 1795. *3tes Stück.* Ibid., 1796, in.8.

Handbuch der Pathologie. 1ster Theil: Allgemeine Pathologie. Leipzig, 1795. *2ter Theil: Fieber, Entzündungen,* ibid., 1796. — *3ter und letzter Theil*, ibid., 1797, in-8.

Robert Jackson über die Fieber in Jamaïka; aus dem Engl. übersetzt, mit Anmerkungen und Zusætzen. Ibid., 1796, in-8.

Wil. Roscoe's, Lorenzo de Medicis; ein Beytrag zur Geschichte der Wissenschaften in Italien; aus dem Englischen übersetzt mit Anmerkungen von J. R. Forster. Berlin, 1797, in-8.

C. G. Selle, medicina clinica, seu manuale praxeos medicæ. Ex editione septima germ. in lat. transl. Berlin, 1797, in-8.

Antiquitates botanicæ. Cum II tab. æn. Leipzig, 1798, in-4.

Kommentar zu Hippocrat. Aphorism. IV. 5 und Hippokrates Begriff vom Exanthem; in Baldingers neuen Magazin B. 8, St. 4 (1786).

Erlæuterung des § 147 der painlichen Halsgerichtsordnung Kaiser Karls des fünfter; in Pyl's neuen Magazin für die gerichtl. Arzneyk. B. 2. St. 4 (1788).

Kurze Uebersicht des Kaiserschnitts und Chronologische kurze Anzeige des über diese Operation bis 1790 Herausgekommenen Schriften; in Pyl's Repertor. für die œffentl. und gerichtl. Arzneywiss. B. 2. St. 1. S. 115-136 (1790).

Observationes circa constitutionem epidemicam Halensem, autumnalem et hyemalem anni 1790; in Nov. act. Acad. Nat. Cur. T. VIII, p. 177.

D. Joh. Friedr. Zuckert's Allgemeine Abhandlung von den Nahrungsmitteln. 2te Auflage, mit Anmerkungen. Berlin, 1790, in-8.

Beantwortung der Frage: Was ist Geschichte der Arzneykunde, und wozu nützt sie den Aerzten? in Gruners Almanach für Aerzte u. s. w. auf das J. 1794. S. 1. u. ff.

Supplemente zü den beyden Theilen seiner Geschichte der Arzneykunde; ibid., *S. 19, u, ff.*

Lebensbeschreibung des verstor-

benem D. und Prof. Aug. Wilh. Bertram ; ibid. S. 38 *u ff.*

Vorrede und Anmerkungen zu der von ihm durchgesehenen teutschen Uebersetzung von George Santi naturhistorischen Reise durch einem Theil von Toscana ; aus dem Italienischen von G. C. V. Gregorini. Halle, 1797, in-8.

J. B. Barthez neue Mechanik der willkührlichen Bewegungen der Menschen und der Thiere; aus dem Franz. übersetzt. Halle, 1800, in-8.

Der botanische Garten der Universitæt zu Halle im Jahr 1799. *Mit Kupfern.* Ibid., 1800, in-8

Bemerkungen über einige kryptogamische Pflanzen ; in Schrader's Journ. für die Botanik B. 2. *St.* 2 (1799).

Vorrede und Anmerkungen zu G. Kleffel's Uebersetzung von Schwediaur's Werk von der Lustseuche. Berlin, 1799, in-8.

Kritische Uebersicht des Zustandes der Arzneykunde in dem lezten Jahrzehend. Halle, 1801, in-8.

Handbuch der Semiotik. Halle, 1801, in-8.

Erster Nachtrag zu der Beschreibung des botanischen Gartens der Universitæt zu Hall. Halle, 1801, in-8.

Anleitung zur Kenntniss der Gevæchse, in Briefen. 1*ste Sammlung: von dem Bau der Gevæchse und der Bestimmung ihrer Theile. Mit* 4 *Kupfertafeln.* Halle, 1802, — 2*te Sammlung. Von der Kunstsprache und dem System. Mit* 8 *Kupfertafeln.* Halle, 1802. — 3*te Sammlung : Einleitung in das Studium der Kryptogamischen Gewæchse. Mit* 10 *Kupfertafeln.* Halle, 1804, in-8.

Geschichte der Medicin im Auszuge. 1*ster Theil.* Halle, 1804, in-8.

Geschichte der Chirurgie. 1*ster Theil: Geschichte der wichtigsten Operationen.* Halle, 1805, in-8. La suite est de W. Sprengel.

Floræ halensis tentamen novum. Cum iconibus XII æri incisis. Halle, 1806, in-8.

Mantissa prima Floræ halensis; addita novarum plantarum centuria. Halle, 1807, in-8. 2. Ibid. 1811.

Historia rei herbariæ. Tomus I. Amstelodami 1807. *Tomus II.* Ibid. 1808, in-8.

Handbuch der Gesundheit und des langen Lebens, frey bearbeitet nach Johann Sinclair. Mit. Sprengel's Bildniss, von Vilyn gestochen. Amsterdam, 1808, in-8.

Institutiones medicæ. Tom. I-VI. Amsterdam, 1808-1810. Chaque partie à un titre spécial.

Vorrede zu. G. C. Stahl's Theorie der Heilkunde, dargestellt von Wendelin Ruf. (Halle, 1802, in-8.)

Vorrede zu F. E. Dietrich's Vollstændigem Lexikon der Gærtnerey und Botanik. (Weimar, 1802, *u. ff.*)

Karl Linné; in dem Biographen B. 7. *St.* 2. *S.* 207-256 (1808) *Robert Boyle ;* Ibid. *B.* 7. *St.* 4. *S.* 469-491 (1808). *Albrecht von Haller;* Ibid. *B.* 8. *St.* 1. *S.* 33-70. *Franz Baco von Verulam*, ibid. *S.* 71-114 (1809).

Observationes de Jungermanniis, aut plane nondum aut minus bene delineatis, in den Annalen der Wetterauischen Gesellschaft. B. 1. *H.* 1. *Nr.* 3. (1809).

Johann August Eberhard , als Mensch und als Bürger ; in Wieland's N. Teutschen Merkur. 1809. *St.* 4. *S.* 283-296.

Vorrede zu F. C. Bach's Grundzügen zu einer Pathologie der anstec-

kenden Krankheiten. Halle, 1810, in-8.

Caroli Linnæi Philosophia botanica, etc. editio quarta. Halle, 1809, in-8.

Gartenzeitung. In Gesellschaft mehrerer praktischen Gartenkünstler herausgegeben. Halle, 1804, 1807. 4. *Bde.* 4 *m. ausgem. Kpf.*

Joseph. Addison. Ibid. 1810, in-4. (*Besonders abgedruckt aus dem Biographen Bd* 8.)

Von dem Bau und der Natur der Gewæchse. Ibid. 1811, in-8. *m.* 14. *Kpft.*

Ant. Jos. Testa, Profess. in Bologna, über die Krankheiten des Herzens. Ein Auszug aus dem Italienischen, mit Anmerkungen 1ster Theil. Ibid. 1813, in-8.

Plantarum minus cognitarum pugillus I. Ibid. 1813. *Pug. II.* 1814, in-8. *m.* 2. *ill. Kpft.*

De partibus quibus insecta spiritus ducunt commentarius. Leipzig, 1815, in-4. fig.

J. P. Westring's kœnigl. Schwedischen Leibarztes Erfarungen über die Heilung der Krebsgeschwüre. Aus dem Schwedischen übersetzt, mit Zusætzen. Halle, 1817, in-8.

Cornel. Tacitus Germanien, übersetzt (von Gustav Sprengel) und mit Erlæuterungen herausgegeben. Ibid. 1817, in-8. — 2*te verbess. Ausg.* 1820.

Geschichte der Botanik. Neue Bearbeitung und bis auf die jetzige Zeit fortgeführt. Altenboorg et Leipzig, 1817-1818. 2 *Thle* in-8. *m.* 8. *Kpf.*

Gemeinschaftl. mit A. H. Schrader und H. F. Link: Jahrbücher der Gewæchskunde. 1ster Bd. 1stes Heft. Berlin et Leipzig, 1818, in-8. 2*tes Heft* 1819. 3*tes Heft.* 1820.

Species umbelliferarum minus cognitæ. Halle, 1818, in-4. fig.

Neue Entdeckungen im ganzen Umfange der Pflanzenkunde. 1ster Band. Leipzig, 1819, in-8. *m.* 3. *Kpft.* 2*ter Band* 1820 *m.* 3. *Kpft.* 3*ter Band* 1822...

Grundzüge der wissenschaftl. Pflanzenkunde. Ibid. 1820, in-8. (En anglais, *Edimbourg,* 1821.)

Novi proventus hortorum academicorum Halensis et Berolinensis Centuria Specierum minus cognitarum, quæ vel per annum 1818 in Horto Halensi et Berolinensi floruerunt, vel siccæ missæ fuerunt. Halle, 1820, in-8.

Theophrast's Naturgeschichte der Gewæchse, übersetzt und erlæutert. Erster Theil: Uebersetzung. Zweiter Theil: Erlæuterungen. Leipzig, 1822.

Pedanii Dioscoridis Anazarbei de materiâ medicâ libri V. ad fidem Codd. Mss. edit. Aldinæ principis usquequaque neglectæ, in interpret. priscor. textum recensuit, varias addidit lect. interpret. emend. commentario illustravit C. Sprengel. 1829-30, in-8, 2 vol.

Ueber den Einfluss der Berberizen auf das Getreide im Reichsanzeiger. 1805 *Nr.* 213.

De Fucis quibusdam et confervis maris mediterranei; in dem Magazin der Gesellschaft naturf. Freunde in Berlin Bd. 3. (1809.) *S.* 186-191.

Umbelliferarum genera quædam melius definita; ibid. Bd. 6. *S.* 255-262.

Botanische-Beobachtungen; ibid. Bd. 8. *S.* 100-103.

In umbelliferarum genera quædam

animadversiones; in Comment. Societ. Gott. recentior. Vol. II. ad. a. 1811-1813.

Dissertat. de germanis rei Herbariæ partibus; in den Denkschriften der Münchner Akad. der Wissensch. 1811-1812. *mathem. Cl. S.* 185-216.

In Graminum minus cognita genera quædam animadversiones; Mém. de l'Acad. de St.-Petersb. T. II (1807-1808). *p.* 280-300.

Botanische Bemerkungen beym Lesen des Shakespeare; in der Zeitung für die eleg. Welt. 1813. n° 172, 173.

Plantarum umbelliferarum denuo disponendarum prodromus; in den neuen Schriften der naturforsch. Gesellsch. zu Halle. Bd. 2. *Heft.* 1. (1813) *S.* 1 *folg.*

Symbolæ criticæ in Synonymiam umbelliferarum; in den Denkschriften der botan. Gesellsch. zu Regensburg. 1ste Abtheil. (1815) *Nr.* 4. *S.* 76-102.

Beschreibung und Abbildung des Kamm-und Wasserrispengrases, besonders des Fiorin der Englænder; in Schnée's Landwirthschaftl. Zeit. 1815, *S.* 213-217.

Auszug aus Humphry Davy's elements of agricultural chemistry; ibid. p. 301. et p. 313.

Androsáces species novæ; in Oken's Isis 1817. *S.* 1289-1290.

Ueber Plato's Lehre von Geisteszerrüttungen; in Nasse'ns Zeitschrift für psychische Aerzte. Bd. 1. (1818) *Nr.* 5.

Ueber die neuere Anwendung des Goldes als Arzneymittel; in dem Berlin. Jahrbuch für Pharmacie. Jahrgang 20 (1819). *S.* 281-285.

Genaue botanische Bestimmung von zwey Arzneypflanzen; ibid. Jahrg. 21. *S* 54-63.

Ueber den Baum, der die Pichurim-Bohnen liefert; S. 36-39.

Genauere botanische Bestimmung der Pflanzen, welche die Ipecacuanha liefern; ibid. Jahrg. 22. *S.* 25-36.

Ueber die Narden der Alten, ibid. Jahrg. 24.

Memoria O Swarzii; in den Verhandl. der K. Leopold. Akad. der Naturforscher Bd. 1. *Abth I.* (1819.)

Filicum novarum manipulus; ibid. Bd. 2. *Abth. I.* (1820.) *Nr.* 8.

(Friedlaender, *Gött. Anz.* — Meusel. — Lindner.)

SPRENGEL (Wilhelm), fils aîné du précédent, promettait de marcher dignement sur les traces de son père, quand il fut enlevé par une mort prématurée. Il était né à Halle le 14 janvier 1792. Après avoir achevé de fort bonne heure de solides études, il servit, en qualité de chirurgien, dans les armées prussiennes; puis il fut reçu docteur en médecine en 1816; il pratiqua quelque temps à Halle, à Berlin, à Vienne, et fut nommé, en 1818, professeur ordinaire de chirurgie à l'université de Greifswald. Il mourut au mois de novembre 1828. Il venait de commencer la publication d'un grand traité de chirurgie, dont nous n'avons que le premier volume.

Ludwig Sacco's neue Entdeckungen über die Kuhpocken, die Mauke und die Schaafpocken. Aus dem Italien. übersetzt. Mit einer Vorrede von Prof. Kurt Sprengel. Leipzig, 1812, in-8.

Phil. Cavolinis's Abhandlung über Pflanzenthiere des Mittelmeers. Aus dem Italien. übersetzt, und herausg. von Kurt Sprengel. Nuremberg, 1813, in-4. *M. 9 Kpft.*

Diss. inaug. Animadversiones castrenses. Halle, 1816, in-4.

Ever. Home's practische Beobachtungen über die Behandlung der Krankheiten der Vorsteherdrüse. Aus dem Engl. übers. Leipzig, 1817, in-8 *m. 4 Kpft.*

Kurt Sprengel's Geschichte der Chirurgie. 2ter und letzter Theil. Halle, 1819, in-8 en 2 sections, et sous ce titre: *Geschichte der chirurgischen Operationen.*

J. Hennen's Bemerkungen über einige wichtige Gegenstænde aus der Feldwundarzney, und über die Einrichtung und Verwaltung der Lazarethe. Aus dem Engl. übersetzt. Ibid., 1820, in-8.

Chirurgie. 1 Bd. Allgemeine Chirurgie. Halle, 1818, in-8. Ibid. 1833, in-8. Ce volume traite de l'inflammation et des plaies, en général et en particulier.

(Lindner. — Eoslin.)

SPROEGEL (J.-A.-Th.), élève distingué de Haller, s'est fait un nom par la publication de sa thèse inaugurale, opuscule fait sous la direction de son maître, et riche en expériences neuves et très bien faites sur les animaux, pour étudier l'action des poisons sur l'économie animale. Cet ouvrage a pour titre :

Experimenta circa varia venena in vivis animalibus instituta. Gottingue, 1753, in-4. *Recus. in Haller, collect. Disp. pract. argument. T. VI, p.* 543.

SPURZHEIM (Jean Christophe), le disciple, puis l'ami, le collaborateur, et enfin le rival et le successeur de Gall, naquit à Trèves, en 1775. Il vint à Paris avec Gall dans les premières années de ce siècle, il publia avec lui le grand ouvrage sur l'anatomie et les fonctions du système nerveux ; il alla importer leur doctrine en Angleterre, revint en France, et prit le grade de docteur en la Faculté de médecine de Paris en 1820 ; passa de nouveau en Angleterre, et de là en Amérique, où il est mort en 1834.

Spurzheim a fait subir à la doctrine de Gall des modifications qui n'ont pas toujours été heureuses.

Recherches sur le système nerveux en général et sur celui du cerveau en particulier ; mémoire présenté à l'Institut de France le 14 mars 1808, suivi d'observations sur le rapport qui en a été fait à cette Compagnie par ses commissaires. (En commun avec Gall.) Paris, 1809, in-4. En allemand : Strasbourg, 1809, in-8.

Anatomie et physiologie du système nerveux en général, et du cerveau en particulier, avec des observations sur la possibilité de reconnaître plusieurs dispositions intellectuelles et morales de l'homme et des animaux, par la configuration de leurs têtes. (Avec Gall.) Paris, 1809-18.. in-fol. et in-4. 4 vol. atlas.

Des dispositions innées de l'ame et de l'esprit ; du matérialisme, du fatalisme et de la liberté morale, avec des réflexions sur l'éducation et sur la législation criminelle, par F. J. Gall et G. Spurzheim, Paris, 1812, in-8.

The physionomical system of D. Gall and Spurzheim, founded on an anatomical and physionomical examination of the nervous system in general, and of the brain in particular; and indicating the dispositions and manifestations of the mind. Londres et Edimbourg, 1815, in-8. avec 19 pl.

Observations on the diseased manifestations of the Mind or Insanity. Londres, 1817, in-8. 4 pl.

Observations sur la Folie, ou sur les dérangemens des fonctions morales et intellectuelles de l'homme. Paris, Strasbourg et Londres, 1818, in-8, 2 pl.

Observations sur la phrénologie, ou la connaissance de l'homme moral et intellectuel, fondée sur les fonctions du système nerveux. Ibid., 1819, in-8.

Essai philosophique sur la nature morale et intellectuelle de l'homme. Strasbourg, 1820, in-8.

STAHL (George-Ernest), l'un des médecins les plus célèbres du dernier siècle, et l'un des plus dignes de célébrité qu'aucun siècle puisse présenter, naquit à Anspach, en Franconie, le 21 octobre 1660 Né principalement pour observer et méditer, il aima médiocrement les livres en général, mais il en affectionna extrêmement quelques uns en particulier. Tels furent ceux de Becker, sur la chimie, qui l'attachèrent fortement à cette science, et auxquels il dut en partie de devenir un des plus grands chimistes de son temps. Il fit ses études médicales à Iéna, et fut promu au doctorat en 1684. Il ouvrit alors des cours particuliers sur la médecine, qui eurent le plus grand succès et le placèrent au rang des professeurs les plus distingués. La réputation qui lui fut bientôt acquise, lui valut la place de médecin de la cour de Weimar.

Frédéric Hoffmann, digne appréciateur des talens de Stahl, voulut l'élever sur un théâtre qui fût digne d'eux, et le fit nommer en 1694 professeur dans l'Université récemment fondée de Halle; acte plein de noblesse et de générosité, car c'était se créer un rival, et un rival dont il n'ignorait point que les doctrines étaient en opposition avec les siennes.

L'éclat de l'enseignement de ces deux hommes célèbres, et le retentissement de leurs doctrines en Allemagne et dans toute l'Europe, fixèrent pendant un demi-siècle l'attention du monde savant sur cette Université. En 1700, Stahl devint membre de l'Académie des curieux de la nature. Il fut appelé à Berlin, en 1716, pour donner des soins au roi Frédéric-Guillaume; il y fit un second voyage en 1734, dans lequel il fut attaqué de la maladie qui le mit au tombeau, le 14 mai de la même année.

Stahl est un des esprits les plus solides et les plus profonds qui se soient appliqués à l'étude de la médecine, et qui aient le mieux compris la méthode philosophique suivant laquelle l'esprit y doit procéder. Il s'en serait bien écarté si, comme le prétendent tous les historiens, tout ce qui constitue sa doctrine se réduisait à un système hypothétique d'animisme. Il y a de l'animisme dans ses doctrines; cela n'est pas douteux, quoi qu'en ait pu dire Cabanis; mais il y a bien autre chose encore.

La première chose qu'on y aurait dû voir, et la dernière qu'on y ait remarquée, c'est que, tout au contraire des systèmes d'animisme fabriqués jusque-là, l'auteur de celui-ci ne part point de l'ame comme d'un principe général, et dont il faille d'abord convenir, pour deviner ou en déduire, par une série de conséquences, tous les phénomènes de l'organisme; mais il part de ces phénomènes, les étudie en eux-mêmes, dans leurs rapports réciproques, dans les conditions de leur production; il les rapproche, il y saisit les caractères spécifiques qui les distinguent de ceux que les corps organiques présentent au chimiste ou au physicien; enfin, il les rattache par induction à une cause substantielle, différente de la matière organique.

Nous ne dirons point que, trouvant l'ame intellectuelle admise de son temps à peu près par tout le monde, il était assez naturel qu'il trouvât en elle ce principe substantiel dont il croyait avoir besoin pour couronner le faîte de sa doctrine. Nous ne le dirons pas, parce que nous ne prétendons point faire ici l'apologie de Stahl, mais seulement donner une idée de sa manière de philosopher. Elle consiste non à procéder par hypothèses d'un principe général que l'on pose, aux faits particuliers que l'on déduit, comme avaient fait jusque alors les animistes, mais à partir des faits d'observation, pour s'élever, par des rapprochemens et des abstractions, à un principe général qui les domine tous. Sans doute l'induction de Stahl est illégitime. Il s'est perdu dans les erreurs des animistes, mais il ne s'est point trompé comme eux. Qu'on ôte aux pneumatistes leur air igné, leur doctrine croule de fond en comble, et on n'y trouve pas même de débris à recueillir; qu'on enlève son ame à Stahl, le plan et le couronnement de son édifice sont mutilés, mais celui-ci reste élevé sur les fondemens les plus solides. C'est dans l'*Histoire de la médecine* que je me propose de publier bientôt, que je développerai les principes et les détails de sa doctrine.

Fragmentorum ætiologiæ physiologico-chymicæ ex indagatione sensu rationali, seu conaminum ad concipiendam notitiam mechanicam de rarefactione chymicâ, prodromus de indagatione chymico-physiologicâ. Iéna, 1683, in-12.

Dissertatio de intestinis eorumque morbis ac symptomatibus cognoscendis et curandis. Iéna, 1684, in-4.

Dissertatio de sanguificatione in corpore semel formato. Iéna, 1684, in-4.

Dissertatio de febre petechiali, seu purpuratâ. Iéna, 1685, in-4.

Dissertatio epistolica de motu tonico vitali indeque pendente motu sanguinis particulari, in quâ demonstratur, stante circulatione, sanguinem et cum eo commeantes humores, ad quamlibet corporis partem specialem præ aliis copiosius dirigi et propelli posse, ex phenomenis practicis clinicis re vetus deductione novum argumentum. Iéna, 1692, in-4. Halle, 1702, in-4.

Vindiciæ theoriæ veræ medicæ, superfluis alienis falsis ex incongruis anatomiæ, chymiæ, physicæ applicationibus prognatis. Halle, 1694, in-4.

Dissertatio de mensium muliebrium fluxu secundum naturam et suppressione præter naturam. Iéna, 1694, in-4.

Dissertatio de commotione sanguinis translatoriâ et eluctatoriâ. Iéna, 1694, in-4.

Programma de synergiâ naturæ in medendo. Halle, 1695, in-4.

Dissertatio de passionibus animi corpus humanum variè alterantibus. Halle, 1695, in-4.

Problemata practica febrium pathologiæ et therapiæ luculenter et quoad fieri potest demonstrativè evolvendæ fundamenti loco inservientia. Halle, 1695, in-4.

Positiones de mechanismo motûs progressivi sanguinis, quibus motus tonicus partium porosarum necessitu ad motum sanguinis, lymphæ, seri dirigendum admittendum vel excludendum demonstratur. Halle, 1695, in-4.

Positiones de æstu maris microcosmicis, fluxu et refluxu sanguinis præcipuè in paroxysmo febrili tertianario in sensus incurrente. Halle, 1696, in-4.

De autocratiâ naturæ s. spontaneâ morborum excussione et convalescentiâ. Halle, 1696, in-4.

Programma de naturâ ut subjecto physiologiæ et de superfluis anatomicis. Halle, 1696, in-4.

Zimotechnia fundamentalis, s. fermentationis theoria generalis. Halle, 1697, in-8. — Trad. en allemand, Francfort, 1734, in-8. Stettin, 1748, in-8.

Temperamenti physiologico-pathologico-mechanica enucleatio. Halle, 1697, in-4. — Traduit en allemand, Leipzig, 1716, in-8. Leipzig, 1723, in-8.

Dissertatio de motibus humorum spasmodicis à motu pulsûs ordinarii diversis. Halle, 1697, in-4.

Dissertatio de impotentiâ virili. Halle, 1697, in-4.

Observationum chymico-physico-medico-curiosarum mensis V november, quo sistitur anchiater s. venenum pro remedio venditum febrifugum nequissimum. Halle, 1697, in-4.

Dissertatio de infrequentiâ morborum personali. Halle, 1697, in-4.

Programma de historiâ medico-practicâ. Halle, 1697, in-4.

De venâ portæ portâ malorum hypochondriaco-splenitico-suffocativo-hysterico-hemorrhoïdariorum. Halle, 1698, in-4. — Halle, 1705, in-4. — Halle, 1722, in-4. — Halle, 1751, in-4.

Observationum chymico-physico-medico-curiosarum mensis tertius. Halle, 1698, in-4.

Dissertatio de morborum ætatum fundamentis pathologico-therapeuticis. Halle, 1698, in-4. Halle, 1702, in-4.

Programma de morbis contumacibus. Halle, 1698, in-4.

Dissertatio de motu sanguinis hæmorrhoïdali et hæmorrhoïdibus externis. Halle, 1698, in-4. — Halle, 1705, in-4. — Halle, 1722, in-4.

Dissertatio de tochasmo medico. Halle, 1698, in-4.

Dissertatio de hæmorrhoïdum internorum motu et ileo hæmatico-hippocratico. Halle, 1698, in-4. — Ibid., 1707, in-4.

Observationes chymico-physico-medico-curiosæ, s. historia febris epidemicæ petechizantis et methodi curationis ejusdem. Halle, 1698, in-4. — Ibid., 1715, in-4.

Programma de bono theoretico, malo practico. Halle, 1698, in-4.

Dissertatio de morbis habitualibus. Halle, 1698, in-4.

Programma de cephalalgiâ iliaco-hæmaticâ. Halle, 1698, in-4.

Podagræ nova pathologia. Halle, 1698, in-4. — Ibid., 1704, in-4. — Ibid., 1710, in-4.

Programma de pathologiâ salsâ. Halle, 1698, in-4.

De requisitis bonæ nutricis. Halle, 1698. in-4. — Ibid., 1702, in-4.

Dissertatio de commotionibus sanguinis activis et passivis. Halle, 1698, in-4.

Venæ sectionis patrocinium et de ejus usu et abusu. Halle, 1698, in-4.

Inflammationis vera pathologia. Halle, 1698. in-4. Ibid., 1705, in-4.

Programma de æstimatione partium et læsionum. Halle, 1698, in-4.

Programma de certitudine artis medicæ. Halle, 1698, in-4.

Dissertatio de lumbricis terrestribus. Halle, 1698, in-4.

Nova pathologia calculi renum. Halle, 1698, in-4.

Dissertatio de cornu cervi deciduo. Halle, 1699, in-4.

Dissertatio de sanguisugarum utilitate. Halle, 1699, in-4. — Ibid., 1705, in-4.

Programma de abstinentiâ et nauseâ carnium in morbis, præsertim acutis. Halle, 1699, in-4.

Dissertatio de hecticâ febre. Halle, 1699, in-4.

Dissertatio de novo specifico antiphthisico equitatione. Halle, 1699, in-4.

Pathologiæ fundamenta practicæ. Halle, 1699, in-4.

Dissertatio de calculorum generatione, seu lithogenesi. Halle, 1699, in-4.

Progr. de sterilitate fœminarum per ætatem. Halle, 1699. in-4.

Dissertatio de cancro. Halle, 1699, in-4.

Diss. de ægro hæmoptysi laborante. Halle, 1699, in-4.

Programma de empiriâ. Halle, 1699, in-4.

Diss. de ἀδδηφαγίας intemperantiâ. Halle, 1700, in-4.

Diss. de facie morborum indice. Halle, 1700, in-4.

Progr. de Aristotelis errore circà definitionem naturæ correcto. Halle, 1700, in-4.

Diss. de differentiâ rationis et ratiocinationis. Halle, 1701, in-4.

Diss. de febris rationalis ratione. Halle, 1701, in-4.

Programma: Anomalias motuum vitalium patheticas non esse tumultuarias aut turbulentas. Halle, 1701, in-4.

Dissertatio de vitâ. Halle, 1701, in-4.

Dissertatio de apostaseos et apostematum Hippocratis differentiâ. Halle, 1701, in-4.

Dissertatio de scarificatione narium ægyptiacâ. Halle, 1701, in-4.

Dissertatio de phlebotomiâ. Halle, 1701, in-4.

Dissertatio de abscessu, s. furunculo. Halle, 1701, in-4.

Dissertatio de febribus biliosis. Halle, 1701, in-4.

Dissertatio de febris in genere historiâ. Halle, 1701, in-4.

Dissertatio de curatione inchoatâ. Halle, 1702, in-4.

Dissertatio de hydrope, ascite præcipuè. Halle, 1702, in-4.

Dissertatio de vitro antimonii. Halle, 1702, in-4.

Cogitationes de medicinâ necessariâ et de naturâ sensu medico. Halle, 1702, in-4.

Dissertatio de febrium pathologiâ in genere. Halle, 1702, in-4.

Excusatio respondens examini pulsus celeris et frequentis. Halle, 1702, in-4.

Dissertatio de malignitatis primis febrilis indole. Halle, 1702, in-4.

Programma de periculo noni diei in acutis. Halle, 1702, in-4.

Mortis theoria medica. Halle, 1702, in-4.

Programma de operationibus medicis. Halle, 1702, in-4.

Dissertatio de morbis corruptis. Halle, 1702, in-4.

Dissertatio de affectibus periodicis. Halle, 1702, in-4.

Diss. de affectibus oculorum in genere. Halle, 1702, in-4.

Progr. de methodo medicandi. Halle, 1702, in-4.

Diss. de mensium insolitis viis. Halle, 1702, in-4.

Diss. de fistulâ lachrymali. Halle, 1702, in-4.

Programma de sollicitâ diætâ. Halle, 1702, in-4.

Programma de curatione in chartâ. Halle, 1702, in-4.

Dissertatio de spasmis. Halle, 1702, in-4.

Programma de vesicatione ægrotorum. Halle, 1703, in-4.

Diss. de alterantibus et specificis in genere. Halle, 1703, in-4.

Programma περὶ φύσεως ἀπαιδεύτου. Halle, 1703, in-4.

Diss. de naturæ erroribus medicis. Halle, 1703, in-4.

Diss. de evacuantibus selectioribus. Halle, 1703, in-4.

Progr. de dissensu medicorum. Halle, 1703, in-4.

Diss. de venæsectione in morbis acutis. Halle, 1703, in-4.

Diss. de morbo hypochondriaco hysterico. Halle, 1703, in-4.

Dissertatio de phthisi. Halle, 1704, in-4.

Dissertatio de empeiriâ rationali medicâ. Halle, 1704, in-4.

Dissertatio de fundamentis theoriæ medicæ. Halle, 1704, in-4.

Dissertatio de consultâ utilitate hæmorrhoidum. Halle, 1704, in-4.

Dissertatio de febrium therapiâ in genere. Halle, 1704, in-4.

Progr. de philosophiâ Hippocratis, Halle, 1704, in-4.

Dissertatio de puerperarum adfectibus. Halle, 1704, in-4.

Dissertatio de abortu et fœtu mortuo. Halle, 1704, in-4.

Dissertatio de novitatibus medicis in genere. Halle, 1704, in-4.

Dissertatio de infantium adfectibus. Halle, 1705, in-4.

Dissertatio de medicinæ et chirurgiæ perpetuo nexu. Halle, 1705, in-4.

Dissertatio de morbis acutis. Halle, 1705, in-4.

Dissertatio de vulnerum lethalitate. Halle, 1705, in-4.

Dissertatio de frequentiâ morborum in corpore humano præ brutis. Halle, 1705, in-4.

Programma de morbis nauticis. Halle, 1705, in-4.

Dissertatio de consuetudinis efficaciâ generali in actibus vitalibus secundum et præter naturam. Halle, 1705, in-4.

Dissertatio de venæ sectione in pede et aliis corporis partibus. Halle, 1705, in-4.

Dissertatio de auctoritate et veritate medicâ. Halle, 1705, in-4.

Dissertatio de adfectibus incurabilibus. Halle, 1705, in-4.

Dissertatio de physiologiâ medici ad pathologiam, therapiam et praxin clinicam directè conferendâ. Halle 1705, in-4.

Disquisitio de mechanismi et organismi diversitate. Halle, 1706, in-4.

Paræenesis de alienis à doctrinâ medicâ arcendis. Halle, 1706, in-4.

Dissertatio de ambustionibus. Halle, 1706, in-4.

Progr. de arte longâ. Halle, 1706, in-4.

Dissertatio de tertianâ febris genium universum manifestante. Halle, 1706, in-4.

Dissertatio de scorbuti et luis venereæ diversis signis et medicinis. Halle, 1706, in-4.

Dissertatio de sanguinis temperie optimâ conservandâ et restaurandâ. Halle, 1706, in-4.

Programma de testimoniis medicis. Halle, 1706, in-4.

Dissertatio de hereditariâ dispositione ad varios adfectus. Halle, 1706, in-4.

Dissertatio de dysenteriâ. Halle, 1706, in-4.

Progr. de experimenti fallaciâ. Halle, 1706, in-4.

Dissertatio de temeritate, timiditate, modestiâ, moderatione. Halle, 1706, in-4.

Dissertatio de curatione æquivocâ. Halle, 1707, in-4.

De verâ diversitate corporis mixti et vivi et utriusque peculiarum proprietatum necessariâ directione demonstratio. Halle, 1707, in-4.

Progr. de logicâ medicâ. Halle, 1707, in-4.

Dissertatio de sanatione per accidens. Halle, 1707, in-4.

Dissertatio de medicinâ sine medico. Halle, 1707, in-4.

Programma de constantiâ medicâ. Halle, 1707, in-4.

Disputationes medicæ epistolares et academicæ, physiologicæ, theoreticæ, practicæ, generales et speciales. Halle, 1707, in-4.

De scriptis suis vindiciæ. Halle, 1707, in-4.

Dissertatio de veræ prosexencriseos medicæ practicæ verâ dignitate. Halle, 1707, in-4.

Programma de judicio difficili. Halle, 1707, in-4.

Dissertatio de logicâ medicâ. Halle, 1707, in-4.

Dissertatio de febribus secundariis. Halle, 1707, in-4.

Programma de syncretismo medico. Halle, 1707, in-4.

Dissertatio de acrisiâ in febribus. Halle, 1707, in-4.

Programma de historiâ morborum criterio. Halle, 1707, in-4.

Dissertatio de adstringentium cauto usu. Halle, 1707, in-4.

Dissertatio de imposturâ opii. Halle, 1707, in-4.

Programma de criterio experimentorum medicorum. Halle, 1707, in-4.

Dissertatio de metachematismo morborum. Halle, 1707, in-4.

Dissertatio de rheumatismo. Halle, 1707, in-4.

Theoria medica vera physiologiam et pathologiam tanquàm doctrinæ medicæ partes verè contemplativas è naturâ et artis veris fundamentis intaminatâ ratione et inconcussâ experientiâ sistens. Halle, 1707, in-4. — Halle, 1708, in-4. — Halle, 1737, in-4, 2 vol.

De scriptis suis vindiciæ quædam et judicia. Halle, 1707, in-4.

Programma de intempestivâ adsumptione medicamentorum. Halle, 1708, in 4.

Dissertatio de periodis acutarum sine criseos eventu exquisitis. Halle, 1708, in-4.

Dissertatio de teneris ægris. Halle, 1708, in-4.

Dissertatio de fidis remediis. Halle, 1708, in-4.

Dissertatio de febre catarrhali malignâ. Halle, 1708, in-4.

Dissertatio de motûs voluntarii usu medico. Halle, 1708, in-4.

Dissertatio de methodo malignas febres secundùm rationem et experientiam ritè tractandi. Halle, 1708, in-4.

Dissertatio de privatâ dispensatione medicamentorum. Halle, 1708, in-4.

Dissertatio de animi morbis. Halle, 1708, in-4.

Programma de medicis è pharmacopolio. Halle, 1708, in-4.

Dissertatio de multitudinis remediorum abusu. Halle, 1708, in-4.

Programma de casibus medicis practicis. Halle, 1708, in-4.

Dissertatio de diætâ. Halle, 1708, in-4.

Dissertatio de adfectibus gravidarum. Halle, 1708, in-4.

Programma historiam pathologicam affectuum cum coxarum dolore symbolisantium hippocraticam exhibens. Halle, 1708, in-4.

Dissertatio de regimine. Halle, 1708, in-4.

Dissertatio de flatulentiâ. Halle, 1708, in-4.

Observationes physico-chimicæ-curiosæ antehac observationibus Hallensis schedulæ insertæ. Halle, 1709, in-4.

Dissertatio sistens morbos acutos veterum. Halle, 1709, in-4.

Dissertatio de motus sanguinis a crasi et viis non pendentibus vitiis prudenter tractandis. Halle, 1709, in-4.

Dissertatio de curatione morborum è fundamento. Halle, 1709, in-4.

Dissertatio de abstinentiâ medicâ. Halle, 1709, in-4.

Dissertatio de febribus compositis ex acuto periodo. Halle, 1709, in-4.

Dissertatio de methodicâ curatione. Halle, 1709, in-4.

Dissertatio de variolis et morbillis. Halle, 1709, in-4.

Gruendlicher Bericht von den balsamischen und confortirenden Pillen. Halle, 1709, in-4.

Wohlmeinende Erinnerung wegen einiger bey noch anhaltender hier und da grassirenden rothen und weissen Ruhr. Halle, 1709, in-4.

Dissertatio de fine mensium initiis morborum variorum opportuno. Halle, 1710, in-4.

Dissertatio de salivatione mercuriali aliis præter luem veneream morbis rebellibus extirpandis pari. Halle, 1710, in-4.

Dissertatio de febre hecticâ abcessuum internorum comite. Halle, 1710, in-4.

Dissertatio de senum affectibus. Halle, 1710, in-4.

Præparatio artificialis pro circulatione humorum vitali secretoriâ et excretoriâ. Halle, 1710, in-4.

Dissertatio de cachexiâ. Halle, 1710, in-4.

Dissertatio de minori malo medico. Halle, 1710, in-4.

Dissertatio de lapide manati. Halle, 1710, in-4.

Dissertatio de adfectibus pectoris. Halle, 1710, in-4.

Dissertatio de officio medici circa casus chirurgicos. Halle, 1710, in-4.

Dissertatio de morbis consequentibus. Halle, 1710, in-4.

Dissert. de cynosurâ therapiæ s. veræ methodi medendi. Halle, 1710, in-4.

Dissertatio de decubitu humorum. Halle, 1711, in-4.

Dissertatio de præparatione corporis therapeuticâ. Halle, 1711, in-4.

Dissertatio de ministerio artis nostræ salutariter adhibendo. Halle, 1711, in-4.

Programma de isagoge practicâ. Halle, 1711, in-4.

Dissertatio de curationibus castrensibus. Halle, 1711, in-4.

Dissertatio de febre lethiferâ Hippocratis. Halle, 1711, in-4.

Dissertatio de restitutione sanitatis in integrum. Halle, 1711, in-4.

Dissertatio de sterilitate feminarum. Halle, 1711, in-4.

Sciagraphia veræ pathologiæ medicæ. Halle, 1711, in-4.

Dissertatio de emendatis historiæ clinicæ fundamentis. Halle, 1711, in-4.

Dissertatio de therapiâ sani corporis s. non naturali. Halle, 1711, in 4.

Dissertatio de viribus. Halle, 1711, in-4.

Dissertatio de proportione humorum ad motus. Halle, 1711, in-4.

Dissertatio de attentione medico-practicâ. Halle, 1711, in-4.

Dissertatio de uromantiæ et uroscopiæ abusu tollendo. Halle, 1711, in-4.

Disputationes ab anno 1707 ad 1712 in alterum volumen collectæ. Halle, 1712, in-4.

Dissertatio de causis præcipuis

affectuum tragicorum in medicinâ. Halle, 1712, in-4.

Dissertatio de practicorum veteranorum prærogativâ. Halle, 1712, in-4.

Dissertatio de mutatione temperamenti. Halle, 1712, in-4.

Dissertatio de secessionibus humorum. Halle, 1712, in-4.

Dissertatio de Deo veræ medicinæ auctore. Halle, 1712, in-4.

Dissertatio de potestate artis medicæ. Halle, 1712, in-4.

Programma de antiquâ veritate artis medicæ. Halle, 1712, in-4.

Dissertatio de necessitate artis medicæ. Halle, 1712, in 4

Dissertatio de exanthematum malignorum retrocessione. Halle, 1713, in-4.

Dissertatio de tumore œdematoso podagrico. Halle, 1713, in-4.

Dissertatio de fontium salutarium usu et abusu. Halle, 1713, in-4.

Dissertatio de febribus intermittentibus corruptis et turbatis. Halle, 1713, in-4.

Observationes luculentæ medicæ Halle, 1713, in-4.

Therapia passionis hypochondriacæ. Halle, 1713, in-4.

Dissertatio de medicinâ chirurgicâ in genere. Halle, 1713, in-4.

Dissertatio de obstructione vasorum sanguineorum. Halle, 1713, in-4.

Dissertatio de erroribus practicis circa contagiosarum malignarum febrium curationem vitandis. Halle, 1713, in-4.

Dissertatio chimica solutionem martis in puro alcali atque anatomiam sulphuris communis sistens. Halle, 1714, in-4.

Dissertatio de medicinâ medicinæ curiosæ. Halle, 1714, in-4.

Dissertatio de multorum atque magnorum morborum remedio. Halle, 1714, in 4.

Dissertatio de febre per se nunquàm lethiferâ. Halle, 1714, in 4.

Theses medicæ theoretico practicæ è I Aph. I Hipp. deductæ. Halle, 1714, in-4.

Dissertatio de morosis ægris prudentiam medici fatigantibus et flagitantibus. Halle, 1714, in 4.

Dissertatio de complicatione morborum. Halle, 1715, in-4.

Opusculum chymico-physico-medicum, s. schediasmatum variis occasionibus in lucem emissorum jàm collectorum fasciculus. Halle, 1715, in-4. Halle, 1740, in-4.

Dissertatio de vitrioli elogiis chymico medicis æstimandis. Halle, 1716, in-4.

Dissertatio de raris morbis. Halle, 1716, in-4.

Zufællige Gedanken und nützliche Bedenken ueber dem Streit von den sogenannten Sulphure. Halle, 1718, in-4. Traduit en français, in-12.

Observationes clinicæ. Leipzig, 1715, in-8. Leipzig, 1735, in-8.

Negotium otiosum s. skiamachia adversus positiones aliquas fundamentales theoriæ veræ medicæ enervata. Halle, 1720, in-4.

Fundamenta chymico-pharmaceutica generalia ac manuductio ad encheireses artis pharmaceuticæ speciales. Herrnstadt, 1721, in-8.

Fundamenta chymiæ dogmaticæ et experimentalis. Nuremberg, 1723, in-4. Nuremberg, 1747, in-4. Nuremberg, 1749, in-4. Trad. en français par de Machy. Paris, 1757, in-12, 6 vol.

Collegium practicum. Leipsig,

1728, in-4. Leipzig, 1732, in-4. Leipzig, 1745, in-4.

Materia medica, von Zubereitung, Kraft und Wuerkung der sonderheit durch chymische Kunst erfundener Arzneyen. Dresde, 1728. Dresde, 1731, in-4.

Abhandlung von der guldenen Ader vorinn viele heilsame Wahrheiten entdeckt, viele grobe Irrthümer wiederlegt und eine sichere Methode an die Hand gegeben wird, um schweren Krankheiten abzuhelfen. Leipzig, 1729, in-8.

De hæmorrhoidalis motus et fluxus hæmorrhoidum diversitate. Offenbach, 1731, in-8.

Silenum Alcibiadis seu ars sanandi cum expectatione opposita arti curandi nudâ expectatione G. Harveii ed. Paris, 1730, in-8, 2 part.

Herrn G. E. Stahls Collegium casuale magnum oder sechs und siebenzig praktische Casus, welche er von anno 1705 bis 1707 als Professor ordin. auf der Univ. Halle einem gewissen numhero Studiosorum ., in Feder dictirt, numhero ins Deutsche uebersetzt, von Storchen, alias Hulderico Pelargo, etc. Leipzig, 1733, in-4.

C. E. Stahlii Collegium casuale, sic dictum minus, in quo complectuntur casus centum et duo diversi argumenti, numerum plerorumque morborum absolventes, cum epicrisibus et resolutionibus theoretico-practicis, intaminatâ ratione et inconcussâ experientiâ conscriptis. Swidnitz et Hirschberg, 1734, in-4.

(Kestner. — Haller. — Hester.)

STALPART VANDER WIEL (Corneille), praticien habile du 17e siècle, exerça la médecine, la chirurgie et l'art des accouchemens à La Haye. Il était né en 1620, et il mourut vers la fin du siècle. Nous lui sommes redevables d'un recueil de 150 observations contenant un grand nombre de faits curieux tirés de la pratique de l'auteur, et l'indication de faits analogues puisés dans une foule d'ouvrages. Quelques-unes de ces observations ont donné lieu à Stalpart Vander Wiel de faire des dissertations sur divers sujets; elles sont en général remarquables par l'érudition de l'auteur, et par les réflexions judicieuses qu'il y a placées.

L'ouvrage de Stalpart Vander Wiel, publié d'abord en hollandais, en 1666, fut depuis traduit sous ce titre :

C. Stalpartii Vander Wiel medici hagiensis observationum rariorum medico anatomico-chirurgicarum centuria prior... Accedit de unicornu Diss. etc., centuriæ posterioris pars prior. Accedit P. Stalpartii Vander Wiel Corn. fil. m. D. de nutritione fœtûs exercitatio. Leyde, 1687, in-8. 2 vol. fig. *Ibid*, 1727, in-8. 2 vol. En français sous ce titre :

Observations rares de médecine, d'anatomie et de chirurgie, traduites du latin par Planque. Paris, 1758, in-12, 2 vol.

Dans cette traduction, qui est assez mauvaise, Planque attribue à tort à Corneille Vander Wiel la dissertation sur la nutrition du fœtus, qui est de Pierre Stalpart, son fils, reçu docteur en médecine à Leyde en 1686.

STARK (WILLIAM), observateur plein de perspicacité, mort à la fleur de l'âge, victime de son amour pour la science, et de son zèle à en poursuivre les progrès, était né à Birmingham. Il fit ses études littéraires et philosophiques à Glascow, et alla à Edimbourg étudier la médecine. Cullen reconnut bientôt en lui les qualités éminentes de l'esprit qui le distinguaient, et lui accorda sa protection et son amitié. En 1765, Stark quitta Edimbourg pour aller à Londres. Sous la direction de W. Hunter, il s'appliqua à perfectionner ses connaissances anatomiques; élève de l'hôpital Saint-George, il se livra en même temps à l'observation attentive des maladies et à des expériences suivies sur les fluides animaux, sans négliger aucune des sciences accessoires à la médecine. En 1767, il prit, à Leyde, le grade de docteur en médecine. De retour à Londres, il commença, au mois de juin 1769, avec l'encouragement de Pringle et de Franklin, ses expériences sur le régime et les diverses sortes de substances alimentaires, expériences qui ruinèrent sa santé et le mirent au tombeau à l'âge de vingt-neuf ans.

Stark avait trouvé dans cette courte vie le temps de connaître les désordres organiques qui constituent la phthisie pulmonaire de manière à donner une histoire presque complète des tubercules. Il a très-bien décrit les altérations folliculaires intestinales de la fièvre typhoïde, et tracé de main de maître le tableau de plusieurs autres maladies.

Specimen med. inaug. septem historias et dissectiones dysentericorum exhibens. Leyde, 1766, in-4.

Works, consisting of clinical and anatomical observations, with experiments, dietetical and statical; revised and published from his original manuscripts, by Dr. J. C. Smyth: 3. Plates. Londres, 1788, in-4.

STARK ou **STARKE** (JEAN CHRÉTIEN), accoucheur distingué, naquit à Ossmannstads, le 13 janvier 1753. Il fut reçu docteur en médecine à Iéna en 1777, devint deux ans après professeur extraordinaire de médecine dans cette université, professeur ordinaire en 1784, et directeur en second de la maison d'accouchements. Il fut nommé plus tard premier médecin et conseiller à la cour de Saxe-Weimar, et décoré, en 1808, de l'ordre de la Légion-d'Honneur. Stark mourut le 11 janvier 1811.

Diss. de tetano ejusque speciebus praecipuis. Partis hist. sect. I. Iéna, 1777. — *Sect. II.* Ibid., 1778, in-4.

Commentatio de tetano. Pars. hist. I. Iéna, 1778, in-4.

Progr. Gedanken vom medicinischen Populærunterricht auf Akademien. Iéna, 1779, in-4.

Commentatio theoretico-practica de tetano. P. II. Ibid., 1781, in-4.

Comment. med. de universali nuperrimè celebrato, adjunctoque recto opii usu in graviditate, partu et puerperio. Iéna, 1781, in 4.

Einrichtung seines klinischen Instituts, nebst tabellarischer Uebersicht des Witterungszustandes der Krankheiten, ihrer Ursachen, Hauptzufælle, Anzahl der Genesenen, Gestorbenen. mænnlichen und weiblichen Geschlechts, in ihren verschiedenen Alter. u. s. w. Ibid., 1782, in-4.

Hebammenunterricht in Gespræchen, nebst Verhalten und Vorschriften für Schwangere, Gebæhrende, Kindbetterinnen und neugebohrne Kinder. Ibid., 1782, in-8.

Abhandlung von den Schwæmmchen, nebst einer Uebersetzung des Ketelaers and Slevogts von den Schwæmmchen begleitet. Iéna, 1784, in-8.

Versuch einer wahren und falschen Politik der Aerzte, zu Vorlesungen bestimmt. Iéna, 1784. in-8.

Zweite tabellarische Uebersicht des klinischen Instituts zu Iena, in Ansehung der Kranken und des Witterungsstandes vom Oktober 1782 bis dahin. 1783. Ibid., 1784, in-4.

Carrere, der Arzneygelahrtheit Professors, Arzts des Kæniglichen Hauses, u. s. w. Abhandlung über die Eigenschaften, den Gebrauch und die Wirkungen des Nachtschatten, oder Bittersüsses (Dulcamara, solanum scandens) bey Behandlung verschiedener Krankheiten, insbesondere der Flechtenartigen; aus dem Franzœsischen übersetzt (von Molini) mit Vorrede, Zusætzen und Anmerkungen herausgegeben. Ibid., 1786, in-8.

Archiv für die Geburtshülfe, Frauenzimmer- und neugebohrner Kinderkrankeiten. 6 Bande (jeder von 4. Stücken). Mit Kupf. Ibid., 1787-1797, in-8.

Neues Archiv für die Geburtshülfe, Frauenzimmer-und neugebohrner Kinderkrankheiten. Band. 1-2. Mit Kupfern. Ibid., 1798-1803.

Auszüge aus dem Tagebuche des herzogl. Jenaischen klinischen Instituts. 1ste Lieferung. 2te und viel vermehrte Ausgabe. Ibid., 1788, in-4.

Biographie von Johann Philipp Hagen, Kœnigl. Preussischem Hofrathes, Professor. u. s. w. Von ihm selbst aufgesetzt und beschrieben; herausgegeben, und mit einigen Anmerkungen begleitet. Ibid., 1794, in-8.

Vorrede und Anmerkungen zu der teutschen Uebersetzung von Jadelots Lehr der Natur des gesunden menschlichen Kœrpers. Ibidem, 1783, in-8.

Nachricht von seiner kürzlich glücklich verrichteten Operation des Kaiserschnitts; in Baldingers neuem Magaz. für Aerzte B. 6. (1784).

Vorrede, Anmerkungen und Zusætze zu der von D. Henckenius verfertigten teutschen Uebersetzung von Rœderers Anfangsgründen der Geburtshülfe. Iéna, 1793, in-8.

Handbuch zur Kenntniss und Heilung innerer Krankheiten des menschlichen Kœrpers, vorzüglich aus eigenen Beobachtungen und Erfahrungen am Krankenbette gezogen, 2 Theile. Iéna, 1799-1800, in-8.

Zusætze und Vorrede zu der von Eichwedel verfertigten Ubersetzung der Theoretisch-practischen Abhandlung über Geburtshülfe u. s. w. (von *Anton Petit*). Erfurt, 1800, in-8.

Diss. sistens scrofularum naturam, præsertim steatomatosarum casu rariore adjecto, tabulâ æneâ illustrata. Iéna, 1803, in-4.

Progr. de oculo humano ejusque affectibus et de oculo in genere. Sectio I-V. Iéna, 1804, in-4.

Progr. I et II de vermibus in locis insolitis repertis. Iéna, 1804, in-4.

Progr. I et III. Historia morbi memoratu digna. Partic. I. Iéna, 1807, 1808, in-4.

Vorrede und einige Anmerkungen zu Eichwedel's Uebersetzung von Ontyd's Untersuchungen über Ursachen des Todes u. s. w. Erfurt, 1802, in-8.

(*Med. chir. Zeitung.* — Meusel.)

STEIDELE (Raphael Jean), habile accoucheur, naquit à Inspruck le 20 février 1737. Il fut maître en chirurgie et en l'art des accouchemens ; professeur extraordinaire de chirurgie, d'anatomie et d'obstétrique à l'université de Vienne ; premier chirurgien d'hôpital, et enfin professeur de chirurgie dans l'école de l'hôpital général. Son ouvrage sur la rupture de l'utérus, et son recueil d'observations, offrent beaucoup d'intérêt.

Unterricht für die Hebammen Vienne, 1774, in-8. *Neue vermehrte Auflage mit Kupfern* (*unter dem Titel*), *Lehrbuch von der Hebammenkunst.* Ibid., 1775, in-8. *Dritte verbesserte Auflage.* Ibid., 1784, in-8.

Sammlung merkwürdiger Beobachtungen für Aerzte, Wundærzte, Hebammen, von der in der Geburt zerrissenen Gebærhmutter, mit einem Nachtrage und Kupfern. Ibid., 1774-1781, in-8.

Abhandlung von dem unvermeidlichen Gebrauch der Instrumente in der Geburtshülfe. Ibid., 1774, in-8. *Neue Umgearbeitete Ausgabe.* Ibid., 1785, in-8.

Sammlung verschiedener in der Chirurgisch-praktischen Lehrschule gemachten Beobachtungen. 1ster Band. Ibid., 1777. — *2ter Band.* Ibid., 1778. — *3ter Band.* Ibid., 1781. — *4ter Band.* Ibid., 1788.

Versuche einiger Spezifischen Mittel wider den Krebs bey bœsartigen Geschwüren und in der Darmgicht. Ibid., 1788, in-8.

Abhandlung von Blutflüssen. Ibid., 1777, in-8.

Verhaltungsregeln für Schwangere, Gebæhrende und Kindbetterinnen in der Stadt und auf dem Land. Ibid., 1787, in-8.

Geschichte einiger Kindbetterkrankheiten ; in Mohrenheims Wienerischen Beytr. zur prakt. Arzneyk. B. 1 (1781).

STEIN (Georges Guillaume), l'un des plus célèbres disciples de Levret, et l'un des accoucheurs les plus distingués de l'Allemagne, naquit à Cassel le 3 avril 1737. Après avoir fait ses études médicales à Gottingue, il vint les perfectionner en France, et se livra spécialement à l'étude des accouchemens, à Strasbourg sous Rœderer, et à Paris sous Levret. Rentré dans sa patrie, il fut nommé conseiller et médecin de la cour, et professeur ordinaire de médecine, de chirurgie et d'accouchemens au collège Carolin de Cassel. Il fut en même temps médecin et accoucheur de la maison d'accouchemens et des orphelins, et membre du collège des médecins. En 1790, il passa à l'université de Marbourg en qualité de professeur ordinaire de chirurgie et d'obstétrique; en 1792 il fut nommé directeur de la maison d'accouchemens qui fut établie à Marbourg à sa sollicitation. En 1794, il eut le titre de conseiller supérieur de la cour. Stein mourut le 24 septembre de l'an 1803. La traduction de son traité d'accouchemens l'a fait connaître en France comme un des esprits les plus justes et les plus éclairés qui se soient appliqués à la culture de l'obstétrique. Mais il faut lire le recueil qui a été publié de ses observations pour connaître tout son mérite comme praticien. Ce recueil est d'un haut intérêt.

Diss. de signorum graviditatis æstimatione. Gottingue, 1760, in-4.

Pr. de versionis negotio pro genio partus salubri et noxio vicissim. Cassel, 1763. in-4.

Pr. de mechanismo et præstantiâ forcipis Levretianæ. Cassel, 1767, in-4.

Theoretische Anleitung zur Geburtshülfe, zum Gebrauche der Zuhœrer. Ibid., 1770. 2te *verbesserte Auflage*, Ibid., 1777, in-8. *Neue und vermehrte Auflage.* Marbourg, 1793. 5te *verbesserte und vermehrte Auflage.* Ibid., 1797, in-8. 6te *Auflage*, 1800, in-8.

Progr. de præstantiâ forcipis ad servandam fœtus in partu difficili vitam. Cassel, 1771, in-4.

Praktische Anleitung zur Geburtshülfe in widernatürlichen und schweren Fællen. Ibid., 1772, in-8. 2te *Ausgabe.* Ibid., 1777, in-8. *Neue und vermehrte Auflage.* Marbourg 1793. 5te *verbesserte und vermehrte Auflage.* Ibid., 1797, in 8. 6te *Auflage*, 1800, in-8.

Progr. Kurze Beschreibung eines neuen Geburtshelfers und Bettes samt der Anweisung zum vortheilhaften Gebrauche desselben. Mit Kupfern. Cassel, 1772, in-4.

Progr. Kurze Beschreibung einer Brust-oder Milchpumpe, samt der Anweisung zu deren vortheilhaften Gebrauch bey Schwangern und Kindbetterinnen. Mit einem Kupfer. Ibid., 1773, in-4.

Prog. Kurze Beschreibung eines Baromacrometers und eines Cephalometers, als nützlicher Werkzeug in der Entbindungskunst. Mit einem Kupfer. Ibid., 1775, in-4.

Progr. Kurze Beschreibung eines Pelvimeters, als eines in der Entbindungskunst nützlichen Werkzeuges. Ibid., 1775, in-4.

Praktische Abhandlung von der Kaisergeburt, in zwo Wahrnehmungen. Ibid., 1775, in-4.

Hebammenkatechismus zum Gebrauch der Hebammen in der Grafschaft Lippe. Leipzig, 1776, in-8,

2te *Ausgabe*.... 3te *Ausgabe*. Ibid., 1786 (*eigentl.* 1785), in-8.

Kurze Beschreibung einiger Beckenmesser. Cassel, 1782, in-4.

Beschreibung eines Labimeters, samt der Anwendung desselben in Geburtshülfe. Ibid., 1781, in-4.

Abhandlung von einer merkwürdigen Kaisergeburt. Ibid., 1782, in-4.

Kleine Werke zur praktischen Geburtshülfe. Mit Kupfern. Marbourg, 1798, in-8.

Katechismus zum Gebrauche der Hebammen in den Hochfürstl. Hessischen Ländern; nebst Hebammenordnung und Anlangen. Marbourg, 1801, in-8. 2te *Auflage*, 1813, in-8.

Observationes über die Entbindungskunst. 1ster *Theil*, *herausg. von Geo. Wilh. Stein dem Jüngern.* Marbourg, 1807, in-8. 2ter *Theil: Nachgelassene geburtshülfliche Wahrnehmungen*, 1809.

(Stein, *Was war Hessen der Geburtshulfe*, etc.—Mensel.)

STÉNON (Nicolas), homme célèbre par son habileté en anatomie et par son ardent prosélytisme en religion, naquit à Copenhague le 10 janvier 1638. Il commença de bonne heure ses études médicales, et se fit distinguer par Th. Bartholin dès ses premières recherches en anatomie. Après avoir terminé le cours de brillantes études en prenant le grade de docteur, il quitta Copenhague pour visiter les principales universités d'Europe. Il commença par Leyde. Après les Pays-Bas, il parcourut l'Allemagne, puis il vint à Paris. Les travaux anatomiques absorbaient alors toute son attention, et ce fut vainement que Bossuet tenta de le convertir du luthéranisme à la religion catholique. Sténon passa en Autriche, en Hongrie et enfin en Italie; il fit un long séjour à Padoue. Le grand-duc de Toscane, Ferdinand II, le nomma son premier médecin, et Côme III le chargea de l'éducation de son fils. Sténon se convertit alors au catholicisme. C'était en 1669. Deux ans après il fut appelé à Copenhague pour y occuper la chaire d'anatomie. Il la remplit avec beaucoup d'éclat; mais il tenait plus à former des catholiques que des anatomistes, et le peu de succès qu'il eut à cet égard le dégoûta de ce poste et de son pays : il revint en Italie. Il ne tarda pas beaucoup à abandonner complètement la science pour la religion : il s'engagea dans les ordres ecclésiastiques, fut sacré évêque de Titiopolis, en Grèce, et consacra désormais exclusivement sa vie aux travaux de son ministère. Il mourut le 25 novembre 1686. Outre des observations assez nombreuses insérées dans les actes de Copenhague, nous devons à Sténon les ouvrages suivans :

Observationes anatomicæ, quibus varia oris, oculorum et narium vasa describuntur, novique salivæ, lacrymarum et muci fontes deteguntur, et ut novum Bilsii de lymphæ motu et usu commentum examinatur et rejicitur. Leyde, 1662, in-12.

Observationum anatomicarum de musculis et glandulis specimen, cum epistolis de anatomiâ rajæ et vitelli in intestino pulli transitu. Copenhague, 1654, in-4. Amsterdam, 1664, in-12.

Elementorum myologiæ specimen, seu musculorum descriptio geometrica. Florence, 1667, in-4. Copenhague, 1669, in 8. Ibid, 1689, in-8.

De solido intra solidum naturaliter contento dissertationis prodromus. Florence, 1669, in-4. Leyde, 1672, in-12.

Discours sur l'anatomie du cerveau. Paris, 1669, in-12. Traduit en latin, Leyde, 1671, in-12.

STERNBERG (Jean-Henri) né à Goslar le 15 avril 1772, pratiqua d'abord l'art de guérir dans cette ville, puis fut médecin pensionné à Elbingerode, devint, en 1804, professeur ordinaire de pathologie et de thérapeutique à l'Université de Marbourg, et directeur de la clinique. Sa mort arriva le 19 juillet 1809.

Kurze, doch wahrhafte Nachrichte von den Gesundheitsblattern, auch Kuhpocken genannt; zu Nutz und Frommen für Bürger und Landmann. Goslar, 1801, in-8.

Erinnerungen und Zweifel gegen die Lehre der Aerzte von dem schweren Zæhnen der Kinder; ein Versuch, nach Wichmann, und eigenenen Ideen, Aerzten und Nichtærzten lesbar. Hanovre, 1802, in-8. *Mit einem Kupfer.*

Das Büchlein von der Gicht; oder gründliche Anweisung, wie man sich vor Flüssen, Gicht und Podagra verwahren, wie weit man sie ohne Arzt selbst behandeln, und fast ohne Arzneyen heilen kœnne Ein Hausbüchlein für Jedermann, für Kranke und Gesunde. Nach den Grundsætzen der neuern, verbesserten Arzneykunst bearbeitet. Goslar, 1802, in-8. *Neue Auflage unter dem Titel: Gichtbuchlein, oder Anweisung, sich vor Flüssen u. s. w.* Ibid., 1802, in-8.

Ueber die Ernahrung der Kinder in den beyden ersten Lebensjahren; zur Belehrung für Mütter, denen das Wohl ihrer Kinder aufrichtig am Herzen liegt; Herausgegeben u. s. w. Hambourg, 1802, in-8.

Der Volksarzt, oder wœchentliche belehrende Unterhaltungen über Gegenstæde der Arzneywissenschaft und Naturlehre. 1ster und 2ter Heft. Goslar, 1802, in-8.

Die Erregungstheorie, gegen Marcard's Angriff im Hannœverischen Magazine vertheidigt. Berlin, 1803, in-8.

Litteraturzeitung für Medicin und Chirurgie, nebst ihren Hülfswissenschaften, bearbeitet durch eine Gesellschaft von Gelehrten, und herausgegeben u. s. w. Helmstadt, 1804. *2ter Jahrgang.* Marbourg, 1805, in-8.

Handbuch der Allgemeinen Pathologie menschlicher Organismen. Leipzig, 1806, in-8.

Bruckstücke über akademische Bil-

dungsanstalten für Medicin-Studirende mit besonderer Hinsicht auf die Universitæt zu Marburg; in Briefen herausgegeben. Ibid., 1806, in-8.

Etwas uber Schulstuben, ein Beitrag zur medicinischen Polizey; in dem Hannœverischen Magazin 1799 *St.* 102. *S.* 1629. *u. ff.*

Ueber eine Schwœmmichenkrankheit (das Mundsohr, Aphthæ) der Kühe; ibid. 1800 *St.* 42. *S.* 863.

Auch eine Paar gutgemeinte Worte, die Abschaffung des Kaffees und seine Surrogate betreffend; in Collenbuschjens Rathgeber für alle Stœnde für das J. 1800.

Etwas zur Belehrung saugender Mütter über das Wundwerden der Brustwarzen in dem Goslar. Wochenblatt für das J. 1801. *St.* 18-23.

Was hat man von der Tracheotomie, etc. in dem Reichsanzeiger für das J. 1801. *Nr.* 85. *S.* 1160. *u. ff.*

Aufruf an mein Teutsches Vaterland, wie die letzten Hindernisse der Kuhpockenimpfung hinwegzurœumen; ibid. Nr. 164. *S.* 2193. *u. ff.*

Fragen und Gedanken bey der œrztlichen Anwendung der Voltaischen Sœule; ibid. 1802. *Nr.* 158. *S.* 1973. *Nr.* 208. *S.* 2588.

Erinnerungen gegen den Einschnitt in das Zahnfleisch. Ibid. N. 200. *S.* 2481. *u. ff.*

Schreiben über die klinischen Anstalten zu Marburg, vom 31*sten August* 1807; *ibid.* 1807. *N.* 281. *S.* 3601. *u. ff.*

Versuch einer Erklærung der guten Wirkung kalter Umschlœge bey Blutflussen; in Horn's Archiv für medicinische Erfahrung B. 4. *H.* 1. *S.* 624. *u. ff.*

Die Stimme eines œltern Schriftstellers über die Lehre von den Krisen und kritischen Tagen; ibid. H. 2. *S.* 840 *u. ff.*

Geschichte eines epidemischen Typhus, wobey ein Frieselkontagium eine vorzugliche Rolle spielte; ibid. B. 5. *H.* 1. *S.* 22. *u. ff. H.* 2. *S.* 350. *u. ff.*

Beobachtung eines Typhus mit enormer Hæmorrhagie der Lungen, und einem Auswurfe polypöser Konkremente; ibid. B. 7. *H.* 1.

Ein Typhus mit Hœmorrhagie der Lungen; in Horn's Neuen Archiv. u. s. w. St. 1. *Nr.* 2.

(Strieder. — Meusel.)

STEVENSON (William), docteur en médecine, pratiqua d'abord à Walls, et ensuite à Newark. Il ne nous est connu que comme auteur des ouvrages suivans :

A successful method of treating the gout by blistering; with an introduction, consisting of miscellaneous matter. Bath, 1779, in-8.

Cases in medicine, interspersed with strictures, occasioned by some late medical transactions in the town of Newark Londres, 1782, in-8.

E. Candid animadversions on Dr. Lee's narrative of a singular gouty case; strictures on Royal Medical College; with a summary opinion of the late disorder called the influenza. Newark, 1782, in-8.

Reply to a letter adressed to Dr. Stevenson of Newark by Edward Harrison. Newark, 1782, in-8.

Considerations on the dangerous

effects of promiscuous blood-letting, and the common preposterous administration of drugs, with other coincident subjects, medical and moral. Newark, 1783, in-8.

(Rob. Watt.)

STOCK (Jean-Chrétien), né à Iéna le 27 février 1707, fit ses études dans l'Université de cette ville, y reçut le grade de docteur en médecine en 1729, et celui de maître en philosophie l'année suivante. En 1734, il fut nommé professeur extraordinaire de médecine, et en 1747, professeur ordinaire. Il devint, en 1758, conseiller à la cour de Saxe-Weimar. Stock mourut le 4 novembre 1759. Il n'a écrit que des opuscules académiques.

Diss. inaug. (Praes. J. Adolph. Wedelio) de morbis humorum. Iéna, 1729, in-4.

Diss. de emendatione temperamentorum. Iéna, 1731, in-4.

Diss. de coxagra, sive passione ischiatica. Iéna, 1731, in-4.

Diss. de cadaveribus sanguisugis, von den sogenannten Vampyren oder Menschensaugern. Iéna, 1732, in-4.

Diss. de partibus hominis essentialibus. Prior, de animâ rationali. Iéna, 1732, in-4.

Diss. de homine Dei conditoris teste. Iéna, 173?, in-4.

Diss. de fulgure, tonitru et fulmine. Iéna, 1734, in-4.

Progr. de ratione odorum et saporum specificorum in vegetabilibus, orationi de scientiâ physicâ, remedio contrà atheismum et superstitionem, praemissum. Iéna, 1735, in-4.

Exercitationes physicae, distributae in capita, quibus philosophiae naturalis principia concise pertractantur. Iéna, 1735, in-4.

Progr. de ideis et judiciis, ex sensationibus et imaginationibus in se spectatis originem trahentibus, praemissum disputationibus publicis, quae an. 1739 et 1740 in universum cursum philosophicum instituuntur. Iéna, 1739, in-4.

Diss. de reductione polygonorum irregularium ad polygona regularia. Iéna, 1740, in-4.

Diss. de consuetudine. Iéna, 1740, in-4.

Diss. de exhalationibus sive effluviis. Iéna, 1743, in-4.

Progr. quo nonnullas de idiosyncrasiis meditationes sistit, etc. Iéna, 1747, in-4.

Diss. scorbutica in purpurâ, in purpuram febrilem malignam ipsis petechiis junctam conversa, feliciter adhibitam curationem exhibens. Iéna, 1747, in-4.

Diss. de lienis humani fabricâ, et fundamento lethalitatis violentarum laudati visceris laesionum. Iéna, 1748, in-4.

Diss. de massae sanguinis depuratione. Iéna, 1749, in-4.

Diss. de indicio ex sanguinis venâ sectâ emissi inspectione et examine rectè formato, egregio sanitatis conservandae tum restituendae praesidio. Iéna, 1749, in-4.

Diss. de malo hypochondriaco-hysterico. Iéna, 1749, in 4.

Progr. I-XXII de tuendâ sanitate in meditationum laboribus. Iéna, 1750-1756, in-4.

Diss. de lue venereâ. Iéna, 1751, in-4.

Diss. de usu et abusu venæsectionis in febribus exanthematicis. Iéna, 1751, in-4.

Diss. de rachitide. Iéna, 1752, in-4.

Diss. de sterilitate. Iéna, 1752, in-4.

Diss. de podagra mulierum. Iéna, 1753, in-4.

Diss. de adfectu hypochondriaco. Iéna, 1754, in-4.

Diss. de statu salivalium humorum. Iéna, 1754, in-4.

Diss. de statu mesenterii naturali et præternaturali. Iéna, 1754, in-4.

Diss. de usu et abusu mercurii et medicamentorum mercurialium. Iéna, 1754, in-4.

Diss. de abusu diaphoreticorum, sudoriferorum bezoardicorum. Iéna, 1755, in-4.

Diss. de anginâ epidemicâ. Iéna, 1755, in-4.

Diss. de cerevisiæ salubritate suspectâ auct. et resp. Magen. Iéna, 1756, in-4.

Diss. de coctione humorum in statu corporis humani præternaturali. Iéna, 1756, in-4.

Progr. I et II de sudore sanguineo Christi. Iéna, 1756, in-4.

Progr. III de liquoris Dianæ virtute magis polychrestâ corroboratâ. Iéna, 1756, in-4.

Progr. de verâ naturæ in corpore humano notione. Iéna, 1756, in-4.

Progr. de famoso unguento ophthalmico anglico. Iéna, 1757, in-4.

Progr. de clysterum emollientium usu in colicâ suspecto. Iéna, 1757, in-4.

Progr. de emollientium ac refrigerantium clysterum usu in febrium exanthematicarum curatione. Iéna, 1757, in-4.

Diss. de ictero vincto. Iéna, 1757, in-4.

Progr. I et II de verni regimine. Iéna, 1758, in-4.

Progr. I, II et III de aëris æstivi regimine. Iéna, 1758, in-4.

Observatio de viduâ, per novem annorum spatium cæcitate affectâ, et tandem divinitus restitutâ. In Actis Acad. Natur. Curios., vol. IV, p. 82.

(Bœrner. — Meusel.)

STOELLER (Frédéric-Chrétien), né à Kœthen le 28 février 1733, fut reçu docteur en médecine à Halle en 1755. Il devint premier médecin de la princesse de Saxe-Querfurt et Weissenfels, et fut médecin pensionné de la ville de Langensalza. Il mourut le 16 septembre 1807. Ses écrits sont peu nombreux et peu étendus, mais on y trouve des observations intéressantes.

Diss. inaug. de doloribus eorumque causis generatim. Halle, 1755, in-4.

Beobachtungen und Erfahrungen aus der innern und äussern Heilkunst, mit physiologischen, anatomischen und praktischen Anmerkungen nebst Kupfern. Gotha, 1777, in-8.

Ein merkwürdige Krankheit der Leber-und Gallengänge, mit gänzlichen Verlust derselben und der Gallenblase; in Hufelands Journal der prakt. Arzneyk. B. 1. St. 3 (1796).

Von den wirkendem Naturkræften bey Verletzungen des menschlichen Körpers, und diesmahl vorzüglich bey wichtigen Kopfverletzungen; in

Loders Journal der Chirurgie. B. 1. St. 1 (1797).

Schauderhafte Geschichte einer Nachgeburts-Operation. Iéna, 1800, in-8.

Von dem Diabetes und dessen, wo nicht einigen, doch gewiss in den mehresten Fällen ersten Ursache, in Hufeland's Journal der prakt. Arzneykunde. B. 6. *St.* 1 (1798).

Ueber die Heilung grosser Verletzungen der Knochen ohne Amputation; in Loders Journal für die Chirurgie. B. 4. *St.* 1. 1802.

Stœller a encore inséré d'autres articles dans divers recueils périodiques de médecine ou de littérature.

(*Comment. de rebus in med. gestis.* — Meusel.)

STOERK (Antoine de), naquit le 21 février 1731 à Sulgau en Souabe. Il fut envoyé de bonne heure à Vienne, où il fit de bonnes études. Il fut reçu docteur en médecine le 3 février 1757. Protégé par Van Swieten, il fut nommé, avec de Haen, professeur de médecine au grand hôpital de Vienne. En 1760, il devint médecin de l'empereur; en 1771, il fut chargé de suppléer Van Swieten dans la commission des études et de censure des livres; en 1772, il fut président en second et directeur de la Faculté de médecine et des études médicales. Depuis lors, il se vit combler de toutes sortes de charges et d'honneurs. Il mourut au mois de février de l'an 1803. Il n'est plus connu maintenant que comme auteur d'expériences hardies qu'il fit sur l'emploi thérapeutique de diverses substances toxiques, comme la ciguë, le datura, l'aconit, le colchique, la jusquiame.

Diss. de conceptu, partu naturali, difficili et præternaturali. Vienne, 1758, in-4.

Libellus, quo demonstratur cicutam non solum usu interno tutissimè exhiberi, sed et simul remedium valdè utile in multis morbis, qui hucusque curatu impossibiles dicebantur. Ibid., 1760, in-8.

Libellus II, ibid., 1761, in-8.

Supplementum. Ibid., 1761, in-8.

Ces divers traités ont été traduits en français par Collin, médecin à Vienne et ami de l'auteur. Vienne (Paris) 1762, 1763 in-12, 2 part. 1 pl.

Annus medicus, quo sistuntur observationes circa morbos acutos et chronicos. Ibid., 1759, in-8. *Ann. II.* Ibid., 1761, in-8.

Libellus, quo demonstratur: Stramonium, Hyosciamum, Aconitum non solum tutò posse exhiberi usu interno hominibus, verum et ea esse remedia in multis morbis maximè salutifera. Ibid., 1762, in-8.

Libellus, quo demonstratur: Colchici autumnalis radicem non solum tuto posse exhiberi hominibus, sed et ejus usu interno curari quandoque morbos difficillimos, qui aliis remediis non cedunt. Ibid., 1763, in-8.

Libellus, quo continentur experimenta, et observationes circa nova sua medicamenta. Ibid., 1765, in-8.

Libellus, quo demonstratur herbam

veteribus dictam Flammulam Jovis posse tutò et magna cum utilitate exhiberi ægrotantibus. Ibid., 1769, in-8.

Libellus de usu pulsatillæ nigricantis medico. Ibid., 1771, in-8.

Abhandlung von der Einpfropfung der Kinderblattern. Ibid., 1771, in-8.

Instituta facultatis medicæ Vindobonensis. Ibid., 1775, in-8.

Medicinisch praktischer Unterricht für die Feld-und Landwundærzte der œstreichischen Staaten. 2 *Theile.* Ibid., 1776, in-8. 2*te Ausgabe.* Ibid., 1686, in-8 3*te Ausgabe.* Ibid., 1789, in-8.

Stoerk publia avec M. Schosulan, J. F. et N. J. Jacquin, la *Pharmacopœa Austriaco - provincialis emendata.* Ibid., 1794, in-8.

(*Allg. med. Annalen.— Comment. de rebus in med. gestis.*)

STOLL (Maximilien), l'un des meilleurs observateurs et l'un des grands praticiens du dernier siècle, naquit en 1742, le 12 octobre, à Erzingen, en Souabe, de Pierre Stoll, habile chirurgien, qui fut son premier maître dans l'étude de l'art de guérir. Il avait fait ses études littéraires au collége des Jésuites de Rotweil, et s'était distingué de manière à faire désirer vivement à ses maîtres de le voir s'engager dans leur ordre. Ils l'y attirèrent en effet, et il entra dans la société en 1761. Il acheva ses études à Ingolstadt, et bientôt après il fut nommé professeur d'humanités dans l'Université de Hall en Tyrol. Stoll trouva le moyen de perfectionner et de faciliter l'enseignement des langues grecque et latine; ce fut un titre de défaveur près de ses supérieurs, et on le punit de l'esprit de progrès aux suggestions duquel il avait cédé, en le reléguant dans un collége moins important. Il obéit, et se serait résigné; mais un jésuite qui avait de l'affection pour lui, lui révéla en mourant quelques articles secrets des constitutions de leur société, par lesquels il se crut obligé de n'y pas rester attaché plus long-temps; il en sortit en 1767.

Après avoir suivi pendant une année, à Strasbourg, les leçons de la Faculté de médecine, la réputation de Dehaen l'attira à Vienne, où il fut reçu docteur en 1772. Le gouvernement l'envoya aussitôt en Hongrie, où des maladies épidémiques faisaient de grands ravages. De retour à Vienne, il fut chargé par Stoerk de suppléer Dehaen, auquel il succéda bientôt dans la chaire de médecine clinique. Ce fut l'époque du plus grand éclat de cette célèbre école. Une mort prématurée enleva Stoll à ses succès : il mourut à l'âge de quarante-quatre ans, le 22 mars 1788. De tous les auteurs qui ont entrepris d'élucider la question si obscure des constitutions médicales, soit stationnaires, soit annuelles, Stoll est celui dont les observations sont le moins vagues et le plus précises; ce qui n'empêche pas qu'il n'ait laissé cette partie de la médecine dans un état d'enfance dont elle n'est probablement pas près de sortir encore. Mais dès qu'il aborde l'histoire particulière d'une maladie déterminée et considérée en elle-même, alors brille dans Stoll l'esprit d'observation le plus éminent, et le talent de présenter au lecteur un tableau de la maladie, qui la lui met véritablement sous les yeux.

Diss. Theses inaugurales medicæ. Vienne, 1772, in-4.

Pars I rationis medendi in nosocomio practico Vindobonensi. Vienne, 1777.— *Pars II.* Vienne, 1778. — *Pars III.* Vienne, 1780, in-8. 2e édition augmentée d'une table alphabétique. Vienne, 1787, in-8. — Leyde, 1787. — Paris, 1787. Trad. en français par P. A. O. Mahon. Paris, 1809, in-8. 2 vol.

Eyerel, après la mort de Stoll, mit au jour les parties suivantes: *Part. IV-VII.* 1789-1790, in-8. 4 vol.

Rede über die Vorzüge der Griechischen Sprache; bey der feyerlichen Eræffnung der akademischen Vorlesungen. Vienne, 1785, in-8.

Aphorismi de cognoscendis et curandis febribus. Vienne, 1785, in-8. Trad. en français par Mahon et Corvisart. Paris, 1809, in-8.

Abhandlung vom Krampfhusten; in Mohrenheim's Wiener. Beytræge 2. B. 1783.

Geschichte einer Wassersucht des Herzbehælters, einer Magenentzündung, samt der Leichenœffnung. Ibid.

Von der Wirkung der dephlogisticirten Luft in einer Engbrüstigkeit. in den Sammlung auserles. Abhandlungen zum Gebrauche praktischer Aerzte. B. 9. St. 3. S. 478. u. ff.

C'est Stoll qui a été l'éditeur des deux ouvrages suivants:

Opera posthuma Antonii de Haen, Vienne, 1779, in-8.

Ger. van Swieten Constitutiones epidemicæ et morbi potissimum Lugduni Batavorum observati. II Tom.

On a publié après la mort de Stoll:

Diss. de materia medica practica. Augsbourg, 1788, in-8.

Ueber die Einrichtung der œffentlichen Krankenhæuser; herausgegeben von Ge. Adelbert von Beeckhen. Vienne, 1788, in-8.

Prælectiones in diversos morbos chronicos; edidit et præfatus est Jos. Eyerel. Vienne, 1788, vol. II. Vienne, 1789, in-8.

Dissertationes medicæ ad morbos chronicos pertinentes in Universitate Vindobonensi habitæ. Edidit Jos. Eyerel. Vol. I et II. Vienne, 1788. *Vol. III et IV.* Vienne, 1789, in-8.

*Briefe an die Frau von ** über die Pflicht der Mütter, ihre Kinder zu stillen; herausgegeben und mit Zusætzen vermehrt von Jos. Eyerel.* Vienne, 1788, in-8.

(Vicq-d'Azyr. — Gruner. — Eyerel. — Ernesti.)

STORCH, ou autrement PELARGUS* (JEAN), naquit à Ruhla, près d'Eisenach, le 2 février 1681. Il commença ses études médicales à Eisenach, et alla, en 1698, les continuer à Iéna. En 1701, il fut promu à la licence, à l'Université d'Erfurt. Il tenta la pratique à Ordruf et à Weimar, mais sans succès. Il fit quelques voyages scientifiques, et se fixa en 1708 à Eisenach. Il fut reçu docteur en médecine en 1718, et nommé inspecteur des pharmacies et médecin pensionné d'Eisenach en 1720; il devint plus tard médecin de la cour. En 1742, il quitta Eisenach pour aller se fixer à Gotha, où il fut médecin pensionné de la ville et du canton, et médecin de la garnison. Il mourut le 9 janvier 1751. Storch fut un praticien très-répandu. Il était en même temps écrivain laborieux, aussi a-t-il publié de nombreux ouvrages, qui sont, en général, remplis d'une multitude d'observations particulières. Ces ouvrages conservent quelque intérêt.

Diss. inaug. (*Præs. G. C. P. ab. Hartenfels*) *de paucitate et delectu medicamentorum*. Erfurth, 1701, in-4.

Diss. (*Præs. J. A. Fischero*) *de phthisi pulmonali*. Ibid., 1703, in-4.

Medicinischer Jahrgang, oder observationes clinicæ, darinnem er zeiget, wie die Jhm anvertrauten Patienten im J. 1721 von Monat zu Monat, nach dem natürlichen oder Stahlischen Methodo curiret worden. Leipzig. 1724, in-4.

Medicinischer Jahrgang, oder Observationes clinicæ, von Pocken und Masern, darinnen gezeiget wird, wie solche vom Monat Junio 1721 bis in dem Julium 1722 grassiret haben, und wie solche nach dem natürlichen oder Stahlianischen Methodo curiret worden; nebst einer Uebersetzung der Hrn. Hofraths Stahl Disputation von Pocken und Masern. Ibid., 1724, in-4.

Wohlmeynender Unterricht, wie sich Kranke zu verhalten haben, das sie ihrem vernünftig curirendem Medico eine glückliche cur machen können. Leipzig, 1724, in-8. *Neue und stark vermehrte Ausgabe*, sous ce titre:

Schuldige Pflicht einen Physici gegen seine ihne anvertraute Patienten, wie er dieselben in der Diæt unterrichten soll, damit ein vernünftigen Medicus zur glücklichen Cur bey ihnen gelangen könne. Gotha, 1744, in-8.

Annales secundi, das ist: Medicinischer Jahrgang oder Observationes clinicæ, darinnem er zeiget, wie die Ihne anvertrauten Patientem im Jahre 1722, Von Monat zu Monat, nach dem natürlichen, das ist Stahlianischen Methodo curiret worden. Nebst angehängter Observation vom Liebensteiner Sauerbrunnen Leipzig, 1725, in-4.

Annales tertii, das ist: Medicinischer Jarghang, oder Observationes clinicæ, worinnen er zeiget, wie die Jhm anvertrauten Patienten im Jahr, 1723, von Monat zu Monat nach dem natürlichen das ist Stahlianischen, Methodo curiret worden. Leipzig, 1725, in-4.

Praxis Stahliana, das ist: Herrn George Ernst Stahl's collegium practicum, welches theils von ihm privatim in die Feder dictiret, theils von seinem damahligen Auditoribus aus dem Discours mit Fleiss nachgeschrieben, nunmhro aber aus dem Lateinischen ins Teutsche übersetzt und mit vielen Anmerkungen und Raisonnemens aus 29 iæhriger Praxi bekræftiget und erlæutert. Leipzig, 1728, in-4. Editio *secunda, nach der Vorschrift des Herrn Autoris vermehret und verbessert.* Leipzig, 1732, in-4.

Annales quarti, das ist: Medicinischer Jahrgang, worinnen gezeiget wird, wie Er u. s. w. 1726. *curiret habe; nebst angehængter Abhandlung von der Ruhr und fortgesezten Anmerkungen von Blattern und Masern.* Leipzig, 1729, in-4.

Annales quinti et sexti u. s. w. in den Jahren 1727 *u.* 1728... *curiret; nebst beygefügter Abhandlung von der Ruhr.* Leipzig, 1732, in-4.

Ge. Ernst Stahl's Collegium casuale magnum, oder sechs und siebenzig practische Casus, welche er von Anno 1705, *bis* 1707, *einem gewissen Numero studiosorum in die Feder dictiret, nunmehro ins Teutsche uebersetzt von D. J. St.* Leipzig, 1733, in-4.

Annales septimi et octavi u. s. w. den Jahren 1729 *und* 1730... *curiret worden; nebst fortgesetzter Abhandlung von Blattern.* Leipzig, 1735, in-4.

Theoretische Practische Abhandlung von vielerhand, sowohl innerlichen als ausserlichen Krankheiten welchem erwachsne Personen, besonders Soldaten, unterworfen zu seyn pflegen Leipzig, 1735, in-4. 2te *vermehrte Ausgabe.* Leipzig, 1745, in-8.

Quinque partitum practicum, oder in fünf Classen eingetheilte Praxis casualis medica, welche Er als eine Continuation seiner bisher edirten Jahrgænge von 1731 *zusammengetragen; nebst einem Anhange von verschiedenen Medicamentis euporistis und den ins Teutsche uebersetzten und mit vielen Anmerkungen erlæuterten Stahlischen Disputation vom Verhalten (de Diæta).* Leipzig et Eisenach, 1738, in-4.

Quinque partiti practici, oder der in fünf Classen eingetheilten Praxeos casualis clinicæ Tomus II, vom Jahr 1732; *nebst einer ins Teutsche uebersetzten und mit vielen Anmerkungen erläuterten Stahlischen Disputation vom Verhalten (de Regimine).* Leipzig, 1740, in-4.

Nöthiger Unterricht, wie man sich bey grassirenden Fleck-und hitzigen Fiebern zu verhalten hat, damit man selbst nicht mehr, als die Krankheit an und vor sich, Ursache an seinem Sterben und Verderben werde, sondern vielmehr seinen vernünftigen Medico einem sichern Weg zu einer glücklichen Cur bahne; aus vieljækriger Erfahrung zum allgemeinen Nutzen entworfen. Eisenach, 1741, in-8.

Practischer und theoretischer Tractat, vom Scharlach-Fieber, wie solches von etlichen und zwanzig Jahren her, als eine etwas seltsame, jedoch zuweilen grassirende Kinderkrankheit, aus vielen zu Hand gekommenen Casibus kennen gelernet, das Merkwürdigste davon aufgezeichnet, und angehenden Practicis zum Besten zum Druck beførdert u. s. w. Gotha, 1742, in-8.

Diss. (*Præs. H. P. Joch*) *de revulsione et remediis revellentibus. Resp Jo. F. Wilh. Storch.* Erfurt, 1743, in-4.

*Unterricht vor Hebammen, nach den neusten Accoucheurs und selbst eigner Erfahrung Entworfen; mit vielen observationibus erlæutert, und durch nöthige Kupfer deutlichgemacht, welcher als der erste Band zu dem bald folgenden Opere casuali practico von Weiberkrankheiten betrachtet werden *kann; dem ein Gebetbuch in Geburtsfællen und ein Unterricht von Wartweiber beygefügt ist.* Gotha, 1747, in-8.

Von Krankheiten der Weiber, zweyter Band, darinne vornæmlich solche Zufælle, welche den Jungfernstand betreffen, auf theoretische und practische Art abgehandelt und mit vielen Anmerkungen erlæutert werden. Gotha, 1747, in-8.

Von Krankheiten der Weiber, dritter Band, darinne vornæmlich solche Zufælle, welche die Schwangern betreffen, auf theoretisch und practische Art abgehandelt, und mit vielen Anmerkungen erlæutert werden. Gotha, 1748, in-8.

Von Krankheiten der Weiber, vierten Bandes 1 ster Theil, darinnen vornæmlich solche Zufælle, welche Molas oder Muttergewæchse und falsche Frücht betreffen, auf theoret. und pract. Art abgehandelt, und mit vielen Anmerkungen erlæutert werden. Gotha, 1749, in-8.

Von Krankheiten der Weiber, vierten Bandes 2ter Theil, vom Abortu oder Missfall. Gotha, 1749, in-8.

Von Krankheiten der Weiber, fünfter Band, darinnen solcherley Zufælle, welche ordemliche und schwere Geburten betreffen, auf theoret. und pract. Art abgehandelt und mit vielen Anmerk. erlæutert werden. Wobey in einem Anhange eine besondere Begebenheit, den Kayserschnitt, partum Cæsareum betreffend, angefuhret wird. Gotha, 1750, in-8.

Von Krankheiten der Weiber, sechster Band, in welchem solche Zufælle, so die Wæchnerin und Kindbetterin betreffen auf theor. und pract. Art u. s. w. Ibid., 1751, in-8.

Von Krankheiten der Weiber, siebenter Band, in welchen solche Zufælle, so die stillenden Weiber und Sæugammen betreffen, auf theor. und pract. Art u. s. w. Gotha, 1751, in-8.

Publié par son fils Jacques Storch, de même que le volume suivant.

Von Krankheiten der Weiber, achten und lezten Band; worinnen vornæmlich solche Zufælle, Krankheiten und Gebrechen, so man der weiblichen Mutter zuschreibt, und den Weibern ausser dem Schwangergehen begegnen, abgehandelt werden. Gotha, 1752, in-8.

Theoretisch und practische Abhandlung von Kinderkrankheiten, darinnen die Theorie auf richtige Gründe gebauet, die Praxis nach denselben eingerichtet, und die mit vieler Erfahrung bestærkte Curen durch göttliche Gnade glücklich geführet worden. Eisenach, 1750 (*eigentl.* 1749), in-8.

Theoretisch und practische Abhandlung, etc. Zweyter Band, darinnen vornæmlich solche Beschwehrungen abgehandelt werden, welche sich den Zæhnlücken der Kinder beyzumischen pflegen. Eisenach, 1750, in-8.

Theoretisch und practische Abhandlung dritter Band, darinnen vornæmlich von Fiebern, Blattern, Masern und noch einigen besondern Krankheiten gehandelt wird. Eisenach, 1751, in-8.

Theoretisch und practische Abhandlung, etc. vierter und letzter Band, darinnen am meisten æusserliche Gebrechen und noch einiger andere zu kindlichen Alter gehærige Materien abgehandelt werden. Eisenach, 1751, in-8.

Specimen observationum circa partum difficilem, in Commercio litter. Nuremberg, vol. I, p. 137 *sqq. Spec. II Obss. de febribus pleuriticis et in-*

termittentibus epidemicis; item de cura vulnerati per medium sternum; et de sectione cujusdam fæminæ, quæ, unica percussione super costas recepta illico exspiravit. Ibid., p. 287. *sqq.*— *Observata circa febres epidemicas, priori quadrimestri hoc anno Isenaci grassatas.* Ibid., vol. II, p. 193. — *Observata circa labia leporina.* Ibid., p. 242.— *Observatio de nævis maternis et gravidarum imaginationis vi*; Ibid. p. 298.— *Obs. de febre catarrhali a.* 1732 *et* 1733 *grassante*; ibid., vol. III, p. 52. — *Obs. de laudabili saliamari Creuzburgensi effectu*; ibid., p. 276.—*Obs. de morbis epidemicis Isenacensibus*; ibid., vol. IV, p. 108.—*Ulterior relatio de vulnere pectoris ejusque tractatione*; ibid., p. 275.— *Status epidemicus Isenacensis per primum semestre anni* 1735; ibid., vol. V, p. 249.—*Observ. de infuso tabaci loco infusi coffeæ assumti*; ibid.—*Obs. in sectione asthmatici et de calculis felleis*; ibid., p. 410. — *Obs. epidemicæ Isenaci cunctatæ*; ibid., vol. VIII, p. 201.—*Obser. de variolis*; ibid.— *Obs de dysenteria Februario mense obveniente*; ibid., p. 202.— *De arthritide cum febre exanthematica ex regiminis vitio, lethali*; ibid., p. 203. — *De gyris ex plumis intra se convolutis et compactis in pulvinaribus repertis, et pro causa febris epidemicæ petechialis cum gravi capitis dolore et delirio vinctis, ridiculè habitis.* Ibid., p. 203.

De abscessibus omenti et hepatis lethalibus. in Actis Acad. Natur. Curios. Vol. V. — *De tussi convulsiva, cum rachitide complicata, lethali*; ibid. — *De morbis quibusdam consequentibus et in phthisin terminatis*; ibid. — *Obs. de passione iliaca ex hernia incarcerata*; ibid., p. 354. — *Obs. de passione iliaca ex calculo intestinali inducta eaque lethali*; ibid., p. 376. — *Obs. de herniâ incarceratâ lethali.* Ibid., p. 360.

D. Joh. Storch's alias Pelargi, Leitung und Vorsorge des hœchsten Gottes, Das ist: Dessen Lebenslauf, Schicksale, fatale Krankheit, und seliger Abschied, nebst dem Sectionsschein. Theils aus dessen Autographo Theils auch mit nœthigen Anmerkungen erklæret, und auf Begehren zum Druck befœrdert von Jakob Storch'en alias Pelargo, Medicinæ Licentiato, wie auch hochfürstl. Sachs. Gothaischen Stadt und Landphysico zu Waltershausen. Eisenach, 1752, in-4.

D. Joh. Storch's Historia hydropis universalis. Das ist: Beschreibung seiner merkwürdigen Wassersucht, benebst geführten Verhalten, Diæt und Cur; dabey die alltæglich vorkommende und bedenkliche Umstænde richtig aufgezeichnet die Abzapfung einer Sehr grossen Quantitæt Wassers angemerkt, und was sich sonsten Bedenkliches dabey ereignet, mit Fleiss von ihm aufgezetze, und nebst beygefügten Lebenslauf und Sectionschein auf Begehren. zum Druck übergeben, und mit einem Register versehen von Jak. Storch'en. Ibid., 1753, in-4.

(Bœrner.—Meusel, *Lexikon*)

STORR (Louis), né à Luchnau, près de Tubingue, le 30 août 1780, fut reçu docteur en médecine dans l'Université de cette dernière ville l'an 1801. Il devint médecin de la cour et membre du département médical de Stuttgard; il fut aussi membre du collége supérieur de censure. Il mourut le 28 décembre 1813.

Diss. inaug. medica exponens amenorrhoeæ metrosymphyticæ exemplum. Tubingue, 1801, in-8.

Untersuchungen über den Begriff, die Natur und die Heilbedingungen der Hypochondrie. Stuttgard, 1805, in-8.

Ueber die Natur und Heilung der Lungenschwindsucht. Ibid, 1809, in-8.

Beytrag zur Naturgeschichte der Consumptionskrankheiten überhaupt und der Lungenschwindsucht insbesondere; in Hufeland's Journal der Heilkunde B. 23. St. 1.

Skizze einer Charakteristik der Krankheiten; ibid., *B.* 24. *St.* 3.

Ueber die Kur der Lungenschwindsucht; ibid. *B.* 25. *St.* 3.

Storr a fourni en outre beaucoup d'articles anonymes à divers journaux.

STRACK (Charles), habile praticien, naquit à Mayence le 14 février 1726. Il prit le grade de docteur en médecine à Erfurt en 1747, et vint se fixer dans sa ville natale. Il fut élevé à divers postes, dont le plus important fut celui de professeur d'institutions de médecine à l'Université de Mayence. Strack mourut le 18 octobre 1806. Ses ouvrages sont tous peu étendus, mais on les estime, parce qu'ils sont le fruit de l'observation.

Diss. de mecanismo, effectu, usu respirationis sanæ. Erfurt, 1747, in-4.

Diss. de reliquis instrumentis, quibus præter contractionem cordis sanguis in circulum agitur. Mayence, 1753, in-4.

Tentamen med. de dysenteria, et qua ratione eidem medendum sit. Ibid, 1760, *in-8.*

Observationes medicinales de morbo cum petechiis, et qua ratione eidem medendum sit. Carlsruhe 1767, in-8. Ibid, 1796, in 8.

Observationes medicinales de colica Pictonum maximeque ob arthritidem. Francfort-sur-le-Mein, 1772, in-8.

De crustâ lacteâ infantum ejusdemque specifico remedio diss. quam scientiarum artiumque liberarum Academia, quæ Lugduni in Galliis est, altero duplici præmio coronavit. Francfort, 1779, in-8.

Zwey akademische Redens: 1 von der Pflege der Kranken, 2 von dem Betrug der Säugammen. Ibid, 1779, in-8.

Ad quæstionem, quam de enervando variolarum miasmate Facult. Paris Med. proposuerat, responsum. Ibid, 1780, in-8. En allemand. Ibid, 1780, in-8.

Diss. de catarrho epidemico anni 1782. Mayence, 1784, in-4.

Observationes medicinales de febribus intermittentibus et qua ratione eidem medendum sit, opus. quod scientiarum, artium atque litterarum academia Divionensis præmio coronavit d. 11. Aug. 1782. Offenbach, 1785, in-8.

Nova theoria pleuritidis veræ, et recta eidem medendi ratio, experimentis demonstrata. Mayence, 1786, in-8.

Das allgemeine Krankenhaus in Mainz. Francfort-sur-le-Mein, 1788, in-8.

Observationes medicinales de diversâ febris continuæ remittentis causâ et quâ diversâ ei medendum sit ratione. Francfort et Mayence, 1789, in-8.

Observationes medicinales de unâ præ cæteris causis, propter quam sanguis e fœminarum utero nimius profluit, atque hæc quo modo submoveri debeat. Berlin, 1794, in-8.

STROTHER (Edward), médecin de quelque réputation, qui vécut à Londres dans la première moitié du dix-huitième siècle. Il est le premier qui, dans un traité des fièvres, ait fait un genre à part de la fièvre puerpérale et qui lui ait donné ce nom. Le titre du dernier de ses ouvrages prouve qu'il se livra à l'enseignement. L'époque de sa mort ne nous est pas connue.

A critical essay on Fevers. Londres, 1716, 1718, in-8.

Evodia; or, a discourse of causes and cures. Londres, 1718, in-8.

Pharmacopœia practica. Londres, 1719, in-8.

An essay on sickness and health. Londres, 1735, in-8.

Materia medica; or a new description of the virtues and effects of all drugs or simple medicines new in use. Translated and improved from the original of P. Herman. Londres, 1727, 2 vol. in-8.

Syllabus prælectionum medicarum. Londres, 1724, in-4.

Practical observations on the epidemical fever which has raged for these two years past. Londres, 1729, in-8.

Prælectiones pharmaco-mathematicæ et medico practicæ; or lectures on the rationals of medicines. Londres, 1731-32, 2 vol. in-8.

STRUVE (Ernest-Frédéric), né à Kiel le 17 janvier 1739, reçu docteur en médecine dans l'Université de cette ville en 1766, exerça l'art de guérir à Neustadt, et mourut au mois d'octobre 1806. Il a écrit un ouvrage sur le danger d'être enterré vivant; en voici le titre, ainsi que celui de sa thèse inaugurale :

Diss. inaug. de ovorum gallinaceorum usu medico. Kiel, 1776, in-4.

Das grosse Unglück einer zu frühzeitigen Beerdigung, aus ältern und neuern Geschichten deutlich erwiesen. Zum Unterricht und zur Warnung besonders des Landmanns aufgesetz. Leipzig, 1785, in-8.

STRUVE (Charles), né à Borna, dans le cercle de Leipzig, le 27 juillet 1750, fut reçu docteur en médecine à Leipzig en 1774, et devint médecin pensionné à Borna. Il mourut le 24 avril 1807.

De additamentis cerevisiæ vegetabilibus. Leipzig, 1774, in-4.

Diss. inaug. de rabiei caninæ therapia. Leipzig, 1774, in-4.

Von inlændischen Gewürzen, nach ihren teutschen und lateinischen Linneischen Namen, der Art ihrer Anwendung, Zubereitung, Aufbehaltung und ihren Kræften, etc. Leipzig, 1801 (1800), in-8, 2e édit. Ibid. 1803, in-8.

Vom Scharlachfieber. Vom Reichischen Fiebermittel. Zum Schrecken der Quacksalber! Von der Verbannung der China in vielen Krankheiten; aus der Erfahrung abgehandelt u. s. w. Leipzig, 1802, in-8.

Versuch einer Physionomik der Erde, oder die Kunst, aus der Oberflæche der Erde auf ihren obern Inhalt zu schlissen. Ibid., 1802, in-8.

Kurzer Unterricht für Taube und Taubstumme. Ibid., 1804, in-8.

Kurzer Unterricht für Eltern und Lehrer der Blinden; nebst Abhandlungen über Erhaltung gesunder Augen Augenschirme, Augen beder, Augenglæser und Brillen u. s. w. Leipzig, 1810, in-8.

STRUVE (Chrétien-Auguste), l'un des auteurs les plus judicieux qui aient écrit sur la médecine populaire, naquit à Gœrlitz en 1767. Il fut reçu docteur en médecine à Leipzig, le 30 mars 1790, après avoir soutenu, sous la présidence de Ludwig, une dissertation fort bien faite. Il se fixa alors dans sa ville natale, où il mourut le 6 novembre 1807. On lui doit des ouvrages intéressans contre les préjugés en médecine, sur les soins à donner aux asphyxiés et aux noyés, sur l'éducation des enfans et sur beaucoup d'autres points de la médecine populaire.

Diss. inaug. de terroris in corpus humanum vi. Leipzig, 1790, in-4.

Gedichte. Ibid., 1793, in-8.

Noth-und Hülfstafel für Ertrunkne, Erfrorne, Erhenkte. 2te *Ausgabe*, Gœrlitz, 1794. 5te *verbesserte Auflage.* Ibid., 1795, in-fol. *Neueste und verbesserte Ausgabe*, Ibid., 1798, in-fol.

Hebammen-Tafel, oder allgemeine Uebersicht des Verhaltens der Hebammen und Mütter bey natürlichen Geburten. Ibid., 1795, in-fol. *Neueste und verbesserte Ausgabe.* Ibid., 1798, in-fol.

Miscellaneen für Freunde der Heilkunde. Breslau, 1796. — 2ter *Theil.* Ibid., 1797, in-8.

Uebersicht der Rettungsmittel in plœtzlichen Lebensgefahren: zum Gebrauch für Wundærzte. Gœrlitz, 1796, in-fol. *Neueste und verbesserte Ausgabe.* Ibid., 1798, in-fol.

Tafel vom tollen Hundbiss, von Giften, vom Verschlucken, Ersticken. Ibid., 1796, in-fol. *Neueste und verbesserte Auflage.* Ibid., 1796, in-fol.

Krankenzettel; 1 Stück. Ibid., 1797, in-fol.

Noth-und Hülfstafel zur Verminderung des Pockenelends. Ibid., 1797, in-fol. *Neueste und verbesserte Auflage.* Ibid, 1798, in-fol.

Neues Handbuch der Kinderkrankheiten, besonders zum Gebrauch für

Eltern und Erzieher. Breslau, 1797, in-8.

Ueber Gesundheitswohl und Volksvorurtheile. Ibid., 1797. 2ter *Band*, Ibid., 1798, in-8.

Versuch über die Kunst, Scheintodte zu beleben und über die Rettung in schnellen Todesgefahren; ein tabellarisches Taschenbuch. Hanovre, 1797, in-8.

Ueber die Erziehung und Behandlung der Kinder in den ersten Lebensjahren; ein Handbuch für alle Mütter, denen die Gesundheit der Kinder am Herzen liegt; zur Erlæuterung der Noth-und Hülfstafel von den Mitteln, Kinder gesund zu erhalten. Ibid., 1798, in-8.

Krankenbuch über die Erhaltung des menschlichen Lebens, Verhütung und zweckmæssige Behandlung der Kranken. 1ster *Band*. Breslau, 1798, in-8.

Unmassgeblicher Vorschlag zur Abschaffung des Luxus bey Begræbnissen; in der Lausitz. Monatsschrift, 1794. *St.* 9.

Ueber einige auch in der Lausitz gewœhnliche Volksvorurtheile bey Krankheiten. Ibid., 1796, *St.* 1.

Ueber einige Vorurtheile bey Behandlung der Blattern, mit besonderer Rücksicht auf die jetzt in Gœrlitz herrschende Blatternepidemie. Ibid., 1797, *St.* 3.

Von den Kinderspielen, in Rücksicht auf die Gesundheit. Ibid., 1798. *Mærz*. *S.* 156-164.

Abhandlungen der Londoner Kœniglichen Gesellschaft zur Rettung Verunglückter und Scheintodter, von 1774-1778; von W. Hawes. 1ster *Band. Aus dem Englischen übersetzt und mit Anmerkungen begleitet*. Breslau, 1798, in-8.

Erklærung Teutscher Sprüchwœrter, in Rücksicht auf Erziehung und Behandlung der Kinder. 1ster *Theil*. Glogau, 1798. — 2ter *Theil*, ibid., 1799, in-8.

Bako von Verulam über die Lebensverlængerung; übersetzt und mit einigen Anmerkungen begleitet. Ibid., 1799, in-8.

Die Kunst, das schwache Leben zu erhalten und in unheilbaren Krankheiten zu fristen. 1ster und 2ter *Theil*. Hanovre, 1790. 3ter *Theil*. Ibid., 1800, in-8.

Gesundheitslehre, nebst einer fasslichen Anleitung, Scheintodte und Verunglückte ins Leben zurückzurufen und Vorsichtigkeitsregeln zur Verhütung der gewœhnlichen Lebensgefahren; ein Handbuch für alle Stænde. Brunswick, 1799, in-8.

Neue Noth-und Hülfstafel für den Bürger und Landmann. Hanovre, 1799, in-8.

Winke über die Rettungsmittel bey plœtzlich gehemmter Lebenskraft, von A. Fothergill; aus dem Englischen übersetzt und mit einigen Anmerkungen begleitet. Nebst Zusætzen, enthaltend Bemerkungen über die Rettung Scheintodter und einige merkwürdige Rettüngsfælle aus den Berichten der Londoner konigl. Gesellschaft der Humanitæt vom Jahr 1797 *bis* 1799. Breslau, Hirschberg et Lissa, 1800, in-8.

Tabellarische Uebersicht zum Behuf des Krankenexamens, zum Gebrauche für angehende Aerzte und Wundærzte. Hanovre, 1800, in-fol.

Wie kœnnen Schwangere sich gesund erhalten, und eine frohe Niederkunft erwarten? Nebst Verhaltungsregeln für Wœchnerinnen. Ibid., 1800, in-8.

Triumph der Heilkunst, oder durch Thatsachen erlæuterte praktische Anweisung zur Hülf in den verzweiflungsvollesten Krankheitsfællen; ein Repertorium für Aerzte und Wundærzte. 1ster Band. Breslau, Hirschberg, *u.* Lissa, 1800.—*2ter Band.* Ib. 1801, *3ter B.* 1802. *4ter* 1803. *5ter B.* 1804, in-8. On trouve une analyse critique de cet ouvrage dans la *Gazette de Salzbourg.*

Ueber die Vernachlæssigung der Kærperlichen Erziehung des weiblichen Geschlechts; in dem Reichsanzeiger, 1798, *Nr.* 234.

Vorschlag zu einer neuen Anwendungsart der Electricitæt (Pneumatische Electricitæt); in Hufeland's Journal der prakt. Heilkunde B. 7. *St.* 2. *Nr* 6. (1799.)

Einige Bemerkungen über die Wirkungen des Schreckens auf den menschlichen Kærper; in der Lausitz. Monatschr. 1799. *St.* 4. *S.* 213-230. *St.* 5. *S.* 266-275.

Beantwortung der Fragen: Wie kann man dem Scharlachfieber vorbauen? und wie muss man sich dabey verhalten? Ibid. *St.* 6. *S.* 360-365.

Wilhelm Blair, Wundarztes am Hospital für Venerische am Krankenhause zu Finsburg, neueste Erfahrungen über die venerische Krankheit mit kritischen und praktischen Beobachtungen über die antivenerischen Wirkungen der Sauerstofsmittel. Aus dem Englischen übersetzt. Glogau, 1801, in-8.

Die Wissenschaft des menschlichen Lebens; ein praktisches Handbuch für Alle, die nicht umsonst in der Welt zu seyn wünschen. 1ster Band. Hanovre, 1801. — *2ter und letzter Band.* Ibid., 1804.

Heilungsmethode nach Grundsætzen der Erfahrung. Breslau, 1801, in-8.

Anleitung zur Kenntniss und Impfung der Kuhpoken; nebst einer Reihe eigener Beobachtungen über diesen Gegenstand. Breslau et Leipzig, 1801, in-8.

System der medicinischen Electricitæts-Lehre, mit Rücksich auf den Galvanismus. 2 Theile; Mit Kupfern. Ibid. 1802 in-8.

Untersuchungen und Erfahrungen über die Scharlachkrankeit. Hanovre, 1803, in-8.

Der Gesundheitsfreund der Jugend, oder praktische Anweisung, wie man in der Jugend der Grund zu einer dauerhaften Gesundheit legen und sie bis ins spæteste Alter erhalten kænne. Ibid., 1803, in-8.

Der Gesundheitsfreund des Alter oder praktische Anweisung, wie man im Alter seine Gesundheit erhalten, sein Leben verlængern und froh geniessen kænne. Ibid., 1804, in-8.

Der medicinische Rathgeber in den gewæhnlichsten Krankheiten; ein Alphabetisches Taschenbuch zunæchst für den Bürger und Landmann. Ibid., 1804, in-8.

Galvanodesmus, ein besonders in Krankheiten nützlicher, leicht transportabler und unverzüglich anwendbarer Galvanischer Apparat, erfunden und beschrieben u. s. w. Mit einem Kupfer. Ibid., 1804, in-8.

Anlagen zu Menschenwohl und Lebensglück. 1ster Band. Breslau, 1805, in-8.

Ueber Kinder und Kindererziehung für das menschliche Leben; als ein Anhang zu dem Buche über die Erziehung und Behandlung der Kinder in den ersten Lebensjahren. Hanovre, 1806, in-8.

In wie fern kænnen und sollen die Geistlichen zur Verbreitung der Schutz-pocken wirken. Leipzig, 1807, in-8.

Kuhpocken-Impfung zu Gœrlitz in der Oberlausitz; in dem Reichsanzeiger 1801. *S.* 1373-1378.

Das einzige Mittel zur Sicherung gegen den Tod und die Entstellung durch Kinderblattern. Ein Wort für Væter und Mütter. Hanovre, 1802, in-8.

Flehentliche Bitte der Kinder an ihre Eltern, sie nicht durch die bæsen Blattern verderben zu lassen. 1801, in-8.

(*Med. chir. Zeitung.* — *Allg. med. Annalen.* — Sprengel. — Meusel.)

STRUVE (Louis-Auguste), né à Altona le 18 août 1795, commença ses études médicales à Dorpat; il servit comme médecin volontaire dans les hôpitaux militaires de Riga; il fut reçu docteur en médecine et en chirurgie à l'Université de Kiel en 1815, puis il pratiqua l'art de guérir à Elmshorn, dans le Holstein. En 1823, il fut appelé à Dorpat pour y occuper la chaire de thérapeutique et de clinique; il y entra en fonctions au mois de février 1824. Il mourut le 15 avril 1828.

Diss. inaug. exhibens insignem casum rupturæ uteri, post mortem puerperæ demum ex sectione cognitæ. Kiel, 1815, in-4.

Ueber die aussatzartige Krankheit Holsteins, allgemein daselbst die Marskrankheit genannt. Ein Beytrag zur Kenntniss der pseudosyphilitischen Uebel. Altona, 1820, in-8.

Ueber Diæt-Entziehungs-und Hungercur in eingewurzelten chronischen, namentlich syphilitischen und pseudosyphilitischen Krankheiten. Ein Beytrag zur Therapie der chronischen Krankheiten. Altona, 1822, in-4, fig.

Commentatio de phlegmasia alba dolente, quindecim observationes practicas continens. Tubingue, 1826, in-4.

Ueber die Erkenntniss und Cur acuter und chronischer krankheiten. Riga et Dorpat, 1827, in-8.

Historischer Bericht über die Leistungen des medicinischen Klinikums der kaiserl. Universitæt zu Dorpat. Denkschrift der medicinischen Facultæt zur fünf und Zwanzigjæhrlichen Stiftungsfeier Dorpat, 1827.

Beobachtungen über die aussatzartigen Krankheit Holsteins; in Rusts Magazin für die gesammte Heilkunde. T. VIII, p. 377.

Beschreibung der vorzüglichsten, von ihm beobachteten Formen des Aussatzes. Ibid., t. XVI, p. 820.

L'ouvrage suivant de Struve a été publié après sa mort.

Synopsis morborum cutaneorum secundum classes, genera, species et varietates. Uebersicht der Hautkrankheiten nach ihren Classen, etc. Berlin, 1829, in-fol. avec 4 planches coloriées.

(Recke *und* Napiersky, *Lexicon.*)

STUART (Alexandre), docte médecin, qui vécut dans la première moitié du dix-huitième siècle, résida à Londres, et fut membre de la Société royale. Il a écrit sur la structure des muscles et sur leur contraction; ses travaux nous ont procuré quelques observations anatomiques neuves sur le premier de ces points, et beaucoup d'idées hypothétiques sur le second.

Dissertatio de Structura et Motu Musculorum. Leyde, 1711, in-4. Bordeaux, 1737, in-12. *A splendid edition, with plates.* Londres, 1738, in-4.

Discoveries and improvements in anatomy and surgery. Londres, 1738, in-8.

Three croonian lectures on muscular motion; read before the royal society. Londres, 1739, in-4.

Account of some water-spouts observed in the Mediterranean. *Phil. Trans.* 1702. *Abr. IV*, p. 647.

An explanation of the figure of a pagan temple at Cannara, in Sulcet, 1709. *Abr. V*, p. 501.

On the use of the bile in the animal œconomy, from an observation on a wound in the gall bladder. Ib. 1730, *Abr. VII*, p. 407. — *Experiments to prove the existence of a fluid in the nerves.* Ib. p. 550. — *On the use of the bile in the animal œconomy.* Ib. p. 577. — *Of a white liquor like milk separating from blood instead of ordinary serum.* Ib. 1736, *Abr. VIII*, p. 79. — *On an obstruction of the biliary ducts.* Ib. 1738, p. 232.

STUTZ (Wenzel Aloys), né à Schwæbisch-Gmünd le 28 septembre 1772, fut reçu docteur en médecine à Altorf en 1795. Il fut nommé deuxième médecin pensionné de sa ville natale en 1797, et premier médecin deux ans après. Il mourut le 12 mai 1806. Stutz fournit pendant plusieurs années une correspondance médicale aux Annales d'Altembourg.

Diss. inaug. sistens examen systematis Brunoniani physiologici. Altorf, 1795, in-4.

Berichtigung der Darstellung von Brown's neuem System der Medicin; in dem Journal der Erfindungen u. s. w. St 3. (*Heilbr.* 1796.)

Einige Worte über unsere recensirende Journale und gelehrte Zeitungen. in dem Anzeiger 1798. *S.* 249-254.

Vorschlag, das gelehrte Teutschland des Hofraths Meusel betreffend; ibid, S. 1185-1190.

Beytræge zu einer medicinischen Topographie der Reichstadt Schwæbisch-Gmünd; in der Medicinischen Nationalzeitung (*Altemberg*, 1798) *Oktober.*

Vorlæufige Bekanntmachung einer neuen und sichern Kurart des Wundstarrkrampfs (*Tetanus traumaticus*), *bestætigt durch zwey merkwürdige Fælle, nebst verschiedenen Bemerkungen; in Hartenkeil's medic. chir. Zeitung* 1800, 6. *n.* 19.

Alcalien, die wirksamsten, aber bisher græstentheils übersehenen Heil-

mittel in den wichtigsten Krankheiten; in Hufeland's Journal der prakt. Heilkunde. B. 10. St. 4. Nr. 1.

Ueber die Verbindung der Medicin mit der Chirurgie, eine Preisschrift; ibid., B. 12. St. 1.

Ueber Medicin und Chirurgie, in Beziehung auf den Staat; nebst einem Anhang eine Skizze der Medicinalpolizey enthaltend. Stuttgard, 1803, in-8.

Abhandlung über den Wundstarrkrampf. Ibid., 1804, in-8.

Schriften, physiologischen und medicinischen inhalts. 1ster. Band. Berlin, 1805, in-8.

Stutz a encore fourni d'autres articles à divers journaux.

STYX (Martin-Ernest), né à Riga le 19 décembre 1759, fit ses études médicales à Iéna, et y fut reçu docteur en médecine et en chirurgie en 1782. Il visita ensuite Gottingue et Strasbourg, puis il passa en Russie. Après avoir subi des examens, il fut nommé médecin pensionné de la ville et du cercle de Gdon, puis au bout de six mois, médecin pensionné de Saint-Pétersbourg, l'année suivante, médecin directeur des hôpitaux d'Oremburg, et six ans après, médecin en chef des hôpitaux militaires de Riga. Il donna sa démission pour rester fixé dans cette ville en 1793. Quand l'Université de Dorpat fut créée en 1800, Styx y fut nommé professeur d'hygiène, de matière médicale, d'histoire de la médecine et de bibliographie médicale. Il devint professeur émérite en 1826, et mourut le 13 mars 1829.

Descriptio anatomica nervi cruralis et obturatorii, icone illustrata. Iéna, 1782, in-4.

Ueber den Missbrauch des Aderlassens in den nœrdlichen Provinzen Russlands: für Leser aus allen Stænden. Riga, 1793, in-8.

Programma de Russorum balneis calidis et frigidis. Part. 1. Dorpat, 1802, in-4.

Ideen über populære Arzneykunde, nebst Inhaltsanzeige der populæren medicinischen Vorlesungen für die Zuhœrer derselben. Ibid., 1802, in-8.

Beytrag zur Geschichte der verlarvten und ansteckenden Wechselfieber; in Pfaff's und Scheel's Nord. Archiv für Natur-und Arzney, St. 1. (1799.)

Handbuch der populæren Arzneywissenschaft für die gebildeten Stænde in den nœrlichen Provinzen Russland's, insonderheit für Landgeistliche und Grundbesitzer in Kur-Lief-und Ehstland. 1ster Theil. Riga, 1803, in-8.

Oratio de medicinæ popularis necessitate et utilitate; in Jæsch'ens Geschichte der Feyerlichkeiten bey Erœffn. der Univ. zu Dorpat. S. 53-63 (1803).

Rede über den geselligen Verkehr der Studirenden mit den gebildeten Stændern, gehalten bey dem feyerlichen Rectorats-wechsel an 15 sept. 1814. Dorpat, in 8.

Ueber die Heilkræfte der Vandflechte, als neu entdecktes, inlændis-

ches Substitut der Chinarinde. Dorpat, 1817, in 8.

Sichere Heilart der Keichhustens; in Hufeland's Journal etc. B. VII. 1799.

Bedenkliche Wirkungen der Brechmittel in Magenkrampf von Aergerniss gegen Hrn. D. Conradi. Ibid., B. VIII

Styx a fourni des articles à divers autres journaux.

(Recke und Napiersky, *Lexikon.*)

SUCKOW (Guillaume-Charles-Frédéric), né à Iéna le 29 décembre 1770, fut reçu docteur en médecine en 1795, devint professeur extraordinaire de médecine à Iéna en 1801, conseiller à la cour de Weimar en 1809, professeur ordinaire en médecine en 1816.

Diss. inaug. exhibens Toxicologiæ theoreticæ delineationem P. I, II. Iéna, 1795, in-8.

Pharmakopœ für klinische Institute und selbstdispensirende Aerzte, Iéna, 1807, 1810, 2 part. in-8.

Progr. Historia phtiseos pulmonalis purulentæ in femina gravida ortæ et post partum sponte sanatæ. Iéna, 1832, in-4.

Progr. Animadversiones in tracheitidem infantum. P. I, II. Iéna, 1823-1824, in-4.

SUE (Jean-Joseph), anatomiste de mérite, naquit à la Coll-Saint Poll, département du Var, en 1710. Il commença sous un chirurgien du pays ses premières études, et vint à Paris, où son frère, Jean Sue, qui fut depuis membre de l'Académie royale de chirurgie, tenait une position honorable entre les gens de l'art. Jean Joseph Sue se fit inscrire au nombre des élèves de l'Hôtel-Dieu, et se mit en pension chez l'anatomiste Verdier. Il profita des leçons de cet habile maître, et fut bientôt en état de le suppléer dans ses leçons, et lui succéda, en 1754, comme professeur d'anatomie au Collége royal de chirurgie. En 1761, il fut nommé substitut du chirurgien en chef de l'hôpital de la Charité, place qu'il occupa près de vingt-cinq ans. Il mourut le 10 décembre 1792. Il était membre de l'Académie royale de chirurgie, de la Société royale de Londres, de celle de Philadelphie et de plusieurs autres. Il était aussi professeur d'anatomie à l'Académie royale de peinture et de sculpture.

Sue a publié une traduction de Monro, enrichie de grandes et belles planches; on attribue la traduction de l'ouvrage anglais à madame d'Arconville. Ses propres ouvrages sont les suivans:

Traité des bandages et appareils. Paris, 1746, in-12. Ibid., 1761, in-12.

Abrégé d'anatomie. Paris, 1748, in-12, 2 vol. Ibid., 1754, in-12, 2 vol.

L'anthropotomie, ou l'art d'injecter, de disséquer, d'embaumer et de conserver toutes les parties du corps humain. Paris, 1749, in-12. Ibid., 1765.

Discours prononcé aux écoles de chirurgie en 1750. Paris, 1750, in-8.

Élémens de chirurgie. Paris, 1755, in-12.

On trouve quelques mémoires et observations de Sue dans les Mémoires de l'Académie des sciences et dans ceux de l'Académie royale de chirurgie.

SUE (JEAN-JOSEPH), fils du précédent, succéda à son père dans les places de chirurgien de l'hôpital de la Charité et de professeur d'anatomie à l'Académie de peinture et de sculpture. Il mourut en 1831, ayant publié, outre une traduction de l'anatomie comparée de Monro, les ouvrages suivans, qui n'ont qu'une médiocre valeur.

Élémens d'anatomie à l'usage des peintres, des sculpteurs et des amateurs. Paris, 1788, in-4, fig.

Essai sur la physionomie des corps vivans, considérés depuis l'homme jusqu'à la plante. Paris, 1797, in-8.

Opinion sur le supplice de la guillotine et sur la douleur qui survit à la décollation. Paris, 1796, in-8.

Recherches physiologiques et expérimentales sur la vitalité, suivies d'une nouvelle édition de l'Opinion sur le supplice de la guillotine. Paris, 1797, in-8.

SUE (PIERRE) neveu du premier Jean Joseph, et fils de Jean Sue, prévôt du collége, et membre de l'Académie de chirurgie, naquit à Paris, le 28 décembre 1739. Reçu maître en chirurgie en 1763, il succéda à son père dans l'emploi de chirurgien de la ville de Paris. En 1767, il fut nommé professeur et démonstrateur à l'école pratique, et en 1790 il succéda à Hevin dans la chaire de thérapeutique; enfin il devint prévôt du collége de chirurgie, et, après la mort de Louis, il fut nommé secrétaire par intérim de l'Académie royale de chirurgie. Lors de l'institution de l'École de santé de Paris, Sue fut nommé bibliothécaire. Il fut chargé en même temps de l'enseignement de la bibliographie médicale. Après la mort de Leclerc, il passa de cette chaire à celle de médecine légale et d'histoire de la médecine. Il mourut le 28 mars 1816.

Sue fut un homme de cabinet; il aimait les livres et ne manquait pas de mémoire; mais il s'en faut de beaucoup que ses ouvrages soient propres à lui assurer la réputation d'*érudition remarquable* qu'on lui a trop légèrement attribuée. Tout ce qu'on peut dire de lui, c'est qu'il fut un écrivain laborieux, et que quelques uns de ses ouvrages ne sont pas sans utilité. Le principal est son histoire du galvanisme.

Les aphorismes de chirurgie de Boerhaave commentés par Van-Swieten. Trad. en français par Louis. Paris, 1768, in-12, 7 vol. — C'est Sue qui a traduit la moitié de cet ouvrage.

Institutions de pathologie. Traduit du latin de Gaubius. Paris, 1770, in-8, Ibid., 1788.

Dictionnaire portatif de chirurgie, formant le tome III du Dictionnaire de santé. Paris, 1771, in-8. Troisième édition. Ibid., 1788, in-8.

Précis historique sur la vie et les ouvrages de Jean Devaux. Paris, 1772, in-8.

Discours aux écoles de chirurgie sur l'élection de P. Sue à la charge de prévôt. Paris, 1774, in-8.

Extrait des mémoires littéraires et critiques sur la médecine. Paris, 1776, in-8.

Essais historiques, littéraires et critiques sur les accouchemens. Paris, 1779, in-8, 2 vol.

Discours historique et analytique sur les sujets de prix relatifs à l'hygiène chirurgicale, proposés par l'Académie de chirurgie de 1775 à 1783. Paris, 1784, in-8.

Anecdotes historiques et littéraires sur la médecine. Paris, 1785, in-12, 2 vol.

Examen des nouvelles instructions bibliographiques historiques et critiques de médecine. Paris, 1786, in-8.

Réflexions sur l'article du réglement militaire qui établit six chirurgiens-majors pour la garde nationale. Paris, 1789, in-8.

Séance publique de l'Académie de chirurgie, du 11 avril 1793, contenant: 1. L'annonce du prix; 2. Discours historiques et critiques sur la vie et les ouvrages des citoyens Sue frères. Paris, 1793, in-8.

Sur la bibliographie médicale. Paris, 1796, in 8.

Éloge de Poissonnier. Paris, 1798, in-8.

Discours au Corps-Législatif sur le cours de bibliographie de l'école de santé. Paris, 1798, in-8.

Mémoire historique, littéraire et critique, sur la vie et sur les ouvrages tant imprimés que manuscrits de Jean Goulin, professeur de l'histoire de la médecine, à l'École de médecine de Paris. Paris, an VIII, in-8.

Histoire du galvanisme, et analyse des différens ouvrages publiés sur cette découverte. Paris, 1802, in-8, 4 vol.

Mémoire sur l'état actuel de la chirurgie à la Chine. Paris, 1802, in-8.

Éloge historique de Xavier Bichat. Paris, 1803, in-8.

Observations, remarques et réflexions sur quelques maladies des os. Paris, 1806, in-8.

Discours prononcé à la rentrée de l'École de médecine de Paris, le 9 novembre 1807. Paris, 1807, in-4.

Éloge historique de P. Lassus. Paris, 1808, in-8.

Les Mémoires de la Société médicale d'émulation de Paris contiennent plusieurs articles de Sue.

SWALWE (Bernard), né à Embden, dans l'Ost-Frise, vers l'an 1625, fut reçu docteur en médecine à Leyde, et s'établit à Harlingen, où il devint médecin pensionné et membre du conseil de l'Amirauté. Vivant sous le règne des doctrines chémiatriques, il n'en fut point, comme on l'a dit, un zélé partisan, mais il ne sut pas non plus s'affranchir de leur joug, et ce n'est qu'avec circonspection qu'il exposa les objections qu'on pouvait élever contre elles.

Disquisitio therapeutica generalis, sive methodus medendi ad recentiorum dogmata adornata et Waleanæ methodo conformata. Amsterdam, 1657, in-12. Iéna, 1677, in-12.

Ventriculi querelæ et opprobria. Amsterdam, 1664, in-12. Ibid., 1669, in-12. Ibid., 1675, in-12.

Pancreas pancrene, sive pancreatis et succi ex eo profluentis commentum succinctum. Amsterdam, 1667 in-12. Iéna, 1678, in-12.

Naturæ et artis instrumenta publica, alcali et acidum, per Neochnum et Palæphatum hinc indè ventilata et praxi medicæ superstructæ præmissa. Amsterdam, 1667, in-12. Ibid., 1770, in-12. Francfort, 1677, in-18.

(Haller. — Eloy. — Sprengel.)

SWIETEN (Gérard van), l'un des disciples les plus célèbres de Boerhaave, et l'un des plus savans pathologistes du dernier siècle, naquit à Leyde, le 7 mai 1700. Il fit ses études médicales d'abord dans sa ville natale, puis à Louvain, et de nouveau à Leyde, où il s'attacha d'une manière particulière à l'enseignement de Boerhaave. Il fut reçu docteur en médecine en 1725; il se livra longtemps encore à l'étude et à l'observation des malades avant de pratiquer son art; Marie-Thérèse, reine de Hongrie et de Bohême lui fit de brillantes offres pour l'appeler auprès d'elle en qualité de premier médecin; il se rendit à ses instances quand elle fut devenue impératrice, et alla à Vienne en 1745. Au titre de premier médecin de l'impératrice il joignit celui de président perpétuel de la Faculté de médecine de l'Université de Vienne, et de directeur des affaires médicales dans tout l'empire. Il fut aussi directeur du service médical des armées, et inspecteur supérieur de la bibliothèque impériale. Il vécut au milieu des honneurs, et fit tourner au profit de la science et de la profession médicale en Autriche les avantages de sa haute position. Van Swieten mourut le 18 juin 1772. Il n'y a point d'ouvrage qui représente mieux l'ensemble des connaissances qu'on avait en pathologie médicale avant le milieu du dernier siècle, que ses commentaires sur les aphorismes de Boerhaave. Ce n'est pas son seul ouvrage.

Diss. inaug de arteriæ fabricâ et efficaciâ in corpore humano. Leyde, 1725, in-4.

Commentaria in Hermanni Boerhaave aphorismos de cognoscendis et curandis morbis. T. I. Leyde, 1741, in-4, *recus.* Ibid., 1745. Turin, 1745. Venise, 1745. Paris, 1745, in-4. *T. II.* Leyde, 1745. Turin, 1745. Venise, 1745. Paris, 1745. *T. I et II.* Hildburghausen, 1747. *T. III-V.* Leyde, 1753-1772, in-4. Tous ces volumes furent réimprimés comme les précédens. Ensemble, Wurzbourg, 1787-1791, in-8, 11 vol. Tubingue, 1791, in-4. 8 vol.

Diverses parties de ce grand ouvrage ont été traduites en français :

Traité de la péripneumonie de Boerhaave commenté par van Swieten, avec un discours préliminaire, par Paul. Paris, 1761, in-12.

Traité de la pleurésie, traduit et avec un discours préliminaire par Paul. Paris, 1763, in-12.

Commentaires sur les aphorismes d'Hermann Boerhaave, de la connaissance et de la cure des maladies, par M. van Swieten; trad. en français par Moublet. *Traité des fièvres.* Lyon, 1770, in-12, 6 vol.

Les aphorismes de chirurgie de Boerhaave, commentés par van Swieten. Trad. par Louis (et Sue). Paris, 1768, in-12. 7 vol.

Autres ouvrages de van Swieten.

Description abrégée des maladies qui règnent le plus communément dans les armées, avec la méthode de les traiter. Vienne, 1759, in-8. Ibid., 1760, in-8.

Constitutiones epidemicæ et morbi potissimum Lugduni Batavorum observati, ex ejusdem adversariis edidit Maximilianus Stoll. Vienne et Leipzig, 1782, in-8, 2 vol., et in-4.

(*Éloge, dans les Mém. de l'Acad. des sciences.* — Baldinger. Gruner, *Almanach.* — Saxius, *onomast.*)

SYDENHAM (Thomas), l'un des plus grands observateurs parmi les modernes, surnommé l'Hippocrate anglais, naquit en 1624 à Winfdor-Eagle, dans le comté de Dorset. Il avait passé quelque temps à l'université d'Oxford, quand les troubles de la guerre civile l'obligèrent à se retirer à la campagne. Quelque temps après, se trouvant à Londres auprès de son frère malade, il vit le docteur Thomas Coxe, qui donnait des soins à ce dernier, et qui l'exhorta à prendre le parti de la médecine. Quoiqu'il n'eût jamais eu, comme il le dit lui-même, la moindre pensée d'embrasser cette profession, les exhortations du docteur firent assez d'impression sur son esprit pour le déterminer entièrement. Il alla étudier à l'université d'Oxford, et après y avoir passé quelques années, il revint à Londres, où il commença à pratiquer. Il fut heureux dans l'exercice de son art, et bientôt il passa pour le plus habile praticien de Londres. Il mourut le 29 décembre 1689. Sydenham a été placé par les historiens à la tête des empiriques modernes. Cette place lui était due en tant qu'il est un des premiers qui aient compris toute la portée du vœu formé par Bacon de voir enfin un recueil d'observations sur tous les points dont notre science s'occupe; mais, à d'autres égards, Sydenham ne mérite pas moins de figurer parmi les dogmatistes, et même parmi les dogmatistes à hypothèses. On aime à l'entendre, après avoir fait l'aveu de son ignorance absolue sur la cause de l'intermittence des fièvres, s'exprimer de la manière suivante :

« Je n'ambitionne point le nom de philosophe; et quant à ceux qui se flattent de mériter ce titre et qui me blâmeront peut-être de n'avoir pas essayé de pénétrer dans ces mystères, je les prie de vouloir bien, avant de condamner les autres, m'expliquer certaines opérations de la nature qui sont communes et ordinaires. Par exemple, je leur demanderais volontiers d'où vient qu'un cheval arrive à 7 ans à son plus grand accroissement, et un homme à 21 ans? D'où vient qu'entre les plantes, les unes fleurissent au mois de mai, les autres au mois de juin, et d'autres en d'autres temps, pour ne rien dire d'une infinité d'autres choses. »

Mais Sydenham, qui pose là un principe si juste de philosophie médicale, ne s'avise que trop souvent lui-même de chercher à expliquer des choses inexplicables.

Doué à un haut degré de l'esprit d'observation, il s'attaqua à l'un des sujets les plus obscurs sans contredit dont le médecin ait à s'occuper, à l'étude des épidémies. Il a servi depuis de modèle à tous ceux qui ont tenté de courir la même carrière. Malheureusement, il s'était fait une fausse idée du degré d'utilité des observations particulières; il les dédaigna et crut faire mieux en ne donnant que des *Observations générales*. Une foule d'auteurs, qui n'avaient pas à beaucoup près au même degré que lui la faculté de voir juste et de voir profondément, ont fait comme lui sous ce rapport; d'où il résulte que leurs écrits n'ont pas même l'avantage de fournir des matériaux utiles. Les œuvres de Sydenham, pour être utiles, réclament des lecteurs déjà formés, et ne sauraient remplir les vues de ceux qui ont prétendu en faire un ouvrage classique.

Entre les maladies dont Sydenham nous a transmis l'histoire, figure la peste qui régna à Londres en 1665 et 1666. Il ne l'avait pourtant pas observée, car dès le principe de la contagion la crainte l'avait décidé à fuir la capitale, et à donner ainsi l'exemple d'une lâcheté (dont nul entre les médecins de la même époque ne s'est sans doute rendu coupable.)

Sydenham écrivit ses ouvrages en anglais, puis les remit à J. Mapletoft et G. Havers, qui les traduisirent en latin. Ce furent ces traductions qui furent livrées à la publicité, et les originaux furent détruits.

Methodus curandi febres propriis observationibus superstructa. Londres, 1666, in-8. — 1668, in-8. — 1683, in-8. — Amsterdam, 1666, in-12.

Le même ouvrage parut sous le titre suivant :

Observationes medicæ circa morborum acutorum historiam et curationem. Londres, 1676, in-8. — Genève, 1683, in-12.

Epistola responsoria ad Rob. Brady, de febribus posteriorum annorum et rhumatismo. — Epistola responsoria II ad H. Paman de lue venereâ. Londres, 1680, in-8.

Dissertatio epistolaris ad G. Cole de observationibus nuperis circa curationem variolarum confluentium, nec non de affectione hystericâ. Londres, 1682, in-8. — 1683, in-8. — Francfort, 1683, in-8.

Diss. de febre putridâ variolis confluentibus superveniente et de mictu sanguineo et calculo. Londres, 1682, in-8.

De podagrâ et hydrope. Londres, 1683, in-8.

Schedula monitoria de novæ febris ingressu. Londres, 1688, in-8.

Processus integri in omnibus fere morbis curandis. Londres, 1693, in-12. — 1695, in-12. — 1702, in-8. — 1717, in-8. — 1726, in-8. — Amsterdam, 1696, in-8. — Genève, 1696, in-8. — Venise, 1696, in-8. — Edimbourg, 1750, in-8.

Opera omnia. Londres, 1685, in-8. — 1705, in-8. — 1734, in-8. — Amsterdam, 1683, in-8. — 1687, in-8. — Leipzig, 1695, in-8. — 1711, in-8. — Genève, 1684, in-12. — 1696, in-8. — 1716, in-4. — 1723, in-4. — 1737, in-4, 2 vol. — 1757, in-4, 2 vol. — Leyde, 1726, in-8. — 1741, in-8. — 1754, in-8. — Venise, 1735, in-fol. — 1762, in-fol. — Lyon, 1737, in-4. — En anglais, avec des notes de J. Swan : *The entire works, etc.* Londres, 1742, in-8. — Ibid., 1753, in-8.

OEuvres de médecine pratique de Thomas Sydenham, médecin du XVIIe siècle, et célèbre praticien de Londres; traduites en français sur la dernière édition anglaise, par A. F. Jault. Paris, 1776, in-8. — Avignon, 1799, in-8. — Nouvelle édition, revue d'après la traduction latine, et augmentée de notes explicatives et critiques, et d'un discours apologétique sur Sydenham, par J. B. Th. Baumes. Montpellier, 1816, in-8, 2 vol. — Avec une notice sur Sydenham et ses écrits, par Prunelle. Ibid., 1816, in-8, 2 vol.

(Sydenham.—Haller.—Prunelle.—Baumes.)

T

TABOR, docteur en médecine, né en 1757, pratiqua l'art de guérir à Francfort-sur-le-Mein, et mourut le 10 novembre 1795. On lui doit d'assez nombreuses traductions, et quelques opuscules.

Entwurf ueber die Heilkræfte der Natur. Francfort, 1787, in-8.

Ueber den Gebrauch und Missbrauch der Peruvianischen Rinde. Heidelberg, 1788, in-8.

Ueber den thierischen Magnetismus. Heidelberg, 1790, in-8.

Franzoesische medicinische Literatur, oder Auszuege aus der neuesten franzoesischen Werken ueber Physik, Medicin und Oekonomie. Heidelberg, 1790, in-8.

Collectio dissertationum et programmatum, quæ in usus medicos elaboravere inclyt. Acad. Heidelberg. professores. Heidelberg, 1791, in-8.

Apologie des Lebens, und der Meinungen Bahrdt's. Durkheim, 1791, in-8.

Abhandlung ueber Nervenschwæche, nebst neuer Muthmassung ueber die Nervenfluessigkeit. Durkheim, 1792, in-8.

Anweisung fuer Hypochondristen, ihren Zustand gehoerig einzusehen und zu verbessern. Durkheim, 1793, in-8.

(Meusel.)

TABARRANI (Pierre), anatomiste distingué, naquit le 3 mai 1702 à Lombrici, dans l'état de Lucques. Il fit ses études médicales à Pise. Après sa réception au doctorat, il alla à Florence, où il commença à pratiquer dans l'hôpital de Santa-Maria-Nuova. Le cardinal Salviati l'emmena avec lui à Rome en qualité de son médecin. Dans cette ville, l'archiatre pontifical Leprotti lui procura la faculté de disposer de tous les cadavres dont il pourrait avoir besoin pour ses travaux, et il se livra avec ardeur à des recherches anatomiques, dont il publia les résultats. Une longue maladie de son frère le rappela à Lucques et l'y retint longtemps. Quand il en partit, ce fut pour aller à Bologne, où il passa plusieurs années. Le désir de lier connaissance avec Morgagni le conduisit à Padoue, où il resta jusqu'en 1759, qu'il fut appelé à Sienne pour y remplir une chaire d'anatomie. Non seulement il l'occupa avec beaucoup de distinction, mais il fit renaître dans l'Université le goût de l'anatomie qui s'y était éteint, depuis quinze ans que l'enseignement anatomique et les dissections y avaient été suspendus. Devenu aveugle à l'âge de 63 ans, Tabarrani eut pour suppléant son disciple, devenu depuis si célèbre, Paul Mascagni. En 1780, Tabarrani fut atteint d'une gangrène spontanée du pied droit, et il succomba le 5 du mois d'avril.

Lettere di P. Tabarrani. Lucques, 1764, in-4.

Les *Atti dell' academia degli fisicocritici* de Sienne, contiennent de nombreuses observations de Tabarrani.

Tabarrani est auteur de deux lettres anonymes sur la coupe de la forêt de Viareggio, où il fait voir que cette coupe peut être préjudiciable à une grande étendue de pays. La première de ces lettres a eu deux éditions, dont la dernière, faite à Bassano, est de 1742; la seconde fut imprimée à Pesaro en 1744, in-4.

On doit en outre à Tabarrani:

Observationes anatomicæ. Lucques, 1753, in-4. — Elles avaient paru auparavant dans les *Memorie dei Valentuomini.*

Tabarrani est encore auteur d'un ouvrage composé de trois lettres, l'une sur le flux du sang; l'autre sur l'opération de l'hydrocèle; la troisième sur les ventricules du cerveau, sur les muscles intercostaux, et sur le larynx (Lucques, 1764, in-4). On lui doit de plus des lettres médico-anatomiques (Sienne, 1766, in-4.), et divers mémoires insérés parmi ceux de la Société de Bologne.

(*Esprit des journaux*, 21 janvier 1780.)

TACCONI (Cajetan), anatomiste habile et praticien distingué, fut lecteur public en médecine à l'Université de Bologne, et enseigna la chirurgie dans l'hôpital Sainte-Marie-de-la-Mort, de la même ville. Ses écrits sont peu nombreux, mais remarquables par l'esprit d'observation, et par les faits curieux qu'ils contiennent. Tacconi a fourni divers articles aux Actes de l'Institut de Bologne, et publié séparément :

Notizia della ferita e della cura chirurgica seguita in Giovanni Prati di Bologna. Bologne, 1738, in *fol.*

De nonnullis cranii ossiumque fracturis. Bologne, 1751, in-4

De raris quibusdam hepatis aliorumque viscerum affectibus observationes. Bologne, 1740, in-4. — *Egregius labor*, dit Haller, en parlant de cet ouvrage.

TACHENIUS (Othon), fameux chemiatre du 17e siècle, était d'Herford, en Westphalie. Il étudia d'abord la pharmacie, et prit sans doute dans cette première étude le goût pour la chimie, qu'il porta dans celle de la médecine. Ce fut sous un praticien de sa ville natale qu'il commença cette dernière. S'étant rendu coupable d'un vol, il fut chassé de la maison de ce médecin, et alla cacher sa honte dans les pays étrangers. Il se rendit d'abord à Kiel, où il entra comme garçon dans une officine de pharmacien; puis il alla à Dantzig, et de là à Kœnigsberg. Vers 1644, il passa en Italie; il se fit recevoir docteur en médecine à l'Université de Padoue. Plus tard il quitta Padoue pour aller se fixer à Venise.

Tachenius importa en Italie la doctrine médicale de l'acide et de l'alcali; il eut même une grande influence sur la propagation de cette doctrine, dans un pays où le galénisme régnait encore sans contestation; mais cette influence, c'est aux circonstances qu'il en fut redevable, et non au mérite de ses écrits, qui ne répondent nullement à la réputation dont il jouit.

Epistola de famoso liquore alkahest. Venise, 1655, in-4.

Echo ad vindicias Cheirosophi de liquore alkahest. Venise, 1655, in-4.

Exercitatio de rectâ acceptione arthritidis et podagræ. Padoue, 1662, in-4.

Hypocrates chymicus, qui novissimi viperini salis, antiquissima fundamenta ostendit. Venise, 1666, in-12. Brunswick, 1666, in-12. Paris, 1669, in-8. Leyde, 1671, in-12. Paris, 1673, in-12. Bruxelles, 1690, in-12.

Tractatus de morborum principe, in quo plerumque gravium ac sonticorum præter naturam affectuum dilucida enodatio, et hermetica, id est, vera et solida eorumdem curatio proponitur. Brême, 1668, in-12. Leyde, 1671, in-12. Osnabruck, 1678, in-12.

Antiquissimæ medicinæ Hippocraticæ clavis. Venise, 1669, in-8. Brunswick, 1669, in-12. Francfort, 1669, in-12. Leyde, 1671, in-8. Francfort, 1673, in-12.

TADINI (Alexandre), membre du collége de médecine de Milan, succéda à Settala dans la place de proto-médecin. Il jouit de son vivant d'une grande réputation, que ses ouvrages ont bien de la peine à justifier. On trouve néanmoins dans le plus important quelques documens utiles sur la peste de Milan de 1630, peste que Tadini avait observée, et dans laquelle il rendit de grands services à ses concitoyens. Il mourut le 16 novembre 1661.

Ragguaglio dell' origine, et giornali successi della gran peste nel 1629, 1630 e 1631, coll' aggiunta d'un breve compendio delle maggiori pestilenze per l'addietro avvenute. Milan, 1648, in-4.

Avertenze ed osservazioni appartenenti alla composizione dei medicamenti. Milan, 1630, in-8.

Breve compendio per curare ogni sorta de' tumori esterni. Milan, 1646, in-8.

Collegii physicorum mediolanensium antiquitas, priviligia, statuta et ordinationes, in compendium redacta Milan, 1646, in-4.

TAGAULT (Jean), écrivain classique en chirurgie, au seizième siècle, était de Vimeu, en Picardie. Il fit ses études médicales dans la Faculté de Paris, y prit le grade de docteur-régent, y fut chargé longtemps de l'enseignement de la chirurgie, et honoré du titre de doyen quatre années de suite. Il mit de nouveau en latin, en la paraphrasant, la chirurgie de Guy de Chauliac, et rajeunit ce bréviaire depuis si longtemps usuel. Cet ouvrage n'est pas le seul que Tagault ait publié.

Commentariorum de purgantibus medicamentis simplicibus, libri duo. Paris, 1537, in-4. Lyon, 1549, in-16. Ibid., 1553, in-12. Paris, 1571, in-8.

De chirurgicâ institutione libri quinque. Paris, 1543, in-fol. Venise, 1544, in-8. Lyon, 1547, in-8. Venise, 1549, in-8. Zurich, 1555, in-fol. Lyon, 1560, in-8. En français, Lyon, 1580, in-8. Paris, 1618, in-8.

Metaphrasis in Guidonem de Cauliaco. Paris, 1545, in-8.

TAGLIACOZZI (Gaspard), chirurgien célèbre du seizième siècle, regardé comme le créateur de l'*autoplastie*, était de Bologne; il occupa pendant près de trente années la chaire d'anatomie et celle de chirurgie dans l'Université de cette ville. Il jouissait de la double réputation de grand professeur et de grand praticien, et l'on rendit, après sa mort, de grands honneurs à sa mémoire.

L'art de restaurer le nez, les lèvres, les oreilles détruits ou mutilés n'était pas nouveau, puisqu'on en trouve des traces jusque dans l'antiquité, mais Tagliacozzi le présenta le premier dans son ensemble, et l'enrichit lui-même d'un grand nombre de procédés.

De curtorum chirurgiâ per insitionem, seu de narium et aurium defectu per insitionem arte hactenus ignota sarciendo, etc. Venise, 1597, in-fol., fig. Francfort, 1598, in-8. Cet ouvrage, devenu rare, a été réimprimé il y a quelques années par les soins de Troschel (Berlin, 1831, in-8, avec 6 planches).

Dix ans avant de publier cet ouvrage, Tagliacozzi en avait résumé les principes dans une lettre à Mercuriali, que ce dernier inséra dans son traité *De Decoratione*.

(Tiraboschi. — Haller.)

TARGIONI TOZZETTI (Jean), observateur laborieux et habile, naquit à Florence le 11 septembre 1712. Après avoir fait une partie de ses études médicales près de son père, qui était un médecin distingué, il fut envoyé à Pise, où il se fit connaître par une dissertation remarquable sur les propriétés médicinales des plantes. Il y reçut à vingt-deux ans le grade de docteur en médecine, et peu après le titre de professeur extraordinaire à l'Université. Il revint dans sa patrie, où il suivit les leçons et bientôt partagea les travaux du botaniste Micheli. Targioni fut successivement directeur du jardin botanique de Florence, bibliothécaire du grand-duc, médecin du fisc, et commissaire du bureau de santé. Il parcourut en naturaliste tous les points de la Toscane, publia une partie des innombrables observations qu'il avait faites, et mourut le 7 janvier 1784.

Outre une foule de travaux sur des sujets d'antiquité ou d'histoire naturelle, on doit à Targioni les ouvrages suivants relatifs à la médecine.

Prima raccolta di osservazioni mediche. Florence, 1752, in-8.

Relazioni d'innesti di vajuoli, fatti in Firenze. Florence, 1757, in-8.

Raccolta di teorie, osservazioni e regole per ben distinguere e prontamente dissipare asfissie o morti apparenti. Florence, 1773, in-8.

Raccolta di opuscoli medico-pratici. T. I-VII. Florence, 1773-1783.

(Vicq-d'Azyr, *Éloge.*)

TARIN (Pierre), anatomiste estimable et écrivain laborieux, naquit à Courtenay. dans le Gâtinais, vers l'an 1725. Il vint à Paris faire ses études médicales, et prit le grade de bachelier en 1748. La publication rapide d'un assez grand nombre d'ouvrages, relatifs la plupart à l'anatomie, lui acquit une réputation honorable. Il fut chargé de traiter dans l'*Encyclopédie* de tout ce qui se rapportait à l'anatomie et à la physiologie, et il s'acquitta de cette tâche avec honneur. Il avait conçu le plan et annoncé la publication de divers ouvrages, mais la mort l'enleva, jeune encore, en 1761. Il avait mis au jour :

Problemata anatomica, utrum inter arterias mesentericas venasque lacteas immediatum detur commercium. Paris, 1748, in-4.

Brevis epistola de lithotomiâ ad clariss. Guattanum. Paris, 1748; recus. in Haller. coll. Disp. chirurg.

De cephalotomiâ. Avignon, 1748.

Consultations choisies de plusieurs médecins célèbres de l'Université de Montpellier. Avignon, 1748.

Anthropotomie, ou l'art de disséquer. Paris, 1750, in-12, 2 vol.

Adversaria anatomica. Paris, 1750, in-4, fig.

Desmographie, ou Description des

ligamens du corps humain. Paris, 1752, in-8. Traduit de Weitbrecht, avec quelques-unes des planches, réduites.

Élémens de physiologie, traduits du latin de Haller. Paris, 1751, in-12.

Dictionnaire anatomique, suivi d'une bibliothèque anatomique et physiologique. Paris, 1753, in-4.

Ostéographie, ou Description des os. Paris, 1753, in-4, fig.

Les planches sont une copie extrêmement réduite de celles d'Albinus, de même que celles qui se trouvent dans le volume suivant.

Myographie, ou Description des muscles. Paris, 1753, in-4.

Observations d'anatomie et de chirurgie. Paris, 1753, in-12, 3 volumes. Extrait de divers auteurs.

Élémens de chimie de Boerhaave. Édition faite d'après la traduction d'Allaman, et augmentée de notes. Paris, 1753, in-12, 3 vol.

(Desgenettes. — Haller.)

TASSIN (Léonard), chirurgien militaire, né à Vandœuvre, en Champagne, fit ses études à Paris, pratiqua à la suite des armées, et devint chirurgien-major de l'hôpital militaire de Maestricht. Il mourut le 13 avril 1687. On lui doit un ouvrage d'anatomie pratique estimé en son temps, et un opuscule de chirurgie. En voici les titres :

La chirurgie militaire, ou l'art de guérir les plaies d'arquebusade. Nimègue, 1673, in-8. Paris, 1688, in-12.

Administrations anatomiques et myologie. Paris, 1678, 1688 et 1693, in-12; Lyon, 1692, in-12.

TAUBE (Daniel Jean), habile praticien, né à Zelle, en 1727, étudia la médecine à Gottingue, sous Haller, et fut reçu docteur en 1747, après avoir soutenu sa thèse sous la présidence de ce grand homme. Il se fixa dans sa ville natale, où il devint médecin pensionné de la ville et du canton. Il eut aussi le titre de médecin de la cour de la Grande-Bretagne et de celle de Brunswick-Lunebourg. Il mourut le 8 décembre 1799. On lui doit une fort bonne histoire d'une épidémie qui régna en 1770 et 1771 à Zelle et dans les environs, ainsi que dans d'autres contrées de l'Allemagne, et qui ressemblait à l'acrodynie que nous avons vue à Paris, il y a une dizaine d'années.

Dissertatio de sanguinis ad cerebrum tendentis indole. Gottingue, 1747, in-4.

Commentatio epistolaris. Zelle, 1765. in-4.

Beytræge zur Naturkunde des Herzogsthum Zelle. Zelle, 1766-1769, in-8.

Geschichte der Kriebelkrankheit, besonders derjenigen welche in den Jahren 1770 und 1771 in den Zellischen Gegend gewuethet hat. Gottingue, 1782, in-8.

(*Commentarii de rebus in med. gestis.* — Meusel, *Lexikon.*)

TAURELL (Nicolas), plus célèbre comme philosophe que comme médecin, naquit à Montbelliard, le 26 novembre 1547. Sa famille était sans fortune et n'aurait pu lui procurer une éducation en rapport avec les dispositions heureuses qu'il annonça dès son jeune âge, mais le duc de Wittemberg en fit les frais. Il fit une partie de ses études médicales à Tubingue, et fut promu au doctorat à Bâle en 1570. Il enseigna la médecine dans cette ville, puis à Strasbourg. Il revint à Bâle professer la morale, et de là il fut appelé en 1580 à Altdorf pour occuper la chaire de médecine. Il mourut de la peste le 28 septembre 1606.

Si Taurell sentit la nécessité de réformer la philosophie aristotélique, il paraît s'être contenté des vieilleries médicales qui constituaient les doctrines d'alors.

Philosophiæ triumphus, hoc est, metaphysica philosophandi methodus. Bâle, 1593, in-8. Arnheim, 1617, in-8.

Medicæ prædictionis methodus, hoc est, recta brevisque ratio coram ægris præterita, præsentia futuraque prædicendi. Francfort, 1581, in-4.

Theses medicæ de partibus corporis humani. Altdorf, 1583, in-4.

Annotationes in quosdam libros Arnoldi de Villanova. Altdorf, 1585, in-fol.

De mutatione rerum naturalium, theses physicæ. Altdorf, 1585, in-4.

De cordis naturâ et viribus, theses medicæ. Altdorf, 1585, in-4.

De vitâ et morte libellus. Altdorf. 1586, in-8.

De ventriculi naturâ et viribus, theses medicæ Altdorf, 1587, in-4.

De putrefactione; theses physicæ. Altdorf, 1591, in-4.

Idea doctrinæ peripateticæ de animâ, et variis ejus facultatibus atque operationibus. Altdorf, 1591, in-4.

De naturalibus facultatibus corporis humani, theses. Altdorf, 1594, in-4.

Emblemata physico-ethica. Nuremberg, 1595, in-8.

Theses de ortu maniæ. Altdorf, 1596, in-4.

Alpes cæsæ, hoc est A. Cæsalpini, Itali, monstrosa et superba dogmata, discussa et excussa. Francfort, 1597, in-8.

Theoremata de causis rei naturalis. Altdorf, 1598, in-4.

Κοσμολογια, hoc est, physicarum et metaphysicarum discussionum de mundo libri II Amberg, 1603, in-8.

Ουρανολογια, hoc est, physicarum et metaphysicarum discussionum de cœlo libri II. Amberg, 1603, in-8.

De rerum æternitate, metaphysices universalis partes quatuor. Marbourg, 1604, in-8.

Theses philosophicæ, de ortu rationalis animæ. Altdorf, 1604, in-8.

Dissertatio physica et metaphysica de loco. Altdorf, 1606, in-4.

(Brucker. — Haller.)

TAUVRY (Daniel), anatomiste distingué, naquit à Laval, en 1669. Son père, qui était médecin de l'hôpital, prit soin de son éducation première et l'initia aux élémens des sciences médicales. Daniel Tauvry fut envoyé à Paris de bonne heure; il suivit avec beaucoup de zèle les leçons de Duverney, alla prendre le grade de docteur en médecine à la Faculté d'Angers, et revint se fixer dans la capitale. La publication de deux ouvrages, l'un d'anatomie, l'autre de matière médicale, qui eurent tous deux beaucoup de succès, lui procura de la réputation; il fut élève, puis devint associé de l'Académie royale des sciences. Pour exercer l'art de guérir à Paris, il dut prendre ses grades à la Faculté de cette ville, et fut reçu docteur-régent en 1697. L'excès du travail ruina sa santé, qui était délicate; il mourut phthisique au mois de février 1701, âgé de 31 ans et demi.

Nouvelle anatomie raisonnée, ou les usages de la structure du corps de l'homme et des autres animaux, suivant les principes des méchaniques. Paris, 1690, in-12; avec des corrections et des additions. *Ibid*, 1693, 1698, 1720, in-12.

Traité des médicamens et de la manière de s'en servir. Paris, 1690; 1699, 1711, in-12.

Nouvelle génération des maladies aiguës, et de toutes celles qui dépendent de la fermentation des liqueurs. Paris, 1698, in-8. Ibid., 1706. Ibid., 1720, *in-12*.

Traité de la génération et de la nourriture du fœtus. Paris, 1700, in-12.

(Fontenelle, *Éloges.*)

TAYLOR (le chevalier Jean), oculiste anglais, célèbre par son habileté et par son élégant charlatanisme, était fils d'un mathématicien de quelque mérite. Après avoir étudié la médecine, probablement sous Boerhaave, il s'appliqua d'une manière spéciale au traitement des maladies des yeux. Sa dextérité et ses premiers succès lui acquirent un grand renom; il parcourut toutes les parties de l'Angleterre, et successivement toutes celles de l'Europe, obtenant des succès nombreux, mais qu'il savait habilement faire multiplier par la renommée. Il sut en quelque sorte accaparer les faveurs des grands et de la fortune, et vint se fixer, après trente années de voyages, à Paris, où il mourut vers 1767.

An account of the mecanism of the globe of the eye. Londres, 1730, in-8. Norwich, 1747, in-8. Trad. en français. Paris, 1738, in-8. Ibid, 1760, in-8.

Treatise on the immediate organ of vision. Londres, 1735, in-8. En français. Paris, 1735, in-12. Amsterdam, 1735, in-12.

New treatise on disease of the eye, troof the cataract or glaucoma. Londres et Edimbourg, 1736, in 8. Il existe un très grand nombre d'éditions et de traductions de cet ouvrage.

Impartial inquiries into the seat of the imediate organ of sight. Londres, 1743, in-8.

An exact account of 243 different diseases to which the eye and its covering are exposed. Edimbourg, 1759, in-8.

History of the travels and adventures of chevalier John Taylor, ophthalmiator pontifical, imperial, and royal, etc., written by himself. Londres, 1762, 3 vol. in-8.

(Rob. Watt.)

TEICHMEYER (Hermann Frédéric), savant médecin, naquit à Minden, dans le Hanovre, le 30 avril 1685. Il fit ses études médicales à Leipzig et à Iéna. Il fut reçu docteur dans la dernière de ces universités, en 1707, et y devint professeur de physique expérimentale dix ans après. Haller fut son élève, et devint plus tard son gendre. Teichmeyer fut successivement chargé de l'enseignement de l'anatomie, de la chirurgie, de la médecine légale, de la chimie et de la botanique, et brilla dans toutes ces parties. Il mourut le 5 février 1746. Outre un traité estimé de médecine légale et plusieurs autres ouvrages, on lui doit une multitude d'opuscules académiques.

Dissertatio de cubebis. Iéna, 1705, in-4.

Dissertatio de scrophulis. Iéna, 1708, in-4.

Dissertatio de asthmate sanguineo. Iéna, 1710, in-4.

Dissertatio de novo instrumento repurgationis ventriculi. Iéna, 1712, in-4.

Dissertatio de atrophiâ infantum rachiticâ. Iéna, 1715, in-4.

Dissertatio de repellentium usu damnoso. Iéna, 1716, in-4.

Elementa anthropologiæ, seu theoriæ corporis humani. Iéna, 1718, in-4. — Iéna, 1739, in-4.

Dissertatio de spiritibus acidis. Iéna, 1720, in-4.

Institutiones medicinæ legalis et forensis. Iéna, 1723, in-4. — Iéna, 1740, in-4. — Iéna, 1762, in-4. Traduit en allemand, Nuremberg, 1769, in-4.

Dissertatio de elatere sanguinis. Iéna, 1724, in-4.

Dissertatio de septo pellucido. Iéna, 1725, 1727, in-4.

Dissertatio de hydrope pectoris. Iéna, 1727, in-4.

Vindiciæ quorumdam inventorum anatomicorum in dubium revocatorum. Iéna, 1727, in-4.

Dissertatio de apoplexiâ. Iéna, 1728, in-4.

Gedanken die Frage, ob nicht die zarte Mahlsteinstaub der man taeglich mit dem Brodte und andern Mehlspeisen geniesst, eine Ursache vom Stein und Podagra seyn kœnne. Iéna, 1728, in-4.

Programmata II de magnâ cerebri valvulâ. Iéna, 1728, in-4.

De lymphâ cerebri programmata III. Iéna, 1728, in-4.

Institutiones chemiæ practicæ et experimentalis. Iéna, 1729, in-4.

Dissertatio de affectione ex musto fermentante. Iéna, 1729, in-4.

Dissertatio de musculosâ duræ matris substantiâ. Iéna, 1729, in-4.

Historia morborum hyemis præteriti. Iéna, 1729, in-4.

Dissertatio de cerebro cogitationum instrumento. Iéna, 1729, in-4.

Dissertatio de medico benè valente. Iéna, 1729, in-4.

Dissertatio de polypis, in specie cordis. Iéna, 1729, in-4.

Dissertatio de arcano tartari vel sale essentiali vini. Iéna, 1730, in-4.

Dissertatio de auro. Iéna, 1730, in-4.

Dissertatio de caapabâ s. pareirâ bravâ. Iéna, 1730, in-4.

Dissertatio de anodynis quibusdam spiritibus mineralibus. Iéna, 1731, in-4.

Dissertatio de phosphoris. Iéna, 1732, in-4.

Dissertatio de cancro, in specie mammarum. Iéna, 1732, in-4.

Dissertatio de analogiâ morborum eorumque curatione methodicâ per polychresta. Iéna, 1732, in-4.

Dissertatio de ophthalmiâ. Iéna, 1732, in-4.

Unterricht von nuetzlichen Gebrauch und Wuerkung einiger bewærter Medicamenten. Iéna, 1733, in-8.

Dissertatio de antimonio ejusque regulis. Iéna, 1733, in-4.

Dissertatio de arthritide. Iéna, 1733, in-4.

Dissertatio de delirantium furore et dementiâ. Iéna, 1733, in-4.

Dissertatio de stupendo anevrysmate brachii feliciter per operationem curato. Iéna, 1734, in-4.

Dissertatio de coralliorum rubrorum tincturis. Iéna, 1734, in-4.

Dissertatio de purpurâ s. febre miliari. Iéna, 1734, in-4.

Dissertatio de cholerâ. Iéna, 1735, in-4.

Dissertatio de generatione. Iéna, 1736, in-8.

Dissertatio de morsu canis rabidi pernicioso. Iéna, 1736, in-4.

Dissertatio de hepatitide. Iéna, 1737, in-4.

Nachricht von dem zu Apolda entsprungenem mineralischen Wasser oder Gesundbrunnen. Iéna, 1737, in-4.

Institutiones materiæ medicæ. Iéna, 1737, in-4.

Dissertatio de noxiis quibusdam circa medicamenta officinalia. Iéna, in-4.

Fundamenta botanica. Iéna, 1738, in-8. — Francfort et Leipzig, 1764, in-8.

Dissertatio de vomitu gravidarum primis plerumque gestationis mensibus. Iéna, 1738, in-4.

Dissertatio de exomphalo inflammato, exulcerato et postea consolidato. Iéna, 1738, in-4.

Dissertatio de calculi vesicæ exulceratæ adhærentis sectione et curatione felici. Iéna, 1739, in-4.

Dissertatio de doloribus colicis. Iéna, 1740, in-4.

Institutiones medicinæ pathologicæ et practicæ. Iéna, 1741, in-4.

Dissertatio de melancholiâ atonicâ raro litteratorum affectu. Iéna, 1741, in-4.

Dissertatio de morbo hungarico s. febre castrensi. Iéna, 1741, in-4.

Dissertatio de cadaveris inspectione s. sectione legali. Iéna, 1742, in-4.

Dissertatio de calculis biliariis. Iéna, 1742, in-4.

Dissertatio de sale de Seignette. Iéna, 1742, in-4.

Dissertatio de spasmo ventriculi. Iéna, 1743, in-4.

Dissertatio de gangrænâ et sphacelo. Iéna, 1742, in-4.

Dissertatio de sterilitate mulierum. Iéna, 1743, in-4.

TENON (JACQUES-RENÉ), savant anatomiste et chirurgien, a cultivé avec un zèle égal la plupart des branches des sciences médicales. Né en 1724, d'un père qui exerçait la chirurgie avec distinction, il commença de très bonne heure ses études scientifiques, et vint les continuer à Paris en 1741. Au bout de trois ans il fut nommé chirurgien de première classe aux armées, et fit la campagne de Flandre. A son retour à Paris, il obtint au concours la place de chirurgien principal de la Salpêtrière. Puis il devint membre du Collège et de l'Académie royale de chirurgie; enfin, il succéda à Andouillet dans la chaire de pathologie. En 1757, il fut reçu à l'Académie des sciences; il fit partie de l'Assemblée législative, et il fut membre de la première classe de l'Institut dès l'établissement de cette Académie. Tenon mourut le 19 janvier 1816. Il a écrit un grand nombre de mémoires d'anatomie et de chirurgie, et un grand et important ouvrage sur les hôpitaux de la capitale.

De cataracta. Paris, 1757, in-4.

Mémoire sur les hôpitaux de Paris. Paris, 1788, in-4.

Demande annexée, en vertu d'une délibération, au cahier du village de Massy, près Paris, sur la manière d'opiner par ordre ou par tête aux états-généraux prochains. Paris, 1789, in-8.

Offrande aux vieillards de quelques moyens pour prolonger la vie. Paris, 1814, in-8.

Dans les Mémoires de l'Académie des sciences, on trouve de Tenon :

Recherches sur les cataractes capsulaires, lues à l'Académie des sciences, le 19 mars 1755.

Sur quelques maladies des yeux, note lue à l'Institut, le 16 fructidor an XII.

Faits pratiques sur quelques maladies des yeux. Même date.

Additions aux deux mémoires précédens, lues à l'Institut, le 9 vendémiaire an XIII.

Sur l'opération de la cataracte chez le cheval.

Sur une tumeur à la joue; note lue à l'Académie en 1760.

Application de l'acide nitreux au traitement de certaines tumeurs enkystées; mémoire lu à l'Institut le 30 floréal an XIII.

Sur le polype des narines, lu le 12 germinal an XIII.

Sur l'emploi des cordes à boyau, comme agent principal pour guérir certaines maladies, note lue à l'Institut, le 14 prairial an XIII.

Nouveau moyen de compression pour se rendre maître du sang en certaines hémorrhagies de la bouche, présenté à l'Institut, le 25 germinal an XIII.

Quelques corrections et additions faites à l'instrument de chirurgie nommé speculum oris, glossocatoche, présentées le 16 floréal an XIII.

Observations succinctes sur l'œil du chat-huant et sur celui d'une baleine, lues le 1 vendémiaire an XIV.

Sur quelques vices de la voûte palatale, note lue le 8 vendémiaire an XIV.

Sur une tumeur au cou, et sur une tumeur au bras et à l'épaule en la même personne.

Mémoire sur l'exfoliation des os, lu à l'Académie des sciences en 1758, 1759 et 1760.

Essai sur les infirmeries et les prisons, mémoire lu à l'Académie des sciences en 1780.

Mémoires sur l'anatomie, la pathologie et la chirurgie. Paris, 1806, in-8.

Sur les degrés d'accroissement du crâne humain, note lue à l'Institut en 1796.

Sur une manière particulière d'étudier l'organisation de l'homme et des animaux, 1797.

Sur l'anatomie de l'homme, 1797.

Sur les os des mâchoires des animaux, lu en 1797.

Sur la manducation, mémoire lu en 1798.

Sur la symphyse du pubis, note lue en 1801.

Sur les dents du cheval connues sous le nom de crochets, lu en 1802.

Nouvelles observations sur le cheval, lues en 1802.

Sur une substance propre aux dents de certains herbivores, lu en 1805.

Sur les maladies des yeux; maladie propre aux chapeliers, 1805.

Sur les dents d'éléphant, 1806.

Sur le vice de conformation nommé bec de lièvre, lu en 1806.

Sur la dentition du cheval, 1807.

Sur l'exfoliation des os, lu en 1809.

Sur le trépan au crâne, lu en 1809.

Sur quelques hernies, lu en 1809.

Sur la structure du porte-embryon et porte-follicules, lu en 1812.

TESTA (Antoine-Joseph), l'un des médecins savants du dernier siècle, et l'un de ceux qui ont écrit sur les maladies du cœur avec le plus d'érudition, fut professeur de médecine et de chirurgie dans le grand hôpital de Ferrare, occupa longtemps à Bologne une chaire de médecine, fut membre de l'Institut d'Italie, et mourut en 1814, dans un âge avancé. Il avait fait une longue étude des anciens, et l'amour qu'il avait pour cette littérature l'a entraîné dans des digressions bien diffuses et moins utiles que curieuses. Il passait pour un théoricien savant, mais pour un clinicien médiocre. Quoique diffus, ses ouvrages offrent de l'intérêt.

De vitalibus periodis ægrotantium et sanorum: seu elementa dynamicæ animalis. Londres, 1787, in-8, 2 vol.

Delle malattie del cuore, loro cagioni, specie, segni, e cura. Edizione seconda. Florence, 1823, in-8, 3 vol.

THEDEN (Jean-Chrétien-Antoine), l'une des gloires de la chirurgie militaire de la Prusse, naquit le 13 septembre 1714, de parens dont la condition de fortune rendit son éducation fort pénible. Après avoir suivi l'école de Butzow, il fit le métier de copiste, et fut sur le point d'embrasser celui de tailleur. Il se mit en apprentissage chez un chirurgien, puis fut obligé d'entrer en condition à Rostock en 1734; il put trouver néanmoins la faculté de suivre les cours d'anatomie. Il fut aussi en condition à Hambourg et à Dantzig. Ce fut surtout dans cette dernière ville qu'il put continuer ses études. Il fut en état d'entrer dans un régiment de cuirassiers prussiens, en qualité de chirurgien d'escadron. Un séjour de deux ans qu'il fit à Berlin, lui permit de mettre à profit les leçons de Schaarschmidt en 1744, il obtint le grade de chirurgien d'un régiment, et l'année suivante il fut chirurgien pensionné du roi. Après la deuxième guerre de Silésie, il revint encore continuer ses études à Berlin. En 1748, il fut envoyé à Stettin comme chirurgien de camp; il se signala, pendant la guerre de sept ans, par son habileté chirurgicale, et fut nommé en 1768 chirurgien général du corps de l'artillerie. Frédéric II, qui l'avait vu de près et connaissait tout son mérite, l'éleva, en 1786, au poste de premier chirurgien général des armées. Le successeur de ce prince, que Theden avait deux fois sauvé de maladies dangereuses, le nomma membre du collége médical supérieur. Le jubilé des services de Theden fut célébré en 1787 avec beaucoup de pompe. Cet habile chirurgien mourut le 21 octobre 1797. Ses ouvrages sont riches en observations curieuses. On y remarque surtout ce qui se rapporte à l'emploi de la compression dans le traitement de plusieurs maladies, et à celui de l'eau froide dans les pansemens.

Neue Bemerkungen und Erfahrungen zur Bereicherung der Wundarzneykunst und Medicin. Berlin et Stettin, in-8. *2te verbesserte Ausgabe des 1sten Theils*, *ibid.*, 1776. — *2ter Theil. Mit 3 Kupfertafeln*, *ibid.*, 1782. — *3ter Theil, nebst einer neuen vermehrten Ausgabe der beyden ersten Theile.* Berlin et Leipzig, 1795, in-8.

Unterricht für die Unterwundærzte bey Armeen, besonders bey dem Konigl Preuss. Artillerie-corps. 1ster u 2ter Theil. Berlin, 1774, in-8. *2te vermehrte und verbesserte Ausgabe.* Ibid., 1782, in-8.

Sendschreiben an den Herrn Prof. Richter in Gœttingen, die neu erfundenen Catheter aus der Resina elastica betreffend. Berlin, 1777, in-8.

Beschreibung einer sehr einfachen Maschine zur Heilung der Brüche des obern Schenkels; in Schmuckers's vermischten chirurg. Schriften. B. 1. S. 123-132 (1776).

Auszug eines Schreibens an den

Herausgeber des medicinischen Wochenblatts, in dem Frankfurt. medic. Wochenbl. Iahrg. 3 (1782) *st.* 48.

Erlæuternde Ausschlüsse über die letzte tœdliche Krankheit des Ritters Zimmermann aus seiner Operationsgeschichte, von einem Augenzeugen, General-Chirurgus Theden; in Hufeland's Journal der praktischen Arzneykunde und Wundarzneykunst Bd. 3. *St.* 1. *N.* 1 (1797).

Ueber den Nutzen des Bernardischen oder Cosmischen Mittels im Gesichtskrebs; in Loder's Journal der Chirurgie. B. 1. *St.* 1 (1797).

(Meusel. — Richter.)

THEMISON. Quoiqu'il soit un des médecins les plus distingués de l'antiquité, et le fondateur d'une des doctrines médicales les plus remarquables d'aucun siècle, Themison est un des auteurs qui nous sont le moins connus. Tout ce qu'on sait de lui, c'est qu'il était de Laodicée, qu'il fut disciple d'Asclepiade, ou du moins l'un des sectateurs de son école pendant une bonne partie de sa vie, qu'il jeta dans sa vieillesse les bases de la *Doctrine méthodique*, et qu'il écrivit divers ouvrages, qui sont perdus depuis très longtemps. Thessalus de Tralles, et Soranus d'Éphèse, deux auteurs qui appartiennent à la même école et qui complétèrent la doctrine de Themison sont dans le même cas; rien ne nous est parvenu de ce qu'ils avaient écrit. Ce n'est que dans l'ouvrage de Cœlius Aurélianus, qui fut leur écho, qu'il est possible de retrouver les principes de leur doctrine. Cette doctrine, le méthodisme, ne saurait être exposée en quelques lignes. J'en ai fait l'objet d'un mémoire que j'ai publié en 1824 dans le *Journal complémentaire du Dictionnaire des sciences médicales*, et qui a été réimprimé dans mes *Lettres sur l'histoire de la médecine*, etc. Paris, 1838, in-8.

THÉODORIC, un de ces chirurgiens du treizième siècle dont les œuvres sont bonnes à conserver comme formant un anneau dans la chaîne historique de l'art. Disciple de Hugues de Lucques, et lui-même chirurgien fort renommé, il ne se consacra pas tout entier à l'art de guérir; engagé dans l'ordre ecclésiastique, il fut d'abord moine prêcheur et pénitencier du pape Innocent IV; il devint ensuite évêque à Bitonte, puis à Cervia, et se fixa enfin à Bologne. Il mourut en 1298. Son ouvrage a pour titre:

Chirurgia secundum medicationem Hugonis de Lucca. Venise, 1490, in-fol Ibid., 1519, in-8.

(Haller. — Sprengel.)

THESSALUS. (Voyez THEMISON.)

THEVENIN (FRANÇOIS), lithotomiste et oculiste de renom, mort à Paris le 25 octobre 1658. Ses écrits ne répondent point à la célébrité dont l'auteur jouit de son vivant; mais aussi faut-il considérer que ce n'est point lui qui les a publiés, et qu'ils ne virent le jour qu'après sa mort. Ils portent pour titres:

OEuvres contenant un traité des tumeurs, et un dictionnaire des mots grecs servant à la médecine. Paris, 1658, in-4, 1669, in-4.

THIERY ou THIERRY (François), médecin fort instruit et bon observateur était de Nancy. Il fut reçu docteur en médecine à Paris vers 1740. Quelques thèses remarquables qu'il fit soutenir à la Faculté, commencèrent sa réputation. L'amour de la science lui fit entreprendre des voyages, dans le but d'étudier l'influence des climats sur la santé et les maladies. Il séjourna près de trois ans en Espagne. De retour à Paris, il fut fort répandu dans la pratique. Il entretenait une correspondance suivie avec Haller. Il mourut vers la fin du dernier siècle, dans un âge avancé. Ses ouvrages ne sont pas sans mérite. Thiery est le premier en France qui ait décrit avec soin et qui nous ait fait connaître la colique de Madrid.

An in celluloso textu frequentius morbi et morborum mutationes? Paris, 1749, in-4. Ibid, 1757, in-4. Ibid, 1788, in 4. *recus. in Haller, Disp. med. pract. T. VII.* — *Structure et maladies du tissu cellulaire.* Paris, 1759, in-8. — *Lettre sur ce même sujet.* Ibid, (1759).

An ab omni re cibaria vasa aenea prorsus ableganda. Paris, 1759, in-4. Ibid, 1767, in-4.

Médecine expérimentale, ou résultats de nouvelles observations pratiques et anatomiques. Paris, 1755, in-12.

Sur les funestes effets de la poudre purgative du sieur Ailhaud. Paris, 1758, in-8

Lettre contenant la relation d'un voyage à Barèges, Cauterez et Bagnères. Paris, 1760, in-4.

Instruction sur la colique de Madrid. Paris, 1762, in-4.

Discours de réception à l'Académie des sciences et belles-lettres de Nancy. Nancy, 1767, in-4.

La vie de l'homme respectée et défendue dans ses derniers momens. Paris, 1787, in-8.

Vœux d'un patriote sur la médecine en France. Paris, 1789, in-8.

Observations de physique et de médecine, faites en différents lieux de l'Espagne; on y a joint des considérations sur la lèpre, la petite vérole et la maladie vénérienne. Paris, 1791, in-8. 2 vol.

THIEUILLIER (Louis Jean Le) naquit à Laon, fit ses études médicales à Paris, y fut reçu docteur en 1724, s'y fixa, et y fut un des praticiens les plus répandus de son temps. Si l'on ajoute qu'il fut un des écrivains les plus médiocres de la même époque, on ne trouvera pas sans doute qu'il y ait lieu de s'étonner pour cela de ses succès dans le monde.

Lettre à l'auteur des Observations sur la petite vérole. Paris, 1725, in-12.

Observationes medico-practicæ. Paris, 1732, in-12. — Ibid., 1739, in-12.

Consultationes medicæ. Paris, 1732, in-8. — Traduit en français. Paris, 1745, 4 volumes in-12.

An physiologiæ basis mechanice? Paris, 1744, in-4.

An exercendæ chirurgiæ juventus aptior? Paris, 1746, in-4.

Observations de médecine sur un remède sympathique contre le rhumatisme simple et goutteux. Paris, 1746, in-8.

THILENIUS (Maurice Gérard), l'un des médecins praticiens du dernier siècle les plus distingués parmi les Allemands, était né le 30 avril 1745 à Eddigehausen, dans le landgraviat de Hesse-Rothenbourg. Il commença ses études médicales sous la direction de son père, et alla les continuer à Gottingue en 1761. Au milieu de ses travaux scientifiques, comme il était allé visiter ses parens, on s'empara de sa personne par ordre supérieur, et il fut fait soldat malgré lui; cette vie, qui n'était nullement de son goût, ne fut pas de longue durée: il revint à l'Université de Gottingue, et y prit ses degrés en 1765. Il fut médecin pensionné de Lauterbach en 1770, et séjourna dans cette ville pendant plus de trente années. En 1803, il fut nommé premier médecin du prince de Nassau. Sa réputation d'habile praticien était répandue dans toute l'Allemagne.

Thilenius mourut le 29 janvier 1809. On lui doit plusieurs ouvrages dont le plus important est un recueil d'observations et de remarques pratiques.

Diss. rheumatismi pathologia. Gottingue, 1765, in-4.

Kurzer Unterricht für die Hebammen und Wœchnerinnen auf dem Lande. Cassel, 1766, in-8. 2te stark vermehrte *Ausgabe.* Ibid, 1775, in-8. 3te *Aufl.* 1810, in-8.

Versuch einer Beschreibung der Ocarber und Schwalheimer Gesundbrunnen 1782, in-8.

Beschreibung der Gesundbrunnen und Bæder bey Hofgeismar; eine Preisschrift. Cassel, 1783, in-8.

Medicinische und chirurgische Bemerkungen. Francfort-sur-le-Mein 1789, in-8.; *Neue viel vermehrte Ausgabe, erster Theil mit dem Bildnise des Verfassers.* Francfort-sur-le-Mein, 1809, in-8.—*Zweiter Theil, nach dem Tode des Verfassers herausgegeben von dem Sohne H. C. Thilenius.* Ibid, 1814, in-8.

Beschreibung des gemeinnützigen Fachinger Mineralwassers und seiner heilsamen Wirkungen. Marbourg, 1791, in-8., 2te *Ausgabe, ibid.* 1799, in-8.

Anleitung, dem fernern Einreissen

der Rindviehseuche zu steuern. Lauterbach, 1796, in-8.

Kurze Beschreibung des sehr kræftigen Dinkholder Mineralwassers bey Braubach. Giessen, 1802, in-8.

Etwas vom Krænchen Wasser zu Bad-Ems und seinen heilsamen Wirkungen. 1806, in-8.

Thilenius a en outre fourni des articles à divers journaux.

(H. C. Thilenius. — Meusel. — Ersch.)

THILLAYE (Jean Baptiste Jacques), né à Rouen, le 2 août 1752, commença ses études chirurgicales sous Lecat, et vint les terminer à Paris. Après avoir été quelque temps prévôt de l'école pratique, il devint, en 1784, membre du collége et de l'Académie royale de chirurgie. A la fondation de l'école de santé de Paris, il y fut nommé professeur et conservateur des collections. Il remplit depuis la chaire consacrée à la démonstration des drogues et des instrumens de chirurgie. Thillaye mourut à la fin de février de l'an 1822. Il est auteur d'un ouvrage qui a été assez longtemps classique, et qui a pour titre :

Traité des bandages et appareils. Paris, 1798, in-8. *Ibid,* 1808, in-8. *Ibid,* 1815, in-8.

THION DE LA CHAUME, médecin militaire, naquit à Paris le 16 janvier 1750, il fit ses études médicales dans la capitale, mais il prit le grade de docteur en médecine à la Faculté de Reims. En 1773, il fut nommé médecin de l'hôpital militaire de Monaco. Au bout de cinq ans, il passa, au même titre, à l'hôpital militaire d'Ajaccio. Nommé médecin d'un corps de troupes destiné à faire le siége de Minorque, puis de Gibraltar, il eut à combattre une épidémie meurtrière qui se déclara sur les escadres française et espagnole combinées, et il en fut lui-même atteint. Rentré en France, il fut nommé médecin par quartier du comte d'Artois. Les premiers symptômes de la phthisie pulmonaire se déclarèrent chez lui dans l'hiver de 1785-86. Il alla habiter le midi de la France; mais le climat ne put rien contre sa maladie; il succomba le 25 octobre 1786. Ses écrits sont peu nombreux, mais fort estimables.

Tableau des maladies vénériennes. Paris, 1772, in-8.

Topographie d'Ajaccio et recherches préliminaires sur l'île de Corse. Ouvrage couronné par la Société royale de médecine en 1782.

Mémoire sur la question suivante proposée par la Société royale de médecine: Indiquer quelles sont les maladies qui règnent le plus communément parmi les troupes pendant la saison de l'automne ; quels sont les moyens de les prévenir, et quelle est la méthode la plus simple, la plus facile et la moins dispendieuse de les traiter (Histoire et Mémoires de la société royale de médecine pour 1789.)

Mémoire sur la maladie épidémique qui a régné dans les vaisseaux, parmi les troupes de France faisant partie de l'escadre combinée, à leur débarquement à Algésiras. (Journal de médecine militaire, tome II.)

Essai sur les maladies des Européens dans les climats chauds, et sur les moyens de les prévenir. Trad. de l'anglais de Lind. (Avec beaucoup de notes par le traducteur.) Paris, 1785, in-12, 2 vol.

Thion de la Chaume avait adressé à la correspondance des hôpitaux militaires plusieurs observations intéressantes, entre autres trois sur autant de cas d'épilepsie, l'une produite par la frayeur, l'autre par des vers, et la troisième par une teigne répercutée.

(Desgenettes.)

THOMANN (Joseph Nicolas), né à Grunsfeld, dans le pays de Wurzbourg, le 13 avril 1764, prit le grade de docteur en médecine à Wurzbourg. Il pratiqua l'art de guérir en divers lieux. Devenu médecin en chef de l'hôpital Julius de Wurzbourg, professeur de clinique médicale et de thérapeutique spéciale, il mourut le 24 mars 1805, d'une attaque foudroyante d'apoplexie, dans sa quarante-unième année. Observateur habile et praticien judicieux, il promettait à la science des travaux importans ; il n'a laissé que des recueils utiles d'observations rédigées sous ses yeux à sa clinique de l'hôpital Julius, et des mémoires insérés dans divers journaux.

Diss. inaug. med. sistens peripneumoniæ theoriam. Wurzbourg, 1788, in-8.

Ueber die physische Erziehung der Kinder. Wurzbourg, 1791, in-8.

Gedanken und Beobachtungen aus der praktischen Arzneykunde für angehende Aerzte. Wurzbourg, 1794, in-8.

Geschichte einer metastatischen Augenentzündung, beobachtet und beschrieben, etc. Wurzbourg, 1796, in-4.

De fluxu menstruo ejusque vitiis; Progr. 1. de fluxu menstruo naturali ejusque retentione. Ibid, 1796, in-8.

Diss. de maniâ et amentiâ. Wurzbourg, 1798, in-8.

Von den traurigen Wirkungen des Waldnachtschattens (atropa belladona L.); im Journal von und für Franken. B. 3. H. 3. S. 340-346 (1791.)

Erinnerungen über Rheumatismus und Gicht; in Rœschlaub's Magazin (1799.)

Ueber die klinische Anstalt an dem Julius-Hospital zu Wurzburg. Wurzbourg, 1799, in-8.

Bemerkungen über die Behandlung der venerischen Leistendrüsengeschwülste; in Röschlaub's Magazin zur Vervollkommnung der Heilkunde B. 2. *St.* 2 (1799.)

Gedanken über das Nervenfieber; ibid B. 3. *St.* 1. (1800.)

Einige Gedanken über den Schlag-

fluss; ibid. B. 5. St. 1 (1800).

Vom Gebærmütter-Blutflusse; ibid St. 2 (1800).

Annales instituti medico-clinici Wirceburgensis redegit et observationibus illustravit. Vol. 1. *cum figuris aeri incisis.* Ibid, 1799, in-8. *Vol. II. cum III figuris æri incisis* 1802.

Annalen des klinischen Instituts in dem Julius-Hospital zu Wurzburg, für das Jahr 1800. Wurzbourg, 1803. *für das Jahr* 1801. *Mit Kupfern.* Rudolstadt, 1804, in-8.

Skizze einer zweckmæssigen Anlage und Einrichtung œffentlicher Irren-Anstalten; in Hartleben's allgem. Justitz-und Polizeyblættern 1809. *N.* 118 *u. ff.*

Il y a quelques articles de Thomann dans la *Gazette de Salsbourg*, et dans les *Archives de Horn.*

(*Med. chir. Zeitung.*— Meusel.)

THOMASSIN (Jean-François), habile chirurgien, naquit à Rochefort, près Dôle, en 1750. Il servit comme officier de santé de première classe dans les armées, et fut médecin de l'hôpital de Besançon. Il obtint quatre fois des médailles dans les concours de l'académie royale de chirurgie, pour des mémoires dont deux sont restés inédits. Il fit long-temps des cours de chirurgie à Besançon.

Dissertation sur le charbon de Bourgogne, ou la pustule maligne. Mémoire couronné par l'Académie de Dijon. Besançon, 1780, in-8. *Ibid.*, 1782, in-8.

Observations sur quelques points de la structure de l'œil, relatives à l'extraction d'une cataracte membraneuse. Francfort, in-8.

Précis sur l'abus de la compression, et l'avantage des contr'ouvertures, dans le traitement des abcès et des ulcères caverneux. Strasbourg, 1786, in-8.

Dissertation sur l'extraction des corps étrangers des plaies, et spécialement de celles faites par les armes à feu. Strasbourg, 1788, in-8.

Description abrégée des muscles, avec deux nomenclatures, rédigée en faveur des élèves. Besançon, an VII (1800), in-8.

Thomassin a en outre publié une édition des *Observations chirurgiques de Covillard* avec des notes, et des observations et mémoires dans les recueils périodiques.

THOMPSON (Thomas), médecin de Londres en réputation dans la seconde moitié du dernier siècle. Quelques-uns des faits décrits dans ses consultations prouvent qu'il était observateur, et le titre seul de son premier ouvrage, prouve qu'il avait assez d'esprit philosophique pour apprécier ce que valent en médecine les systèmes philosophiques.

An historical, critical, and practical treatise of the gout; shewing the uncertainty danger, and presumption of all philosophical systems in physic; with a dedicatory discourse concerning the present state of physic in Europa, 1740, in-4.

Vindication of man-midwifery. Londres, 1752, in-8.

An inquiry into the origin, nature,

and cure of the small-pox. Londres, 1752, in-8.

Medical consultations on various diseases; published from his letters. Londres, 1773.

(Rob. Watt.)

THOURET (Michel Augustin), médecin d'un esprit distingué, naquit à Pont-l'Évêque en 1748. Il fit ses études à l'Université de Caen, et y prit le bonnet doctoral. Il vint alors dans la capitale, et disputa au concours fondé par de Diest le diplôme gratuit de docteur en la Faculté de médecine de Paris. Il sortit vainqueur de la lutte. Thouret fut un des premiers membres de la Société royale de médecine, et un des membres les plus actifs. Nommé par cette société membre de la commission chargée de diriger les exhumations du cimetière des Innocents, il fut chargé de rédiger le rapport des travaux qu'on y exécuta et des mesures de salubrité qui furent prises pour prévenir toute influence fâcheuse sur la santé publique. Pendant la révolution Thouret prit part aux affaires de l'État, et fut membre de plusieurs législatures. Directeur de l'école de santé dès la création de cette institution, ce fut lui qui, avec Fourcroy, détermina le choix des professeurs. Thouret mourut le 19 juin 1810, d'une affection cérébrale aiguë.

Sunt ne habiliores ad artem medicam qui imaginatione prœpollent? Paris, 1774, in-4.

An retina primarium visionis organum? Paris, 1774, in-4.

An post longas defatigationes, subitò instituta vita deses, periculosa? Paris, 1776, in-4.

An affectibus soporosis emeticum? Paris, 1776, in-4.

An fracto cranio semper admovenda terebra? Paris, 1776, in-4.

Observations sur les vertus de l'aimant. (En commun avec Andry.) (Histoire et mémoires de la Société royale de médecine, année 1776.)

Réflexions sur le but de la nature dans la conformation des os du crâne particulière à l'enfant nouveau-né, ou Mémoire sur un nouvel avantage attribué à cette conformation. (Histoire et Mémoires de la Société royale de médecine, année 1779.)

Observations et recherches sur l'usage de l'aimant en médecine, ou Mémoire sur le magnétisme animal. (Histoire et Mémoires de la Société royale de médecine, année 1779.)

Recherches et doutes sur le magnétisme. Paris, 1784, in-12.

Extrait de la correspondance de la Société royale de médecine, relativement au magnétisme animal, imprimé par ordre du roi. Paris, de l'imprimerie royale, 1785, in-8.

Mémoire sur l'affection particulière de la face à laquelle on a donné le nom de tic douloureux, lu le 5 octobre 1785. (Histoire et Mémoires de la Société royale pour 1782 et 1783, publié seulement en 1787.)

Recherches sur les différens degrés

de compression dont la tête du fœtus est susceptible, ou Mémoire sur les moyens de déterminer d'une manière plus précise qu'on ne l'a fait jusqu'ici les avantages des différentes méthodes fondées sur cette ressource de la nature dans les accouchemens laborieux dépendans de l'état de disproportion. (Histoire et Mém. de la Société royale de médecine pour 1782 et 1783, publiés en 1787.

Rapport sur la voirie de Montfaucon, et supplément à ce rapport. (Hist. et Mém. de la Société royale pour 1786, publiés seulement en 1790.)

Rapports sur les exhumations du cimetière des SS. Innocens, lus le 5 février 1788, le 3 mars 1789. (Hist. et Mém. de la Société royale pour 1789, et à part même année, format in-12.)

Mémoire sur la nature de la substance du cerveau, et sur la propriété qu'il paraît avoir de se conserver longtemps après toutes les autres parties, dans les corps qui se décomposent au sein de la terre, lu le 23 février 1790. (Hist. et Mém. de la Société royale pour 1789, et à Paris, même année, in-12.)

Mémoire sur la compression du cordon ombilical, ou examen de la doctrine des auteurs sur ce point. (Hist. et Mém. de la Société royale pour 1780, et à part, même année, format in-12.)

Recherches sur la structure des symphyses postérieures du bassin et sur le mécanisme de leur séparation dans l'accouchement, lu le 2 mars 1784. (Hist. et Mém. de la Société royale pour 1787, et publié seulement dans l'an VI.)

Thouret a contribué aux Mémoires sur la rage, sur l'emploi de l'électricité dans diverses maladies, sur l'allaitement artificiel, qu'on trouve parmi ceux de la Société royale de médecine.

(Desgenettes.)

THOUVENEL (Pierre), médecin de grande instruction, mais d'une instruction mal dirigée et d'un esprit bizarre, naquit en Lorraine en 1747. Il fut reçu docteur en 1770. De nombreux concours dont il remporta les prix commencèrent à appeler sur lui l'attention publique. Un établissement qu'il fonda à ses frais à Contrexeville, lui valut la faveur de la Société royale de médecine, qui lui donna le titre d'associé, et la faveur ministérielle à laquelle il dut celui d'inspecteur des eaux minérales. Thouvenel ayant donné dans les rêveries de la baguette divinatoire et du magnétisme, eut à soutenir des discussions qui ne tournèrent pas à sa satisfaction. A la révolution, il quitta la France et passa en Italie. Il en revint sous le gouvernement impérial, et il jouit sous la restauration de la faveur de Louis XVIII qui l'avait connu à Vérone. Thouvenel mourut à Paris vers la fin de 1815. Ses ouvrages sont assez nombreux.

De corpore nutritivo et de nutritione tentamen chymico-medicum. Montpellier, 1770, in-4.

Mémoire chimique et médicinal sur les eaux minérales de Contrexeville. Paris, 1775.

Mémoire sur le mécanisme et les produits de la sanguification. Couronné par l'Académie impériale des sciences de St-Pétersbourg. 1771, in-4.

Mémoire sur les substances médicamenteuses ou réputées telles du règne animal. Couronné par l'Académie de Bordeaux. Bordeaux, 1778.

Mémoire chimique et médicinal sur la nature, les usages et les effets de l'air, etc. Couronné par l'Académie de Toulouse. Paris, 1780.

Mémoire physique et médicinal sur les rapports qui existent entre la baguette divinatoire, le magnétisme et l'électricité. Paris, 1781. in-8. — *Second mémoire sur le même sujet*. Ibid., 1784, in-8.

Mémoire sur l'électricité organique et minérographique. Brescia, 1790.

Traité sur le climat d'Italie. Vérone, 1797, in-8. 4 vol.

La guerra di dieci anni, raccolta polemico-fisica sull' electrometria galvano-organica, parte italiana parte francese. Vérone, 1802, in-8.

Mémoire sur l'aérologie et l'électrologie, etc. Paris, 1806, in-8., 3 vol.

TIMAEUS A GULDENKLÉE (Balthasar), seigneur de Neugorten, Ruzemon et Rosenberg, archiatre de l'électeur de Brandebourg, naquit à Fravenstadt en Silésie, au commencement du 17e siècle. Il fit ses études en partie dans les Universités d'Italie, et se fixa à Colberg, en Poméranie. Il mourut le 3 mai 1667. Haller le fait parfaitement connaître en quelques lignes :

« Colbergæ sæviente bello triennali celebris clinicus, a magnatibus et imperatoribus utriusque hostilis exercitus sæpissimè consultus, et gratiosus; ex scholâ italicâ prodierat, tamen ut chemica non sperneret. Pulveres absorbentes, bezoardicos, composita remedia, etiam arcana præferebat, non semper fidem meritus imitatori : anserinæ certè et secalis succo per triduum sumto nemo calculum vesicæ fregerit. »

Les ouvrages de Timaeus sont les suivans :

Unterricht von der jezt schwebenden Pestilenz. Dantzig, 1630, in-12. Stettin, 1653. *Liber latinè, versus a Christ. Timoeo, sub titulo : superpondium alexicacum*. Leipzig, 1663, in-4.

Casus medicinales et observationes practicæ 36 annorum, cum descriptione quorumdam medicamentorum. Leipzig, 1662, in-4. Ibid, 1667, in-4.

Epistolæ et consilia. Leipzig, 1667, in-4.

Responsa medica; et diæteticon; opus posthumum. Leipzig, 1668, in-4.

Opera medico-practica; quibus continentur, etc. Leipzig, 1677. in-4.

Opera medico-practica denuò impressa cum præfatione D. August. Quir. Rivini. Leipzig, 1715, in-4.

(Manget. — Haller.)

TISSOT (Clément Joseph), parent du suivant, naquit à Ornans en 1768. Il se fit connaître avantageusement du public par divers mémoires qu'il présenta à l'Académie royale de chirurgie, et qui furent couronnés par cette société savante. Il fut pendant près de vingt ans chirurgien dans divers corps d'armée ou dans les hôpitaux militaires. Il se fixa enfin à Paris, où il mourut en 1826. Il publia les ouvrages suivans, dont plusieurs sont des mémoires couronnés.

Gymnastique médicinale. Paris, 1781, in-12.

Observations sur les causes de la mort des blessés par des armes à feu dans la journée mémorable du 29 mai 1793. Lyon, 1793, in-8.

Observations générales sur le service de santé et l'administration des hôpitaux ambulans et sédentaires des armées françaises. Lyon, 1793, in-8.

Recueil d'observations sur les causes de l'épidémie régnante dans les hôpitaux militaires et les dépôts des prisonniers de guerre des départements de Saône-et-Loire et de la Côte-d'Or, et sur le moyen d'en arrêter les progès. Dijon, 1794, in-8.

Recueil d'observations sur les abus dans l'ordre des évacuations des malades ou blessés de l'armée du Rhin-et-Moselle, dans les départements du Doubs, de la Haute-Saône et du Jura. Besançon, 1795, in-8.

De l'influence des passions de l'âme dans les maladies, et des moyens d'en corriger les mauvais effet ; précédé du tableau de l'homme moral considéré sous ses différens rapports. Paris, Strasbourg, 1798, in-8.

Du régime diététique dans la cure des maladies. Paris et Strasbourg, 1798, in-8.

Effet du sommeil et de la veille dans le traitement des maladies externes. Strasbourg, 1798, in-8.

TISSOT (S. A. D.), médecin de beaucoup de mérite, et le plus célèbre entre tous ceux qui ont écrit des ouvrages de médecine populaire, naquit à Lausanne, en 1728. Il étudia la médecine à Montpellier, de 1746 à 1749, et y fut reçu docteur. Il se fixa dans sa ville natale. Il y eut aussitôt une pratique étendue, en peu de temps sa réputation s'étendit au loin. De brillantes offres lui furent faites pour l'attirer dans diverses cours d'Allemagne ou dans des Universités; il leur préféra le séjour de sa patrie. Des ouvrages nombreux et sur des sujets variés, et notamment celui sur l'Onanisme et l'Avis au peuple, lui donnèrent une célébrité européenne. L'empereur Joseph II voulut absolument le donner pour professeur à l'Universite de Pavie, et Tissot céda à ses désirs. Il n'y eut pas de brillans succès dans l'enseignement, mais il en eut de très grands dans la pratique, et il rendit de signalés services au pays, dans une épidémie meurtrière qui y régna. Tissot obtint au bout de trois ans de se retirer dans sa patrie. Il mourut à Lausanne, le 15 juin 1797. Voici la liste de ses écrits, dont le plus important (quoique ce ne soit pas le plus connu) est le vaste traité sur la physiologie et la pathologie du système nerveux, qu'il a malheureusement laissé inachevé.

L'inoculation justifiée, dissertation pratique et apologétique sur cette méthode, avec un essai sur la mue de la voix. Lausanne, 1754, in-12.

Dissertation sur les parties sensibles et irritables des animaux, traduite du latin de Haller. Lausanne, 1757, in-12.

Mémoire sur le mouvement du sang et sur les effets de la saignée. Traduit du latin de Haller. Lausanne, 1757, in-12.

Dissertatio De febribus biliosis, seu historia epidemiæ Lausanensis anni 1755. Lausanne, 1758, in-8. Réimprimé avec l'ouvrage suivant:

Tentamen de morbis ex manustupratione ortis. Louvain, 1760, in-8.

Ce traité a paru en français sous le titre suivant:

L'onanisme ou Dissertation physique sur les maladies produites par la masturbation. Louvain, 1760 et 1764, in-12. Paris, 1769. Il y en a plusieurs autres éditions.

Lettre à M. De Haen en réponse à ses questions sur l'inoculation. Vienne, 1759, in-8. Lausanne, 1765, in-12.

Joanni Georgio Zimmermanno epistola de morbo nigro, scirrho viscerum, cephaleâ, inoculatione, irritabilitate, cum cadaverum sectionibus. Lausanne, 1760 et 1765, in-12. Louvain, 1764, in-12.

Alberto Hallero epistola de variolis, apoplexiâ et hydrope. Lausanne, 1761, et 1765, in-12. Louvain, 1764, in-12.

Les opuscules latins de Tissot ont été réunis à Lausanne, en 1770, in-12.

Ils ont été réimprimés à Paris.

Avis au peuple sur sa santé. Lausanne, 1761, in-12. Paris, 1763, in-12. Avec des notes étendues de Lebègue de Presle. Ibid. 1764, in-12. Avec des augmentations fournies par l'auteur. Ibid. 1767. Avec deux nouveaux chapitres, l'un sur l'inoculation, l'autre sur les soins qui conviennent aux valétudinaires. En moins de six ans cet ouvrage eut dix éditions, et il en a paru beaucoup d'autres depuis, notamment à Lausanne, 1770, 2 vol. in-12.

Dissertation sur l'inutilité de l'amputation des membres, traduite du latin de Bilguer, avec des notes. Paris, 1764, in-12.

Lettre à M. Hirzel sur quelques critiques de M. de Haen. Lausanne, 1762, in-12.

Lettre à M. Zimmermann sur l'épidémie courante. Lausanne, 1765, in-12.

De valetudine litteratorum. Lausanne, 1766, in-8. Ce discours fut publié en français sous ce titre: *Avis aux gens de lettres sur leur santé.* Paris, 1768, in-12. Lausanne, 1770, in-8.

Ouvrages divers, latins et français. Paris, 1769 et années suivantes, 10 volumes in-12.

Epistolæ medico-practicæ, auctæ et emendatæ. Lausanne, 1770, in-12.

Traité de l'épilepsie. Paris, 1770, in-12. C'est le troisième volume séparé de l'ouvrage suivant:

Traité des nerfs et de leurs maladies. Paris, 1782, 4 vol. in-12.

Essai sur les maladies des gens du monde. Lausanne.

Les *OEuvres de Tissot* ont été publiées avec le nom de Hallé comme éditeur. Paris, 18 , in-8. 11 vol. *OEuvres choisies.* Ibid. Paris, in-8. 3 vol.

Tissot a publié, en 1776, à Yverdun, et en 3 volumes in-4, le traité de Morgagni, *De sedibus et causis morborum per anatomen indagatis.* On trouve à la tête de cette édition le portrait de Morgagni, et l'histoire de sa vie, écrite par Tissot.

TITIUS (Salomon Constantin), professeur distingué, mort à la fleur de l'âge, et enterré à Wittemberg le 2 août 1766. Il fut reçu docteur en médecine dans l'Université de sa ville natale en 1790. Il y devint deux années après professeur extraordinaire de médecine, et professeur ordinaire en 1795. Il mourut le 4 février 1801.

Epistola gratul. de acido vegetabilium elementari ejusque varia modificatione. Wittemberg, 1788, in-4.

Epist. gratul. de variis contagionum modis. Ibid, 1788, in-4.

Analyseos calculorum et humanorum et animalium chemicæ specimen I. Leipzig, 1789, in 4.

Diss. inaug. de ortu calculorum felleorum ejusque causis. Ibid, 1790, in-4.

Pr. I. de meritis Vaterorum. Wittemberg, 1792. *Pr. II.* Ibid, 1795, in-4.

Pr. Pellagræ, morbi inter Insubriæ Austriacæ agricolas grassantis, pathologia. Wittemberg, 1792, in-4.

Diss. de signis icteri pathognomicis. Wittemberg, 1793, in-4.

Pr. I—III. de virtute medicamentorum resolventium recte judicanda. Ibid, 1793-1794, in-4.

Diss. physico-medica de cespite ustili, vulgo Turfa. Sectio I. chemica. Ibid., 1794. *Sectio II, physica.* Ibid, 1794, in-4.

Progr. de calculo salivali sponte excreto. Ibid, 1794, in-4.

Pr. de Labio leporino duplici completo, observatio. Ibid., 1794, in-4.

Pr. de fistula vaginæ fæcaria. Wittemberg, 1794, in-4.

Johann Peter Franks drey medicinische Abhandlungen: 1) Einrichtung eines klinischen Instituts, 2) allgemeine Apothekerordnung; 3). Einrichtung eines medicinischen Kollegiums. Aus dem italienischen übersetz. Mit einem Kupfer. Leipzig, 1794, in-8.

Diss. de aeris marini salubritate Wittemberg, 1794, in-4.

Progr. de frigoris extremi in corpus humanum effectibus, caloris summi admodum analogis. Wittemberg, 1795, in-4.

Experimentorum Ticinensium, in quibus Diabeticorum urina sub examen vocatur, enarratio cum epicrisi, Prolusio I — VI. Wittemberg, 1795, in-4.

Diss. medico-politica de arte clinica in Nosocomiis opportune addiscenda. Wittemberg, 1795, in-4.

Diss. uteri structura ex ejusdem functionibus. Wittemberg, 1795, in-4.

Franz Marabelli's, Apothekers des grossen Hospitals zu Pavia œffentlichen Repetitors der Chemie daselbst u. s. w. Physisch-Chemische Aufsætze zur Erweiterung der Arzneywissen-

schaft und Oekonomie, aus verschiedenen italienischen periodischen Schriften und dem eigen hændigen Manuscripte des Verfassers gesammelt, übersetzt und erlæutert. Leipzig, 1765, in-8.

Progr. quomodo concretiones biliosas per alvum pellere conveniat, exemplo illustratur. Sect. I.—III. Wittemberg, 1795-1796, in-4.

Pr. historia curæ fistulæ lacrymali feliciter adhibitæ. Ibid, 1797. in-4.

Pr. de clysterum tabacinorum in asphycticis usu P. I. II. Ibid, 1797, in-4.

Fr. Marabelli chemische Untersuchung der neuerlich bekannt gewordenen gelben Peruvianischen Rinde; nebst verschiedenen practischen Bemerkungen über den arzneylichen Gebrauch dieser sowohl, als der bereits bekannten Chinarinde; aus dem Italienischen übersetz. Leipzig, 1797, in-8.

Progr. de studiis clarissimorum Italorum Scarpæ atque Comparetti in vera organi auditus structura eruenda. Wittemberg, 1799, in-4.

Pr. de sedimento tartareo, ex vinis Francogallicis per frigus intensius extricato. Wittemberg, 1799, in-4.

(*Med. chir. Zeitung.* — Meusel.)

TODE (Jean Clément). L'un des écrivains les plus laborieux et l'un des plus savans critiques du dernier siècle, naquit à Zollen-Spicker en 1736, fut reçu docteur en médecine à Copenhague, y devint bientôt après professeur, puis fut médecin de la cour et de plusieurs hôpitaux et hospices. Il mourut le 16 mars 1806. Tode ne fut pas seulement médecin savant et habile, il fut aussi poète et littérateur. Les journaux de critique médicale qu'il publia pendant trente années furent fort estimés. Son ouvrage sur la blennorrhagie, et contre l'identité de cette maladie avec le syphilis est des plus remarquables.

Diss. de duplici febrium indole. Copenhague, 1769, in-4.

Efterretning om de fattiga Syge eller Pleie Patienter pas Christianshannia. Copenhague, 1772, in-8.

Der Mediciniske Tilskner. Copenhague, 1772, in-8.

Medicinisch-chirurgische Bibliothek. Copenhague, 1774-1787, in-8. 10 vol.

Vom Tripper in Ansehung seiner Natur und Geschichte. Copenhague et Leipzig, 1774, in-8. — *Erleichterte Kenntniss und Heilung eines gemeinen Trippers; ein theils ganz umgearbeitetes, theils neues Werk, in 2 Theilen,* Ibid. 1780, in-8. *Dritte stark vermehrte und durchaus verbesserte Ausgabe 2 Theile.* Ibid. 1790, in-8.

Geschichte der Einimpfungen der Hornviehseuche 1770, 1771, und 1772, in Danemark auf königl. Kosten angestellt. Copenhague, 1775, in-8.

Adversaria clinica, fasciculus I et II. Ibid. 1775, in-8.

Den Dænske Læge. Copenhague, 1776, in-8.

Fabre, von der Erkenntniss und Kur der venerischen Krankheiten; aus dem Französ. übersetzt, mit Anmerkungen. Ibid., 1777, in-8.

Erinnerungen für Aerzte und Kranke, die den Trippe heilen wollen. Ibid., 1777, in-8.

De variolarum antiquitate ex Arabum monumentis. Ibid., 1782, in-8.

D. Rud. Buchhave Entdeckung eines neuen Mittels, das nicht nur in kalten Fiebern, sondern auch in mehrern Krankheiten die Stelle der chinnarinde versehen kann; aus dem Latein Mit Zusætzen des Verfassers und mit Anmerkungen. Ibid., 1782, in-8.

Die Seeofficiere, oder Tugend und Ehre auf der Probe. Ibid., 1783, in-8.

An Herrn Regimentsfeldscher Martini. Ibid., 1784, in-8.

Der unterhaltende Arzt, über Gesundheitspflege, Schœnheit, Medicinalwesen, Religion und Sitten. 4. *Bændchen.* Copenhague et Leipzig, 1785 - 1789, in-8.

Praktische Fieberlehre 1. Theil. Copenhague, 1786, in-8.

Arzneykundige Annalen. 13 *Hefte.* Ibid., 1787 - 1792, in-8.

Von dem Begraben in Kirchen und auf Kirchœfen in Stædten. Ibid., 1789, in-8 (*Extrait des Annalen*).

Museum for Sundheds og Kundskabe Elskabe. Ibid., 1789, in-8.

Hertha. Ibid., 1789, in-8.

Dramatiske Tillog (Journal hebdomadaire). Ibid., 1789, in-8.

Medicinalbladet. Et blandet Ugeblad. Heft. I. II. Nr. 1-23. Ibid., 1790-1793, in-8.

D. M. Saxtorphs, kœnigl. Dænischen Justitzraths u. s. w. Umriss der Entbindungswissenschaft, für Wehmütter. Aus dem Dænischen zuerst uebersetzt von K. F. Schrœder; jetzt nach der neuesten Originalausgabe durchaus umgearbeitet. Copenhague et Leipzig, 1792, in-8. Nouvelle édition, ibid., 1801, in-8. Quatrième édition, 1811, in-8.

Das Receptschreiben, nach einem zweckmæssigen Plan vorgetragen und mit vielen zergliederten Exemplen praktisch erlæutert. 5 Theile. Ibid., 1792-1798, in-8. Deuxième édition, ibid., 1798, 1800, in-8, 2 vol.

Medicinisches Journal; et (du tome 3) *Medicinish-chirurgisches Journal.* Copenhague, 1793 - 1804, in-8. 5 vol.

Samlede danske poetiske Skrifter. Fœrste Deel. Fabler og Fortaellinger. Ibid., 1793, in-8.

Sundheds-Journal. 1-3. *Heft. Nr* 1-78. *Ibid.*, 1793, 1794. — 2 *Band.* 1. *Heft. Nr.* 1-26, 1795.

Sundheds - Katechismus efter det Tydske of Faust 1. Bückeb. heedt igjennem omarbejdet og mangfoldigt forœget. Ibid., 1794, in-8.

A. W. Hauch's Ritters vom Danebrog Hofmarschalls u. s. w. Anfangsgründe der Naturlehre, unter eigener Durchsicht des Herrn Verfassers aus dem Dænischen übersetzt. 2 *Theile* Copenhague et Leipzig, 1795, in-8.

Nœthiger Unterricht für Hypochondristen, die ihren Zustand recht erkennen und sich vor Schaden hüten wollen. Copenhague, 1797, in-8.

Neue Dænische Grammatik für Teutsche. Ibid., 1797, in-8

Arzneymittellehre, oder Materia medica aus dem Mineralreiche, die rohen, zubereiteten und zusammengesetzten Arzneyen begreifend. 1 *ster Theil.* Ibid., 1797. — 2*ter Theil,* Ibid. 1798, in-8.

Von dem Perkinismus oder den Metallnadeln des Dr. Perkins in Nord-Amerika, nebst Amerikanischen Zeugnissen, und Versuchen Kopenhagener Aerzte, herausgegeben von den herren Divisionschirurgus Herholdt und Assessor Rafn. Aus dem Dænischen übersetzt und mit Anmerkungen begleitet. Mit einem Kupfer. Ibid., 1798, in-8.

Die drey Charlotten, oder Geschichte dreyer Tage; ein komischer Romann. 3 *Theilchen.* Copenhague et Leipzig, 1798, in-8. (L'ouvrage avait paru d'abord en danois dans le journal l'*Iris*).

Rœschen und Hannechen, oder der Bœhmische Musikant; ein Lustspiel in 5 Akten. Ibid., 1798, in-8.

Die allgemeine Heilkunde, oder die Lehre von den Heilungsanzeigen. 1 *ster Theil.* Ibid., 1798. 2*ter Theil.* Ibid., 1799, in-8.

Klinische Berichte, oder medicinitche-chirurgische Behandlung der Kranken unter den Armen zu Kopenhague. St. I-IV. Ibid., 1800 - 1801.

Divers mémoires *in Collectaneis societatis medicæ Hauniensis. Vol.* 1. 1774, *vol.* 2, 1776, in-8.

Les *Actes* de la même société contiennent aussi des observations de Tode.

Armenapotheke, oder Anweisung zu den minder kostbaren Arzneymitteln von Dr. Christian Elovius Mangor, Stadtphysikus zu Kopenhagen; aus dem Dænischen. Copenhague, 1799, in-12.

Von der Luftelektricitæt, besonders mit Anvendung auf Gervitterableiter, von A. W. von Hauch, übersetz. Ibid. 1800, in-8.

Die Erscheinungen; ein Lustspiel in vier Aufzügen. Copenhague et Leipzig, 1800, in-8.

Versuch einer Receptkritik. Ibid., 1800, in-8.

Der Sammlung von Bildnissen verdienstvoller Dænen.

Uebersicht der mechanischen und chemischen Mittel zur Reinigung der Luft in Hospitælern Gefængnissen, in Bergwerken, auf Kriegschiffen u. s. w. Mit erlæutern den Kupfern. Aus dem Dænischen übersetzt. Ibid., 1802, in-8.

Ueber Schnupfen und Husten. Ibid. 1804, in-8.

TOLET (François), le plus célèbre lithotomiste français du 17e siècle, mourut le 9 août 1724, à l'âge de 77 ans. Il est auteur d'un ouvrage sur la taille, qui, pour la richesse des faits, le choix judicieux des méthodes appropriées aux divers cas, la clarté de l'exposition, ne le cède à aucun de ceux qui avaient paru jusqu'alors sur le même sujet. Aussi cet ouvrage eut-il un très grand succès.

Traité de la lithotomie, ou de l'extraction de la pierre hors de la vessie. Paris, 1681, in-12; Ibid, 1682, in-12; La Haye, 1686, in-12; Paris, 1683, in-12; Ibid, 1708, in-12; Ibid, 1718, in-12; Ibid, 1722, in-12.

TORELLA (Gaspard), né à Valence, en Espagne, fut un médecin de grand renom, à l'époque où il vécut, puisqu'il occupa divers postes élevés, mais il fut un auteur fort médiocre, et ses écrits ne peuvent servir que comme pièces historiques. Ils sont surtout relatifs à la vérole. Il embrassa l'état ecclésiastique, devint évêque de Saint-Juste, en Sardaigne, et fut médecin du pape Alexandre VI ainsi que de son fils César Borgia. C'est à ce digne personnage qu'il dédia, selon l'usage du temps, son second ouvrage sur la vérole. Les écrits de Torella ont pour titre.

Judicium generale de portentis, prodigiis et ostentis. Rome, 1477, in-4.

Tractatus cum consiliis contra pudendagram, sive morbum gallicum. Rome, 1497, in-4.

Dialogus de dolore, cum tractatu de ulceribus in pudendagrâ evenire solitis. Rome, 1500, in-4.

Torella est un des auteurs qui ont trouvé place dans l'*Aphrodisiacus* de Luisinus.

De ægritudine ovillâ consilium. Rome, 1505, in-4.

De regimine seu præservatione sanitatis, de esculentis et potulentis dialogus. Rome, 1506, in-4.

(Manget. — Haller. — Girtanner.)

TORNAMIRA (Jean de), ou plutôt JEAN de Tornemire, dans le Rouergue, fut un des professeurs les plus renommés de la faculté de Montpellier à la fin du 14e siècle et au commencement du 15e. Il y avait 19 ans qu'il professait, quand il dicta dans les écoles son principal ouvrage; il était alors doyen de la faculté. Il devint plus tard chancelier et il occupait cette place en 1401. Le principal ouvrage de Jean de Tornemire est une traduction latine avec commentaire du neuvième livre de Rhazès à Almansor. En voici le titre ainsi que celui de ses autres écrits.

Clarificatorium super nono ad Almansorem, cum textu ipsius Rhasis. Lyon, 1490, in-4. Ibid., 1501, in-4. Venise, 1507, in-fol. Ibid., 1521, in-fol.

Tractatus de febribus. A la suite de l'ouvrage précédent, dans les éditions qui ont suivi la première.

Introductorium ad practicam medicinæ. A la suite du *Philonium* de Valescus de Tarente.

(Astruc, *Histoire de la faculté de Montpellier*.)

TORTI (François), auteur classique sur les fièvres intermittentes pernicieuses, et sur l'emploi thérapeutique du quinquina, naquit à Modène le 1er décembre 1658. Après avoir fait de bonnes humanités dans sa ville natale, il commença l'étude de la jurisprudence, dont il ne tarda pas à se dégoûter, puis il embrassa la carrière de la médecine. Il fut reçu docteur à Bologne en 1678, et revint se fixer à Modène. Le duc François II ayant réformé le Gymnase de cette ville, conféra les chaires de médecine l'une à Ramazzini, et l'autre à Torti. Ils brillèrent également l'un et l'autre dans l'enseignement, et jetèrent un vif éclat sur cette école. Torti provoqua l'établissement d'un amphithéâtre anatomique, et fut chargé lui-même des démonstrations. Ses premiers travaux avaient été des productions poétiques ou littéraires. il entra dans le domaine des sciences par la publication de ses recherches sur les variations du mercure dans le baromètre. Enfin il mit au jour, en 1712, son immortel ouvrage sur les fièvres pernicieuses, ouvrage dont il avait présenté un résumé trois ans auparavant. Son ancien collègue et ami Ramazzini, qui était passé à la première chaire de médecine de l'Université de Padoue, attaqua avec beaucoup de vivacité ce qu'il appelait l'abus, et condamna presque l'usage du quinquina, mais Torti se défendit avec beaucoup d'habileté, et généralement avec avantage ; il avait entrepris quelques autres ouvrages, mais quoique sa carrière ait été longue, il ne les poussa pas jusqu'au bout, et interdit la publication qu'on aurait pu être tenté de faire après sa mort de quelques-uns des fragmens qu'il laisserait. Torti mourut au mois de mars de l'an 1741. Il laissa par testament la jouissance de ses biens, qui étaient considérables, à sa veuve ; mais la propriété en fut léguée aux pauvres. Une portion avait été prélevée pour fonder une troisième chaire de médecine à Modène.

Therapeutice specialis ad febres periodicas perniciosas, inopinato ac repente lethales, una vera china china peculiari methodo ministrata sanabiles, etc. Modène, 1709, in-8. Ibid., 1712, in-4. Ibid., 1740, in-4. Venise, 1732, in-4. Ibid., 1743, in-4 Leipzig, 1756, in-4. Louvain, 1821, in-8, 2 vol. Les dernières éditions contiennent les opuscules suivans.

Responsiones iatro-apologeticæ ad criticam dissertationem de abusu chinæ chinæ Mutinensibus medicis perperam objecta a Bernardino Ramazzino. Modène, 1715, in-8.

Mutinensium medicorum methodus antipyretica vindicata, sive ad nonnullorum scriptiones eidem methodo succensentes et notæ Ferrantis Ferrarii Mutinensis medici, collegarum jussu exaratæ. Modène, 1719.

Dissert. epistol. I-II circa mercurii motiones in barometro.

(Muratori, *Francisci Torti vita.*)

TOURETTE (Joseph Charles Gilles de La), maître en chirurgie et démonstrateur royal de l'art des accouchemens à Loudun, a laissé dans son pays une réputation d'un grand praticien, et mérite, dans le monde médical, celle d'un écrivain instruit et judicieux.

On lui doit les ouvrages suivans, outre divers articles dans les recueils périodiques.

L'art des accouchemens, propre aux instructions élémentaires des élèves en chirurgie, nécessaire aux sages-femmes, etc. Angers et Paris, 1787, in-12, 2 vol.

Journal de l'art de conserver la santé et de prolonger la vie. 1798.

TOURTELLE (Etienne), né à Besançon en 1756, commença de bonne heure ses études médicales et s'y livra avec une ardeur incroyable, mais une passion malheureuse l'arracha à ses occupations et le plongea bientôt dans une douleur profonde qu'il alla ensevelir dans un cloître. Le calme revenu, il quitta cette retraite et alla reprendre ses études, d'abord à Montpellier, puis à Paris. Au bout de quatre ans il se fit recevoir docteur et revint pratiquer son art dans sa ville natale. En 1788, il obtint au concours une des chaires de médecine de l'Université de Besançon, et lors de la suppression des Universités il fut attaché comme médecin principal à l'armée du Rhin. En 1794, il fut nommé professeur à Strasbourg. Il occupa cette chaire d'une manière brillante pendant quatre années; mais le mauvais état de sa santé le força de l'abandonner alors pour aller respirer l'air natal. Il occupa à Besançon la place de médecin en chef de l'hôpital militaire. Sa mort arriva en 1801. Tourtelle était un homme de capacité et un homme extrêmement laborieux, par conséquent fort en état de produire de bons ouvrages, mais il mourut jeune et ses écrits portent l'empreinte de la précipitation.

Élémens d'hygiène, ou de l'influence des choses physiques et morales sur l'homme. Strasbourg, 1767, in-8. 2 vol. Ibid., 1802. Paris, 1806, in-8. Ibid, avec des additions par Bricheteau, 1822, in-8, 2 vol.

Élémens de médecine théorique et pratique. Strasbourg, 1799, in-8, 3 vol. Paris, 1815, in-8, 3 vol.

Élémens de matière médicale. Paris, 1802, in-8.

Histoire philosophique de la médecine. Paris, 1804, in-8, 2 vol. publiés par le fils aîné de Tourtelle.

TOURTELLE (Marie François), Fils aîné du précédent, mort à la fleur de l'âge, était né à Besançon en 1785. A l'âge de 19 ans, il publia l'Histoire de la médecine de son père, il fut nommé professeur suppléant à la faculté de Strasbourg; la mort l'enleva en 1813.

Traité d'hygiène publique. Strasbourg, 1812, in-8, 2 vol.

TOZZI (Luc), né à Aversa en 1638, fut l'un des professeurs les plus renommés de l'Université de Naples; il fut aussi proto-médecin du royaume. En 1695 il fut appelé à Rome pour succéder à Malpighi dans la place de médecin du pape Innocent XII, qui le nomma en outre son camérier, et professeur de médecine au collége de la Sapience. Après la mort de ce pontife, il fut choisi pour être premier médecin du roi d'Espagne Charles II. Tozzi était parti pour se rendre à Madrid, mais il apprit à Milan la mort de ce monarque, en conséquence il s'en retourna à Naples, où il mourut le 11 mars 1717. Outre un discours sur la comète, publié par lui à l'âge de 25 ans, il a mis au jour les ouvrages suivans.

Medicinæ pars prior, curiosa tum ex physiologicis, tum pathologicis deprompta, veterum recentiorumque medendi methodum complectens. Lyon, 1681, in-8.

Medicinæ pars altera, quæ hactenus adversus morbos adinventa sunt, luculentèr et brevissimè explicans. Avignon, 1687, in-8.

In Hippocratis aphorismos commentaria, ubi universæ medicinæ, cum theoricæ, tum practicæ celebriores quæstiones perpenduntur, atque nedum recentiorum inventis, sed et germanæ ejusdem Hippocratis menti congruentes quàm dilucidè explicantur. Naples, 1693, in-4.

Opera omnia medica. Venise, 1711, in-4. Ibid., 1728, in-4.

(Tiraboschi. — Haller.)

TRALLES, savant médecin et praticien habile, naquit à Breslau le 1er mars 1708. Il commença ses études médicales à l'université de cette ville, alla les continuer à Leipzig de 1727 à 1730, et de là à l'université de Halle, où il prit le grade de docteur. Il revint alors se fixer dans sa ville natale. Elle était depuis longtemps en possession de compter dans son sein plusieurs des praticiens les plus renommés de l'Allemagne; Tralles occupa bientôt parmi eux un des premiers rangs. En 1767, il fut nommé conseiller du prince de Saxe-Gotha, et en 1787 conseiller aulique du roi de Pologne. Il mourut le 7 février 1797. Quoique écrits d'une manière diffuse, ses ouvrages méritent d'être lus.

Entwurf vernünftigen Vorsorge redlicher Mütter vor das Leben und die Gesundheit ihrer ungebohrnen Kinder. Breslau, 1730, in-8.

Diss. inaug. vitæ animalis consideratio theoretico-practica. Halle, 1731, in-4.

Exercitatio medica, qua virtus camphoræ refrigerans ac internis corporis humani incendiis restinguendis aptissimè edisseritur atque e genuinis artis principiis adstruitur; cum præfatione Frid. Hoffmanni. Breslau, 1734, in-8.

De venâ jugulari frequentius secandâ commentatio, quâ hujus operationis neglectus serio reprehenditur, innocentia perplanè comprobatur, ac usus amplissimus potissimum in malis capitis adstruitur. Breslau, 1735, in-8.

Das Aderlassen, als ein oftmahls

unentbehrliches Hülfsmittel zu einer glücklichen Blatterkur nach unumstœslichen Grundsætzen der Arzneykunst, zu allgemeine Nachricht und Ueberlegung mit eilfertiger Feder entworfen. Breslau, 1736, in-8. Mit einer neuen Vorrede vermehrt. Ibid., 1745, in-8.

Virium, quas terreis remediis gratis hactenus adscriptæ sunt, examen rigorosius; quo simul multarum traditionum practicarum mythologia et vanitas dilucide declaratur, atque ad rationalem magis Pharmacorum electionem variorumque morborum sanationem, præeuntibus recentissimis artis principiis, via ostenditur. Præmittitur diss. de frequenti fatuorum remediorum in praxi quotidiana usu ejusque caussis potioribus. Breslau, 1739, in-4.

De machina et anima prorsus a se invicem distinctis commentatio, libello latere amantis auctoris Gallico, homo machina, inscripto, opposita et ad illustriss. virum Alb. Hallerum exarata. Leipzig et Breslau, 1749, in-8.

Versuch eines Gedichtes über das Schlesische Riesengebürge. Breslau et Leipzig, 1750, in-8.

Critique d'un médecin du parti des spiritualistes sur la pièce intitulée: Les animaux plus que machines. La Haye, 1752, in-8.

Historia choleræ atrocissimæ, quam sustinuit ipse, persanavit ægerrime atque in usus publicos animadversionibus theoretico-practicis quam accuratissime descripsit. Breslau et Leipzig, 1753, in-8.

Cogitatorum suorum de S. Eucharistia sinceræ fidei evangelicæ puritati omnino congruentium dilucidatio apologetica, eruditorum Theologorum Medicorumque omnium, æquæ inquisitioni submissa. Breslau, 1753, in-8. *Eorumdem vindiciæ.* Ibid., 1754, in-8.

Deutlicher Erweis einer natürlichen Unmœglichkeit, dass M. Graf und D. Tralles gelehrte Streitigkeiten mit einander führen kœnnen. Ibid., 1756, in-8.

Das Kaiser Carlsbad in Böhmen in einen Ode entworfen; nebst Abhandlung von dem Gehalte und den Kræften dieses grossen Heilmittels. Ibid., 1756, in-8.

Gedanken von der Gegenwart Christi bey dem heil. Abendmahl. Ibid., 1756, in-8.

Opii usus salubris et noxius in morborum medela, solidis et certis principiis superstructus. Sectio I. Breslau, 1757. — *Sectio II.* Ibid., 1759. — *Sectio III.* Ibid., 1760. — *Sectio IV.* Ibid., 1762, in-4. *Editio secunda.* Ibid., 1784, in-4.

De methodo medendi variolis hactenus cognita, sæpe insufficiente, magno pro inoculatione argumento, diss. epistolica. Ibid., 1761, in-8.

De methodo medendi Sydenhami, Tissoti, aliorumque virorum in curatione variolarum pessimæ indolis, infeliciter, licet dextre tamen adhibita, epistola apologetica. Ibid, 1764, in-8.

Vexatissimum nostra ætate de insitione variolarum vel admittenda, vel repudianda argumentum. Ibid., 1765, in-8. Naples, 1780, in-8.

Vera patrem patriæ sanum et longævum præstandi methodus. Breslau, 1767, in-4.

Ad. C. C. Ludewig disquisitionem de vi opii cardiaca responsio. Ibid., 1771, in-4.

Amœnitatum Roswaldensium levis adumbratio. Ibid., 1774, in-8.

De animæ existentis immaterialitate et immortalitate cogitata. Ibid., 1774, in-8 En allemand. Ibid., 1776 (1775), in-8.

De usu vesicantium in febribus acutis, ac speciatim in sananda pleuritide accuratius determinando commentatio. Breslau, 1776, in-8.

Deutliche und überzeugende Vorstellung, dass der für das Daseyn und die Immaterialitæt der menschlichen Seele aus der Medicin, von der Verænderlichkeit aller festen Theile des Kærpers ohne Ausnahme, hergenommene Beweiss hochst richtig und gültig sey. Breslau, 1774, in-8.

Gründliche Erlæuterung und Vertheidigung seiner Lateinischen Abhandlung von dem Gebrauche der Spanischen Fliegenpflaster in Fiebern. Ibid., 1776, in-8.

Zufællige altteutsche und christliche Betrachtungen über Hrn. Lessing's Nathan der Weise 2. Theile. Ibid., 1779, in-8.

Einige Erinnerungen gegen die Zweifel und Erinnerungen Hrn. D. J. C. Kemme, wider die Lehre der Aerzte von der Ernæhrung der festen Theile. Ibid., 1779, in-8.

Schreiben von der Teutschen Sprache und Litteratur. Berlin, 1781, in-8.

Mitleidsvolles Trauerschreiben an Herrn Anton Freyherrn von Stærk, Kaiserl. Hofrath und Leibarzt, dem glorwürdigsten Gedæchtniss der verewigten Kaiserin und Königin Majestæt Maria Theresia mit der tiefsten Ehrerbietung gewidmet. Breslau, 1781, in-8.

Usus vesicantium salubris et noxius in morborum medela. Sect I. Breslau, 1782. *Sect. posterior.* Ibid., 1783, in-4.

De limitandis laudibus et abusu moschi in medela morborum dissertatio. Breslau, 1783, in-8.

Die Ehre und Unschuld des gemeinschaftlichen Kelches bey dem heil. Abendmahl, gegen ungegründete Einwürfe und Bedenklichkeiten gerettet. Breslau, 1785, in-8.

Nothwendige Vertheidigung seiner kleinen Schrift von der Ehre und Unschuld des Gemeinschaftlichen Kelchs bey dem heil. Abendmahl, gegen die harten Angriffe des Hrn. D. Chr. Gottfr. Gruner. Breslau, 1785, in-8.

Aufrichtige Erzæhlung seiner mit Kænig Friedrich dem Grossen, der grossen Kaiserin, Maria Theresia, und der Herzogin von Sachsen-Gotha, Luise Dorothea, gehaltenen Unterredungen als auch der Begebenheiten, welche sie veranlasst haben; nebst einigen Anmerkungen. Breslau, 1789, in-8.

(Ernesti. — Meusel.)

TRAMPEL (Jean Erhard), né à Criuzbourg, près d'Eisenach, en 1737, fut reçu docteur en médecine à Gottingue en 1760. Il occupa les postes de conseiller aulique, puis de conseiller intime de la cour de la Lippe, et de médecin des eaux de Meinberg et de Pyrmont. Ses principaux ouvrages sont ou des recueils d'observations, ou des écrits relatifs aux eaux minérales.

Diss. sistens ingressum theoriæ medicæ in praxim, præmisso carmine de variis medicinæ sectis. Gottingue, 1760, in-4.

Elegia de strepitu mortis. Lemgo, 1761, in-fol.

Abhandlung vom Erdbeben. Lemgo, 1767, in-8.

Beschreibung des Bades zu Meinberg in der Graffschaft Lippe Ibid., 1770, in-8. *2te vermehrte Ausgabe.* Lemgo, 1774, in-8. *3te vermehrte Ausgabe.* Ibid., 1778, in-8.

Beschreibung der substantiellen Schwefelquellen bey Meinberg in der Grafschaft Lippe, den Bestandtheilen und Heilkræften nach. Ibid, 1781, in 8.

Beobachtungen und Erfahrungen medicinischen und chirurgischen Inhalts. 1stes Bændchen; über die Gicht und über einige Mittel gegen dieselbe. Nebst einer Kupfertafel Ibid, 1788. — *2tes Bændchen; Fortsetzung über die Gicht und einige andere Fælle mehr. Mit Kupfern.* Ibid., 1789, in-8.

Medicinische und chirurgische Bemerkungen. Gottingue, 1793, in-8.

Beschreibung von den neu entdeckten salzhaltigen Mineraquellen in Pyrmont und von den Heilquellen derselben. Berlin, 1794, in 8.

Mathias Weber zeigt dem Apotheker Piepenbring in Meinberg durch diesen Brief die Antwort an, die er durch seine Schrift: Physikalisch-chemische Nachricht von dem sogenannten neuen Mineralsalzwasser auf der Saline Pyrmont, Leipzig, 1793, *in-8, veranlasset hat, und næchstens erscheinen wird.* Pyrmont, 1794, in-8.

Eine Antwort und G. H. Piepenbrings Nachricht von dem Mineralsalzwasser bey Pyrmont, von Matth. Weber daselbst entworfen. Ibid., 1794, in-8.

Wie erhælt man sein Gehær gut, und was fængt man damit an, wenn es fehlerhaft geworden ist? Mit 2 Kupfern. Ibid., 1800, in-8. *2te Mit einem Nachtrage vermehrte Auflage, mit Anmerkungen und einer Vorrede von D. K. Th. Menke zu Pyrmont.* Hanovre, 1822, in-8.

Abhandlung, woher es komme, das so viele Menschen in Westphalen vom Quartanfieber befallen werden; im Hannæv. Magaz. vom J. 1764. *S.* 1446 *u. ff.*

Vom Nutzen des Küchensalzes; ungleichen von der Mæglichkeit wie und auf welche weise die Einpfropfung der Kinderblattern nützlich seyn kænne; in den Lippischen Intelligenzblattern vom Jahr 1767.

Anweisung für den gemeinen Mann in Absicht auf die Gesundheit; im Lippischen Kalender.

Ueber die Wirkungen der in dem menschlichen Kærper gebrachten brennbaren Luft; in Crells chemischen Annalen St. II. 1784.

Bemerkungen über einige Hufikrankheiten; in Arnemann's Magazin für die Wundarzneywissenschaft B. 1. *St.* 1 (1797).

Etwas über die Wassersucht; dem Hrn. Hofmedikus, D. Barkhausen in Detmold, zugeeignet. 178·, in-8.

Kurze physikalische Beschreibung eines in der Grasschaft Lippe-Detmold beym Dorfe Meinberg gelegenen Stahlbrunn; in dem Hannæverischen Magazin 1762. *St.* 49.

Beschreibung eines neuen Instruments, der Zapfen auf eine bequeme Art bey Personen zu verkürzen, die sich vor der Annæherung einer Scheere fürchten; *in Fritz'ens medicinischen Annalen B.* 1. (Leipzig, 1781, in-8.)

Einige Nachrichten für die Oekonomen und Landleute über die Salzüflische Pfannenerde und Dornsteine, in dem Lippischen Intelligenzblatt, 1790; *und aus diesem in dem Hannœver. Magazin* 1790. *St.* 63. *S.* 997-1006.

Ein Mittel; *die Stubenœfen mit wenigem Holze ohne kostspieligen Aufwand zu heitzen*; *in dem Lipp. Intelligenzblatt* 1791.

Anleitung, *wie der Landmann sein Ackerland auf Kalk-un Alaunerde untersuchen soll*, *um dadurch dem Acker die Bestandtheile wieder geben zu kœnnen*, *die dem Lande entzogen worden sind*; *ibid.*

Chemische Untersuchung der Quell- und Flusswasser in und neben der Stadt Detmold; *ibid.*

Geschichte eines Krebses in den Gebærmuttermunde; *in den Taschenbuch für Teutsche Wundærzte* (*v. Weitz*) *auf das J.* 1789 *S.* 122-129.

Ueber die Eigenschaften eines Salzwerkverstændigen; *in J. W. C. Trampel's Beytrag zur Verbesserung der Salzwerke für Salzkundige und Kameralisten Heft.* 1. (Gottingue, 1793 in-8.)

Wie muss der Kranke nach dem Brunnen reisen, *wenn er Nutzen davon haben will?* Pyrmont, 1806, in-12.

TRÉCOURT, docteur en médecine, chirurgien-major de l'hôpital militaire de Rocroy, échevin de la même ville, et correspondant de l'Académie royale de chirurgie de Paris. On a de lui deux recueils d'observations, qui contiennent des faits intéressans.

Mémoires et observations de chirurgie. Bouillon et Paris, 1769, in-12.

Réflexions medico-chirurgicales. Bouillon et Paris, 1773, in-12.

État de la médecine et de la chirurgie en France. 1773, in-8.

Apologie des eaux minérales de Saint-Amand. Cambrai, 1775, in-12.

TREVIRANUS (Gottfried-Reinhold), l'un des plus savans physiologistes des temps modernes, naquit à Brême le 4 février 1776. C'est au Gymnase de cette ville qu'il reçut sa première éducation. Il s'attacha surtout aux mathématiques, dans lesquelles il fit de remarquables progrès. Il montra également beaucoup de dispositions pour la physique ainsi que pour les sciences naturelles en général. Il alla à Gottingue en 1793 pour se livrer à l'étude des sciences médicales. L'anatomie comparée et la physiologie eurent pour lui des attraits particuliers, et sa dissertation inaugurale, soutenue en 1796, annonça les réformes qu'il méditait dès-lors pour la seconde de ces deux belles sciences. Prenant la physiologie au point où l'avait laissée Haller, il voulait, à l'imitation de ce grand homme, la présenter au dix-neuvième siècle telle qu'elle résultait de l'ensemble de tous les travaux accomplis depuis cette époque, et c'est ce qu'il aurait fait s'il eût continué jusqu'au bout sa savante *Biologie*. Reçu docteur en 1796, Treviranus alla se fixer dans sa patrie pour y exercer l'art de guérir. Tout le temps que lui laissèrent ses occupations médicales, qui furent nombreuses, il le donnait à la lecture et à l'étude de la structure et des phénomènes des êtres organisés. Ce n'était jamais, dit Tiedemann, que sur des faits bien établis qu'il étayait ses considérations générales et ses théories. Aussi le nom de Treviranus restera honoré dans l'histoire de l'anatomie et de la physiologie pour les nombreuses découvertes que l'on doit à son talent d'observation et à son infatigable activité, aussi bien que pour l'originalité et la sagacité qu'a déployées son esprit en fondant ses théories sur la vie.

Treviranus est mort le 16 février 1837.

Dissertatio inauguralis medica de emendandâ physiologiâ. Gœttingue, 1796.

Ueber Nervenkraft und ihre Wirkungsart. Dans le deuxième cahier du premier volume des *Archives de physiologie* de Reil.

Physiologische Fragmente. Hanovre, 1797-99, 2 vol. in-8.

Sur l'influence du galvanisme et de quelques agens chimiques sur les végétaux dans les *Archives du nord pour l'histoire naturelle et la médecine*, publiées par Pfaff, Scheel et Rudolphi, 1er vol. Copenhague, 1800.

Recherches sur l'action de l'opium et de la belladone sur les poumons des reptiles, avec quelques remarques sur l'irritation galvanique. Même journal, 1800.

Biologie oder Philosophie der lebenden Natur. Gœttingue, 6 vol. in-8. 1802-22.

Resultate einiger Untersuchungen über der innern Bau der Insekten, dans les Annales de la Société des sciences naturelles de Wetteravie, 1er vol. deux. cahier. Francfort, 1809.

Ueber den innern Bau der Arachniden, av. 5 pl. 1 vol. Nuremberg, 1812.

De protei anguinei encephalo et organis sensuum disquisitiones zootomicæ cum figuris. IV. 4. Gœttingue, 1819. Ce travail est inséré dans le quatrième vol. des nouveaux Mémoires de la Société royale de Gœttingue.

Avec son frère L.-C. Treviranus: *Vermischte Schriften anatom. u. physiol. Inhalts.* Gœttingue et Brême, 4 vol. in-4, avec 39 pl. 1816 à 1821.

Cet ouvrage, presque en entier de G.-R. Treviranus, contient de lui les mémoires suivans :

Premier vol. publié à Gœttingue, en 1816.

Mémoires sur la structure interne des insectes aptères.

Mémoires sur différens sujets: 1. *Sur la lumière du lampyris splendidula.* 2. *Observations sur le système nerveux de la grenouille, et sur quelques parties de cet animal jusque-là inaperçues.* 3. *Recherches sur l'influence du système nerveux sur la circulation du sang.* 4. *Sur les élémens organiques des corps animaux* (ce Mémoire est traduit dans le tome 21 du Journal complémentaire du Dictionnaire des sciences médic. 1825).

5. *Sur les vaisseaux et les fluides formateurs des plantes.* 6. *Découverte du mode de propagation des conferves oscillatoires.*

Deuxième vol. Brême, 1817.

Suite des Mémoires sur la structure interne des insectes aptères.

Des organes de nutrition et du siége du sens de l'odorat chez les insectes, *et des fonctions de la vessie natatoire des poissons*, publié précédemment dans les Annales de la Société de Wetteravie pour les sciences naturelles, trois. vol. prem. cahier, p. 147. Hanau, 1812.

Troisième vol. Brême, 1820.

Sur les différences de forme et de situation des organes cérébraux dans les différentes classes du règne animal. Trad. dans le Journal complém. du Diction. des sciences médic., tomes 17, p. 216, et 18, p. 234, 1824.

Sur le rapport réciproque des différentes parties du cerveau et du système nerveux, *dans les différens degrés de l'échelle animale.* Trad. dans le Journal complémentaire, t. 1, p. 303, 1813.

Sur les organes cérébraux, les nerfs de la vie végétative et sensitive et leurs rapports réciproques. Trad. dans le Journal complém., t. 16, p. 113, 1823, et dans les Archives de médecine, 1823, t. 2, p. 392 et 556.

Sur l'hippocampe. Trad. dans les Archives de médecine, t. 3, p. 230.

Sur les nerfs de la cinquième paire, considérés comme nerfs des sens. Trad. dans le Journal complémentaire, t. 15, p. 207, 1823, et par extrait dans les Archives de médecine, t. 3, p. 240, 1823.

Additions à l'anatomie comparée et à la physiologie des organes des sens. Trad. dans le Journal complém. t. 16, p. 331, 1823.

Quatrième vol. Brême, 1821.

Sur la relation organique des animaux inférieurs aux animaux supérieurs, *et sur les mouvemens automatiques des élémens organiques de certains organes des mollusques bivalves.*

Beitræge zur Anat. und Physiol. der Sinneswerkzeuge, prem. cahier (organes de la vue), grand in-fol. avec 4 pl. Bremen, 1828.

Sur la nature de la phlegmatia alba dolens, dans les Annales cliniques de Heidelberg, vol. 5, p 592. Traduit par extrait dans le Bulletin de Férussac, sciences médicales, t. 22.

Die Erscheinungen und Gesetze des organischen Lebens. 2 vol. in-8, en trois parties, 1831 à 1833.

Beitræge zur Aufklærung der Erscheinung und Gesetze des organischen Lebens. Quatre cahiers, 1835-38.

Premier cahier. *Sur la texture vésiculeuse du cristallin de l'œil comme cause de la faculté de voir des objets simples à différentes distances, et sur la structure interne de la rétine.*

Deuxième cahier. *Nouvelles recherches sur les élémens organiques des corps animaux et leur composition.*

Troisième cahier. *Nouvelles recherches sur la théorie de la vue et sur la structure interne de la rétine de l'œil.*

Avec son frère et Tiedemann. *Zeitschrift für Physiologie.* Journal de physiologie, publié aussi sous le titre de: *Untersuchungen ueber die Natur des Menschen*, *der Thiere u. der Pflanzen.* 10 numéros ou 5 vol. in-4. Heidelberg et Darmstadt. 1824-1835.

Les Mémoires que G. R. Treviranus

a fournis à ce journal sont les suivans:

Premier vol.

Premier cahier, 1824.

Sur les organes génitaux et la reproduction des mollusques, avec 5 pl. Trad. dans le Journal complément. t. 21, p. 202 et 307, 1825, et par extrait dans le Bulletin universel de Férussac, sciences naturelles, t. 5, p. 285, 1825.

Deuxième cahier, 1825.

Sur l'adhérence des ovaires aux trompes dans quelques familles d'animaux mammifères. Trad. dans le Journal complément. t. 24, p. 135, 1826, et par extrait dans le Bulletin de Férussac, sciences naturelles, t. 8, p. 260.

Sur la structure interne du limaçon de l'oreille des oiseaux. Trad. par extrait dans le Bulletin de Férussac, sciences naturelles, volume 9, p. 87, 1826.

Deuxième volume.

Premier cahier, 1826.

Additions pour la connaissance plus complète des organes génitaux et de la reproduction des poissons. Trad. par extrait dans le Bulletin de Férussac, sciences natur., t. 9, p. 355, 1826.

Observations critiques sur des opinions, des théories et des découvertes physiologiques (sur l'œil de la taupe, sur la description du système nerveux des guêpes, donnée par Home, dénonciation d'un plagiat anatomique). Trad. par extrait dans le Bulletin de Férussac, sciences médicales, t. 9, p. 293, 1826.

Deuxième cahier, 1827.

Sur les organes urinaires et génitaux : mâles des tortues et spécialement de l'emys serrata. Trad. par extrait dans le Bulletin de Férussac, sciences naturelles, vol. 11, p. 334, 1827.

Troisième volume.

Premier cahier, 1828.

Sur le cerveau et les organes des sens de l'opossum didelphis virginiana. Trad. par extrait dans le Bulletin de Férussac, sciences naturelles, t. 15, p. 141, 1828.

Sur la préparation de la cire par les abeilles.

Sur la circulation des crustacés. Trad. par extrait dans le Bulletin de Férussac, sciences naturelles, t. 14, p. 383, 1828.

Suite aux remarques sur la reproduction des anodontes. Trad. par extrait dans le Bulletin de Férussac, t. 14, p. 370, 1828.

Sur la structure interne de l'aphrodite hérissée. Trad. par extrait dans le Bulletin de Férussac; sciences naturelles, t. 21, p. 167, 1830.

Sur l'existence d'individus sans sexe chez les hyménoptères et surtout les abeilles Trad. par extrait dans le Bulletin de Férussac, sciences naturelles, t. 21, p. 178, 1830.

Quatrième volume.

Premier cahier, 1831.

Recherches sur les organes respiratoires des animaux inférieurs.

Sur les hémisphères postérieurs du cerveau des oiseaux, des reptiles et des poissons, avec 4 pl.

Sur les puissances actives du saut chez l'homme et les animaux.

Sur le système nerveux du scorpion et des araignées, avec 1 pl.

Deuxième cahier, 1832.

Sur la génération des sangsues.

Observations et tables pour l'élucidation de la structure et de l'action des organes du toucher chez les animaux, avec 2 pl.

Sur le cœur des insectes, son adhérence aux ovaires, et sur un vaisseau ventral des Lépidoptères.

Sur la structure du nigua (acarus americanus L., acarus nigua de Geer), avec 2 pl.

Sur les rapports anatomiques des ancyles fluviatiles (ancylus fluviatilis), avec 1 pl.

Cinquième volume.

Premier cahier, 1833.

Sur l'anatomie du nerf facial dans le labyrinthe de l'oreille des oiseaux.

Deuxième cahier, 1835.

Planches pour l'explication du Mémoire sur la génération des sangsues.

Sur les corps organiques du sperme des animaux, et son analogie avec le pollen des plantes, avec 2 pl.

Sur la génération du lombric de terre.

(Tiedemann, notice sur Treviranus, traduite dans le journal l'*Expérience*.)

TREW (Christophe-Jacques), botaniste, anatomiste et médecin distingué et écrivain érudit, naquit à Lauf, petite ville du pays de Nuremberg, le 26 avril 1696. Son père, apothicaire à Lauf, lui enseigna les premiers principes de la botanique et de la pharmacie. En 1711, il fut envoyé à l'université d'Altdorf. Il y reçut la licence en 1715, et le grade de docteur en médecine l'année suivante. En 1717, il fit un voyage scientifique dans les diverses parties de l'Allemagne, en Suisse, en France et en Hollande : puis il séjourna un an à Dantzig. En 1720, il alla passer quelque temps à Kœnigsberg, et de là il rentra dans sa ville natale. Après avoir pratiqué quelques mois à Lauf, il fut appelé dans le collége médical de Nuremberg. Sa clientelle et sa réputation s'étendirent rapidement. Il devint, en 1742, membre de l'académie des curieux de la nature, et en 1746 il en fut nommé président. Deux ans auparavant il avait été élu doyen du collége de médecine de Nuremberg. Trew mourut le 18 juillet 1769. Ses ouvrages sont assez nombreux et généralement dignes d'estime.

Diss inaug. de chylosi fœtus, additis observationibus anatomicis. Altdorf, 1715, in-4. *Recus. in Haller's Dissert. anat. select. T. V.*

Plantarum Hetruriæ rariorum catalogus. , 1715, in-fol.

Nachrichten von einer raren Hauptwunde, deren Cur und Section. Nuremberg, 1724, in-4. Fig.

Relation von der im Jahre 1726 zu Nürnberg verblüheten Aloë Americana Clusii. Nuremberg, 1727, in-4. *Et in Frankischen Actis eruditis et curiosis. Samml.* 6. *und* 10 (1728).

Vertheidigung der Anatomie in einer Rede. Ibid., 1729, in-4.

Wohlmeynender Vorschlag, wie eine vollstændige, zuverlæssige und deutliche Abbildung und Erklærung aller Theile des menschlichen Kœrpers kann ausgefertiget und denen Liebhabern um einem erträglichen Preis über-

lassen werden; zur geneigten Ueberlegung eræffnet. Ibid., 1733, in-fol.

Epistola ad D. Albertum Haller de vasis linguæ salivalibus atque sanguiferis. Ibid., 1734, in-4. *Cum Tab. an.*

Diss. epistolica de differentiis quibusdam inter hominem natum et nascendum intercedentibus, deque vestigiis divini numinis inde colligendis. Accedunt tabulæ æneæ V in duplo, alteræ variis coloribus illustratæ. Ibid., 1736, in-4. En allemand, avec des additions de l'auteur. Nuremberg, 1770, in-4.

Plantæ selectæ, quarum imagines ad exemplaria naturalia manu pinxit G. D. Ehret, nominibus propriis et notis illustravit C. J. Treu; in æs incidit et vivis coloribus repræsentavit J. J. Haid, Decas I-X. Nuremberg, 1750-1773, in-fol.

Librorum botanicorum catalogus I-III. Nuremberg, 1752-1757, in-fol.

Cedrorum Libani historia, earumque character botanicus cum illo Laricis, Abietis, Pinique comparatus: accedit brevis disquisitio, an hæc arbor sit illa ipsa in sacro codice præ omnibus celebrata, et vel aeres vel berosch dicta, itemque an Græcis botanicis fuerit cognita. Cum VII tab. æn. Nuremberg, 1757, in-4. *Et in apologia et mantissa. Novis Actis Acad. Nat. Curios. T. I.*

Observationis de cedro Libani et cedrorum Libani Historiæ, seu historiæ pars altera. Nuremberg, 1767, in-4. *Et in Novis. Actis Acad. Nat. Cur. T. III.*)

Kurze Abfassung der Anatomie, wie Solche zur Mahlerey erfordert wird. Berlin, 176..., in-fol.

Plantæ rariores, quas ipse in horto domestico coluit, secundum notas suas examinavit et breviter explicavit. Nuremberg, 1764, in-fol.

Tabulæ osteologicæ, seu omnium corporis humani perfecti ossium imagines ad ductum naturæ tam sigillatim quam in ordinaria connexione secundum habitum suum externum magnitudine naturali sub ejusdem institutione repræsentatæ, ab Anonymo descriptæ, a Georgio Lichtensteger, sculptore, et Nicolao Friederico Eisenberger, pictore, efflctæ et in publicum editæ. Nuremberg, 1767, in-fol.

Bericht des Collegii medici Norembergensis wegen der Henschrecken (von 1750); in (Schnizlein's) Selectis Noremberg. T. 1. S. 365-376.

Trew a fourni en outre une multitude de mémoires ou observations au Recueil de l'Académie des Curieux de la nature, et à la correspondance littéraire de Nuremberg.

(*Nov. act. acad. nat. curios.* — Brucker. — Meusel.)]

TRILLER (Daniel-Guillaume), l'un des médecins du dernier siècle qui eurent la plus haute réputation d'érudition, naquit à Erfurt le 19 février 1695. Il fit ses études à Zeitz et à Leipzig, fut reçu dans l'université de cette dernière ville maître en philosophie en 1715, et prit le grade de docteur en médecine à Halle, l'an 1718. Il revint alors à Leipzig, où il commença à faire des cours particuliers. En 1720, il fut nommé médecin pensionné à Mersebourg. En 1730, il accompagna en qualité de premier médecin le prince de Nassau-Saarbruck dans un voyage en Suisse, en Hollande, en Lorraine. Il fut successivement médecin de divers princes, et enfin appelé en 1749 à occuper une chaire de médecine à l'université de Wittemberg. Il mourut le 22 mai 1782.

Triller avait promis en 1720 une édition critique grecque et latine des œuvres d'Hippocrate; il continua à la promettre pendant soixante années, et ne donna jamais rien au-delà du premier échantillon qu'il en avait publié en l'annonçant. C'était un homme d'une immense lecture, mais jetant les produits de son érudition avec plus de profusion que de goût.

Diss. (*Præs. P. G. Schacher*) *de partibus corporis humani internis*. Leipzig, 1715, in-4.

Diss. de Moly Homerico detecto, cum reliquis argumentis ad fabulam Circæam pertinentibus. Leipzig, 1716, in-4.

Diss. inaug. med. (*Præs. Fr. Hofmanno*) *de pinguedine seu succo nutritio superfluo*. Halle, 1718, in-4.

Apologia pro Hippocrate, Atheismi falso accusato. Rudolstadt, 1719, in-4.

Epistola medico-critica celeberr. Joh. Freind supra I. et II. Hippocratis Epidemicorum, in qua simul agitur de variis ejus editionibus. Rudolstadt, 1720, in-8.

Hugonis Grotii leidender Christus, ein Trauerspiel; aus dem beygefügten Lateinischen Texte in Teutsche Verse uebersetzt, und mit vollstændigen Anmerkungen erlæutert; auch einem poetischen Anhange von Passions-Andachten begleitet. Leipzig, 1723, in-8. *Neue durchgehends verbesserte Ausgabe*. Hambourg, 1748, in-8.

Poetische Betrachtungen über verschiedene aus der Natur und Sittenlehre hergenommene Materien; nebst einigen Uebersetzungen und vermischten Gedichten. 1ster *Theil*. Hambourg, 1725. 2te *Auflage*. Hambourg, 1739. 2ter *Theil*. Ibid., 1737. 2te *Auflage*, Ibid., 1746. 3ter *Theil* Ibid., 1742. 4ter *Theil*. Ibid., 1747. 5ter *Theil*. Ibid., 1751. 6ter *Theil*. Ibid., 1755, in-8.

Commentatio de nova Hippocratis editione adornanda, cui speciminis loco adjectus est libellus Hippocratis de anatome, commentario medico-critico perpetuo illustratus. Leyde, 1728, in-4.

Neue Æsopische und moralische Fabeln, worinnen in gebundener Rede allerhand erbauliche sittenlehren und nützliche Lebensregeln vorgetragen werden. Hambourg, 1740, in-8.

Succincta commentatio de Pleuritide ejusque curatione; adjectis simul X singularibus pleuriticorum historiis. Francfort-sur-le-Mein, 1740, in-8.

Observationum criticarum in varios Græcos et Latinos auctores Libri quatuor. Francfort-sur-le-Mein, 1742, in-8.

Hesychianarum emendationum criticarum, ad Joannem Alberti, Lexici Hesychiani editorem et restitutorem dignissimum, Theologum ac Philologum apud Batavos præstantissimum. Ibid., 1742, in 8.

Der Sæsischche Prinzen-Raub, oder der wohlverdiente Kæhler; ein Gedicht in 4 Büchern. *Mit Kupfern*. Francfort, 1743, in-8.

Progr. de veterum chirurgorum arundinibus atque habenis ad artus male firmos confirmandos adhibitis occasione loci cujusdam Suetoniani. Wittemberg, 1749, in-4.

Diss. de fame lethali ex cal'osa oris ventriculi augustia. Wittemberg, 1750, in-4.

Progr. de clysterum nutrientium antiquitate et usu. Wittemberg, 1750, in-4.

Progr. de Pityriasi vesicæ ad corruptum quemdam Cœlii Aureliani locum illustrandum et emendandum. Wittemberg, 1750, in-4.

Exercitatio altera plenior ad locum quemdam Suetonii in vita Augusti de remedio habenarum atque arundinum, in qua probabilis ista emendatio novis argumentis valide confirmatur et a frivolis nuperi cujusdam adversarii pseudonymi (Springsfeld) solide vindicatur. Francfort-sur-le-Mein, 1751, in-4.

Diss. inaug. de specificorum sic dictorum remediornm dubia fide et ambiguo effectu. Auct et Resp J. J. Klunge. Wittemberg, 1751, in-4.

Diss. de pleuritide æstiva, rarius occurrente. Wittemberg, 1752, in-4.

Diss. de noxivâ cancri inveterati exstirpatione, novis exemplis demonstrata. Wittemberg, 1752, in-4.

Diss. de Hippocratis studio anatomico singulari. Wittemberg, 1754, in-4.

Progr. de gibbo ex nephritide potius, quam ex phrenitide, orto, ad Hippocratem atque Cœl. Aurelianum illustrandum et emendandum. Wittemberg, 1754, in-4.

Diss. de veritate Paradoxi Hippocratici, nullam medicinam interdum esse optimam medicinam. Wittemberg, 1754, in-4.

Progr. de scarificatione et ustione oculorum. Wittemberg, 1754, in 4.

Progr. de scarificatione oculorum historia, antiquitate et origine. Wittemberg, 1754, in-4.

Ehrengedachtniss der sel. Frau Hofræthin Maria Henriette Triller, gebohrne Thomæ. Hambourg, 1754, in-8.

Diss. de regimine gravidarum et puerperarum. Wittemberg, 1757, in-4.

Progr. de remediis veterum cosmeticis eorumque noxis. Wittemberg, 1757, in-4.

Progr. in locum Plinii Libri VII, cap. 50, de morbo per sapientiam mori. Wittemberg, 1757, in-4.

Diss. de corticis Peruviani usu senibus, gravidis et infantibus salutari. Wittemberg, 1758, in-4.

Diss. de tumoribus singularibus a mensium suppressione obortis. Wittemberg, 1758, in-8.

Progr. quo vitam et memoriam Traug. Balth. Chr. Stenzelii d. 25 Nov. 1757 defuncti, civibus et posteritati commendat. Wittemberg, 1758, in-4.

Progr de mensibus per nares Leonidas filiæ erumpentibus ab imprudenti autem medico cum ipsius interitu infeliciter repressis. Wittemberg, 1759, in-4.

Progr. de vino medico hypochondriacis salutari. Wittemberg, 1760, in-4.

Wittemberg im Feuer, den 13ten October 1760, in 4.

Diss. de Tabaci ptarmici abusu, ceu atrocis affectus ventriculi alio-

rumque morborum causa. Wittemberg, 1761, in-4.

Diss. de morte subita, ex nimio violarum odore oborto. Wittemberg, 1762, in-4.

Progr. de macie corporis, ex obsidione contracta, ad quemdam Galeni locum, a magnis criticis frustra tentatum, illustrandum et vindicandum. Wittemberg, 1763, in-4.

Dispensatorium pharmaceuticum universale, sive Thesaurus medicamentorum tam simplicium quam compositorum locupletissimus, ex omnibus dispensatoriis, quotquot haberi potuerunt, permultisque aliis libris de materia medica ac remediorum formulis, et celeberrimorum denique medicorum tum recentiorum, operibus congestus, digestus, et variis observationibus practicis selectioribus instructus. Francfort-sur-le-Mein, 1764, in-4.

Diss. de hæmorrhoidum fluxu nunc salutari, nunc noxio. Wittemberg, 1764, in-4.

Diss. de morbo cœliaco Corn. Celsi. Wittemberg, 1765, in-4.

Progr. de planta quadam venenata, ejusque furioso effectu λιροσουρνη copiis Antonianis olim exitiali, ad illustrandum locum Appiani in Parthicis. Wittemberg, 1765, in-4.

Progr. de mira naturæ solertia in reparandis damnis corpori animato illatis. Wittemberg, 1766, in-4.

Progr. de febre miliari, potissimum feminarum, priscis medicis haud incognita; ad quædam Hippocratis loca illustranda. Wittemberg, 1766, in-4.

Geprüfte Inoculation; ein Gedicht mit nœthigen Anmerkungen und Zusætzen erlœutert. Francfort-sur-le-Mein, 1766, in-4.

Opuscula medica ac medico-philologica antea sparsim edita, nunc autem in unum collecta atque digesta, ab auctore ipso prius recognita, aucta, castigata, et emendata, curavit et præfatus est Carolus Christ. Krause. Volumen I. Francfort et Leipzig, 1766. *Vol. II.* Ibid., 1766. *Vol. III, edidit ipse auctor.* Ibid., 1772, in-4.

Diss. de fallacia examinis chemici in exploranda intima thermarum natura. Wittemberg, 1767, in-4.

Exercitationes duæ, de vespertina morborum exacerbatione, et vespertina morborum curatione, divino Christi miraculo peracta. Wittemberg, 1768, in-8.

Gedicht von den Verænderungen in der Arzneykunst. Wittemberg, 1768, in-4.

Diss. de horrore in febribus exanthematicis, præsertim variolis, signo plerumque lethali. Wittemberg, 1769, in-4.

Diss. de morbis pubertate solutis. Wittemberg, 1770, in-4.

Diss. de sordidis et lascivis remediis antidysentericis vitandis. Wittemberg, 1770, in-4.

Progr. de ingenti differentia vomicarum opertarum et apertarum. Wittemberg, 1770, in-4.

Progr. de senilibus morbis; diverso modo a Salomone et Hippocrate descriptis atque inter se comparatis. Wittemberg, 1771, in-4.

Diss. de tumoribus subitis, a dysenteria intempestive suppressa obortis. Wittemberg, 1771, in-4.

Diss. de morbis puerperio solutis. Wittemberg, 1772, in-4.

De variis veterum medicorum ocularium collyriis, quorum memoria in priscis lapidibus et scriptis adhuc superest. Wittemberg, 1772, in-4.

Diss. de diversis ægrotorum lectis

a medico clinico probe observandis. Wittemberg, 1773, in-4.

Diss. de suspecta opii ope in pleuritide curanda. Wittemberg, 1774, in-4.

Clinotechnia medica antiquaria, s. de diversis ægrotorum lectis secundum ipsa varia morborum genera convenienter instruendis commentarius medico-criticus, cum indice rerum memorabilium locupletissimo. Francfort et Leipzig, 1774, in-4.

Diss. de mirando cordis vulnere post XIV demum dies lethali. Francfort et Leipzig, 1775, in-4.

Progr. in legem XVI. § 7. Dig. de publicanis et vectigalibus. Francfort et Leipzig, 1777, in-4.

Diss. de dulcedine ægrotorum amari plerumque eventus prænuncia. Francfort et Leipzig, 1777, in-4.

Belehrung, wie es anzufangen, ein hohes Alter zu erlangen. Francfort et Leipzig, 1783, in-8. Et sous ce titre : *Diuetetische Lebensregeln, oder Belehrung, wie es anzufangen, ein hohes Alter zu erreichen.* Francfort-sur-le-Mein, 1783, in-8.

Progr. I-III de publicanis et vectigalibus. Wittemberg, 1778, 1779, in-4.

Progr. de singulari olei atque vini usu in vulneribus feliciter curandis, ad locum Lucæ X, 34, Wittemberg, 1778, in-4.

Observatio exhibens novam Lolli, Franconiæ Deastri, explicationem ; in Miscell. Lipsiensibus. T. IX, p. 175-181. — *De eo, qui a cerumii equo graviter delapsus est ; hoc est : Exercitatio in locum ex IV epidem. Hippocratis libro ; ubi sententia fertur super correctione Reinesii a Cl. D. Schmiedero nuper adserta et approbata ; ibid T. X, p.* 118-131.

Observationes philologicæ in novum Testamentum ; in *Wolfii curis exegeticis.*

Notæ, conjecturæ et emendationes ad Aretæum Cappadocem ; in editione Boerhaaviana. (Leyde, 1731, in-fol.)

Epistolæ medicæ duæ de anthracibus et variolis veterum ; in Hahnii Tractatu : carbo pestilens a carbunculis sive variolis veterum distinctus. (Breslau, 1736, in-4.)

Emendationes et observationes in Juliani Cæsares ; in editione gothana 1736.

Emendationes et observationes in Aeliani librum de natura animalium. Londres, 1736.

Notæ ad Anonymi Introductionem anatomicam ; græce et latine, etc. Leyde, 1744, in-8.

Exercitatio medico-philologica de mirando lateris cordisque Christi vulnere atque effuso inde largo sanguinis et aquae profluvio ; in Gruner comment. de Dæmoniacis. Iéna, 1775, in-8.

(Bœrner. — Baldinger. — Meusel.)

TRINCAVELLA (Victor), médecin savant et philologue distingué, l'un des restaurateurs de la médecine grecque, naquit à Venise en 1496. Il fit ses études littéraires et philosophiques à Padoue, et commença ses études médicales dans la même université ; il alla ensuite les achever à Bologne. Après sept ans de séjour dans cette ville, il s'en retourna à Padoue, où il prit le bonnet doctoral, et alla se fixer dans sa ville natale. Peu après il fut chargé de suppléer le professeur qui occupait à Venise la chaire de philosophie. Bientôt sa réputation de médecin habile autant qu'érudit grandit au point d'éclipser les plus grandes célébrités contemporaines. Il obtint dans la pratique et le professorat les plus grands succès auxquels un homme put prétendre, et fut comblé d'honneurs et de richesses. Trincavella mourut en 1568, âgé de 72 ans.

Quæstiones tres de reactione juxta doctrinam Aristotelis et Averrhois. Padoue, 1556, in-8.

Quæstio de venâ secandâ in pleuritide et aliis viscerum internorum inflammationibus. Padoue, 1563, in-8.

An in morbi initio antè concoctionem purgare tunc solùm liceat, cùm materia turget. Padoue, 1567, in-8.

De usu et compositione medicamentorum libri IV. Weimar, 1571, in-4. Bâle, 1571, in-8.

Explanationes in Galeni libros de differentiis febrium. In priorem librum de arte curandi ad Glauconem. Tractatus de febre pestilenti. Venise, 1575, in-fol.

Prælectiones de ratione curandi omnes corporis humani affectus, in XII libros distinctæ. Venise, 1575, in-fol.

Consilia medica. Bâle, 1587, in-fol.

Controversiarum medicinalium practicarum libri IV. Francfort, 1617, in-4.

De cognoscendis curandisque morbis tam externis quàm internis, opus elaboratissimum. Bâle, 1607, in-8. Ibid., 1629, in-8.

Commentarii in Galenum de compositione medicamentorum et in prognostica Hippocratis. Ulm, 1676, in-4.

Les œuvres de Trincavella ont été réunies avec les observations de Welsch, sous ce titre :

Opera omnia, partim ex diversis editionibus, in unum collecta, partim nunc primum in lucem emissa. Lyon, 1586, in-4. Ibid., 1592, in-4. Venise, 1599, in-4.

TRNKA DE KRZOWITZ, né à Tabor, en Bohême, le 16 octobre 1739, fit ses études médicales à l'université de Vienne. Van Swieten le nomma, en 1769, *assistant* à l'hôpital militaire de Vienne. Trnka fut promu au doctorat en 1770; la même année il fut nommé professeur d'anatomie à l'université de Tyrnau, qui fut transférée, en 1784, à Pesth. Il mourut le 12 mai 1791. Compilateur extrêmement laborieux, Trnka a composé douze monographies sur des sujets intéressans, dans lesquelles il a prétendu résumer l'ensemble des connaissances qu'on pouvait déduire des observations de tous les temps et de tous les pays. S'il n'a pas atteint complètement le but important mais pénible qu'il s'était proposé, il a du moins rendu la tâche moins difficile pour ses successeurs en mettant à leur disposition les fruits de ses laborieuses recherches.

Diss. inaug. medica de morbo coxario. Vienne, 1770, in-8.

Historia febrium intermittentium, omnis ævi observata et inventa illustriora medica, ad has febres pertinentia, complectens. Vienne, 1775, in-8.

Commentarius medicus de tetano, plus quam ducentis clarissimorum observationibus, nec non omnibus hactenus cognitis adversus tetanum remediis instructus. Vienne, 1777, in-8.

De diabete commentarius. Vienne, 1778, in-8.

Historia cophoseos et Baryecoiæ. Ibid., 1778, in-8.

Historia amauroseos, omnis ævi observata medica continens. Vienne, 1781, in-8.

Historia leucorrhoæ, omnis ævi observata medica continens. Vienne, 1783.

Historia ophthalmiæ, omnis ævi observata medica continens. Vienne, 1783, in-8.

Historia cardialgiæ hecticæ, omnis ævi observata medica continens. Vienne, 1787, in-8.

Historia rachitidis, omnis ævi observata medica continens. Vienne, 1787, in-8.

Historia tympanitidis, omnis ævi observata medica continens. Vienne, 1788, in-8.

Historia hæmorrhoidum, omnis ævi observata medica continens. Vol. I. Operis posthumi editionem procuravit Franç. Schraud. Vienne, 1794. vol. II et III. Vienne, 1795, in-8.

Abhandlung von den Lungensteinen; in Mohrenheim's Wienerischen Beytrægen zur Arzneykunde. B. II. 173-211 (1781).

TRONCHIN (Théodore), praticien fort renommé, naquit à Genève en 1709, d'une famille originaire de Provence, qui avait été obligée de s'expatrier pour cause de calvinisme. A dix-huit ans, Tronchin quitta Genève pour aller à Londres, près de lord Bolingbroke, qui était allié à sa famille. L'illustre anglais lui conseilla d'embrasser la carrière de la médecine, et l'envoya à Leyde, avec des recommandations pour Boerhaave. Ce fut par les conseils de ce dernier que Tronchin, après avoir été promu au doctorat, alla se fixer à Amsterdam. Avec l'appui de son maître et la faveur du beau sexe qui l'entoura toute sa vie, il parvint en peu de temps à se former une brillante clientelle; il devint inspecteur du collège des médecins et épousa une petite nièce du grand pensionnaire Jean de Wit. Après l'établissement du stathoudérat héréditaire, Tronchin quitta Amsterdam pour se retirer à Genève. La pratique de l'inoculation dont il se déclara l'un des premiers le zélé partisan contribua encore à agrandir sa célébrité. Il fut bientôt l'inoculateur le plus renommé de l'Europe, et les princes se disputèrent en quelque sorte l'avantage de le posséder près d'eux. Après avoir résisté longtemps aux offres brillantes qu'on lui faisait pour l'appeler et le fixer hors de sa patrie, il finit par céder aux instances du duc d'Orléans, dont il devint le premier médecin en 1766. Il fut alors dans la capitale de France le médecin à la mode, et les trésors affluaient pour ainsi dire dans ses mains. Il en fit le plus noble usage ; son inépuisable bienfaisance en fit toujours deux parts, la plus forte pour les malheureux, la plus petite pour lui-même. Cet homme honorable mourut le 30 novembre 1781. Le seul ouvrage qu'il ait composé ne saurait lui donner la réputation d'auteur distingué, mais on peut aisément s'en passer quand on a comme lui mérité celle d'homme de bien.

De colicâ pictonum. Genève, 1757, in-8.

TROSCHEL (HENRI), ne nous est connu que comme auteur des ouvrages suivans :

Betrachtungen über die Bestimmungen des Unglücklichen. Francfort-sur-l'Oder, 1753, in-4.

Epistolæ de observationibus medici ægroti. Francfort-sur-l'Oder, 1754, in-4.

Diss. inaug. de morbis ex alieno situ partium abdominis. Francfort-sur-l'Oder, 1754, in-4.

Diss. de morbis ex situ alieno uteri quacunque fœminali epocha. Prague, 1760, in-4.

Allgemeine Bemerkungen über die Tœplitzer Wasser zur nœthigen Nachricht der Kurgæste, von dem dermahligen ordentl. Arzte dieses Ortes. Greitz, 1761, in-8.

Nothwendige Nachricht von dem wahrhaften Bœhmischen Bitterwasser, Saydtschützer Ursprungs aus dem Hochbetscher Berge. Leumeritz, 1761, in-8.

Erforderliche Nachrichten von dem Biliner Sauerbrunnen, nach der neuesten Aufsuchung des wahren reinen Quellwassers. Pirna, 1762, in-8.

Allgemeine Nachricht von dem verschiedenen, Mineralwassern, Salzen, Pulvern und Balsam der Biliner Gegend. Leumeritz, 1762, in-fol.

Tœplitzer Nachricht von der dasigen Einrichtung mit den mineralischen Wassern, Salzen, Pulvern und andern Produckten. Ibid, 1762, in-fol.

Mémoire pour servir à l'histoire des eaux de Tœplitz. Dresde, 1762; in-8.

Experientiæ rationes et auctoritates de dosi et viribus radicis contrayervæ, ad ductum observationis clinicæ. Varsovie, 1767, in-8.

Observationes clinicæ ad ductum meditationum in nosocomio generali. Varsovie, *Fasc. I.* Ibid, 1767. — *Fasc. II.* Ibid, 1768, in-8.

(Meusel.)

TROTTER (TH.), docteur en médecine, membre de la société royale d'Édimbourg, chirurgien de la marine, et enfin médecin de la flotte sous le commandement de l'amiral lord Howe, mourut le 15 février 1781. On lui doit deux ouvrages intéressans, sur le scorbut et sur l'ivresse.

Observations on the scurvy; with a review of the theories lately advanced on that disease on the opinion of Dr. Milman, refuted from practice. Edimbourg, 1785, in-8. *2d. edition, enlarged.* 1792, in-8.

De Ebrietate ejusque effectibus in corpus humanum. 1788, in-4.

A review of the medical department in the British Navy; with a method of reform proposed. Londres, 1790, in-8.

Medical and chemical essays; containing additional observations on Scurvy; with cases and miscellaneous facts, in reply to Dr. Beddoes and others; case and dissection of a blue boy; communications from New South-Wales on Scurvy; on preserving water pure and sweet in long voyages, etc. c. Londres, 1795, in-8. *2d edit.* 1796, in-8.

Medica Nautica; an essay on the diseases of seamen, comprehending the history of health in his majesty's fleet, under the command of Richard earl Howe, admiral. Londres, 1797, in-8. *Vol. II* 1799; *vol. III, comprehending the health of the channel fleet for the years* 1799, 1800 *and* 1801. Londres, 1803, in-8.

Suspiria Oceani; a monody on the late earl Howe. Londres, 1800. in-4.

An essay, medical, philosophical and chemical, on drunkness, and its effects on the human body. Londres, 1804, in-8. *4th edition* 1812; traduction du traité *De ebrietate, etc.*

A proposal for destroying the fire and choak damps of coal-mines, and their production explained on the principles of modern chemistry; addressed to the owners and agents of coalworks. Londres, 1805, in-8.

A second address to the owners and agents of coal-mines, on destroying the fire and choak damps, in confutation of two pamphlets lately circulated in the neighbourhood of Newcastle. Londres, 1806, in-8.

A view of the nervous temperament; being a practical inquiry into the increasing prevalence, preventions and treatment of those diseases commonly called nervous, belious, stomach and liver complaints, indigestion, low spirits, etc. Londres, 1807, in-8, *2d edition* 1808, in-8. *3d edit.* 1812, *in-7.*

The noble Foundling; or, the hermit of the Twerd; a tragedy. Londres, 1812, in-8.

Trotter a fourni divers articles au *Medical journal* et à d'autres recueils périodiques.

(Reuss. — Rob. Watt.)

TRYE (C. B.), chirurgien, né à Glocester en 1757, est auteur de quelques ouvrages, peu étendus, mais qui ne sont pas sans mérite.

Remarks on the nature and treatment of morbid retentions of urine. Gloucester, 1784, in-4. Londres 1785, in-8.

A review of Jesse Foote's observations on the new opinions of John Hunter in his treatise on the venereal disease. Londres, 1787, in 8.

An essay on the swelling of the lower extremities incident to lying-in women. Londres, 1802, in-4. fig.

Essay on some of the stages of the operation of cutting for the stone: illustrated with an engraving. Londres, 1811, in-8.

(Reuss. — Rob. Watt.)

TULP ou TULPIUS (Nicolas), excellent observateur, naquit à Amsterdam le 11 octobre 1593, de Pierre Dira, dont il changea le nom pour celui de la maison qu'il habitait, et qui était connue sous celui de *Tulp*. Il commença ses études médicales sous un chirurgien, et les continua à l'université de Leyde. Reçu docteur, il se fixa à Amsterdam et y pratiqua son art avec la plus grande distinction pendant cinquante-deux ans. Il fut aussi pendant un demi-siècle conseiller de la ville, et rendit de grands services à ce titre. On le vit, à l'âge de soixante-dix-huit ans, animé du plus ardent patriotisme, réchauffer le courage de ses concitoyens prêts à céder aux armes victorieuses de Louis XIV, les pousser aux derniers efforts de la résistance et sauver sa patrie.

Tulp nous a laissé un excellent recueil de faits choisis parmi ceux qu'il avait recueillis dans sa longue expérience.

Observationum medicarum libri III. Amsterdam, 1641, in-12. Ibid., 1652, in-12. Ibid., 1572, in-12. Ibid., 1785, in-12. Leyde, 1716, in-12. — Les éditions postérieures à celle de 1652 contiennent quatre livres.

TURNBULL (William), chirurgien de la marine, membre de la société de médecine de Londres, a écrit divers opuscules, entre lesquels on remarque celui relatif à une grossesse extra utérine.

An inquiry into the origin and antiquity of the lues venerea, with observations on its introduction and progress in the Islands of the South Sea: to which is added, a short view of the remedies recommended in that distemper from its first appearance in Europe. Londres, 1786, in-8.

A treatise on chirurgical diseases, and on the operations required in their treatment; from the french of Mess. Chopart and Desault; with an introduction, index, notes and observations. Londres, 1797, 2 vol. in-8.

A few general rules and instructions, very necessary to be attended to by ruptures. Londres, 1768, in-8. 1802, in-12.

A case of extra-uterine gestation of the ventral kind; including the symptoms of the patient from the appearences upon dissection. Londres, 1791, in-fol. *With four plates.* Et dans les *memoirs of med. soc. III* 176. 1792.

A case of encysted tumour successfully treated by electricity. Ib. p. 558.

A case where the small-pox was communicated from the mother to the child in utero. Ib. IV. p. 364, 1795.

(Reuss. — Rob. Watt.)

TURNER (Daniel) fut d'abord chirurgien et prit ensuite le titre de docteur en médecine. Il devint membre du collège royal des médecins de Londres. Ecrivain assez laborieux, il travailla sur des sujets variés, mais c'est surtout par ses ouvrages sur les maladies de la peau et les maladies vénériennes qu'il s'est fait connaître.

A remarkable case in surgery of an uncommon fracture and depression of the skull in a child about six years, accompanied with a large aposteme upon the brain; with observations and reflections thereon. Londres, 1709-12.

Treatise on the diseases incident in the skin. Londres, 1714. in-8. 1726; in-8. Londres, 1731, in-8. Trad. en français. Paris, 1743, in-12, 2 vol.

The art of surgery. Londres, 1722, 1725, 2 vol. in-8.

On the force of the mother's imagination on the fœtus in utero. Londres, 1726, in-8.

Practical treatise on the venereal disease. Londres, 1727, in-8.

The force of the mother's imagination still further considered, by way of reply to Dr. B's (Blondel) book. Londres, 1730, in-4.

Summary of the ancient writers on the venereal disease. Londres, 1739, in-8.

A discourse concerning fevers. 3d. *edit.* Londres, 1738, in-8.

Further observations on the venereal disease. Londres, 1739, in-8.

Observations on a maid who died of an ascites. Phil. Trans. 1694. *Abr. III, p.* 606.

Of a woman hydropic in the external coat of the uterus. Ib. p. 607.

On the bite of a mad dog. Ibid, p. 607.

Two cases of insects voided by the urinary passages. Ib. 1725. *Abr. VII, p.* 125.

Whole works. 1732, 2 volumes in-8.

(Rob. Watt.)

TYSON (Edouard), zootomiste distingué, naquit dans le duché de Sommerset en 1649. Il étudia d'abord la médecine à Oxford et y fut reçu bachelier en 1670; puis il alla continuer ses études à Cambridge, et ce fut dans la dernière de ces universités qu'il prit le grade de docteur, vers l'an 1680. Il se fixa à Londres, devint membre du collège royal des médecins, fut nommé médecin des hôpitaux de Béthléem et Bridewell, professeur d'anatomie au collège des chirurgiens, et membre de la société royale de Londres. Il a fourni au recueil de cette société un grand nombre de travaux, et publié quelques ouvrages à part. Tyson mourut en 1708.

A philosophical essay concerning the rhymes of the ancients. Londres, 1669, in-4.

Several anatomical observations. Londres et Oxford, 1680-1705, in-fol.

Phocæna; or an anatomy of a

porpoise, dissected at Gresham college; with cuts. Londres, 1680, in-4.

Ephemeris vita; or history of a fly which lives but V hours; translated from the Belgic of Swammerdan, J. Londres, 1681, in-fol.

Cariqueya s. marsupiale americanum; or the anatomy of an opossum, dissected at Gresham college. Londres, 1698, in-4.

Ourang-outang, sive homo sylvestris; or the anatomy of a pygmy compared with a monkey, an ape, and a man; and a philological essay concerning pygmies, cynocephali satyrs and sphinxes of the ancients, etc. Londres, 1699, in-4.

Anatomical observations; abscess in liver; stones in gall bladder; unusual conformation of emulgents and pelvis; conjunction of kidnies, etc. Phil. trans. 1678. *Abr. II, p.* 448.

Four ureters in a child on glandulæ renales. Ib. 450.

Observations on hair, teeth and bones found in different parts of the body. Ib. 1681, p. 490.

Anatomy of a porpus; on the natural history of animals. Ib. p. 500. —*Anatomy of a rattle-snake.* Ib. 1682, p. 561. — *Discourse concerning the lumbricus latus, or jointed worm, (the tenia solium Lin.)* Ib. p. 591. — *Account of the lumbricus teres, or round worm, bred in human bodies.* Ib. 605. — *The anatomy of the Mexican musk-hog.* Ib. p. 668. — *Scirrhous bladder, containing bags of serous fluid.* Ib. 1687. *Abr. III,* p. 374. — *Lumbricus hydropicus; an essay to prove that hydatids are a species of worms.* Ib. p. 445. — *Of an infant where the brain was depressed into the hollow of the vertebræ of the neck.* Ib. 1697. *Abr. IV,* p. 164. — *Of a brain sphacelated; and a stone found in the brain itself.* Ib. p. 165. — *On the anatomy of an opossum.* Ib. p. 248. — *On a new division of the terrestrial brute animals.* Ib. 1704, *Abr. V.* p. 105. — *Account of the yellow gurnard; callionymus Lyra Lin.* Ib. p. 162.

(Rob. Watt.)

U

UCAY (Gervais), médecin de Toulouse, vécut dans la seconde moitié du 17e siècle. On lui a voulu faire une sorte de réputation pour avoir eu l'idée que les affections vénériennes avaient existé dans tous les temps et qu'il suffisait pour les engendrer du coït exercé par une même femme avec plusieurs hommes, idée qu'on dit être seule raisonnable. Voici quelques passages d'Ucay sur ces deux points : « Car enfin nous pouvons dire, sans faire le théologien, que Dieu ayant toujours eu en horreur le péché de fornication, il l'a aussi en tous les temps du monde fait suivre d'une infinité de malheurs et de maux corporels, parmi lesquels on doit compter la vérole comme une suite de l'impureté, et l'apanage que Dieu promet aux débauchés, dans le 19e chapitre de l'Ecclésiaste : *Qui se jungit fornicariis erit nequam ; putredo et vermes hæreditabunt illum.* »

Sur le second point voici comment s'exprime Ucay :

« On sait que si une fille parfaitement saine, et pucelle si on veut, afin qu'il n'y ait aucun soupçon de mal vénérien, se mêlait parmi une douzaine de garçons aussi sains qu'elle, et se débauchait tour à tour avec eux, ou les uns ou les autres auraient bientôt la vérole, et tous ensemble la contracteraient enfin par la répétition des actes vénériens. On n'a que trop d'exemples de ces vérites, et on pourrait faire des histoires des malheurs qui sont arrivés en des débauches de cette nature, si les circonstances étaient moins fâcheuses à dire... Les personnes raisonnables ne doutent plus que la vérole ne se produise de cette façon..... il est vrai que ceux qui ont aujourd'hui la vérole ne l'ont pas tous de cette façon. »

Voilà le titre de l'ouvrage d'Ucay.

Traité de la maladie vénérienne, où l'on donne le moyen de la connaître dans tous ses degrés, avec une méthode de la traiter plus sûre, et plus facile que la commune, et la résolution d'un grand nombre de problèmes très curieux sur ces matières. Toulouse, 1688, in-12. Ibid., 1693. in-12. Paris, 1702, in-12. Ibid., 1712, in-12. En latin, Amsterdam, 1699, in-8.

(Astruc. — Girtanner.)

UNDERWOOD (Michel), docteur en médecine, chirurgien de l'hôpital des femmes en couches de Londres, médecin de la princesse de Galles, s'est fait une grande réputation par un ouvrage sur les maladies des enfans. Il était né en 1715, et mourut le 10 décembre 1795.

Surgical tracts, containing a treatise on ulcers of the legs; hints on a successful method of treating some scrofulous tumours, and the mammary abscess and sore nipples of lying-in women; with observations on the more common disorders of the eye, and on gangrene. Londres, 1787, in-8. 2d. *edition, revised, enlarged, and defended.* Londres, 1788, in-8. Ibid, Londres, 1799, in-8.

Treatise on the diseases of children Londres, 1784, in-8. *A new. edition. revised and enlarged.* 1789, 2 vol. in-12, 1795, 2 vol. in-12. Londres, 1799, 3 vol. in-12. Trad. en français par Lefebvre de Villebrune. Paris, 17.., in-8. Nouvelle édition avec de nombreuses additions, par Eusèbe de Salle. Paris, 182., in-8, 2 vol.

(Reuss. — Rob. Watt.)

UNZER (Jean Auguste), un des plus judicieux auteurs qui se soient occupés de médecine populaire, naquit à Halle le 29 avril 1727. Il fit ses études à l'université de sa ville natale, et fut reçu docteur en médecine en 1748. Il ouvrit alors des cours de philosophie et de médecine. Au bout de deux ans, il quitta Halle pour aller à Hambourg; il ne resta pas longtemps fixé dans cette ville, il alla s'établir à Altona, où il vécut désormais avec une pratique fort étendue. Unzer mourut le 2 avril 1799. Il publia pendant six ans un journal hebdomadaire de médecine populaire qui eut un très grand succès, et qui le méritait.

Neue Lehre von der Gemüthsbewegungen; mit einer Vorrede vom Gelde begleitet von Joh. Gottlob Krüger'n. Halle, 1746, in-8.

Gedanken vom Einflusse der Seele in ihren Kœrper. Halle, 1746, in-8.

Gedanken vom Schicksale der Gelehrten; in einem Glückwünschungschreiben u. s. w. Halle, 1746, in-8.

S. C. J. S. Gedanken vom Schlafe u. von den Trœumen; nebst einem Schreiben an N. N. dass man ohne Kopf empfinden kœnne. Halle, 1746, in-8.

Abhandlung vom Seufzen. Halle, 1747, in-8.

Diss. inaug. med. de sternutatione. Halle, 1747, in-8.

Diss. de nexu metaphysices cum medicina generatim. Halle, 1749, in-4.

Philosophische Betrachtung des menschlichen Kœrpers überhaupt. Halle, 1750, in-8.

Der Arzt, eine medicinische Wochenschrift. 12 Thle. Hambourg, 1750-1764, in-8. *Neue umgearbeitete Ausgabe, in 8 Bœnden.* Hambourg, Lunébourg et Leipzig, 1769, in-8. *Neue Abdruck.* Ibid., 1770, in-8.

Sammlung kleiner Schriften. Physikalische. Rinteln et Leipzig, 1766. — *2ter Theil. Spekulativische Philosophie.* Leipzig, 1767. — *3ter Theil.* Hambourg, 1767, in-8.

Physikalische Untersuchung von der Struktur der Erdflæche, und den Ursachen der Erdbeben. Hambourg et Lunébourg, 1768, in-8.

Grundriss eines Lehrgebœudes von der Sinnlichkeit der thierischen Kœrper. Lunébourg et Rinteln, 1768, in-8.

Medicinisches Handbuch. Hambourg, 1770, in-8. *2te vermehrte Ausgabe.* Leipzig, 1776, in-8. *3te viel vermehrte Ausgabe.* Leipzig, 1780, in-8. *Von neuem ausgearbeitet.* Leipzig, 1789, in-8. *Neue, ganz umgearbeitete, viel vermehrte (5te) Ausgabe, in 3 Theilen.* Leipzig, 1794, in-8. Berne, 1772, in-8.

Erste Gründe einer Physiologie der eigentlichen thierischen Natur thierischer Kœrper. Leipzig, 1771, in-4.

Physiologische Untersuchung auf Veranlassung der Gœtting. Francf. Leipz. und Hall. Recensionen seiner Physiologie. Ibid, 1773, in-8.

Ueber die Ansteckung, besonders der Pocken; in einer Beurtheilung der neuen Hoffmannischen Pockentheorie. Ibid, 1778, in-8.

Einleitung zur Allgemeinen Pa-

thologie der ansteckenden Krankheiten. Halle, in-8.

Vertheidigung seiner Einwürfe gegen die Pockentheorie des Hrn. geh. Raths Hofmann. Ibid, 1783, in-8.— On trouve un extrait de ces deux opuscules dans Pichler, *Mémoires sur les maladies contagieuses*, etc. Strasbourg, 1786, in-8.

Unzer a encore publié les deux recueils suivans, dans lesquels se trouvent beaucoup d'articles de sa façon.

Gesellschaftliche Erzæhlung. 4 *Theile.* Hambourg, 1752-1753, in-8.

Der physikalische und œkonomische Patriot. 3 *Thle.* Hambourg, 1756-1758, in-4.

(Bœrner. — Baldinger. — Meusel.)

V

VALCARENGHI (Paul), médecin savant et praticien habile du milieu du dernier siècle, fut associé aux colléges de Modène, de Crémone, Ferrare, Brescia et Venise, premier professeur de médecine à l'université de Pavie et à l'école palatine de Milan, membre de diverses académies, conseiller médecin du duc de Modène, etc., il pratiqua long-temps à Crémone, et il a donné l'histoire des constitutions médicales de cette ville pendant un certain nombre d'années.

Medicina rationalis constitutionem epidemicam annorum 1734, 1735, 1736, *in Cremonensi civitate complectens.* Crémone, 1737, in-4.

Continuatio epidemicarum constitutionum Cremonensium annorum 1737, 1738, 1739 *et* 1740 *et de morbis hepatis.* Crémone, 1742, in-4.

De aortæ anevrismate observationes II. Crémone, 1741, in-8.

Dissertazione epistolare dell'uso e dell'abuso del rabarbaro unito alla china, Crémone, 1748. — Iguole Pedratti ayant critiqué cette dissertation, Valcarenghi répondit par l'opuscule suivant :

Reflessioni medico pratiche sopra le lettera familiari del D. Pedratti fatta in risporta alla diss. epistolare. Crémone, 1749, in-4.

Commentaria in Ebn Bitar tractatum de malis limoniis. Crémone, 1758, in-4.

De præcipuis febribus specimen praticum ad Vincentium filium, phil. et med. doctorem. Crémone, 1761, in-4.

(Haller. — *Comment. de rebus in med. gestis.*)

VALENTIN (Louis), médecin distingué de notre époque, naquit à Soulanges, près Vitry-le-Français, le 13 octobre 1758. Fils d'un chirurgien militaire, il commença de très bonne heure son éducation médicale, et dès l'âge de 16 ans, il était élève en chirurgie au régiment du roi infanterie. D'élève, il y devint professeur, et peu après chirurgien-major-adjoint. En 1790, Valentin passa aux Antilles. Il exerçait à Saint-Domingue les fonctions de premier médecin des armées, lorsque la révolution le força de se réfugier aux États-Unis, où le consul de France lui confia la direction des hôpitaux destinés à recevoir nos marins. Rentré en France en 1799, Valentin se fixa à Nancy. Il fut un des plus zélés propagateurs de la vaccine; plein de l'amour de la science, il aima à aller recueillir ses progrès partout où on la cultive avec zèle : il fit plusieurs voyages en Angleterre, en Italie, et dans les diverses parties de la France. Valentin est mort en 183 ; ses ouvrages dénotent un homme fort instruit et qui a lui-même beaucoup observé.

Traité théorique et pratique de l'inoculation. Paris, an VIII, in-8.

Traité de la fièvre jaune. Paris, 1803, in-8.

Notice sur l'état présent des sciences physiques et naturelles, et sur quelques découvertes récemment faites dans les États-Unis d'Amérique. Paris, 1806, 1808, 1809, in-8.

Coup-d'œil sur les différens modes de traiter le tétanos en Amérique. Paris, 1811, in-8.

Recherches historiques et pratiques sur le croup. Paris, 1812, in-8.

Mémoire et observations sur les fluxions de poitrine. Nancy, 1815, in-8.

Voyage médical en Italie, fait en 1820, précédé d'une excursion au volcan du mont Vésuve. Nancy, 1824, in-8.

Notice historique sur le docteur Jenner, auteur de la découverte de la vaccine, suivie de notes explicatives. Nancy, 1824, in-8.

Lettre à M. Millin sur les monumens antiques transportés d'Égypte à Londres. (Insérée dans le *Magasin encyclopédique*, tome III.)

Notice sur l'opossum. (Dans les Mémoires de l'Acad. des sciences de Marseille, tome IX.)

Sur la fièvre jaune qui a régné en 1817, à la Nouvelle-Orléans, et, en 1818, à la Martinique. (Dans le Journal universel des sciences médicales, tome XIV.)

Réflexions sur le rapport de la Faculté de médecine de Paris concernant la fièvre jaune. Même recueil, t. II.)

Valentin a inséré dans les volumes XII, XXIV du *Journal général de médecine*, deux fragmens assez curieux d'un voyage médical en Angleterre.

(Bégin.)

VALENTIN (Louis-Antoine), chirurgien de Paris au milieu du dernier siècle, se fit remarquer par des écrits judicieux et par les discussions fort animées qu'il eut avec le célèbre Louis.

Question chirurgico-légale relative à l'affaire de demoiselle Famin, femme du sieur Lanoret, accusée de suppression d'enfant, dans laquelle on assigne les symptômes communs et particuliers aux vraies grossesses et aux fausses, et où l'on établit des principes pour distinguer sûrement si une femme est accouchée, ou si elle a eu une hydropisie de matrice. Berlin, 1768, in-12.

Éloge de M. Lecat. Paris, 1769, in-8. — Valentin défend avec beaucoup d'âpreté la mémoire de Lecat contre les critiques de Louis.

Recherches critiques sur la chirurgie moderne, avec des lettres à M. Louis. Paris, 1772, in 12.

(Sue. — Ersch.)

VALENTINI (Michel-Bernard), savant et laborieux médecin naquit à Giessen le 22 novembre 1657. Il y fit ses études médicales. Après sa réception à la licence, il fut nommé médecin de garnison à Philipsbourg. En 1682, il revint à Giessen et y reprit le cours de ses études. Trois ans après il fit un voyage scientifique dans les diverses contrées de l'Allemagne, en France, en Hollande, en Angleterre. De retour en 1687, il reçut le bonnet doctoral et fut chargé d'enseigner d'abord la physique, puis la médecine. Connu bientôt par l'étendue de sa pratique et le succès de ses ouvrages, il s'éleva aux premiers postes de la Faculté de médecine de Giessen, eut le titre de médecin de divers princes, et fut agrégé à un grand nombre de sociétés savantes, notamment à celle des curieux de la nature, dont il devint directeur. Valentini mourut à Giessen le 13 mars 1728, âgé de 71 ans.

Dissertatio de convulsionibus. Giessen, 1680, in-4.

De monstrorum hassiacorum ortu atque causis. Marbourg, 1684, in-4.

Historia moxæ, cum adjunctis meditationibus de podagrâ. Leyde, 1686, in-12.

Discursus academicus de chinâchinâ. Giessen, 1697, in-4.

De herniis arcano regis Galliarum absque sectione curandis. Giessen, 1697.

De ipecacuanhâ, novo Gallorum antidysenterico. Giessen, 1698, in-4.

Medicina novantiqua, tradens universum medicinæ cursum à scriptis Hippocratis ad mentem modernorum erutum. Francfort, 1698, in-8. Ibid. 1713, in-4.

Dissertatio de lapide porcino. Giessen, 1699, in-4.

Polychresta exotica in curandis affectibus contumacissimis probatissima. Francfort, 1700, in-4.

Pandectæ medico legales, s. responsa medico-forensia ex archivis Academiarum et celebriorum medicorum desumpta. Giessen, 1701, in-4.

Declamationes panegyricæ. Francfort. 1701, in-4.

Dissertatio de lapide filtro. Giessen, 1702, in-4.

Dissertatio de morbis infantum. Giessen, 1704, in-4.

Musæum musæorum, oder Schaubuch aller Materialien und Spece-

reyen. Francfort, 1704-1714, 3 vol. in-fol. Trad. en latin par J. C. Becker. Francfort, 1716, in-fol. Giessen, 1723, in-fol. Offenbach, 1733, in-fol.

Relatio de magnesiâ albâ novo, genuino et polychresto et innoxio pharmaco purgante. Giessen, 1707, in-4.

De novellarum publicarum usu et abusu in rebus physico-medicis. Francfort, 1707, in-4.

Prodromus historiæ naturalis Hassiæ. Giessen, 1707, in-4.

Armamentarium naturæ systematicum. Giessen, 1709, in-4.

Cynosura materiæ medicæ. Strasbourg, 1710, in-4. Ibid. 1726, in-4.

Novellæ medico-legales. Francfort, 1711, in-4.

Praxis medicinæ infallibilis cum nosocomio academico. Francfort, 1711-1715, in-4. Ibid, 1721, in-4.

Physiologiæ biblicæ capita selecta. Giessen, 1711, in-4.

Animadversiones in Machiavellum medicum de ratione statûs medicorum. Francfort, 1711, in-4.

Amphitheatrum zootomicum. Francfort, 1720, in-fol. Ibid, 1742, in-fol. Recueil utile d'anatomie comparée.

Viridarium reformatum. Francfort, 1720, in-fol.

Corpus juris medico-legale. Francfort, 1722, in-fol.

De confectione alkermès. Giessen, 1725, in-4.

Kluge kindbetterin. Leipzig, 1726, in-4.

De vacillatione casu et palingenesi dentium. Giessen, 1727, in-4.

(Manget. — Kestner.)

VALESCUS DE TARANTA (Voy. Balescon).

VALLA (George), l'un des restaurateurs de la médecine grecque au 15e siècle, était de Plaisance. Il étudia la langue et la littérature grecques sous Andronic, fut professeur de langues à Milan, à Pavie, et à Venise, et mourut en 1499 ou 1500. Valla ne pratiqua point la médecine, mais il rendit des services à cette science en traduisant divers ouvrages grecs; il composa même quelques écrits qui s'y rapportent, indépendamment du sommaire qu'il en fit entrer dans son encyclopédie des sciences.

Universæ medicinæ, ex Græcis potissimùm contractæ, libri septem. Venise, 1501, in-fol. Ce sont les livres 24 à 30 d'une espèce d'encyclopédie intitulée: *Expetendorum et fugiendorum lib*. etc.

Interpretatio latina Alexandri Aphrodisei de febrium causis et differentiis. Lyon, 1506, In-8.

Cicero de fato, cum explanationibus. Paris, 1509, in-4.

De humani corporis partibus opusculum. Bâle, 1527, in-8. Venise, 1538, in-8. Ibid, 1555, in-12.

Rhazis de pestilentiâ liber græcè interpretatus Bâle, 1529, in-8.

De simplicium naturâ, liber unus. Strasbourg, 1525, in-8.

De inventâ medicinâ, et in quot partes distributa sit ars parva Johannitii medici illustris. Strasbourg, 1529, in-8.

De universi corporis purgatione. Strasbourg, 1529, in-8.

De tuendâ sanitate per victum, et quæ secundum cujusque naturam in victu sequenda aut fugienda sunt. Strasbourg, 1529, in-8.

De corporis humani commodis et incommodis libri III, quorum primus de animâ, secundus de corpore, tertius de urinis ex Hippocrate et Æginetâ, deque Galeni quæstionibus in Hippocratem, agit. Strasbourg, 1529, in-8. Ibid, 1531, in-8.

Aphrodisei problematum quinque sectionum expositio. Venise, 1529, in-fol.

Nemesii de naturâ hominis liber à græco latinus factus. Lyon, 1538, in-8.

De differentiis pulsuum. Problemata Aristotelis de re medicâ. Dialogus Parthenii de sectione humani corporis. Strasbourg, 1599, in-8.

(Tiraboschi. — Manget.)

VALLERIOLA (François), né à Montpellier vers 1504, et mort à Turin en 1580, fut un des plus savans médecins de son époque. Il fit ses études philosophiques à Paris, et commença celle de la médecine à Montpellier; on ignore s'il fut reçu et où il fut reçu docteur. Il pratiqua la médecine à Valence, puis à Arles. Le duc de Piémont, Emmanuel Philibert l'appela près de lui en 1572, et le nomma pour successeur d'Argentier dans la première chaire de l'université de Turin. La Faculté de Montpellier, par une exception alors unique à ses réglemens, lui adressa spontanément un diplôme de docteur. Sprengel a apprécié avec beaucoup de justesse le mérite de Valleriola; il s'est rendu célèbre, dit-il, par des observations entre lesquelles il s'en trouve plusieurs qui sont fort intéressantes, mais, conformément à l'usage du siècle, il ne les rapporte pas d'une manière complète, et cherche à les décorer d'un luxe d'érudition entièrement déplacé dans ce cas. Ses *loci communes* sont un trésor d'érudition, qui pourrait être, à la vérité, rassemblée avec plus de goût, mais dont, jusqu'à présent, on n'a pas assez tiré parti. Il y réunit les principaux passages des anciens sur chaque objet de la médecine, et donne ensuite ses propres raisonnemens.

Commentaria in sex libros Galeni de morbis et symptomatibus. Lyon, 1540, in-8. Venise, 1548, in-8.

De re medica oratio. Venise, 1548, in-8.

Enarrationum medicinalium libri sex. Responsionum liber unus. Lyon, 1554, in-fol. Ibid. 1589, in-8. Venise, 1555, in-8.

Loci medicinæ commune tribus libris digesti. Lyon, 1562, in-12. Venise, 1563, in-8. Lyon, 1569, in-8. Genève, 1604, in-8.

Observationum medicinalium libri VI. Lyon, 1573. in-fol. Ibid. 1588, in-8. Ibid, 1605, in-8.

Commentarii in librum Galeni de constitutione artis medicæ. Turin et

Genève, 1577, in-8. Lyon, 1626, in-8.

Animadversiones, sive annotata in omnia Laurentii Jouberti paradoxa, Francfort, 1599, in-fol. Ibid, 1645, in-fol.

VALLES ou VALLESIUS (François), l'un des restaurateurs de la médecine hippocratique au seizième siècle, était de Cobarrubias dans la Vieille-Castille; il fut professeur à Alcala de Henarez, et devint médecin de Philippe II. On admire, dit Sprengel, en lisant ses œuvres, l'érudition de l'auteur, quoique souvent on puisse désirer qu'elle ne se rapproche pas autant de la subtilité scolastique. Cependant on y remarque les fruits de l'étude des Grecs; car il considère les Arabes sous le véritable point de vue qu'il convient de les envisager et tourne en ridicule leurs définitions subtiles.

In quatuor libros Meteorologicorum Arsitotelis commentaria. Alcala de Henarez, 1558, in-8. Turin, 1588, in-8. Padoue, 1591, in-4.

Commentaria in Galeni de locis patientibus libros sex. Lyon, 1559, n-8.

Tractatus medicinales. Lyon, 1559, in-8.

In Aphorismos Hippocratis, simul et in libellum ejusdem de alimento commentaria. Alcala de Henarez, 1561, in-8. Cologne, 1589, in-fol.

Octo libri Aristotelis de physicâ doctrinâ. Alcala de Henarez, 1562, in-fol.

Controversiarum medicarum et philosophicarum libri X. Accessit libellus de locis manifestè purgantibus apud Galenum. Alcala de Henarez, 1564, in-fol. Francfort, 1582, in-fol. Alcala de Henarez, 1585, in-fol. Francfort, 1590, in-fol. Bâle, 1590, in-4. Venise, 1591, in-4. Francfort, 1595, in-fol. Hanau, 1606, in-fol. Lyon, 1626, in-4.

Commentaria in Galeni artem medicinalem. Alcala de Henarez, 1567, in-8. Venise, 1591, in-8.

De urinis, pulsibus et febribus. Alcala de Henarez, 1569, in-8. Turin, 1588, in-8. Padoue, 1591, in-8.

In libros prænotionum, in libros de ratione victus in morbis acutis commentaria. Alcala de Henarez, 1569, in-8. Turin, 1590, in-8.

In Hippocratis libros epidemiorum commentaria. Madrid, 1577, in fol. Cologne, 1589, in-fol. Naples, 1621, in-fol. Genève, 1654, in-fol. Paris, 1663, in-fol.

De sacrâ philosophiâ, sive de iis quæ scripta sunt physicè in libris sacris. Lyon, 1588, in-8. Turin, 1589, in-8. Francfort, 1590, in-8. Lyon, 1592, in-8. Ibid, 1595, in-8. Francfort, 1608, in-8. Lyon, 1622, in-8.

Methodus medendi in quatuor libros divisa. Venise, 1589, in-8. Madrid, 1614, in-8. Louvain, 1647, in-8. Paris, 1651, in-12.

Commentaria illustria in Galeni Pergameni libros. Cologne, 1592, in-fol.

Tratado de las aguas distilladas, pesos y medidas, de que los boticerias deben usar. Madrid, 1592, in-8.

VALLISNIERI, médecin distingué et l'un des plus habiles scrulateurs de la nature du dix-septième siècle, naquit le 3 mai 1661, à Trasilico, château du pays de Carfagnana, dans le Modénois, dont son père était gouverneur pour le duc de Modène. Il commença ses études à Scandiano, et les continua à Modène et à Reggio. En 1683, il se rendit à l'université de Bologne, où il s'attacha avec prédilection aux leçons de Malpighi. Il fut reçu docteur en médecine en 1685. Il consacra encore deux années dans la même université à perfectionner ses études, puis il alla à Venise, et ensuite à Parme, où l'attira la réputation du professeur Jacques-Pompée Sacco. En 1689, Vallisnieri alla se fixer à Scandiano, pour s'y livrer à la pratique de l'art de guérir, mais sans négliger les sciences naturelles pour lesquelles il avait la plus forte inclination. Les succès qu'il obtint dans l'une et dans l'autre de ces deux carrières lui acquirent de la célébrité. Il fut appelé en 1700 à occuper à Padoue une chaire extraordinaire de médecine pratique; en 1709, il monta à la seconde chaire de théorie, et à la première deux ans après. De brillantes offres lui furent faites pour l'appeler à Rome, en qualité de médecin du pape, ou à Turin pour lui faire occuper la première chaire de la Faculté de médecine, avec de très forts appointemens, mais ce fut en vain, il reste fidèle à Padoue. Vallisnieri succomba à une pleurésie le 28 janvier 1730. Il appartenait à un très grand nombre d'académies, notamment à celle des curieux de la nature, et à la société royale de Londres.

Dialoghi fra Malpighi e Plinio intorno la curiosa origine di molti insetti. Venise, 1700, in-12.

Ces deux dialogues avaient paru dans les tomes 1 et 2 *de la Galleria di Minerva.*

Prima raccolta d'osservazioni ed esperienze. Venise, 1710, in-8.

Considerazioni intorno al creduto cervello di bue empietrito, vivente ancor l'animale. Padoue, 1710, in-4.

Considerazioni ed esperienze intorno alla generazione de' vermi ordinari del corpo umano. Padoue, 1710. in-4. Ibid, 1726, in-4.

Varie lettere spettanti alla storia medica e naturale. Padoue, 1713, in-4.

Esperienze ed osservazioni intorno all' origine, sviluppi, e costumi di varii insetti, con altre spettanti alla naturale e medica storia. Padoue 1713, in-4.

Nuova idea del mal contagioso de' buoi. Milan, 1714, in-4.

Istoria del cameleonte africano e de' vari animali d'Italia. Venise, 1715, in-4.

Lezione academica intorno all' origine delle fontane. Venise, 1715, in-4.

Raccolta di varii trattati. Venise, 1715, in-4.

Istoria della generazione dell' uomo, degli animali, se sia de' vermicelli spermatici, o dalle uova, con un trattato, nel fine, della ste-

rilità et dei suoi remedi, con la critica de' superflui e de' nocivi; con un discorso academico intorno la connessione di tutte le cose create, e con alcune lettere, istorie rare, osservazioni d'uomini illustri. Venise, 1721, in-4.

De' corpi marini, che su' monti si trovano; della loro origine, e dello stato del mondo avanti il diluvio, nel diluvio e dopo il diluvio, lettere critiche, alle quali s'aggiungono tre altre lettere critiche contra le opere del signore Andry, e suoi Jiornali. Venise, 1721, in-4. Ibid., 1728, in-4.

Dell' uso e dell' abuso delle bevande et bagnature calde e fredde. Modène, 1725, in-4.

Orazione problematica, se si deve concedere lo studio delle scienze e delle arti belle alle donne. Venise, 1729, in-4.

Le fils de Vallisnieri a fait imprimer le recueil des œuvres de ce médecin sous ce titre:

Opere fisico-mediche continenti un gran numero di trattati, osservazioni, ragionamenti e dissertazioni sopra la fisica, la medicina et la storia naturale. Venise, 1733, 2 vol. in-fol.

VALSALVA, grand anatomiste, médecin et chirurgien habile, et l'un des hommes qui aient rendu le plus de services à l'anatomie pathologique, tant par ses observations particulières que pour avoir formé Morgagni; Valsalva était d'Imola, dans la Romagne, où il naquit en 1666. Il montra dès ses jeunes années un goût décidé pour les dissections, et après de bonnes études littéraires, il embrassa la médecine comme carrière de vocation. Ce fut à Bologne qu'il fit ses études médicales, et il y fut le disciple chéri de Malpighi. Sa réception au doctorat eut lieu en 1687. Valsalva continua à se livrer avec ardeur et assiduité aux travaux anatomiques; aussi la chaire d'anatomie de l'université de Bologne lui fut-elle donnée en 1697. Il fut nommé vers la même époque chirurgien de l'hôpital des incurables. Valsalva mourut à Bologne le 2 février 1723. Outre l'ouvrage sur la structure de l'oreille, qu'il avait publié, et des dissertations qu'il avait présentées à l'institut de Bologne, on lui doit de nombreuses observations d'anatomie pathologique qui eussent sans doute été perdues si Morgagni n'avait pris soin d'en enrichir son immortel ouvrage *de sedibus, et causis morborum.*

De aure humanâ tractatus, in quo integra ejusdem auris fabrica, multis novis inventis et iconismis illustrata, describitur; omniumque ejus partium usus indagatur. Quibus interposita est musculorum uvulæ atque pharyngis nova descriptio et delineatio. Bologne, 1705, in-4. Utrecht, 1707, in-4.

Antonii Mariæ Valsalvæ opera, hoc est, de aure humana tractatus etc. curâ J. B. Morgagni, cui adjunxit dissertationes tres, quarum prima ad colon, secunda ad arteriam magnam, ad accessorios nervos et ad suffusiones, tertia ad excretorios ductus renum succincturiatorum. Venise, 1740, in-4. 2 vol.

(Manget. — Eloy. — Desgenettes.)

VALVERDA (Jean), surnommé de Hamusco, probablement du nom du lieu de sa naissance, était né en Espagne, dans le royaume de Léon, au diocèse de Palencia. Il fit ses études médicales à Padoue, sous Realdo Colombo, et passa ensuite à Rome, où il fut médecin du cardinal Jean Tolet, qui devint archevêque de Compostelle. Sans être lui-même un grand anatomiste, Valverda connut bien le prix de l'anatomie, et il sentit quel service il pouvait rendre à sa patrie en y important les découvertes du plus illustre anatomiste de son siècle. Il s'empara donc en quelque sorte de l'œuvre de Vesale, il en fit copier les planches par les plus habiles artistes, il en arrangea le texte à sa façon ou en fit un nouveau dans sa langue maternelle. Ainsi parut son histoire de la composition du corps humain, ouvrage qui fut à son tour traduit en italien et en latin. Ce livre exerça réellement une influence avantageuse sur les études anatomiques en Espagne. Valverda s'exerça aussi sur l'hygiène.

De animi et corporis sanitate tuendâ. Paris, 1552, in-8. Venise, 1553, in-8.

Historia de la composicion del cuerpo humano. Rome, 1556, in-fol. Trad. en italien. *Ibid.*, 1560, in-fol. En latin, par Mich. Colombo. Venise, 1589, 1607, in-fol.

(Nicolas Antonio. — Manget. — Portal.)

VANDELLI (Dominique), l'un des plus âpres adversaires de la doctrine de l'*irritabilité* et de Haller en particulier, est bien plus redevable de la place qu'il doit occuper dans l'histoire aux erreurs qu'il a soutenues avec acharnement et aux obstacles qu'il tenta de mettre aux progrès de la vérité qu'aux efforts qu'il fit pour la servir. Il occupe une place plus honorable parmi les naturalistes que parmi les physiologistes. Il était de Padoue, et vécut dans la seconde moitié du dix-huitième siècle. Il fit des voyages scientifiques et séjourna long-temps en Espagne et en Portugal.

Epistola de sensibilitate pericranii periostei, medullæ, duræ meningis, corneae et tendinum. Padoue, 1756, in-8. fig.

Epistola secunda et tertia de sensitivitate halleriana. Padoue, 1758; in-8.

Dissertationes tres, de Aponi thermis: de nonnullis insectis terrestribus et zoophitis marinis; et de vermium terræ reproductione, atque tæniâ canis. Padoue, 1758, in-8. 5 pl.

Analisi d'alcune acque medicinali del Modenese. Padoue, 1760, in-8.

Epistola de holothurio et testudine coriaceâ. Padoue, 1761, in-4.

*Dissertatio de arbore draconis seu Dracæna, accedit dissertatio de studio historiæ naturalis necessario in medicinâ, œconomiâ, agriculturâ ar-

tibus et commercio. Lisbonne, 1768, in-8.

Dell' acqua di Brandola. Modène, 1763, in-4.

De thermis agri patavini, accedit apologia adversus Hallerum. Padoue, 1761, in-4.

Da agricultura, e principalmente cultivacaon des charneeas. Lisbonne, 1770, in-8, et à la suite du dictionnaire ci-dessous.

Fasciculus plantarum, cum novis generibus et speciebus. Lisbonne, 1771, in-4.

Floræ Lusitanicae et Brasiliensis specimen. Coïmbre, 1788, in-4.

Diccionario dos termos technicos de historia natural, extrahidos das obras de Linneo, com a sua explicacaon. Coïmbre, 1788, in-4.

(*Comment. de rebus in med. gestis.* — Haller. — Dryander. — Boehmer.)

VANDERMONDE (Charles Augustin), le fondateur de l'ancien *Journal de medecine*, était de Macao, ville de la Chine, dans la province de Canton, où il naquit le 18 juin 1727. Son père était un médecin français, qui avait accompagné l'ingénieur Didier dans une mission sur les côtes de Cambaye, et qui de là était allé s'établir à Macao.

Le père de Charles Augustin Vandermonde étant devenu veuf quand celui-ci n'avait encore que quatre ans, revint en France et se fixa à Paris. Il donna beaucoup de soins à l'éducation de son fils, mais il mourut jeune.

Quoique orphelin, Charles Augustin continua ses études avec beaucoup de zèle et de succès. Il fut reçu docteur en médecine le 10 septembre 1750. Sa carrière, qui s'ouvrait d'une manière brillante ne fut pas longue, il mourut le 28 mai 1762.

Essai sur la manière de perfectionner l'espèce humaine. Paris, 1756, in-12, 2 vol, — C'est un traité d'hygiène de la femme et de l'éducation des enfans.

Dictionnaire de santé. Paris, 1760, in-12, 2 vol. — Ouvrage anonyme.

Recueil périodique d'observations de médecine. Paris, 1754-1762, t. 1-16. — C'est le recueil devenu célèbre sous le titre de *Journal de médecine*, qu'il prit au tome huitième.

VARANDAL (Jean), plus connu sous le nom latin de *Varandæus*, fut un des professeurs les plus distingués de la faculté de Montpellier à la fin du seizième siècle et au commencement du dix-septième. Il était de Nîmes; il fit ses études à Montpellier et y fut reçu docteur le 11 avril 1587. Trois ans après, il fut nommé titulaire de la chaire que la mort de Nicolas Dortoman venait de laisser vacante. Il devint doyen de la Faculté en 1609, et il mourut le 31 août 1617. Ses leçons avaient eu le plus grand éclat, et l'on s'empressa après sa mort de publier toutes celles qu'on avait pu recueillir, car il n'avait lui-même rien livré au public.

Formulæ remediorum internorum et externorum. Hanovre, 1617, in-8.

Publié avec le suivant par Pierre Janichius. Montpellier, 1620, in-8. Avec les autres ouvrages de Varandal.

Tractatus de affectibus renum et vesicæ. Hanovre, 1617, in-8. Montpellier, 1620, in-8.

Physiologia et pathologia, quibus accesserunt tractatus prognosticus et tractatus de indicationibus curativis. Hanovre, 1615, in-8. Montpellier, 1620, in-8.

De morbis et affectibus mulierum libri tres. Lyon, 1615, in-8.

Tractatus therapeuticus primus de morbis ventriculi. 1620, in-8. Publié par Ch. de Bost.

Tractatus de elephantiasi seu leprâ. Item de lue venereâ et hepatitide Genève, 1620, in-8.

Plusieurs de ces traités, devenus rares, furent réunis à quelques autres par Henri Gras, et publiés sous le titre suivant: *Opera omnia ad fidem codicum ipsius authoris manuscriptorum recognita et emandata, postremâ hac editione multis tractatibus nunquam anteà editis auctiora.* Lyon, 1658, in-fol. Cependant les traités: *De elephantiasi, De lue venereâ, De hepatitide,* ne se trouvent point dans cette collection. L'éditeur y a inséré deux autres traités, l'un *De morbis genitalium in virum,* et l'autre interprétatif du livre d'Hippocrate: *De naturâ hominis.*

—

VAROLI (Constantin), anatomiste habile et qui aurait mérité sans doute une haute célébrité s'il ne fût mort à la fleur de l'âge, était de Bologne, où il était né en 1543. Il fit ses études dans cette ville, et il y était professeur d'anatomie et de chirurgie quand le pape Grégoire XIII l'appela à Rome pour être son premier médecin, Varoli occupait ce poste depuis deux ou trois ans, quand il mourut en 1575. Ce n'est qu'assez longtemps après sa mort que fut publié le principal ouvrage que nous ayons sous son nom. Il n'avait mis au jour lui-même qu'une lettre sur les nerfs optiques, dans laquelle il indiquait une nouvelle manière de disséquer le cerveau en commençant par sa base, et où il donnait sur la structure de ce viscère quelques détails dont les principaux ont fait donner son nom à une de ses parties centrales, *le pont de Varole.*

De nervis opticis nonnullisque aliis praeter communem opinionem in humano capite observatis epistola. Padoue, 1572, in-8, et avec l'ouvrage suivant:

De resolutione corporis humani libri quatuor. Francfort, 1591, in-8.

(Tiraboschi. — Haller.)

VATER (Abraham), anatomiste habile et savant médecin, naquit à Wittemberg le 9 décembre 1684. Il commença ses études à

Mersebourg et à Wittemberg, fut reçu à la maîtrise, dans cette dernière université, alla continuer ses études médicales à Leipzig, et revint prendre le grade de docteur en médecine à Wittemberg. Après l'avoir obtenu, il entreprit un voyage scientifique en Allemagne, en Hollande et en Angleterre. En 1717, il fut nommé professeur extraordinaire de médecine à Wittemberg, il passa, en 1719, à la chaire ordinaire d'anatomie et de botanique; il y joignit, en 1737, celle de pathologie; mais il changea, en 1746, celle-ci contre celle de thérapeutique, qui était la première de la Faculté, et à laquelle était attaché le décanat. Vater mourut le 18 novembre 1751.

Diss. philos. de mecanismo actionum vitalium prior. Wittemberg, 1707, in-4.

Epistola problematica ad Fr. Ruyschium de viis absconditis pulmonum, quibus aer respirando receptus in sanguinem penetrat, nec non de fibrillarum nervearum in cerebro principiis; cum responsione Ruyschii, Amstelod. 1714 *recusa; quæ in ordine Epistolarum anat. probl. est. XVI.*

Diss. de actionibus vitalibus posterior. Wittemberg, 1709, in-4.

Diss. medica de succi nervei secretione mechanica. Wittemberg, 1711, in-4.

Progr. quo specimen de incrementis theoriæ medicæ Londini idiomate anglico editum latinitate donavit et studia sua commendavit. Wittemberg, 1711, in-4.

Diss. de theoria chymiæ mecanica. Wittemberg, 1716, in-4.

Diss. de œconomia sensuum ex speciali organorum sensoriorum et sigillatim ex papillarum nervearum textura mechanica demonstrata. Wittemberg, 1717, in-4.

Pr. de incrementis artis medicæ ex remediis exoticis noviter detectis expectandis. Wittemberg, 1718, in-8.

Progr. de mechanismo, quo natura utitur in obdurando foramine ovali et ductu arterioso. Wittemberg, 1719, in-4.

Progr. de hepate in hydrope sæpius insonti. 1720, in-4.

Progr. de balsami de Mecca natura et usu. Wittemberg, 1720, in-4.

Progr. quo novum ductum salivalem cumque præcipue in lingua excretorium, glandulæ insignis ad latera linguæ et sub eadem sitæ, itemque super radicem linguæ, epiglottidem, ciriglottidem, super arytenoides usque intra œsophagum expansæ, nunc demum injectione detectæ, luci exponit et demonstrat, exercitiaque anatomica simul intimat. Wittemberg, 1720, in-4.

Diss. de novo bilis diverticulo, circa orificium ductus cholidochi ut et valvulosa colli felleæ vesicæ constructione atque singularis utriusque structuræ eximia utilitate in via bilis determinanda. Wittemberg, 1720, in-4.

Diss. de methodo nova transplantandi variolas per insitionem. Wittemberg, 1710, in-4.

Diss. de vulnerum in intestinis letalitate occasione casus rarissimi, quo colon vulneratione inversum per XIV annos ex abdomine propendens exhi-

bitur. Wittemberg, 1720, in-4. Et en anglais dans les *Philosophical transactions*, 1720.

Abhandlung vom Blatterbelzen. Wittemberg, 1721, in-4.

Catalogus plantarum imprimis exoticarum horti academici vitebergensis. Wittemberg, 1721, in-4.

Progr. ad anatom. publ. cadav. fœm. in qua vasa lactea cum cisterna chyl duodecimo post mortem die chylo adhuc turgentia demonstravit. Wittemberg, 1722, in-4.

Diss. de calculi in vesica fellea generatione. Wittemberg, 1722, in-4.

Diss. de vulnere cerebri sclopetario septima demum hebdomade absoluti lethali. Wittemberg, 1722, in-4.

Diss. de gravitate apparente, ex tumore ovarii dextri enormi orta, per tres annos cum dimidio durante, tandemque in ascitem terminata. Ibid, 1722, in-4.

Joh. Curvi Semmedi Pugillus rerum Indicarum, quo comprehenditur historia variorum simplicium ex India orientali, America, aliisque terrarum partibus allatorum; ante hac lingua lusitanica exaratus; nunc in gratiam curiosorum latinitati donatus cura A. V. Wittemberg, 1723, in-4.

Diss. de vitiis visus duobus rarissimis, altero duplicati; altero dimidiati, physiologice et pathologice consideratis. Wittemberg, 1723, in-4.

Diss de scirrhis viscerum occasione viri tympanite defuncti, in quo præter alia notatu digna scirrhus lienis singularis carnosus observatus fuit. Wittemberg, 1723, in-4.

Diss. de effectu magno mortique proximo syncope ejusque causis et cura. Ibid, 1723, in-4.

Aus fuhrliche Nachricht von der Beschaffenheit und Success des Blatterbelzens in Neu-England; aus dem Engl. übersetzt. Ibid, 1723.

Progr. de liene celluloso. Ibid, 1723, in-4.

Progr. de anatomes utilitate in eruendis causis occultis morborum vel mortis subitaneæ. Ibid, 1723, in-4.

Diss. regiæ Magnæ Britanniæ dicata, qua ductus salivalis in lingua elucidatur, confirmatur novisque experimentis adstruitur, simulque ob receptionem inter societatis membra gratiæ aguntur. Ibid, 1723, in.8.

Diss. de arce podagræ armis chymicis expugnabili. Auct. et resp. J. F. C. Gerken. Ibid, 1724, in-4.

Diss. de igne incendii febrilis causa. Auct. et resp. J. C. Otto, et C. S. Otto, fratr. german. Ibid, 1724, in-4.

Diss. de senectutis præsidiis. Auct. et resp. M. A. G. Richter. Ibid, 1724, in-4.

Diss. de ingravidatione dissimulata et dissimulandi mediis. Ibid, 1724, in-4.

Progr. de palæstra anatomica regio mandato aperta. Ibid, 1724, in-4.

Supplementum catalogi plantarum, sistens accessiones novas horti academici Vitebergensis. Ibid, 1724, in-4.

Progr. de umbilici dignate. Ibid, 1725, in-4.

Progr. de hippomane. Ibid, 1725, in-4.

Diss. de specificorum antepilepticorum, sigillatim olei animalis virtutibus, hujusque virtute et efficacia in curanda epilepsia, rationibus et expe-

rimentis confirmata, *auct. et resp. H. J. Burchardi.* Ibid, 1725, in-4.

Diss. de utero gravido, physiologice et pathologice considerato, exposita simul ejus structura sinuosa et orificiorum menses et lochia fundentium fabrica. Ibid, 1725, in-4.

Diss. de observationibus rarissimis calculorum in corpore humano generationem illustrantibus. Ibid, 1726, in-4.

Catalogus variorum exoticorum rarissimorum maximam partem incognitorum et nullibi descriptorum, partim medicinæ, partim curiositati inservientium, quæ in Museo suo possidet. Ibid, 1726, in-8.

Progr. de ossificatione præternaturali partium membranacearum corporis imprimis trunci aortæ arteriæ in variis locis, in specie carotidum etc. *observata.* Ibid, 1726, in-4.

Progr. ad Disp. inaug. Jo. Caroli Acoluthi, etc. Ibid, 1726, in-4.

Progr. de hymene. Ibid, 1727, in-4.

Progr. de animæ et corporis commercio. Ibid, 1727, in-4.

Epistola gratulatoria ad Fr. Ruyschium, in qua ipsi de musculo orbiculari in fundo uteri defectu gratulatur, simulque communicationem eorum, quæ noviter in anatomia plantarum detexit, perquam officiose sibi expetit dubiumque exponit circa lacunas uteri gravidi; cum responsione Ruyschii. Amsterdam, 1727, in-4.

Diss. de analepsi rationali. Auct. et resp. J. Thielen. Wittemberg, 1727, in-4.

Diss. de casu oppido raro, sarcomatis e pudendo muliebri sectione sublati historiam continente. Ibid, 1728, in-4.

Progr. de chirurgiæ antiquitate ac dignitate et collegiorum chirurgicorum utilitate. Ibid. 1728, in-4.

Progr. de ossium in corpore humano generatione et jam generatorum diminutione et totali absumtione imprimis in alveolis dentium in maxilla senum in totum obliteratis. Ibid, 1728, in-4.

Progr. de utilitate observationum tum in universa medicina, tum in anatome, adductis simul variis in cadavere viri nonagenarii observatis. Ibid, 1728, in-4.

Diss. de mola prægnante abortus causa, examinatis simul abortionis causis singularibus in embryonibus aborticis notatis, itemque origine et natura molarum. Idem, 1729, in-4.

Diss. de prudentia et circumspectione in uroscopiæ administratione a medico rationali adhibenda. Ibid, 1729, in-4.

Diss. de casu singulari asthmatis a depressione sterni ex febre purpurata cum orthopnea affligente reportati, sola thoracis artificiali constrictione curati. Ibid, 1729, in-4.

Progr. ad anat. cadav. viril. præmissa vasorum atque viscerum injectione ceræ rubræ repletorum publice dissecandi. Ibid, 1730, in-4.

Progr. de febre tertiana ob empyema e vomica pulmonis rupta in cavitatem pectoris dextram effusum, indeque pulmonem hujus lateris compressum penitusque ab officio remotum mortem post se relinquente. Ibid, 1731, in-4.

Progr. de tincturæ antimonii varia præparatione et inde pendente indole et efficacia, et simul et indole et præstantia genuinæ modo inventæ. Ibid, 1731, in-4.

Diss. de morbo spasmodico a variolis male curatis. Auct. et resp. C. F. Hundertmarck. Ibid, 1731, in-4.

Diss. de hæmoptysi. Auct. et resp. D. F. Michaelis. Ibid, 1731, in-4.

Diss. de potus in febribus necessitate. Auct. et resp. J. F. Thaer. Ibid, 1731, in-4.

Progr. (germanicum) quo ad demonstrat. cadav. fœm. injectione ceræ rubræ præparati matronas imprimis invitavit. Ibid, 1731, in-4.

Progr. ad anat. publ. cadav. fœm. quo injectione ceræ coloratæ utilitatem ad viscerum structuram genuinam detegendam exponit. Ibid, 1731, in-4.

Progr. ad anat. publ. juvenis rustici, cujus caput injectione ceræ rubræ exquisitissime repletum. Ibid, 1732, in-4.

Progr. de laboribus suis anatomicis et botanicis per tredecim annos, quibus professionem anatomiæ et botanices vicario nomine gesserat, susceptis, præmissum orationi inaugurali de felici anatomes ad botanicam applicatione, qua dictam professionem denuo redauspicatus est. Ibid, 1733, in-4.

Diss. de cholera humida. Auct. et resp. J. G. Nicolai. Ibid, 1733, in-4.

Diss. de inflammationis sanguineæ theoria mechanica. Auct. et resp. P. H. G. Meohring. Ibid, 1733, in-4.

Diss. de osteogenia naturali et præternaturali; succinctis thesibus adumbrata ac singularibus observationibus ossiculorum, in diversis corporis partibus præternaturalibus generatorum illustrata. Ibid, 1733, in-4.

Diss. de valore et sufficientia signorum infantem recens natum, aut vivum, aut mortuum editum arguentium ad dijudicandum infanticidium. Ibid, 1735, in-4.

Diss. de efficacia admiranda chinchinæ ad gangrænam sistendam in Anglia observata. Ibid, 1735, in-4.

Diss. de ruta ejusdemque virtutibus. Auct. et resp. A. Kettner. Ibid, 1735, in-4.

Progr. ad anat. publ. cadav. viril. de cuticula pueri XV annorum londini viventis cutis rhinocerotis aut corticis arboris instar, quotannis decidua. Ibid, 1735, in-4.

Progr. (germanicum) quo ad considerationem cerei Americani Polygoni minoris serpentis in horto medico florentis invitat. Ibid, 1735, in-4.

Regii in Academia ad Albion Musei anatomici Augustei catalogus universalis, cum oratione de Museis, qua conclave novum ad condendum Thesaurum regium sub consulatu suo exstructum Rector valedicens inauguravit. Ibid, 1736, in-4.

Progr. de olei olivarum efficacia, contra morsum canis rabiosi experimento Dresdæ facto adstructa. Ibid, 1736, in-4.

Diss. de antidoto novo adversus, viperarum morsum praesentissimo. Ibid, 1736, in-4.

Diss. de laurocerasi indole venenata, exemplis hominum et brutorum eius aqua enecatorum confirmata. Ibid, 1737, in-4.

Syllabus plantarum potissimum exoticarum, quae in horto medico Academiae Vitebergensis aluntur. Ibid, 1737, in-4.

Progr. de situ singulari et praeternaturali intestini coli in cadavere virili. Ibid, 1737, in-4.

Diss. de chordapso Celsi, occasione

ventris enormiter contracti, in homine subita morte extincto observati, proposito. Ibid, 1738, in-4.

Diss de casu singulari polypi post febrem epidemicam ex utero egressi, physiologice et pathologice considerato. Ibid, 1739, in-4.

Progr. de olei animalis efficacia contra hydrophobiam et venenum laurocerasi. Ibid, 1740, in-4.

Progr. de lithontriptico novo Anglicano Ibid, 1741, in-4.

Progr. de anatome trunci ulmi, cui cornu cervinum monstrosum inolitum. Ibid, 1741, in-4.

Diss. de calculis in locis inusitatis generatis et per vias insolitas exclusis occasione observationis singularis calculorum lenticularium ex abscessu inguinali excretorum. Ibid, 1740, in-4.

Diss. de consensu partium corporis humani, occasione spasmi singularis in manu eiusque digitis ex hernia observati, exposito simul nervorum brachialium et cruralium coalitu peculiari atque papillarum nervearum in digitis dispositione. Ibid, 1740, in-4.

Diss. de vesicatoriorum ad domandas febres malignas virtute et efficacia confirmata. Ibid, 1742, in-4.

Diss. de polypo nasi ex faucibus feliciter extracto eiusque generatione varietate, et cura variis auctorum observationibus illustrata. Ibid, 1743, in-4.

Diss. quid in judicio et prognosi de morbis magnis ex parvis initiis et levioribus caussis oriundis observari debet, exemplo viri antegresso lapsu in genua febre lenta exstincti expositum. Ibid, 1744, in-4.

Progr. de cornu cervi monstroso a trunco arboris fagi resecto. Ibid 1744, in-4.

Progr. de dicterio : medice vivere, misere vivere. Ibid, 1745, in-4.

Regii in Academia ad Albion Musei anatomici catalogi appendix. Ibid, 1746, in-4.

Diss. de curatione morborum, quæ peragitur exspectatione, ubi simul natura crisium caussa et morborum medica examinatur. Ibid, 1746, in-4.

Diss. de lienis prolapsione, ad illustrandum vexatum Hippocratis Libri VI. Sect. II. Aph. 30 *locum. Auct. et Resp. J. D. Kreysig.* Ibid, 1746, in-4.

Diss. de dysenteria epidemica maxime contagiosa et maligna superiori anno patriam devastante. Auct. et Resp. J. G. Vogel. Ibid, 1747, in-4.

Progr. de sarcasticis medicorum denunciatione et schediasmatibus Germanicis, quibus panaceæ atque specifica medicamenta venalia exponuntur. Ibid, 1747, in-4.

Progr. de purgantium diversa operatione. Ibid, 1747, in-4.

Progr. quo munus professoris therapiæ auspicatus est. Ibid, 1747, in-4.

Diss. de fonte medicato Vitembergensi. Ibid, 1748, in-4.

Progr. de tincturæ antimonii antehac inventæ virtute et efficacia in morbis rebellibus. Ibid, 1749, in-4.

Progr. de plica Polonica rarissima in portica regia Dresenensi asservata. Ibid, 1749, in-4.

Diss. de deglutitionis difficilis et impeditæ caussis abditis. Ibid, 1750, in-4.

Museum anatomicum proprium, in

quo omnis generis nitidissima præparata anatomica, mira arte et stupenda industria magnoque labore, ab auctore eius confecta, ex omnibus partibus totius corporis humani, et ut perpetuo durent, balsamo condita, atque nitide asservata sunt, ex quibus corporis nostri artificiosissima fabrica ope injectionum et repletionum vasorum corporum et humanorum et animalium brutorum, ad modum celebr. et illustr. Ruyschii mirabiliter illustratur atque explicatur. Accessere observationes quædam auctoris anatomicæ et chirurgicæ hactenus in publicis disputationibus et programmatibus seorsum editæ; una cum iconibus in tabulis æneis XII huc pertinentibus; cum præfatione Laurentii Heisteri. Helmstadt, 1750, in-4.

Progr. de olei olivarum adversus morsum animalium venenatorum efficacia et virtute, casu singulari et notatu dignissimo. Wittemberg, 1751, in-4.

Diss. de phosphori, loco medicinæ assumti, virtute medica, aliquot casibus singularibus confirmata. Ibid, 1750, in-4.

Progr. de vitrioli eiusque sulphuris et tincturæ indole atque præstantia. Ibid. 1750, in-4.

Progr. de hypothesium in physicis et medicis noxis. Ibid, 1750, in-4.

Diss. de caussis et effectibus plethoræ Auct. et Resp. C. Paecken- Ibid, 1750, in-4.

Progr. de præjudiciorum in medicina noxis. Ibid, 1750, in-4.

De plica Polonica rarissima enormi dans les Philos. Transactions vol. XVII, N. I. Et dans le *Commercium litter. Norimb.*

Diss. epistolica de ductuum lacrymalium subpalpebralium vera constitutione ac viarum lacrymas ad nares derivantium dispositione, in Miscellaneis Berolin. T. IV, p. 328.

(Boerner. — *Nov. act. acad. nat. curios.* — *Comment. de rebus in med. gestis.*)

VEGA (Christophe de), l'un des restaurateurs de la médecine grecque, fut professeur à l'Université d'Alcala de Henarez au milieu du seizième siècle. Il fut aussi médecin de don Carlos. Il mourut en 1573, ses ouvrages eurent un grand succès, et sont de ceux qui dénotent dans leurs auteurs une étude approfondie de la médecine ancienne.

Commentaria in Hippocratis prognostica additis annotationibus in Galeni commentarios. Salamanque, 1552, in-fol. Alcala, 1553, in-8. Lyon, 1558, in-8. Turin, 1569, in-8. Lyon, 1570, in-8. Venise, 1571, in-8.

De curatione caruncularum. Salamanque, 1552, in-fol. Alcala, 1553, in-8.

Commentaria in libros Galeni de differentiis febrium. Alcala, 1553, in-8.

De pulsibus et urinis. Alcala, 1554, in-8.

De methodo medendi libri tres. Lyon, 1565, in-fol. Alcala, 1580, in-fol.

VEGA (Thomas Rodrigue de), savant médecin du seizième

siècle, était d'Evora, en Portugal. Il joignait à une grande réputation de science, la réputation d'habile praticien. Le roi Jean III lui conféra à l'Université de Coïmbre, une chaire de médecine, qu'il occupa longtemps avec célébrité.

Commentariorum in Galenum tomus primus, in quo complexus est interpretationem artis medicae et librorum sex de locis affectis. Anvers, 1564, in-fol.

Commentarii in libros duos Galeni de febrium differentiis. Coïmbre, 1577, in-4.

Practica medica, accedit tractatus de fontanellis et cauteriis. Lisbonne, 1678, in-8.

VENEL (Gabriel François), chimiste et professeur distingué, naquit au village de Tourbes, dans le diocèse de Béziers, à une demi-lieue de Pézenas, le 23 août 1723, fils et petit-fils de médecins habiles, il prit naturellement le goût de la même profession, et s'y voua dès son enfance. Il fit ses humanités et sa philosophie au collège de l'Oratoire de Pézenas, et il étudia ensuite la médecine à Montpellier et fut reçu docteur en 1742. Se sentant un goût prononcé pour la chimie, il vint l'étudier à Paris sous le maître le plus habile de l'époque, le célèbre Rouelle. Du laboratoire de cet habile scrutateur de la nature, il passa dans celui du duc d'Orléans dont il eut la direction, et où il put se livrer à toutes les recherches que lui suggéra son ardente imagination. Après avoir mis à profit pendant sept années d'aussi précieux avantages, il fit un voyage en Allemagne, et c'est aux recherches qu'il entreprit sur les eaux de Seltz et de Selters, que nous devons l'invention qu'il fit des eaux gazeuses artificielles. Il fut chargé avec l'aide de Bayen, de faire l'analyse de toutes les eaux minérales de France. C'est pendant le cours des voyages que nécessita cette mission, qu'il composa pour l'*Encyclopédie* une série nombreuse d'articles remarquables de chimie et de médecine.

En 1759, Venel gagna au concours la chaire de matière médicale de la faculté de médecine de Montpellier. Il l'occupa avec le plus grand éclat, et introduisit en quelque sorte la chimie dans cette école.

Venel mourut le 29 octobre 1775, âgé de 52 ans. Une circonstance fâcheuse pour sa célébrité, qui méritait d'être durable, c'est qu'il ne put achever et publier lui-même les grands ouvrages qu'il avait entrepris.

Dissertatio de humorum crassitudine; ubi de incidentibus et attenuan-

tibus, cum theoriâ et curatione obstructionum in genere. Montpellier, 1741, in-4.

Mémoires sur les eaux de Seltz et mémoire sur l'analyse des végétaux.

Examen des nouvelles eaux minérales de Passy, avec M. Bayen. Paris, 1755, in-8.

Analyse chimique des eaux de Passy, avec M. Bayen. Paris, 1757, in-12.

Quæstiones medicæ duodecim pro regiâ cathedrâ vacante per obitum Rev. Dom. Serane. Montpellier, 1759, in-4.

Hygienes prospectum et prolegomena sistens dissertatiuncula. Montpellier. 1762, in-4.

Instructions sur l'usage de la houille, plus connue sous le nom impropre de charbon de terre, pour faire du feu, sur la manière de l'adapter à toutes sortes de feux, et sur les avantages tant publics que privés qui résulteront de cet usage, etc., publiées par ordre des états de la province de Languedoc. Avignon, 1775, in-8 avec fig.

Précis de matière médicale, augmenté de notes, additions et observations par M. Carrere. Paris, 1787 in-8. 2 vol.

(De Ratte, *Éloge de Venel.*—Carrere, dans l'édition de la *Matière médicale.*)

VENEL (André Joseph), orthopédiste habile, naquit sur les bords du lac de Genève le 28 mai 1740. Cabanis et Tronchin furent ses premiers maîtres dans l'art de guérir. Il s'établit à Yverdun en 1769, et y érigea une école de sages-femmes pour lesquelles il composa un ouvrage classique à leur portée. En 1779, il retourna à Montpellier pour y perfectionner ses études et se livrer à des recherches anatomiques spéciales dans le but de mieux connaître la nature et les causes des difformités et des déviations de la taille. De retour dans le pays de Vaud, il se fixa à Orbe, où la célébrité de ses cures lui amena des malades de tous les pays voisins. Venel mourut le 9 mars 1791.

Nouveaux secours pour les corps arrêtés dans l'œsophage. Lausanne, 1769, in-8.

Essai sur la santé et l'éducation médicinale des filles destinées au mariage. Yverdun, 1776, in-8.

Précis d'instruction pour les sages-femmes ; ouvrage composé en faveur de l'école des sages-femmes du pays de Vaud, formée à Yverdun et publié aux dépens du souverain. Yverdun, 1778, in-8.

Description de plusieurs nouveaux moyens mécaniques propres à prévenir, borner et même corriger dans certains cas les courbures latérales et la torsion de l'épine du dos. Lausanne, 1788, in-8.

(Lanteires, *Nécrologie ;* dans le *Journ. Encyclop.* — Ersch.)

VENETTE (Nicolas), plus connu des libertins qui recherchent les lectures impudiques ou des secours contre l'épuisement que des médecins, était de La Rochelle, où il naquit vers 1622 et mourut en 1698. Après avoir voyagé en Portugal et en Italie, il se fixa dans sa ville natale et y fut professeur d'anatomie et de chirurgie. Il n'était point dépourvu de science et d'érudition, mais ce n'est point son mérite qui fit le succès de son principal ouvrage, qui lui a valu sa réputation. Son titre le plus honorable, aux yeux des médecins est son traité du scorbut, qui vaut mieux que la plupart de ceux de la même époque.

Voici les titres des ouvrages de Venette; il les donna au public sans y mettre son nom.

Traité du scorbut et de toutes les maladies qui arrivent sur mer. La Rochelle, 1671, in-12.

Observations sur les eaux minérales de la Rouillasse en Saintonge, avec une dissertation sur l'eau commune. La Rochelle, 1682, in-12.

De la génération de l'homme, ou tableau de l'amour conjugal. Amsterdam, 1688, in-12. Il y a eu depuis une foule d'autres éditions.

Traité des pierres qui s'engendrent dans les terres et dans les animaux, où l'on parle des causes qui les forment, ou la méthode de les prévenir, et des abus qu'on commet pour s'en garantir et les chasser hors des corps. Amsterdam, 1701, in-12.

Traité du rossignol. Paris, 1697, in-12. Ibid., 1707, in-12.

Venette a encore écrit quelques ouvrages que nous n'indiquons pas ici.

VERCELLONE (Jacques), naquit à Sordevola, le 23 mars 1676. Il fit ses humanités à Turin, sa philosophie à Pavie, et vint étudier la médecine à Montpellier, où il fut l'élève particulier de Chirac. Il pratiqua l'art de guérir à Milan, à Bologne, et à Rome. Il fut, dans cette dernière ville, médecin adjoint de l'hospice des incurables. Il revint ensuite à Turin, puis il se fixa ensuite au bourg de Saint-Damien, et enfin à Asti, où il devint archiâtre de la ville et de la province.

Vercellone jouit de son vivant d'une certaine célébrité, ce qui n'empêche pas que ses ouvrages ne soient fort insignifians.

De glandulis œsophagi conglomeratis, humore vero digestivo et vermibus. Dissertatio anatomico-medica prima ad sacrum amplissimum que senatum Mediolanensum. Asti, 1711, in-4.

Specimina duo, alterum anatomico-physicum continens inventa nova circa deglutitionem, vera digestionis instrumenta, et circa vermes. Alterum medico-practicum de pudendorum morbis et lue venerea, etc. Asti, 1715, in-4.

De pudendorum morbis, et lue venerea tetrabiblion. Asti, 1716, in-4. Leyde, 1722, in-8. Trad. en français, par J. Devaux. Paris, 1730, in-12.

Lettera del dottor Jacopo Vercellone sopra una peste di cui n'è stato testimonio di veduta, come relativa a quelle di Marsiglia, scritta all'ill.

signor dottor Giovanni Fantone lettore primario di medicina, etc., etc. Milan, 1721, in-4.

On trouve une lettre de Vercellone sur la bile augmentée ou diminuée dans l'Historia hepatica de Bianchi. Il a aussi publié un résumé des Annales de Tacite.

(Biogr. med. Piemontese.—Haller.)

VERDIER (César), habile professeur d'anatomie et l'un des membres distingués de l'Académie royale de chirurgie naquit à Morières près d'Avignon, le 24 juin 1685. Il étudia la chirurgie à Montpellier, sous Nissole et de Lapeyronie, et vint ensuite à Paris, où il eut pour maîtres Duverney, Arnaud et J. L. Petit. Reçu maître en chirurgie en 1724, il fut nommé l'année suivante démonstrateur aux écoles de chirurgie. Il occupa ce poste avec beaucoup d'éclat pendant 25 ans au bout desquels il s'en démit en faveur de J. J. Sue. Verdier mourut le 19 mars 1759.

Son Abrégé d'anatomie n'a point le mérite d'une œuvre originale, mais il a celui de la clarté et de la précision, et ce fut longtemps un ouvrage classique. Ses recherches sur les hernies de la vessie constituent un des beaux mémoires de la collection de l'Académie royale de chirurgie.

Abrégé d'anatomie du corps humain. Paris, 1725, in-12. 2 vol. Ibid., 1729, in-12; ibid., 1739, in-12; ibid., 1759, in-12; ed. Sabatier, ibid., 1764, in-12.

VERDIER (Jean) avocat, médecin, instituteur et écrivain laborieux naquit à Laferté-Bernard en 1735. Il fut médecin de Stanislas roi de Pologne. Après la mort de ce prince, il revint à Paris, et fonda près du Jardin-des-Plantes, un établissement orthopédique, auquel il joignit une maison d'éducation. L'emplacement qu'occupait celle-ci ayant dû entrer dans le plan d'agrandissement du Jardin-du-Roi, Verdier vit son institution détruite. La révolution, qui lui fit d'abord essuyer des pertes, l'en dédommagea plus tard par des missions dont il fut chargé. A l'établissement de l'académie de législation il y professa la médecine légale. Verdier mourut à Paris le 6 juin 1820. Ses ouvrages sont nombreux et roulent sur des matières très diverses.

Essai sur la jurisprudence de la médecine en France. Paris, 1763, in-12.

Jurisprudence particulière de la médecine en France. Paris, 1763, 2 vol. in-12.

Jurisprudence particulière de la chirurgie en France. Paris, 1764, 2 vol. in-12.

Recueil de mémoires et d'observations sur la perfectibilité de l'homme par les agents physiques ou moraux. Paris, 1772, in-12.

Recueil deuxième, contenant un nouveau tableau d'éducation physique. Paris, 1774, in-12.

Cours d'éducation à l'usage des élèves destinés aux premières professions et aux grands emplois de l'état. Contenant les plans d'éducation littéraire, physique, morale et religieuse de l'enfance, de l'adolescence et de la première jeunesse, le plan encyclopédique des études, et des réglemens généraux d'éducation. Paris, 1777, in-12.

Mémoire à consulter sur les fonctions et les droits respectifs des trois classes des institutions établies en France pour les trois ordres de l'état. Paris, 1779, in-12.

Calendrier d'éducation et d'économie faisant partie du cours d'éducation. Paris, 1788, in-12.

Journal de médecine populaire, d'éducation et d'économie. Paris, in-8.

Tableaux analytiques et critiques de la vaccine et de la vaccination. Paris, 1801, in-8.

Tableau analytique de la grammaire générale appliquée aux langues savantes. Paris, 1803, in-12.

L'art d'étudier et d'enseigner les langues française et latine; séparément et conjointement. Paris, 1804, in-12.

La cranomanie du docteur Gall anéantie au moyen de l'anatomie et de la psychologie de l'ame. Paris, 1808.

Calendrier des amateurs de la vie et de l'humanité, ou avis sur l'asphyxiatrique, la médecine des asphyxiés ou trépassés. Paris, 1816, in-12.

Plan d'osthantropie, nouvel art de traiter les difformités organiques par des exercices appropriés et de nouvelles machines élastiques et mobiles.

Introduction à la connaissance des plantes, à la tête de plusieurs éditions du bon jardinier.

Discours sur l'éducation nationale, physique et morale des deux sexes. Paris, 1792, in-8.

Système de la langue latine, pour en rétablir l'usage particulier par la double traduction. Paris, in-12.

L'art de discourir grammaticalement, ou grammaire générale du discours purement grammatical.

Recueils des mots variables français et latins.

L'art poétique d'Horace, corrigé en cent vingt endroits du texte, avec une nouvelle traduction, des analyses, etc. Paris, 1804, in-12.

Poëme séculaire d'Horace, augmenté d'une strophe, corrigé d'après le texte, traduit en français et comparé avec le sublime cantique de Moïse sur le passage de la mer Rouge. (Beuchot.)

VERDIER DUCLOS (Thomas Denis), frère du précédent, né à Laferté-Bernard le 30 septembre 1744, étudia d'abord la chirurgie sous son père et son frère, puis alla perfectionner ses connaissances à l'université de Nancy, où il fut reçu maître en chirurgie et en médecine. Il servit en Corse comme chirurgien militaire, rentra en France, et se fixa dans sa ville natale pour y exercer l'art de guérir. Il donna une attention particulière à l'étude des épidémies, et fournit sur des sujets de ce genre une foule de mémoires à la société royale de médecine, dont il était membre associé. Entouré de l'estime de ses concitoyens, il fut investi successivement de toutes les fonctions auxquelles pouvaient l'élever leurs vœux. Outre les travaux adressés par lui à la société royale de médecine, on lui doit :

Breviarium medici clinici, seu fasciculus quarumdam notionum ad medicum clinicum utilium, ex diversis auctoribus selectorum.

Histoire d'une symphyseotomie pratiquée avec succès pour la mère et pour l'enfant. 1787, in-8.

(Peuchot.)

VERDIER HEURTIN (Jean François), fils de Jean Verdier, naquit à Paris en 1767. Il y fit ses études médicales, et il était parvenu au baccalauréat, quand il dut aller servir aux armées en qualité de chirurgien. Il revint ensuite à Paris, et s'y livra à la pratique de son art. En 1804, il prit le grade de docteur à la faculté de médecine. Il mourut le 24 mai 1824, des suites d'une maladie de foie. Il avait pris part à la composition des articles fournis par son père à l'Encyclopédie méthodique, et à la rédaction de son journal de médecine populaire et d'éducation. On lui doit en outre quelques opuscules.

Discours sur un nouvel art de développer la belle nature, et de guérir les difformités au moyen d'exercices aidés par les machines mobiles de M. Tiphaine. Paris, 1784, in-8.

Discours sur le devoir et le besoin d'aimer, Paris, 1800, in-12.

Discours et essai aphoristique sur l'allaitement et l'éducation physique des enfans, et dissertation sur un fœtus trouvé dans le corps d'un enfant mâle. Paris, 1804, in-8.

Mémoire et réclamation présentés à M. Frochot, préfet de la Seine. Paris, 1805, in-4.

(Beuchot.)

VERDUC (Laurent), habile chirurgien, naquit à Toulouse vers le commencement du dix-septième siècle. Ce fut dans sa ville natale qu'il exerça d'abord sa profession, et bientôt après il vint à Paris, où il fut nommé chirurgien de la maison de Saint-Côme. Il fut longtemps chargé de professer la chirurgie, et de son école sortirent un grand nombre de disciples distingués. C'était un homme plein de candeur et de probité. Il mourut le 15 juillet 1695. Verduc publia, sur les bandages et les maladies des os un traité qu'on peut dire remarquable relativement à ce qui existait alors sur les mêmes matières.

La manière de guérir les fractures et les luxations par le moyen des bandages. Paris, 1685, in-12. Ibid., 1689, in-12. Ibid., 1711, in-12. Les dernières éditions sont augmentées d'un petit traité sur les plaies d'armes à feu.

(J. Devaux.)

VERDUC (Jean Philippe), fils aîné du précédent, fit ses études à Paris, puis à Reims, où il prit le grade de docteur en médecine. Il survécut peu de temps à son père, et mourut à la fleur de l'âge. Il avait trouvé le temps néanmoins, dans une courte vie, dont les dernières années furent consacrées à l'enseignement, de publier plusieurs ouvrages qui ne sont pas sans mérite.

Nouvelle ostéologie, avec le squelette du fœtus. Paris, 1690, in-8. Paris, 1693, in-8.

Les opérations de la chirurgie avec une pathologie de chirurgie. Paris, 1693, in-8. Paris, 1701, in-8. Paris, 1703, in-8. Amsterdam, 1739, in-8.

La pathologie de chirurgie. Paris, 1710, in-12. Amsterdam, 1714, in-12. Paris, 1717, in-8.

Traité de l'usage des parties. Paris, 1698, in-8. Paris, 1711, in-8. Publié par le frère de l'auteur.

Suite de la nouvelle ostéologie, contenant un traité de myologie raisonné. Paris, 1698, in-12. Paris, 1711, in-12. Trad. en latin. Londres, 1698, in-8.

(J. Devaux, *index funereus.*)

VERDUC (Laurent), frère puîné du précédent, embrassa la même carrière et s'y distingua de très bonne heure. En considération de son mérite la maîtrise en chirurgie lui fut conférée gratis. Il se livra avec beaucoup de zèle à l'enseignement de l'anatomie et de la chirurgie. Il mourut fort jeune, le 6 février 1703. C'est lui qui fut l'éditeur du traité de physiologie de son frère Il composa des principes élémentaires de chirurgie, dont le principal mérite était d'être à la portée des esprits les moins cultivés, tels qu'étaient alors un bon nombre d'apprentis chirurgiens.

Le maître en chirurgie, ou abrégé de la chirurgie de Guy de Chauliac. Paris, 1691, in-12. Paris, 1699, in-12. Paris, 1704, in-12.

(J. Devaux.)

VERDUIN (Pierre Adrien), chirurgien d'Amsterdam, qui vécut à la fin du dix-septième siècle, et qui s'est fait un nom pour avoir introduit dans la pratique la méthode d'amputation à lambeaux. La dissertation latine qu'il publia sur ce sujet fut traduite en français par Joseph Vergnol, chirurgien français réfugié, qui avait été opéré lui-même par Verduin suivant cette méthode.

Dissertatio epistolaris de novâ artuum decurtandorum ratione. Amsterdam, 1696, in-8. Trad. en français par Massuet. Paris, 1756, in-8.

VERHEYEN (Philippe), célèbre anatomiste, l'une des gloires de l'université de Louvain, naquit à Verbrock, village du pays de

Waes, le 23 avril 1648, d'un laboureur avec qui il cultiva la terre jusqu'à l'âge de 21 ans. Le curé du village, qui lui reconnut des dispositions pour les sciences, lui enseigua les premiers élémens de la langue latine, et le fit entrer, en 1672, au collège de la Trinité, à Louvain. Il répara par le zèle le plus ardent pour l'étude les années de sa jeunesse qui s'étaient perdues dans des travaux manuels, il remporta le prix dans un grand concours de philosophie qui eut lieu en 1677. Il prit ensuite l'habit clérical; mais ayant dû subir l'amputation de la jambe, par suite d'une gangrène qui s'y était déclarée, il devint inhabile aux fonctions ecclésiastiques, et tourna ses vues vers la médecine. Il prit, le 1er février 1681, le grade de licencié, à l'âge de 33 ans. Il alla passer quelque temps à l'université de Leyde et revint à Louvain. Quoique admis à soutenir ses thèses pour le doctorat en 1683, il ne prit ce grade qu'en 1695. Cependant en 1689, il avait été nommé professeur d'anatomie, et il joignit à cette chaire celle de chirurgie en 1693. Il les occupa l'une et l'autre avec la plus grande distinction, et son enseignement donna un nouveau lustre à l'université de Louvain. Verheyen mourut le 28 janvier 1710. Son anatomie fut dans son temps un ouvrage classique, et les critiques qu'en a faites Morgagni, quoique souvent justes, ne doivent pas empêcher de reconnaître un véritable mérite dans cet ouvrage.

Compendii theoriæ practicæ in quatuor partes distributi pars. I et II. Louvain, 1683, in-8.

De febribus. Louvain, 1692, in-12.

Anatomia corporis humani. Louvain, 1693, in-4. Leipzig, 1699, in-8. Bruxelles, 1710, in-4. Leipzig, 1731, in-8. Amsterdam, 1731, in-8.

La meilleure édition est celle de Bruxelles 1726.

Lettre à un maître chirurgien. Paris, 1658, in-12.

Seconde lettre, à un anatomiste de Gand. Paris, 1698, in-12.

Responsio ad exercitationem anatomicam de thymo. Louvain, 1706, in-4.

Vera historia de horrendo sanguinis fluxu ex oculis, naribus, auribus et ore, et miraculosâ ejusdem sanatione. Louvain, 1708, in-8.

(Eloy. — Brœckx, *Hist. de la médecine Belge.*)

VERMALE (Rémon de), premier chirurgien de l'électeur Palatin, associé correspondant de l'académie royale de chirurgie, se fit connaître avantageusement par les perfectionnemens qu'il apporta à l'amputation à lambeaux. Il adressa à l'académie royale de chirurgie quelques observations particulières qui furent accueillies comme intéressantes. Ces opuscules ont été rassemblés en un volume.

Observations et remarques de chirurgie pratique. 2e édition. Manheim, 1767, in-8. J'ignore la date de la première édition.

Vermale a encore publié

Lettre sur l'extraction du cristallin hors du globe de l'œil, nouvelle opération imaginée par le célèbre M. Daviel. Paris, 1751, in-12.

Vermale a en outre fait insérer quelques articles dans le *Journal de médecine.*

VERNA (Jean-Baptiste), chevalier du Saint-Empire, était de Lanciano, ville du royaume de Naples, dans l'Abruzze citérieure. Il étudia la médecine à Naples, puis, reçu docteur, il alla l'exercer d'abord à Melfi et ensuite dans la Pouille. En 1714, il fut appelé à remplacer, à l'université de Padoue, Bernardin Ramazzini, dans la chaire de médecine pratique. Il se fit connaître comme un médecin instruit et observateur par la publication de deux ouvrages, l'un sur la pleurésie, l'autre sur la saignée, dont voici les titres:

Princeps acutorum morborum pleuritis. Venise, 1713, in-4.

Princeps medicaminum omnium phlebotomia. Padoue, 1716, in-4.

Il avait annoncé comme achevé et devant être publié, un ouvrage sur la philosophie médicale, écrit en italien; mais ce traité, dont on trouve le sommaire dans la Bibliothèque de Manget, n'a point vu le jour.

(Manget.)

VERZASCHA (Bernard), naquit à Bâle au mois de décembre 1627. Il fit ses études médicales sous la direction de son père, qui était médecin dans l'université de sa ville natale. Il voyagea ensuite en Allemagne, en Hollande, en Angleterre et en France, prit le grade de docteur en médecine à Montpellier, et alla se fixer à Bâle. Il devint sénateur, inspecteur des écoles et archiâtre, et eut une clientelle étendue. Il mourut en 1680. Verzascha a publié un recueil d'observations, dans lequel il y a des faits curieux, mais trop souvent déparés par une polypharmacie exubérante.

Lazari Riverii medicina practica in succinctum compendium redacta. Bâle, 1663, in-8.

Centuria prima observationum medicarum, cui accesserunt celeberrimorum virorum consilia et epistolæ. Bâle et Amsterdam, 1677, in-8.

Neu vollkommenes Kraeuterbuch von allerhand Gewaechsen, der Baeumestauden und Kraeuter die in Deutschland, Italien, Frankreich und in andern Orten hervorkommen. Bâle, 1678, in-fol.

VESALE (André), le restaurateur, on pourrait presque dire le créateur de l'anatomie, naquit à Bruxelles, selon Foppens, le 30 avril 1513, ou selon d'autres biographes le 31 décembre 1514. De même que dans la famille des Asclépiades, l'exercice de la médecine était héréditaire dans celle de Vesale. Fort jeune encore, il fut envoyé à Louvain, où il s'instruisit dans les langues grecque et latine, et il a dû avoir acquis des notions profondes dans cette branche des études, puisque le célèbre imprimeur Aldinus Junta, de Venise, le pria dans la suite de corriger le texte grec et la version latine de Galien. Son goût pour l'anatomie se déclara chez lui de bonne heure; étant encore enfant il se plaisait à disséquer des animaux, tels que des rats, des taupes, des chiens, etc., et lorsque plus tard il se livra à l'étude de l'anatomie humaine, sa passion pour cette science s'accrût avec une force extrême. On le vit à Louvain d'abord, ensuite à Paris, surmonter des dégoûts de toute espèce, braver des dangers réels, pour se procurer des cadavres; car de son temps, un obstacle invincible s'opposait aux progrès de l'anatomie: on regardait comme impie et sacrilége quiconque osait porter une main destructive sur le cadavre d'un homme; la loi même frappait de terribles supplices cette coupable témérité; mais Vesale se mit au dessus des préjugés et des exigences de son siècle; et on le vit passer des nuits entières à déterrer des corps morts, soit à la butte de Montfaucon, soit au cimetière des Innocents.

Après avoir terminé ses premières études, il entreprit différents voyages, et se rendit d'abord à Cologne, et de là passa en France où il s'arrêta à Montpellier dont l'école jouissait alors d'une grande renommée. La célébrité que s'étaient acquise les professeurs de Paris l'attira dans cette ville, où Jacques du Bois (Sylvius,) qui s'occupait presque exclusivement de l'explication des ouvrages de Galien, eut soin de s'attacher Vesale. La critique judicieuse que notre auteur fit paraitre sur Galien fut incontestablement un de ses principaux mérites; mais elle lui valut des ennemis parmi ceux qui déséspéraient de pouvoir être ses rivaux; de ce nombre était Jacques Du Bois lui-même, qui d'abord s'était constitué son protecteur, et que l'on vit sous prétexte de défendre Galien, s'oublier au point de faire un jeu de mots du nom de celui dont il enviait la réputation à peine naissante: « Vesalium non esse, dit-il, sed Vesanum. » Les professeurs Fernel et Gonthier agirent avec plus de bonne foi, et n'hésitèrent point à rendre justice aux talens de l'anatomiste Belge.

La guerre qui avait éclaté, en 1521, entre Charles-Quint et François Ier se poussait avec violence, ce qui obligea Vesale à retourner dans ses foyers, et il vint professer l'anatomie à Louvain, en 1525. Plus tard, on le vit servir dans les armées impériales comme médecin et chirurgien.

Sa haute renommée le fit nommer professeur d'anatomie à l'université de Padoue, où il attira la plupart des médecins de l'Europe à l'amphithéâtre de son école. En 1543, cédant aux prières des magistrats de Bologne et de Pise, il consentit à y enseigner l'anatomie, et l'empressement qu'on avait de l'entendre était si fort, qu'il se vit obligé de passer de l'une de ces villes dans l'autre, pour donner ses leçons et satisfaire aux vœux qui lui étaient exprimés.

Ce fut à la fin de 1543, ou au commencement de l'année suivante que Vesale fut appelé à la cour de Charles-Quint pour y remplir la charge de premier médecin. La confiance dont l'honora ce monarque lui fut continuée par Philippe II, après que l'empereur eut abdiqué en 1555. Devenu entièrement homme du monde, Vesale cessa de se livrer à ses investigations cadavériques, et son insouciance devint telle à cet égard, que Fallope, son disciple et son ami, lui adressa un jour une lettre dans laquelle il indiquait des corrections notables à faire à l'ouvrage de son maître : comme Vesale n'avait pas même de crâne à sa disposition pour servir à ses démonstrations, il fut obligé de répondre de mémoire; aussi sa réponse abonde-t-elle en erreurs, et n'est-elle réellement pas digne du grand homme.

Vesale jouissait de la position la plus brillante à la cour fastueuse et opulente de Madrid, qui alors exerçait une forte influence sur les autres états de l'Europe. Ses éclatants succès dans la pratique médicale et sa haute réputation éclipsaient tout le mérite de ses prédécesseurs; l'Europe entière partageait le sentiment d'admiration dont Vesale était l'objet à la cour d'Espagne. Semblable au livre du Destin, il rendait des oracles qui rarement était contredits par les événemens. Et vraiment on eût dit que la nature n'avait rien de caché pour lui, tant ses sentences étaient exactes. Ainsi Vesale prédit la mort de Maximilien d'Egmont, comte de Buren, atteint d'une esquinancie ; ce seigneur mourut en effet au jour et à l'heure où la fatale prédiction du médecin devait s'accomplir.

La prospérité toujours croissante de Vesale ne manqua pas de lui susciter de nombreux ennemis, et la haine et l'envie planaient déjà de concert sur ses éclatants succès, lorsque, par un accident tout à fait insignifiant, la fortune qui pour lui semblait devenue constante, l'abandonna sans retour. L'histoire dit qu'un gentilhomme espagnol mourut, en 1564, à la suite d'une maladie dont la cause avait échappé à toutes les investigations de Vesale. Celui-ci sollicita de la famille la faculté de faire l'autopsie, ce qu'elle lui accorda, toutefois non sans difficulté; or, au moment où le cadavre fut ouvert, les assistants crurent voir le cœur palpitant encore. Saisis d'épouvante, et sans examen aucun, ils coururent chez la famille du défunt; bientôt Vesale comparut devant le tribunal de l'inquisition, accusé d'homicide ou d'impiété, et des juges impitoyables et fanatiques prononcèrent contre lui la peine de mort. Ce ne fut que par les prières de toute la cour, et surtout par l'autorité de Philippe, qu'on obtint que la peine fut commuée en un voyage expiatoire à la Terre-Sainte.

Il passa donc en Chypre en 1564, avec Jacques Malatesta, général des Vénitiens, et de là se rendit à Jérusalem. Il n'avait pas encore quitté la Palestine que le magistrat de Venise, prévoyant tout l'éclat que ce génie colossal pouvait donner à ses écoles, lui fit les offres les plus brillantes pour l'engager à venir occuper la chaire d'anatomie à Padoue, devenue vacante par la mort de Gabriel Fallope, illustre élève de Vesale. Il accepta et s'embarqua pour revenir en Europe. Mais pendant la traversée, une horrible tempête ensevelit son vaisseau dans les ondes, et il fut jeté seul sur une des côtes de l'île de Zante; là, dépourvu de tout, il périt de faim, selon les uns, ou de maladie selon d'autres. Un orfèvre de Venise qui échappa à la même tempête et qui aborda par hasard dans cette île, reconnut le cadavre et lui procura une honorable sépulture dans l'église de la Sainte-Vierge. Il fit placer sur son tombeau l'inscription qui suit :

TUMULUS

ANDREÆ VESALII BRUXELLENSIS

QUI OBIIT IDIBUS OCTOBRIS, ANNO MDLXIV;

ÆTATIS VERO SUÆ L,

QUUM HIEROSOLYMIS REDIISSET.

Paraphrasis in nonum librum Rhasæ ad Almansorem, de affectuum singularium corporis partium curatione. Bâle, 1537, in-8. Lyon, 1551, in-12. Wittemberg, 1587, in-8.

Additiones et correctiones in Guintheri institutiones. Bâle, 1539.

Epistola docens venam axillarem

cubiti in dolore laterali secandam, et melancholicum succum ex venæ portarum ramis ad sedem pertinentibus purgari. Bâle, 1539, in-4.

Andreæ Vesalii de corporis humani fabricâ librorum epitome. Bâle, 1542. in-fol. Les planches de cette première édition sont très estimées. Paris, 1560, in-8. Vittemberg, 1580, in-8. sans figures. Cologne, 1600, in-fol. Leydé, 1616, in-4., avec des commentaires et des notes de Pierre Paaw. Amsterdam, 1617, in-fol. Amsterdam, 1633, in-4.: avec les notes de Paaw. Amsterdam, 1642, in-fol., édition estimée pour les remarques de Nicolas Fonteyn et les planches. Londres, 1642, in-fol. Trad. en allemand par Albanus Torinus. Bâle, 1642, *folio maximo.*

De humani corporis fabricâ libri septem. Bâle, 1543, in-fol. avec de très belles figures gravées sur bois. Zurich, 1551 et 1573, in-fol. Bâle, 1555 et 1563, in-fol. Boerhaave recommande l'édition de Bâle de 1543 pour les planches, et celle de 1555 pour le texte, corrigé par Vésale. — Lyon, 1552, 2 vol. in-8. sans figures. Paris, 1564, in-fol. Venise, 1568, in-fol. avec des figures réduites. Anvers, 1572, in-fol. avec des planches très soignées, et aux frais desquelles les magistrats de cette ville concoururent. Venise, 1604, in-fol., avec des fragments de Rufus et de Soranus. Francfort, 1604 et 1632, in-4. Amsterdam, 1617 et 1640, in-fol. Trad. en allemand à Nuremberg, 1551, et en français à Paris, 1559, in-fol.

De radice chinæ epistola. De modo ac ratione propinandi radicis chinæ decocti. Venise, 1542 et 1546, in-8. Bâle, 1543. in-8., 1546, in-fol. Lyon, 1547, in-12. Ces deux opuscules font partie du recueil *De morbo gallico.*

Anatomicarum Gabrielis Fallopii observationum examen. Madrid, 1561, in-4. Venise, 1564. Hanovre, 1609, in-8.

Consilium pro illustrissimi Terræ-Novæ ducis fistula. Venise, 1568, in-4. Réuni à d'autres consultations.

Chirurgia magna in septem libros digesta. Venise, 1569, in-8. Cet ouvrage fut publié par Prosper Borgarucci.

Andreæ Vesalii, invictissimi Caroli V. imperatoris medici, opera omnia anatomica et chirurgica; cum Hermanni Boerhaave et Bernhardi Siegfried Albini. Leyde, 1725, 2 vol. in-fol. avec de très bonnes figures et un portrait de l'auteur d'après celui peint par Titien en 1552.

(Niceron. — Albinus. — Broeckx, *Hist. de la médecine Belge.*)

VESLING (Jean), très habile anatomiste, naquit à Minden, en Westphalie, l'an 1598. Il fit ses études littéraires et médicales à Vienne. Après les avoir achevées il entreprit un voyage scientifique dans le Levant. Il séjourna assez longtemps en Egypte, finit ses excursions par Jérusalem, où il fut reçu chevalier du Saint-Sépulcre, et revint à Venise. En 1628 il fit dans cette ville des cours particuliers d'anatomie et de botanique dont le sucès fut tel que la république s'empressa de le fixer dans son sein, en lui donnant en 1632 la première chaire d'anatomie de l'université de Padoue. On y joignit bientôt après celle de botanique avec la direction du jardin de l'université. Il avait été chargé en outre de l'enseignement de la chirurgie, mais il s'en désista. En 1648, il sollicita et obtint la mission de faire un voyage botanique dans l'île de Candie et quelques autres contrées du Levant. Les fatigues du voyage épuisèrent sa constitution, qui était peu robuste, il mourut peu après son retour, le 30 août 1649.

Observationes et notæ ad Prosperi Alpini librum de plantis Ægyptiis, cum additamento aliarum plantarum ejusdem regionis. Padoue, 1638, in-4.

Syntagma anatomicum, publicis dissectionibus in auditorum usum aptatum. Padoue, 1641; in-8. Francfort, 1641, in-12. Padoue, 1647, in-4. Amsterdam, 1649, in-12. Padoue, 1651, in-8. Amsterdam, 1659, in-4. Ibid, 1666, in-4. Padoue, 1677, in-4. Utrecht, 1696, in-4. Traduit en hollandais, Leyde, 1652, in-4. En anglais, Londres, 1653, in-fol. En allemand, Nuremberg, 1676, in-8. Ibid, 1688, in-8.

Catalogus plantarum horti Patavini. Padoue, 1642, in-12. Ibid, 1644, in-12.

Opobalsami veteribus cogniti vindiciæ. Accessit parænesis ad rem herbariam. Padoue, 1644, in-8.

De pullitione Ægyptiorum et aliæ observationes anatomicæ et epistolæ medicæ posthumæ. Copenhague, 1664, in-8. La Haye, 1740, in-8.

VIARDEL (Cosme), accoucheur fort en réputation à Paris dans la seconde moitié du dix-septième siècle. Quoiqu'il n'ait point su se soustraire à l'empire des préjugés de son temps, et quoiqu'il soit tombé dans une foule d'erreurs, néanmoins il y aurait trop de sévérité à adopter le jugemeut que Mauriceau portait sur son ouvrage. Les principes de doctrine y sont rarement justes à la vérité, mais on y trouve des faits intéressans, et, sur quelques points, la pratique de l'auteur était fort judicieuse, comme par exemple dans son aversion pour les instrumens meurtriers dont on abusait tant alors.

Observations sur la pratique des accouchemens naturels, contre nature et monstrueux, avec une méthode très facile pour secourir les femmes en toutes sortes d'accouchemens, sans se servir de crochets, ni d'aucun autre instrument; que de la main; et un traité des principales maladies qui arrivent ordinairement aux femmes. Paris, 1671, in-8, fig.; ibid., 1674, in-8.; avec des remarques qui servent d'éclaircissement et de supplément à l'ouvrage. Paris, 1748, in-8.

VICAT (Pierre Rodolphe), naquit à Payerne en 1720. Les cinq premières années qui suivirent sa réception au doctorat se passèrent en Pologne, le plus souvent dans des voyages avec des seigneurs polonais. A son retour, il passa six mois à Paris; il rentra en Suisse. Il avait été disciple de Haller, il lisait avec facilité l'écriture de ce grand homme: avantage que tout le monde était loin de posséder; il fut chargé de disposer ses ouvrages pour l'impression, et il consacra sept années entières à ces travaux, qui alimentaient trois presses sans discontinuer. Après la mort de Haller, Vicat alla occuper à Payerne, le 18 février 1778, la place de médecin pensionné qui lui avait été offerte à la fin de l'année précédente. Plus tard il revint à Lausanne, où il mourut en 1783.

Mémoire sur la plique polonaise à Lausanne, 1775, in-8.

Matière médicale tirée de Halleri Historia stirpium Helvetiæ indigenarum; avec nombre d'additions fournies par l'auteur, quelques observations du traducteur et les usages économiques de mêmes plantes. Berne, 1776, in-8. 2 vol. — Traduit en allemand sous ce titre: *Materia medica, oder Geschichte der Arzneyen des Pflanzenreichs, aus des Hrn. von Haller Beschreibung der schweitzerischen Pflanzen gezogen, mit desselben ungedrückten Zusætzen sowohl, als mit eigenen, auch den œkonomischen Nutzen betreffenden Anmerkungen versehen.* 2 *Theile*. Leipzig, 1781-1782, in-8.

Histoire des plantes vénéneuses de la Suisse, contenant leur description, leurs mauvais effets et leurs antidotes, rédigée surtout d'après l'histoire des plantes helvétiques de M. Haller. Yverdun, 1776, in-8.

Supplément au Dictionnaire raisonné universel d'histoire naturelle de M. Valmont de Bomare. Lausanne, 1778, in-8.

Observations et dissertations de médecine pratique, publiées en forme de lettre par M. Tissot, et traduites avec l'approbation de l'auteur. Yverdon, 1780, in-12.

Delectus observationum practicarum ex diario clinico deprompturum. Yverdun, 1780, in-8.

VICQ-D'AZYR (Félix), anatomiste et littérateur distingué, naquit à Valogne en 1748. Fils d'un médecin instruit, il prit de bonne heure du goût pour notre science. A dix-sept ans il vint l'étudier à Paris, et il se livra avec une ardeur particulière à l'étude de l'anatomie et de la physiologie. Après avoir terminé sa licence en 1773, il ouvrit des cours particuliers d'anatomie humaine éclairée par l'anatomie comparée. Le succès en fut des plus brillans, non-seulement pour la richesse du fonds de son enseignement, mais pour l'éclat et l'élégance de sa parole. Cette réputation naissante éveilla l'envie de quelques médecins, qui parvinrent à lui faire refuser l'usage de l'amphithéâtre de la Faculté. Antoine Petit, professeur d'anatomie au Jardin-du-Roi, le choisit alors pour faire des leçons à sa place; Vicq-d'Azyr n'eut pas moins de succès sur ce nouveau théâtre, où il remplaçait un professeur fort éloquent et fort savant, mais il n'y fut pas plus à l'abri des désagrémens. Petit aurait voulu lui ménager la survivance de sa chaire; mais Portal avait l'appui de Buffon, et grâce à un aussi puissant protecteur, il lui fut préféré. Vicq-d'Azyr fut réduit à faire des leçons particulières dans sa propre demeure, et ses talens seraient peut-être demeurés long-temps stériles pour sa fortune, si un hasard singulier ne lui eût procuré un protecteur zélé en la personne de Daubenton. Une nièce de ce célèbre naturaliste ayant un jour éprouvé un évanouissement dans la rue en passant devant la maison de Vicq-d'Azyr, celui-ci s'empressa de lui prodiguer ses soins, et cet accident fut l'origine d'une liaison qui se termina par le mariage. Dès lors Daubenton procura à Vicq-d'Azyr les moyens d'étendre ses recherches d'anatomie comparée à des animaux étrangers; les mémoires où notre jeune savant en consigna les résultats lui procurèrent son entrée à l'Académie des sciences en 1774. Il y acquit l'estime et l'amitié protectrice de Lassonne, premier médecin du roi, qui résolut de l'employer dans les parties de l'administration qui étaient attachées alors à cette place, et qui l'envoya nommément en 1775 porter des secours à quelques provinces du midi ravagées par une épizootie meurtrière. Le projet de donner plus de régularité à ce genre de secours, celui de faire constater plus positivement les propriétés des eaux minérales, qui étaient aussi dans ses attributions, conduisirent Lassonne à l'idée de confier ce travail à une commission, et petit à petit il en vint à celle de créer une société qui travaillerait au perfectionnement de toutes les parties de la médecine. La *Société royale de médecine* fut donc établie en 1776, et Vicq-d'Azyr, avec qui Lassonne en avait concerté le plan, en fut nommé secrétaire perpétuel. Mais cette époque, si favorable à sa renommée, fut aussi pour lui celle des désagrémens les plus vifs. La Faculté, jalouse de ce nouveau corps, qu'elle regardait comme un rival dangereux, prit Vicq-d'Azyr pour principal objet de sa haine, et il fut accablé d'injures et de calomnies dans les pamphlets que publièrent ceux des docteurs de la Faculté qui n'avaient pas été appelés à faire partie de la société. Cependant les grands travaux de cette compagnie, leur utilité évidente, le talent et l'activité que Vicq-d'Azyr montra dans ses fonctions l'emportèrent sur l'injustice de leurs détracteurs. Les éloges qu'il fit des principaux membres de la société, écrits avec intérêt, souvent avec éloquence, lui concilièrent les suffrages les plus honorables. On y remarqua une grande étendue de connaissances, un jugement sain, de la sensibilité et un grand talent de peindre les hommes. L'attention que la société avait eue de nommer parmi ses honoraires des auteurs célèbres dans les sciences naturelles et même des magistrats et des hommes d'état que leurs fonctions mettaient en rapport avec la médecine, procura à son secrétaire l'occasion de célébrer d'autres personnages que des médecins, et de s'élever à des considérations du genre le plus varié; la botanique, la chimie, l'administration, la plus haute politique elles-même, purent en devenir les objets, lorsqu'il eut à parler de Linnæus, de Bergmann, de Vergennes et de Franklin, et il prit un tel rang parmi nos meilleurs écrivains que l'Académie française, en 1788, le choisit avec l'applaudissement général du public pour succéder à Buffon. Son discours de réception est un des plus pleins et des plus élégans qui aient été prononcés dans des occasions semblables. Il y apprécie Buffon sous tous les rapports et le peint d'une manière également frappante, comme philosophe, comme naturaliste et comme écrivain. Les travaux purement scientifiques de Vicq-d'Azyr sont nombreux et importans : ils embrassent des sujets très divers de médecine, d'art vétérinaire et surtout d'anatomie, tant humaine que comparée. Il avait présenté à l'Académie des sciences dès la fin de 1773, ses premiers mémoires pour servir à l'histoire anatomique des poissons et sur l'anatomie des oiseaux, comparée à celle de l'homme. Devenu membre de cette compagnie, il y lut la suite de ce travail en 1774 et y joignit un mémoire sur les usages et la structure des quatre extrémités dans l'homme et les quadrupèdes; en 1776, un autre sur l'organe de l'ouïe, dans les quatre classes d'animaux vertébrés; en 1779, deux sur les organes de la voix; en 1781, une anatomie du mandrill et de quelques autres singes, et en 1784, des observations sur les clavicules et les os claviculaires. Ces écrits sont imprimés dans les recueils de l'Académie; ils offrent presque tous des observations neuves pour le temps et des vues ingénieuses, mais sans s'élever à toute la généralité, ni entrer dans tout le détail que ces matières comportaient. Sa myologie des oiseaux en est la partie la plus neuve, et celle qui est encore demeurée la plus utile; vers la fin de sa vie, il s'occupait de leur génération. On a de lui, dans le Bulletin de la société philomathique de 1793, des observations sur ce que devient le jaune d'œuf après l'incubation, et des descriptions des organes génitaux du canard. Pendant le même temps, Vicq-d'Azyr commençait sur l'anatomie de l'homme des recherches plus suivies. En 1777, il avait donné une description des nerfs de la deuxième et de la troisième paire. En 1781, il lut quatre mémoires sur la structure du cerveau et de la moelle épinière, et sur l'origine des nerfs, où il ajouta plusieurs faits à ce que l'on connaissait déjà de ces organes compliqués. En 1786, Vicq-d'Azyr commença la publication d'un grand ouvrage dans lequel toutes les parties dont la machine humaine se compose devaient être décrites et figurées. Il n'en a paru qu'un volume, qui s'ouvre par une brillante introduction et un vocabulaire d'anatomie, et qui est consacré presque tout entier à l'anatomie de l'encéphale. Dans le discours sur l'anatomie en général, l'auteur rappelle sans cesse à l'anatomie comparée, qui, à cette époque, était presque tombée en oubli dans l'école de Paris. Il eut occasion de s'en occuper *ex professo* dans la partie de l'*Encyclopédie méthodique* consacrée au *système anatomique*, partie dont la rédaction lui fut confiée, et dont il ne donna malheureusement que le second volume. Il fut aussi l'éditeur des premiers volumes du dictionnaire de médecine, dans le même recueil, dictionnaire dans lequel il inséra plusieurs articles remarquables par des vues originales, tels que ceux *adustion*, *acupuncture*, *aiguillon*, ou des articles d'un long travail, comme l'article *anatomie pathologique*. Vicq-d'Azyr succéda, en 1789, à Lassonne, dans la place de premier médecin de la reine, et obtint en même temps la survivance de celle de premier médecin du roi, qui fut donnée à Lemonnier. Bien que ses liaisons avec Condorcet et d'autres philosophes l'eussent rendu suspect à la cour, les rapports habituels que ses fonctions lui donnaient avec la reine, objet principal des soupçons et de la haine des révolutionnaires, et l'admiration qu'il professait pour elle lui attirèrent aussi l'animadversion du parti qui renversa le trône; et l'on assure que les craintes qu'il en conçut contribuèrent à la maladie qui l'emporta.

Il paraît néanmoins que dès sa jeunesse il avait été attaqué de crachemens de sang, et que les travaux continuels auxquels il se livrait avaient miné depuis long-temps sa santé. Il avait reconnu lui-même, depuis quelque temps, qu'il était atteint d'un anévrysme; mais ayant été obligé d'assister à la cérémonie où Robespierre proclama l'Etre-Suprême, la fatigue qu'il éprouva donna une nouvelle énergie à ces causes de destruction, et il mourut d'une inflammation de poitrine le 20 juin 1794, âgé seulement de quarante-six ans.

Observations sur les moyens que l'on peut employer pour préserver les animaux sains de la contagion et pour arrêter ses progrès. Bordeaux, 1774, in-12.

Table pour servir à l'histoire ana-

tomique et naturelle des corps vivans publiée le 12 novembre 1774 dans la séance de l'académie des sciences. In-fol.

Recueil d'observations sur les différentes méthodes proposées pour guérir la maladie épidémique des bêtes à cornes. Ibid, 1775, in-4.

Consultation sur le traitement qui convient aux bestiaux attaqués de l'épizootie. Bordeaux. 1775, in-8.

Différens mémoires et recueils d'observations sur les maladies des bestiaux, par Vicq-d'Azyr et autres. 1775 et suivantes, in-4.

Exposé des moyens curatifs et préservatifs, qui peuvent être employés contre les maladies pestilentielles des bêtes à cornes. 1776, in-8.

Instruction sur la manière de désinfecter les cuirs des bestiaux morts de l'épizootie et de les rendre propres à être travaillés dans les tanneries sans y porter la contagion. Paris, 1778, in-8.

Essai sur les lieux et les dangers des sépultures, trad. de l'italien, publié avec quelques changemens, et précédé d'un discours préliminaire. 1778, in-12.

Éloges lus dans les séances publiques de la Société royale de médecine. 1778, in-8. Suites, 1782, 1786, 1788, in-8.

La médecine des bêtes à cornes, publiée par ordre du gouvernement 1781, 2 vol. in-8.

Traité d'anatomie et de physiologie avec des planches coloriées représentant au naturel les organes de l'homme et des animaux; ou *Planches anatomiques avec des explications très détaillées.* Paris, 1786, gr. in-fol.

Éloge de M. le comte de Vergennes, lu dans la séance publique de la Société royale de médecine. 1788, in-8.

Discours prononcé dans l'Académie française à sa réception. Eloge de Buffon. 1788, in-4.

OEuvres de Vicq-d'Azyr. Paris, 1805, in-8. 6 vol. et atlas in-4. publiées par Moreau (de la Sarthe). — Ce recueil contient les éloges et une partie des mémoires anatomiques et physiologiques de Vicq-d'Azyr, ainsi que l'ouvrage sur le cerveau.

(Moreau (de la Sarthe). — Cuvier, *Éloges*, et *Biogr. univers.*)

VICTORIUS (LEONELLO) ou **VITTORIO** ou **VETTORI**, également connu sous les noms de *de Victoriis* ou *Leonellus Faventinus*, était, comme on le voit par cette dernière désignation, natif de Faenza, dans la Romagne. Il fit ses études médicales à Bologne et s'y fixa. Depuis l'an 1473, il y professa la logique, la philosophie et la médecine. Il mourut en 1520. C'est l'arabisme pur qui respire encore dans ses ouvrages, quoiqu'ils touchent à l'époque de la restauration de la médecine grecque.

De ægritudinibus infantum tractatus. Ingolstadt, 1544, in-8. Lyon, 1546, in 8. Lyon, 1554, in-12. Venise, 1557, in-8. Lyon, 1574, in-12.

Practica medicinalis, sive, de medendis morbis membrorum omnium totius corporis humani liber, cum scholiis Joannis Kufneri. Ingolstadt, 1545, in-4.

VICTORIUS (Benoit), neveu du précédent, naquit à Faenza en 1481. Il fit ses études médicales à Bologne, sous son oncle, acquit la réputation de savant et celle d'habile praticien et fut appelé successivement dans plusieurs des villes principales de l'Italie. En 1534, il professait la médecine à l'université de Padoue. Six ans après, il revint occuper une chaire dans celle de Bologne, et passa dans cette ville le reste de sa vie. Victorius mourut en 1561.

Liber theoricæ latitudinum medicinæ. Venise, 1516, in-fol. Florence, 1551, in-fol.

De morbo gallico liber. Bâle, 1536, in-4. Florence, 1551, in-4.

Liber de curatione pleuritidis per sanguinis missionem. Venise, 1536, in-4. Florence, 1551, in-8.

Compendium de dosibus medicinarum. Padoue, 1550, in 8. Avec les *Opuscula illustrium medicorum de dosibus.*

Medicinalia consilia ad varia morborum genera. Venise, 1551, in-4. Ibid., 1557, in-8.

In Hippocratis prognostica commentarii. Florence, 1551, in-fol. Avec le *Liber theoricæ latitudinum medicinæ.*

Empirica medicina de curandis morbis totius corporis et febribus. Venise, 1555, in-8. Lyon, 1558, in-12. Ibid., 1572, in-12. Francfort, 1598, in-8. Ibid., 1626, in-8. Les éditions de Francfort sont jointes au *Dispensatorium chimicum.*

Commentaria in Hippocratis aphorismos. Venise, 1556, in-4.

Practicæ magnæ de morbis curandis ad tyrones, tomi duo. Venise, 1562, in-fol. Francfort, 1628, in-8.

(Manget. — Kestner. — Haller.)

VIDUS VIDIUS, voyez GUIDO GUIDI.

VIEUSSENS (Raymond), célèbre anatomiste, naquit en 1641 dans un village du Rouergue. Après avoir fait ses humanités dans son pays, il alla à Montpellier étudier la médecine, y prit ses degrés et s'y établit. Il obtint en 1671 la place de médecin de l'hôpital Saint-Eloy, et il profita de cette position pour se livrer aux travaux anatomiques. Ce fut après dix ans d'application constante à ces recherches qu'il mit au jour l'ouvrage auquel il doit sa gloire: *Névrographie universelle.* La réputation de Vieussens parvint à la cour; à la mort de Dubelloi, médecin de mademoiselle de Montpensier, cette princesse le demanda pour en remplir la place. Vieussens l'accepta avec joie, et la remplit jusqu'à la mort de la princesse. Vieussens, privé de cet emploi, prit le parti de retourner à Montpellier et de reprendre sa place de médecin de l'hôpital Saint-Eloy. Le goût qu'il avait naturellement pour la chimie et pour les hypothèses s'était accru dans son séjour à Paris; ses doctrines physiologiques empruntées au cartésianisme avaient besoin de constater la présence d'un acide dans le sang; il se mit à le chercher, et crut bientôt l'avoir trouvé. Enthousiasmé de sa belle découverte, il l'annonça à grand appareil, et obtint de la faculté de Montpellier l'autorisation de venir la proclamer dans son amphithéâtre. Au milieu de l'exposition qu'il en fait, il est interrompu par Chirac, qui vient publiquement lui disputer la priorité. La séance est levée au milieu du tumulte d'une discussion qui prit dès les premiers mots le caractère de la plus grande âcreté et qui le conserva dans les nombreux pamphlets qu'elle suscita de part et d'autre. Enfin Vieussens revint aux travaux pour lesquels la nature l'avait formé, c'est à dire à l'anatomie, et ajouta quelques titres nouveaux à ceux qu'il avait déjà acquis à une juste célébrité. Vieussens mourut dans un âge avancé.

Nevrologia universalis, hoc est, omnium humani corporis nervorum simul ac cerebri, medullæque spinalis descriptio anatomica. Lyon, 1685, in-fol. Ulm, 1690, in-8. Lyon, 1761, in-fol. Toulouse, 1775, in-4.

Tractatus duo. Primus de remotis et proximis mixti principiis, in ordine ad corpus humanum spectatis. Secundus, de naturâ, differentiis, conditionibus et causis fermentationis, in quo præcipua, quæ in ipsâ fermentatione observantur, phænomena explicantur. Lyon, 1688, in-4. Ibid., 1715, in-4.

Consultations. Aix, 1691, in-12.

Epistola de sanguinis humani cùm sale fixo, tum volatili, in certa proportione sanguinis phlegma, spiritum subrufun ac oleum fœtidum ingrediente. Leipzig, 1698, in-4.

Deux dissertations, la première touchant l'extraction du sel acide du sang, la seconde sur la proportion de ses principes sensibles. Montpellier, 1698, in-8.

Réponse à trois lettres de M. Chirac. Montpellier, 1698, in-8.

Epistola, nova quædam in corpore humano inventa exhibens. Montpellier, 1703, in-4. Leipzig, 1704, in-4.

Novum vasorum corporis humani systema. Amsterdam, 1705, in-8.

Nouvelles découvertes sur le cœur. Toulouse, 1706, in-12.

Traité sur la structure de l'oreille. Toulouse, 1714, in-4.

Traité sur les liqueurs du corps humain. Toulouse, 1715, in-4.

Traité nouveau de la structure et des causes du mouvement naturel du cœur. Toulouse, 1715, in-4.

Expériences et réflexions sur la structure et l'usage des viscères. Paris, 1755, in-12.

On trouve dans le supplément de l'anatomie de Verheyen une lettre de Vieussens à Manget, sur la structure de la matrice.

On a à peu près la collection des œuvres de Vieussens dans le recueil publié par son petit-fils sous ce titre: *Histoire des maladies internes, par messire Raymond de Vieussens, etc., ouvrage posthume, auquel on ajoute la Névrographie et le Traité des vaisseaux du même auteur, etc.* Toulouse, 1774-75, in-4., 4 vol.

(Astruc. — Desgenettes.)

VIEUSSEUX (Gaspard), médecin estimé de Genève, naquit en 1740, fut reçu docteur en médecine à Leyde en 1766, se fixa dans sa ville natale, et est mort dans un âge avancé.

Dissertatio physiologica de erectione. Leyde, 1766, in-4.

Traité sur la nouvelle méthode d'inoculer la petite vérole. Genève et Paris, 1773, in-8.

Mémoire sur l'inoculation; dans le Journal de médecine de 1777.

Mémoire sur cette question: la maladie connue en Écosse et en Suède sous les noms de angina membranacea seu polyposa, existe-t-elle en France? Couronné par la Société royale de médecine de Paris, 1784.

Mémoire sur l'anasarque à la suite de la fièvre scarlatine, dans le *Recueil périodique de la société de médecine*, t. 6, p. 379, 401. T. 7, p. 396.

Mémoire sur le croup, ou angine trachéale, qui a obtenu la première mention honorable au concours. Genève, 1812, in-8.

De la saignée et de son usage dans la plupart des maladies. Paris, 1815, in-4.

Vieusseux a fourni en outre des articles à divers journaux.

VIGAROUS (Barthélemy), fils d'un chirurgien de la Limagne, qui était venu s'établir à Montpellier, naquit dans cette ville le 21 janvier 1725. Son éducation fut soignée et commença de bonne heure. A l'âge de vingt ans, il fut nommé par l'administration de l'hôpital Saint-Eloy premier chirurgien interne, place qui conférait la maîtrise sans frais après avoir été occupée six années. Il s'y fit remarquer par son habileté dans la pratique des opérations. Il devint bientôt démonstrateur-adjoint aux écoles royales de chirurgie, et, en 1755, chirurgien-major en survivance de l'hôpital Saint-Eloy. En 1768, il fut nommé chirurgien-major de l'hôpital militaire; il fut aussi professeur royal titulaire en chirurgie, et l'un des praticiens les plus appelés et les plus consultés de Montpellier. Vigarous mourut le 19 juillet 1790 d'une attaque d'apoplexie. Il était membre de la société royale des sciences de Montpellier et associé régnicole de l'Académie royale de chirurgie. Son fils, Joseph-Marie-Joachim Vigarous, professeur de la Faculté de médecine de Montpellier, publia le recueil suivant des écrits de Barthélemy.

OEuvres de chirurgie pratique, civile et militaire de Barthélemi Vigarous, mises en ordre et publiées par son fils Joseph Marie Joachim Vigarous. Montpellier, 1812, in-8.

On trouve dans cet ouvrage, précédé d'une notice biographique, des Observations sur la complication du vice vénérien avec d'autres virus. — Observations et remarques sur quelques maladies du fondement. Un mémoire sur les entérocèles étranglées. — Aperçu pratique sur les bons effets de l'eau de chaux dans le traitement des plaies et des ulcères. — Observations et remarques sur l'emphysème. — Réflexions sur les fractures avec fracas des extrémités. — Considérations générales pratiques et théoriques sur la régénération partielle et locale des os du corps humain. — Mémoire sur les stéatomes osseux.

(Desgenettes.)

VIGIER (Jean), assez médiocre auteur en chirurgie, au seizième siècle, avait fait ses études médicales à Montpellier, et pratiqua l'art de guérir à Castres. On ne connait de lui que ses ouvrages; ils sont moins d'un praticien que d'un compilateur; et les formules polipharmaceutiques y trouvent plus souvent leur emploi que les procédés chirurgicaux.

Les aphorismes d'Hippocrate traduits en françois, enrichis de très belles et riches notes et commentaires sur chaque sentence, rangés et disposés par lieux communs, et selon la disposition des parties du corps humain. Lyon, 1620, in-12.

Tractatus de catarrho et rheumatismo. Genève, 1624, in-8.

La grande chirurgie des ulcères, en laquelle, selon les anciens Grecs, Latins, Arabes et modernes, est contenue la théorie et pratique des ulcères de tout le corps humain. Lyon, 1656, in-4. Ibid, 1659, in-4.

La grande chirurgie des tumeurs. Lyon, 1658, in-8.

OEuvres chirurgicales, troisième partie contenant un manuel anatomique où se trouve une exacte description de toute la structure du corps humain, et l'histoire du fœtus. Lyon, 1658, in-8.

Les traités chirurgicaux de Vigier ont paru sous ce titre :

Opera medico-chirurgica, in quibus nihil desiderari potest, quod ad perfectam atque integram de dignoscendis, prænoscendis et curandis externis humani corporis morbis, methodum pertinent. La Haye, 1659, in-4.

(Portal. — Haller. — Eloy.)

VIGO (Jean de), l'un des plus célèbres chirurgiens du quinzième siècle, naquit à Rapallo, bourg assez important du duché de Gênes, vers l'an 1460. Il eut pour père Baptiste dit de Rapallo, chirurgien du marquis de Saluces, homme distingué dans son art. On connait peu les circonstances de la vie de Jean de Vigo ; on sait seulement qu'il rendit des services à la ville de Saluces lors du siége qu'elle soutint en 1485 et 1486, qu'il y était encore en 1495, qu'il alla plus tard à Savone, où il gagna les faveurs du cardinal Julien de la Rovera, lequel, élevé à la papanté sous le nom de Jules II, le nomma son premier médecin et le combla d'honneurs et de richesses. Jean de Vigo vivait encore en 1517 ; on ignore l'époque de sa mort. Bonino, dans sa *Biografia medica piemontese*, et M. Mojon, dans un éloge de Jean de Vigo, ont exposé ce qu'il y a de neuf ou de remarquable dans l'ouvrage de ce grand chirurgien. Il en a été fait une multitude d'éditions, soit dans sa forme originale, soit dans des traductions en diverses langues.

Practica in arte chirurgica copiosa continens novem libros. Rome, 1514, in-fol. Lyon, 1516, in-4. Ibid., 1518, in-8. Venise, 1520, in-fol. Florence, 1525, in-8. Lyon, 1530, in-8. Ibid., 1534, in-8. Ibid., 1538, in-8. Ibid., 1542, in-8. Ibid., 1551, in-8. Venise, 1561, in-8. Lyon, 1582, in-8. Venise, 1599, in-fol. Traduit en français, Paris, 1530, in-fol. Lyon, 1537, in-8. Ibid., 1610, in-8. En espagnol, Valence, 1537, in-fol. Sarragosse, 1581, in-fol. En italien, Venise, 1540, in-4. Ibid., 1560, in-4. Ibid., 1568, in-4. Ibid., 1581, in-4. Ibid., 1598, in-4, Ibid., 1610, in-4. En anglais, Londres, 1543, in-fol. Ibid., 1580, in-8. En allemand, Nuremberg, 1677, in-4. En portugais, Lisbonne, 1713, in-fol.

Il a paru un abrégé de cet ouvrage, sous le titre de *Practica compendiosa.* (Venise, 1570, in-fol.)

VILLALOBOS (François-Lope de), l'auteur du premier ouvrage qui ait été publié en Espagne sur les maladies vénériennes, naquit à Tolède vers 1480. Il fit ses études médicales à l'université de Salamanque, et signala de bonne heure son goût pour la poésie. Aussi n'était-il encore qu'élève lorsque, à la demande du marquis d'Astorga, il mit en vers le précis de la doctrine médicale d'Avicenne. Il travailla aussi pour le théâtre, qu'il voulait ramener sur les traces des auteurs dramatiques de l'antiquité, mais il échoua dans une entreprise qui n'était nullement selon le goût et le caractère de la nation espagnole. Il revint alors à la pratique de l'art de guérir, et s'y livra tout entier. Villalobos fut nommé médecin ordinaire de Charles-Quint; il remplit les mêmes fonctions sous Philippe II, et mourut vers 1560. On a de lui les trois ouvrages suivans :

El sumario de la medicina; con un tratado sobre los pestiferas bubas. Salamanque, 1498, in-fol. — Ouvrage excessivement rare, que n'ont vu ni Astruc ni Girtanner. D'après la description qu'en donne le catalogue de La Serna Santander, il y serait dit que la vérole n'était pas connue en Espagne avant l'année 1474, où elle fut observée à Madrid. N'est-ce pas 1494 qu'a voulu dire le bibliographe? Si cette date de 1474 était la véritable, elle aurait une bien grande importance historique; mais par cela même elle a besoin d'être vérifiée sur l'original.

Glossa in Plinii historiae naturalis primum et secundam libros. Alcala, 1524, in-fol.

Problemas con otros dialogos de medicina y familiares. Zamora, 1543, in-fol.

(Nicolas Antonio. — Weiss.)

VILLARS (Dominique), botaniste distingué et savant estimable, naquit le 14 novembre 1745 dans le hameau de Villars, paroisse du Noyer, près de Gap. Sa famille, vivant de la culture de sa ferme, ne pensait lui donner que l'éducation la plus élémentaire, mais le curé, charmé des heureuses dispositions du jeune Villars, lui enseigna le latin, et un arpenteur lui apprit la géométrie. Quelques livres de botanique lui étant tombés sous la main décidèrent de sa vocation. Malgré les travaux agricoles qui exigeaient sa présence au Noyer, après la mort de son père, qu'il perdit dès l'âge de 14 ans, il fit plusieurs excursions dans les environs, qui dévoilaient son amour pour les voyages, et faisaient redouter à sa mère de le voir s'éloigner d'elle pour long-temps. Elle prit le parti de le marier, quand il avait à peine un peu plus de 16 ans. Les soins du ménage le fixèrent en effet pour quelques années; mais enfin il s'échappa, et parcourut, en compagnie d'un libraire-colporteur, le Lyonnais, la Bourgogne, la Franche-Comté et la Bresse. Le hasard lui procura l'amitié de plusieurs botanistes; il était déjà, non pas savant, mais botaniste comme eux. Villars se rendit à Grenoble en 1771 pour y étudier les élémens de la chirurgie. Ses talens lui méritèrent la protection de l'intendant du Dauphiné. Il dut à ce magistrat son admission comme élève interne à l'hôpital de la Charité et une pension de 500 livres. En 1777, il vint à Paris; l'année suivante il prit le grade de docteur à la faculté de Valence. Il voulait aller se fixer au Noyer, mais il fut nommé médecin en chef de l'hôpital militaire de Grenoble. Il perdit cette place en 1803, à la suppression de cet hôpital. Mais en 1805, il fut nommé professeur de botanique et de médecine à la faculté de Strasbourg. Il devint doyen de cette faculté en 1807 et mourut le 27 juin 1814. L'éloge de ce médecin estimable fut prononcé par Fodéré à l'ouverture des cours de la faculté de Strasbourg, et par Desgenettes à Paris. Villars a écrit d'assez nombreux ouvrages.

Mémoire sur l'utilité de joindre aux actes des décès une notice des maladies qui les ont précédés.

Précis d'un voyage dans les Hautes-Alpes, et mémoire sur leur agriculture.

Observations de médecine sur une fièvre épidémique qui a régné dans le Champsaur et le Valgaudemar en Dauphiné, pendant les années 1779 et 1780. Contenant la description topographique de ces pays. Grenoble, 1781, in-4.

Mémoire sur les maladies les plus fréquentes à Grenoble; suivi d'un essai sur la topographie de cette ville. Grenoble, 1787, in-4.

Histoire des plantes du Dauphiné. Grenoble, Lyon et Paris, 1786-1789, in-8. 3 vol. pl.

Mémoire concernant l'école de chirurgie, le jardin de botanique et les pépinières à Grenoble. Grenoble, 1790, in-8. 10 pl.

Mémoire sur les études de la médecine, l'administration des hôpitaux et la mendicité. Grenoble, 1790, in-8. 36 pl.

Mémoire sur une fièvre soporeuse qui a régné à l'hôpital militaire de Grenoble. Grenoble. 1797, in-8.

Principes de médecine et de chirurgie à l'usage des étudians. Lyon, 1797, in-8.

Moyens d'accélérer les progrès de la botanique. Paris, 1801, in-8. 31 pl.

Mémoires sur la topographie et l'histoire naturelle, extraits des cours de l'école centrale du département de l'Isère, suivis d'observations sur la nature des montagnes, sur les animaux et les plantes microscopiques, sur le sang, sur la fibrine, et d'un troisième mémoire sur une fièvre épidémique qui affligea la commune de Beaurepaire en l'an X et l'an XI. Lyon, 1804, in-4,

Précis d'un voyage botanique fait en Suisse et dans les Grisons en 1811. Paris, 1802, in-8. 64 pp. avec 4 pl.

Discours pour l'ouverture des cours de médecine de Strasbourg. Strasbourg, 1805, in-4.

Mémoire sur la construction et l'usage du microscope. Strasbourg, 1806. in-8.

Essai sur la littérature médicale. Strasbourg, 1811, in-8.

VILLARS (Col de), voyez **COL de VILLARS**.

VILLERMAY (Jean-Baptiste **LOUYER**), membre de l'Académie royale de médecine, de la société de médecine pratique, était né à Rennes en 1776. Il fit ses études médicales dans sa ville natale, et devint chirurgien de l'hôpital militaire. Ayant souvent occasion de donner des soins à des militaires blessés, soit à Quiberon, soit dans la Vendée, il lui arriva maintes fois de favoriser leur évasion après les avoir guéris. Il fut mis en détention pour ce fait, et retenu long-temps en prison. Néanmoins le gouvernement sut apprécier les motifs qui l'avaient fait agir et y reconnut l'impulsion des sentimens d'humanité et non des opinions politiques. Villermay fut mis en liberté. Il vint à Paris en 1803, et y reçut le grade de docteur en médecine, après avoir soutenu, sur l'hypochondrie et l'hystérie, une dissertation qui fut remarquée parmi les meilleures de l'époque. Louyer-Villermay tint depuis lors un rang honorable parmi les médecins de la capitale. Il est mort en 1838. Son principal ouvrage est sa thèse inaugurale qu'il étendit jusqu'à en faire deux volumes. Il a aussi fourni à divers recueils périodiques ou académiques et au *Dictionnaire des sciences médicales* des articles assez nombreux; nous ne citerons que les ouvrages suivans :

Recherches historiques et médicales sur l'hypochondrie isolée, par l'observation et l'analyse, de l'hystérie et de la mélancolie. Diss. inaug. Paris, an X (1802), in-8.

Traité des maladies nerveuses ou vapeurs et particulièrement de l'hystérie et de l'hypocondrie. Paris, 1806, in-8. 2 vol. Ibid., 1816, in-8.

VILLERS (Servais-Augustin de), savant professeur de la Faculté de Louvain, naquit à Hui, dans l'état de Liége, le 28 août 1701. Il fit ses études à Louvain et fut reçu à la licence le 14 octobre 1725. Il alla se fixer ensuite à Liége, où il pratiqua l'art de guérir pendant deux années. Au bout de ce temps il fut rappelé à Louvain pour y remplir la chaire d'institutes de médecine, dans laquelle il fut installé le 7 juillet 1727. Il n'était pas encore docteur, et il ne prit même ce titre qu'en 1733. En 1740, il fut chargé d'occuper la chaire de langue française de l'Université, et en 1742, on lui conféra celle qui venait d'être créée pour l'étude des eaux minérales. Il passa, en 1744, à la première chaire de médecine. Villers mourut à la suite d'une chute de cheval, le 3 décembre 1759.

Institutionum medicarum libri duo, complectentes physiologiam et hygieinen. Louvain, 1736, in-4.

Analyse des eaux minérales de Marimont en Hainaut. Louvain, 1741, in-12. — Supplément, 1742, in-12.

Dissertatio medica de hæmorrhoïdibus. Louvain, 1748, in-12.

(Eloy. — Broeckx.)

VIRIDET (Jean), naquit à Paray, dans le Charollais, en 1655. Il fit ses études littéraires à Die, ses études médicales à Montpellier, et fut reçu docteur en médecine à Valence. Pourvu de son grade, il voulut perfectionner son éducation et vint à Paris, et s'attacha à la pratique des hôpitaux. La révocation de l'édit de Nantes l'obligea à s'expatrier, car il était protestant. Il se retira à Genève et ensuite à Rolle, dans le pays de Vaud. Il y vivait encore en 1735; on ignore l'époque de sa mort.

Tractatus de prima coctione et ventriculi fermento. Genève, 1691, in-12, Ibid., 1693, in-8. Trad. en français. Paris, 1735, 2 vol. in-8.

Dissertation sur les vapeurs. Yverdun, 1726, in-8.

VITET (Louis), écrivain instruit et praticien fort habile, naquit à Lyon en 1736. Quoique issu d'une famille vouée depuis longtemps à la médecine, il eut d'abord quelque envie d'entrer dans les ordres monastiques; mais on réussit à le détourner de ce projet et à le ramener vers notre science. Il l'étudia d'abord à Montpellier, puis il vint achever ses études à Paris. La pratique de l'art et l'enseignement de l'anatomie, de la chimie et de la vétérinaire partagèrent sa vie, qui fut très laborieuse. Il fut un moment entraîné dans le torrent des affaires politiques par la confiance de ses concitoyens qui l'avaient élu député à la Convention nationale; mais il revint au bout de peu d'années à ses travaux scientifiques. Vitet mourut à Paris le 25 mai 1809. Il y a beaucoup à apprendre dans ses ouvrages, qui sont nombreux.

Observations sur les maladies régnantes à Lyon, accompagnées d'observations météorologiques faites en commun avec M. Petetin. Journal commencé en novembre 1768, Lyon, format in-4., et continué les années suivantes, in-8., jusqu'en 1784, même ville.

Dissertation sur les noyés à l'occasion de la mort de la fille Rouge. Lyon, 1768, in-12.

Mémoire sur l'administration médicale du grand hôpital de Lyon. Genève, 1768, in-12.

Matière médicale réformée, ou Pharmacopée médico-chirurgicale contenant l'exposition méthodique des médicamens simples et composés, de leurs caractères, de leurs vertus, de leurs préparations et administrations, et des espèces de maladies où ils sont indiqués, avec un tableau méthodique des classes, des genres, et des espèces de maladies. Lyon, 1770, in-4.

Médecine vétérinaire, contenant: 1. L'exposition de la structure et des fonctions du cheval et du bœuf; 2. L'exposition des maladies du cheval, du bœuf, de la brebis, etc. 3. L'exposition des médicamens nécessaires au maréchal. 4. L'analyse des auteurs qui ont écrit sur la vétérinaire depuis Végèce jusqu'à nos jours. Lyon, 1771, 3 vol. in-8. Trad. en italien par J. B. Zimoloto. Venise, 1803, 2 vol. in-8.

Rapports présentés à l'administration du district de Lyon, et imprimés par ordre de cette administration: 1. sur la prison de Saint-Joseph, et sur celle du palais de la Rouanne; 2. Sur le grand hôpital de Lyon et sur l'hospice de la Charité; 3. sur l'École vétérinaire de Lyon. 1790, in-4.

Rapports au nom de la commission d'instruction publique sur les écoles spéciales de médecine, 17 ventose an VI.

Motion d'ordre sur les écoles spéciales de médecine. 4 messidor an VI.

Médecine expectante. Lyon, 1803, 6 vol. in-8.

Le médecin du peuple. Lyon, 1804. 13 vol. in-12.

Traité de la sangsue médicinale par L. Vitet, publié par P. J. Vitet, son fils. Paris, 1809, in-8, avec une planche gravée qui représente, en huit figures, l'anatomie de la sangsue.

VOGEL (Adolphe-Frédéric), chirurgien habile et qui aurait rendu des services à la science s'il n'était mort prématurément. Il naquit à Lubeck le 23 octobre 1748, de Jacques-Léonard Vogel, chirurgien en réputation. Son éducation fut fort soignée. A l'âge de vingt ans, il alla suivre les cours de Kiel, et il y fut reçu docteur le 15 mai 1771. Les talens dont il avait fait preuve et les grandes espérances qu'il était permis de fonder sur son avenir déterminèrent le sénat à faire les fonds nécessaires pour lui fournir les moyens de voyager pendant trois ans pour son instruction dans les diverses contrées de l'Allemagne, en Suisse, en France et en Angleterre. Il visita ces pays en effet, et séjourna partout où il avait à entendre les leçons de quelque grand maître ou à voir s'exercer l'habileté de quelque grand chirurgien. A son retour à Lubeck l'estime publique l'environna, et les succès couronnèrent sa pratique. Il avait déjà livré au public les premiers fruits de son expérience, et il se proposait de continuer, mais il mourut à la fleur de l'âge, le 22 janvier 1785. Les seules productions qu'on possède de lui sont trois opuscules de peu d'étendue, mais où il n'y a que des faits, et des faits intéressans.

Dissertatio inauguralis medica observationes quasdam chirurgicas complexa. Kiel, 1771, in-4.

Chirurgische Wahrnehmungen, erste Sammlung. Lubeck, 1778, in-8. *Zweite Sammlung.* Ibid., 1780, in-8.

(Gruner, *Almanach.* — Richter, *Bibliothek.*)

VOGEL (ZACHARIE), mort à Lubeck le 18 avril 1772, fut un praticien fort habile, également versé dans la médecine et la chirurgie. On lui doit un ouvrage important sur les hernies, et deux recueils d'observations médicales remplis de faits intéressans. Il était membre de l'Académie des curieux de la nature, à laquelle il communiqua plusieurs observations remarquables.

Abhandlung aller Arten der Brüche, wie solche sowohl gründlich zu erkennen, als auch wie die Operation der Herniotomie ohne Castration auf eine leichte Art zu verrichten, mit raren Observationen, auch næthigen kupferstichen erlæutert, und mit einer Vorrede versehen von Gerhard Wagner... Andere und viel vermehrte Ausgabe. Cobourg et Leipzig, 1746, in-8. Glogau, 1783, in-8.

Merkwürdige Krankengeschichte und nützliche Erfahrungen aus der Geneskunst und Wundazney. 1ster Sammlung. Rostock et Wejmar, 1756, in-4.

Anatomische, chirurgische und medicinische Beobachtungen und Untersuchungen. Rostock, 1759, (1758,) in-8.

Hrn. Goulard's chirurgische Werke. 1ster Band, welcher dessen Abhandlung von dem Wirkungen des Extracti Saturni, unter mancherley Gestalten, und wider verschiedene chirurgiche Krankheiten gebraucht, enthælt. aus dem Franzœs. übers. mit eine Vorrede, etc. Lubeck, 1767. *2ter Band. welcher Anmerkungen und praktische Beobachtungen über die venerische Krankheiten der Harnrœhre, wie auch die Composition der specifischen Kerzen zur Heilung der Beschwerlichkeiten dieser Rœhre, und andere neue, und zur Cur der venerischen Krankheiten dienliche Formeln enthælt.* Lubeck, 1767, in-8.

De lente crystallina extracta per corneae aperturam, dans les *Novis Actis Acad. Natur. Curios. T. III.*

Historia testiculi indurati. Lubeck, 1767.

Olof Acrell's chirurgische Geschichte, in kœnigl. Lazarethe zu Stockholm angemerkt. Lubeck, 1772, in-8.

(Meusel. — *Comment. de rebus in med. gestis.*)

VOGEL (RODOLPHE-AUGUSTIN), savant et laborieux médecin, naquit à Erfurt le 1er mai 1724. Il commença ses études médicales dans l'université de cette ville en 1740, alla les continuer à Leipzig en 1745, puis à Berlin, et revint, en 1747, prendre le grade de docteur à Erfurt. Il se fixa alors dans cette ville, et s'y livra à la pratique et à l'enseignement. En 1753, il fut nommé professeur extraordinaire de médecine à Gottingue; il devint professeur ordinaire en 1760, médecin pensionné du canton en 1763. Vogel mourut le 5 avril 1774. Il rédigea pendant une vingtaine d'années un journal de médecine remarquable par des extraits substantiels et judicieux. Il publia des opuscules académiques qui se font remarquer par une érudition solide, et donna, sur plusieurs branches de la médecine, des résumés où l'on retrouve les mêmes qualités.

Diss. inaug. de larynge humana et vocis formatione. Erfurt, 1747, in-4.

Gedanken von der Hornviehseuche. Erfurt, 1750, in-4.

Medicinische Bibliothek, darin von den neuesten zur Arzneygelahrheit gehœrigen Büchern und Schriften ausführliche Nachricht gegeben, und Büchern und sogleich nützliche Erfahrungen, nebst andern Neuigkeiten bekannt gemacht werden. 1ster Band (10 *stücke.*) Erfurt et Leipzig, 1751. *2ter Band.* Ibid., 1752-1753.

Neue medicinische Bibliothek 1ster Band. Gottingue, 1754.—*2ter Band.* Ibid., 1755. — *3ter Band.* Ibid., 1756.— *4ter Band.* Ibid., 1758. — *5ter Band.* Ibid., 1762. — *6ter Band.* Ibid., 1766-1767. —*7ter Band.* Ibid., 1767-1768.—*8ter Band.* Ibid., 1769-1773, in-8.

Progr. de incremento ponderis corporum quorumdam igne calcinatorum. Gottingue, 1753, in-4.

Institutiones chemiæ ad lectiones academicas accommodatæ. Gottingue, 1755, in-8. *Editio secunda polita et locupletata.* Leyde et Leipzig, 1757, in-8. Bamberg, 1762, in-8. En allemand avec des notes: *mit Anmerkungen von Joh. Christi. Wieglcb.* Weimar, 1775, in-8. *2ter neu berichtigte Ausgabe* Weimar, 1785, in-8.

De Incrustato agri Gottingensis commentatio physicochemica. Gottingue, 1756, in-8.

Historia materiæ medicæ ad novissima tempora producta. Leyde et Leipzig, 1758, in-8. *Editio nova correctior et emendatior.* Francfort et Leipzig (Bamberg), 1760, in-8. Bamberg, 1764, in-4. 1774, in-8.

Progr. de statu plantarum quæ noctu dormire dicuntur. Gottingue, 1759, in-4.

Diss. super morbis incurabilibus. Gottingue, 1760, in-4.

Diss. de nitro cubico. Gottingue, 1760, in-4.

Diss. de humeri amputatione ex articulo. Auct et Resp. Pet. Henr. Dahl. Gottingue, 1769, in-4. En allemand dans les *ausgesuchten akad. Kleinen Schriften.*

Praktisches Mineralsystem. Leipzig, 1762, in-8. Gottingue, 1776, in-8.

Diss. Terrarum atque lapidum partitio. Gottingue, 1762, in-4.

Diss. de rarioribus quibusdam morbis et adfectionibus. Gottingue, 1762, in-4.

Diss. de nitro flammante. Gottingue, 1762, in-4.

Diss. de vomica pulmonum sine cystide. Gottingue, 1762, in-4.

Progr. de varioribus balsami Meccani notis. Gottingue, 1763, in-4.

Progr. Dubia de usu circumcisionis medico. Gottingue, 1763, in-4.

Diss. Gottingensium prænotionum pensum I. Gottingue, 1763, in-4.

Diss. de insania longa. Gottingue, 1763, in-4.

Diss. de hydrope pectoris. Gottingue, 1763, in-4.

Diss. de venenorum virtute medica. Auct. et Resp. J. E. Wichmann. Gottingue, 1763, in-4.

Diss. de natura alcali mineralis. Auct. et Resp. J. J. H. Ribbock. Gottingue, 1763, in-4.

Diss. definitiones generum morborum. Gottingue, 1764, in-4. —*Et in Guilielmi Cullen Apparatu ad nosologiam methodicam.* Genève, 1775, in-4.

Diss. herniarum communia attributa et partitio. Gottingue, 1764, in-4.

Diss. de analysi medicamentorum simplicium chemica ad virtutes ipsorum determinandas hactenus perperam adhibita. Gottingue, 1764, in-4.

Diss. de utiligine. Gottingue, 1764, in-4.

Diss. de usu vomitoriorum ad eliciendos vermes. Gottingue, 1765, in-4.

Diss de dysenteriæ curationibus antiquis. Gottingue, 1765, in-4.

Diss. pathologia rheumatismi. Gottingue, 1765, in-4.

Diss. stymatosis, vulgo hæmorrhagia penis dicta. Gottingue, 1765, in-4.

Diss. de catarrho pharyngis. Gottingue, 1765, in-4.

Diss. de varia conficiendi reguli antimonii medicinalis ratione. Gottingue, 1765, in-4.

Diss. mercurius vitæ mercurii non expers. Gottingue, 1766, in-4.

Diss. dubia contra nocivum linimentorum sulphureorum usum in scabie. Gottingue, 1766, in-4.

Diss. de febre nervosa. Gottingue, 1767, in-4.

Diss. de partu serotino valde dubio. Gottingue, 1767, in-4.

Diss. de nonnullis parentum deliciis in morbos infantum degenerantibus. Gottingue, 1767, in-4.

Opuscula medica selecta antea spatim edita nunc autem in unum collecta, recognita, aucta et emendata. Volumen I. Gottingue, 1768, in-4.

Diss. decas observationum physico-medico chirurgicarum. Gottingue, 1768, in-4.

Diss. de non acceleranda secundinarum extractione. Gottingue, 1768, in-4.

Progr. I. et II. de Pauli Æginetæ meritis in medicinam, imprimis chirurgiam. Gottingue, 1768-1769, in-4.

Diss. de tuto et eximio vesicato-

rium usu in acutis. Gottingue, 1768, in-4.

Diss. fluxus cœliaci gennina notio atque ratio exposita. Gottingue, 1768, in-4.

Diss. de curatione cancri occulti et aperti per aquam calcis vivæ potam præstita. Gottingue, 1769, in-4.

Diss. de variis calcinationis modis potioribusque corporum inde oriundis mutationibus. Gottingue, 1770, in-4.

Diss. de comparata evacuationis et correctionis medicæ æstimatione. Gottingue, 1770, in-4.

Diss. de chirurgia medicinæ opem flagitante. Gottingue, 1770, in-4.

Diss. de lienteria. Gottingue, 1770, in-4.

Diss. de hodierno more examinandi aquas minerales nondum ab erroribus repurgato. Gottingue, 1771, in-4.

Schutzschrift für das Mutterkorn, als eine angebliche Ursache der sogenannten Kriebelkrankeit. Gottingue, 1771, in-4.

Prælectiones academicæ de cognoscendis et curandis præcipuis corporis humani affectibus. Gottingue, 1772, in-8. *Editio II correctior* 1785, in-8. *cum præfatione Tissot.* Lausanne, 1789, in-8.

Diss. observationum medico-chirurgicarum biga. Gottingue, 1773, in-4.

Progr. de asthmate singulari ex cartilaginum costarum ossescentia. Gottingue, 1773, in-4.

Ausgesuchte akademische kleine Schriften, pathologischen praktischen und chirurgischen Inhalts; aus dem Lateinischen übersetzt und mit Anmerkungen und Zusætzen vermehrt von Sam. Gottlieb Vogel. Lemgo, 1778, in-8.

(Heyne, *Elogium.* — *Comment. de rebus in med. gestis.* — Meusel.)

VOGEL (Samuel-Gottlieb de), fils du précédent, et l'un des praticiens les plus renommés de l'Allemagne au dix-neuvième siècle, naquit à Erfurt le 12 mars 1750. Il fut reçu docteur en médecine à Gottingue en 1771, pratiqua l'art de guérir dans cette ville, devint, en 1780, médecin de la cour et de la garnison de Mecklembourg-Strelitz, et médecin pensionné de la ville et du pays de Ratzebourg, professeur de médecine à l'université de Rostock en 1789. En 1805, Vogel fit un voyage à Paris; on célébra en 1821 le jubilé de ses cinquante années de doctorat. Il est mort à Rostock le 19 janvier 1837, dans sa quatre-vingt-septième année. Ses ouvrages, tous écrits dans un esprit essentiellement pratique, méritent d'être lus. Le plus important est un traité de médecine, dont il a paru six volumes dans une espace de trente-cinq ans, et qui est resté incomplet.

Diss. inaug. de lithophago et polyphago Ilfeldæ nuper mortuo ac dissecto. Gottingue, 1771, in-4.

Von dem ilfelder Vielfrass und Steinfresser. Berlin, 1781, in-8.

Versuch einiger medicinisch-practischen Beobachtungen; nebst Anhang einiger Kurzen Bemerkungen Vermischten Inhalts. Gottingen, 1777, in-8.

Handbuch der practischen Arznei-wissenschaft zum Gebrauch für angehende Aerzte. Stendal, 1781-1816, in 8. 6 vol. — Les cinq premiers volumes ont eu plusieurs éditions; la dernière est de 1821. — *Manuale praxeos medicinæ etc. in linguan latinam transtulit Jo. Bern. Keup.* Stendal, t. I à III. 1790-92, in-8. 3 vol.

Unterricht für Eltern und Erzieher, wie das unglaublich gemeinen Laster der Zelbstbefleckung am sichersten zu entdecken, zu verhüten und zu heilen. Stendal, 1786, in-8. Ibid., 1789, in-8,

Diatribe medico-politica de causis quare tot submersi in vitam non revocentur; praemissâ memorabilis exempli fausti historiâ. Hambourg, 1790, in-8. — En allemand, avec des additions. Ibid., 1791, in-8.

Kurze Anleitung zum gründlichen Studium der Arzneiwissenschaft. Stendal, 1791, in-8.

Ueber den Nutzen und Gebrauch der Seebæder, nebst der Ankundigung einer öffentlichen Seebadeanstalt, welche and der Ostsee in Mecklenburg angelegt wird. B. 1. Stendal, 1794, in 8. 2 pl.

Das Kranken-Examen, oder allgemeine philosophisch medicinische Untersuchungen zur Erfahrung der Krankheiten des menschlichen Körpers. Stendal, 1796, in-8.

Zur Nachricht und Belehrung für die Badegæste in Doberan im Jahr 1798. Rostock, 1790, in-8.

Ueber die Seebadecuren in Doberan im Jahr 1798, für künftige Badegæste. Beilage zur Vorhergehenden Nachricht, etc. Rostock, 1799, in-8.

Annalen des Seebades zu Doberan vom Sommer 1799. Zur Fortsetzung der Berichte des vorigen Jahrs. Rostock, 1800, in-8.

Neue Annalen des Seebades zu Doberan von 1803 bis 1812. Rostock, 1804-1813, in-8. 10 part.

Einige anthropologische und medicinische Erfahrungen. Rostock, 1805, in-8.

Kleine Schriften zur populaires Medicin, für gebildete Leser, die der Arzneiwissenschaft unkundig sind. Berlin, 1814-1817, in-8. 3 part.

Baderegeln, zum Gebrauch für Badelustige überhaupt und diejenigen insbesondere, welche sich des Seebades bedienen. Stendal, 1817, in-8. Ibid., 1822, in-8.

Handbuch zur richtigen Kenntniss und Benutzug der Seebadeanstalt zu Doberan den Badegæsten daselbst gewidmet. Stendal, 1819, in-8.

Allgemeine medic. diagnostische Untersuchungen und Verfollkommnung seines Kranken-Examen. Stendal, 1824-1831, in-8. 2 vol.

Ein Beitrag zur Lehre von der gerichtsærztlichen Zurechnungsfæhigkeit; zum Gebrauche für Rechtsgelehrte und Aerzte. Stendal, 1825, in-8.

Beweis der unschædlichen und heilsamen Wirkungen des Badens im Winter; nebst Belehrungen über die zweckmæssigste Art des Gebrauch, der Bæder und Trinkcuren zur Winterzeit. Berlin, 1828, in-8.

Summarische Zusammenstellung der sæmmtlichen Gesichtspuncte worauf die Physiker in ihrem Wirkungskreise ihr Augenmark zu richten haben. Rostock et Gustrov, 1832, in-8.

Vogel a fourni un grand nombre de mémoires à divers journaux et des articles à l'*Encyclopédie médicale* des professeurs de l'université de Berlin.

(*Med. chir. Zeitung.* — Meusel. — Callisen.)

VOGLER (Jean-Philippe), naquit à Darmstadt en 1746, fut reçu docteur en médecine à Giessen en 1774, se fixa à Weilbourg, devint médecin du prince de Nassau, et mourut le 14 avril 1816. Il est auteur des ouvrages.

Dissertatio de muscis et algis notioribus valetudini servientibus. Giessen, 1774, in-4.

Schediasma botanicum de duabus graminum speciebus nondum satis extricatis. Giessen, 1776, in-8.

Pharmaca quædam selecta, observationibus instructa et descripta. Wetzlar, 1777, in-8. Ibid., 1788, in-8. Ibid., 1792, in-8. Marbourg, 1803, in-8.

Abhandlung vom Sommerspelz oder Emmer. Wetzlar, 1777, in-4.

Versuche mit den Scharlachbeeren in Absicht ihres Nutzens in der Faerberey. Wetzlar, 1780, in-4. Giessen, 1790, in-8.

Anzeige wohlfeiler und bewaehrten Mittel gegen Ruhr. Wetzlar, 1781, in 4. Ibid., 1785, in-8.

Brief. an einer Layen ueber die Verrenkung des Schenkelbeins bey einen Kind. Wetzlar, 1785, in-8.

Geschichte einer Blatterinokulation, die mit Gefahr verknüpft war und einen fatalen Ausgang hatte. Wetzlar, 1787, in-4.

Von der Gelbsucht und ihrer Heilart. Wetzlar, 1791, in-8.

Die Vorbauungs- und Rettungsmittel bey gegenwaertig grassirender Rindviehseuche. Wetzlar, 1796, in-8.

Von der Ruhr, und ihrer Heilart. Giessen, 1797, in-8.

Erfahrungen ueber Geburt und Geburtshuelfe. Marbourg, 1797, in-4.

Pharmaca selecta, auserlesene Arzneymittel. Marbourg, 1799, in-8. 2ᵉ. éd. ibid., 1803, in-8. 5ᵉ édit. ibid. 1808, in-8.

Pharmacologia s. pharmaca selecta. Giessen, 1801, in-8.

Praktische Erfahrungen und Bemerkungen im Felde der medicinischen Praxis. 1ster Band 1stes Heft. Marbourg, 1811, in-8.

Ein Paar Worte an das Publicum über den Herrn Hofrath und Leibarzt D. Joh. Theod. Christ. Bernstein zu Neuwied, und seinen medicinischen und moralischen Unwerth. Thal Ehrenbreitstein. 1812, in-8.

Vogler a fourni en outre divers articles au journal d'Hufeland et à d'autres.

(Meusel. — Ersch. — Lindner.)

VOGT (T. K. A.), né à Gorsleben, dans la Thuringe, le 2 décembre 1762, fit ses études médicales à l'université de Wittemberg, fut professeur de la Faculté de médecine en 1796, professeur extraordinaire en 1800, suppléant du professeur Leonhardi en 1802, et professeur ordinaire d'anatomie et de physiologie en 1804. Il mourut le 21 juillet 1807.

Dissertatio de ambarum scapularum dextræque simul claviculæ fracturâ curatâ. Wittemberg, 1799, in-4. Trad. en allemand, Leipzig, 1800, in-4.

Programma, quo puerperam tanquam personam graviter vulneratam tractari debere, ostenditur. Ibid., 1802, in-4.

Programma, quo caussas ad frequentiorem erysipelatis reditum prædisponentes exposuit. Ibid., 1802, in-4.

Programma : terrorem pergravem abortus caussam esse, nupero exemplo probatur. Ibid., 1802, in-4.

Programmata IV de habitu oculi cum habitu cutis maximè consentiente. Ibid., 1802, in-4.

Programma, quo caussæ quædam hydroceles curationem palliativam, seu potius imperfectam excusantes commemorantur. Ibid., 1802, in-4.

Programma cui inest prolusionum Bœhmerianarum VIII, plantas fabulosas amatoriâ aliâque virtute superstitiosas recensens. Ibid., 1803, in-4. *Contin. spec. IX-XV.* Ibid., 1803, in-4.

Programma de ulceris per septem annos tractati felici sanatione. Ibid., *P. I*, 1803; *II*, 1804, in-4.

Programma cui inest physconiæ renalis commemoratio. Ibid., 1803, in-4.

Programma de vitiis systematis chylopoetici mechanicis et organicis. Ibid., 1804, in-4.

Programma : studium anatomes practicum exponitur. Ibid., 1804-1805, in-4.

Programma de miro naturæ studio in discutiendis ecchymosibus conspicuo. Ibid., 1805-1806, in-4.

(Meusel. — Ersch.)

VOIGT (J. Ch.), naquit à Zoppoten, près de Lobenstein, le 22 novembre 1726. Il fut reçu docteur en médecine à l'université d'Erlang en 1750, devint conseiller de cour du prince de Brandebourg, et pratiqua la médecine à Schwarzach, près Culmbach. Voigt mourut le 28 juin 1810. Outre un certain nombre d'articles fournis à la gazette de Lobenstein, il a publié un assez grand nombre d'ouvrages.

Disputatio inauguralis de lepra. Erlang, 1750, in-4. *recus. in Halleri Disp. Select. ad. med. spectant.* T. IV, p. 61.

Die auf Vernunft und Erfahrung gegründete Verbesserung der Oefen. Thurnau, 1756, in-8.

Ueber die Cur eines zurueckgetretenen Podagra und Glossagra. Thurnau, 1756, in-8.

Sendschreiben ueber den Grundstoff der Blattern und derselben Einimpfung. Kups, 1759, in-8.

Von der Elektricitaet und ihrer Wirkung, aus dem Lichtwesen erlaeutert. Kups, 1760, in-8.

Das Aufschneiden der Blattern, eine sichere Heilart, wodurch die Narben und Pockengruben verhinden werden. Kups, 1765, in-4.

Gutachten ueber die 1770 und 1771 in Teutschland epidemisch grassirenden faul-und schleimartigen Fieber. Schwarzbach, 1771, in-8.

Notanda circà lactis naturam. Schwarzbach, 1773, in-8.

Physikalische Bemerkungen ueber die Bienen und eine ihrer Krankheiten. Schwarzbach, 1775, in-8.

Gedenken ueber die Naturkraefte thierischer Koerper in dem Zuegungsgeschaefte, besonders der Bienen Schwarzbach, 1778, in-8.

Sendschreiben au einige Freünde in

welchen zwey Anfragen kürzlich erœrtert werden: 1. Welchen grossen Einfluss die neumodischen Arzneymittel auf unsere praktische Heilkunde haben? 2. Ob der œftere und lange Gebrauch von den Boerhaavischen grauen Temperir-und Resolvirpulver nach dem Vorgeben mancher Aerzte, dem Kœrper schædlich und in der Folge der Gesundheit nachtheilig seyn kœnne? Schwarzach. Culmbach, 1794, in-4.

Kurze Geschichte der Drohnenmutter nebst einigen Bemerkungen über die anderen Geschlechtsarten von Bienen, welche ein Freund der Natur-und Bienenkunde in Franken beschrieben und den Drucke übergeben hat. Culmbach; 1797, in-8. (Meusel.)

VOIGTEL (Frédéric-Gotthilf), disciple de P. F. Meckel, naquit en 1790, fut reçu docteur en médecine à Halle, le 12 septembre 1793, alla se fixer à Eisleben, devint médecin pensionné du canton, et mourut du typhus, le 24 février 1813. Il est auteur de deux ouvrages qui ne sont, il est vrai, que des compilations, mais des compilations remarquables par l'étendue des recherches dont les résultats s'y trouvent consignés.

Diss. inaug. med. de metastasibus lacteis. Halle, 1793, in-4.

Handbuch der pathologischen Anatomie, mit Zusætzen von P. F. Meckel. Halle, 1804-1805, in-8. 3 vol.

Vollstændigen System der Arzneymittellehre, Herausgegeben von D. Carl Gottlob Kühn. Leipzig, 1816-1817, in-8. 2 tomes en 4 volumes.

VOLPI (Thomas), l'un des disciples les plus distingués de Scarpa, était dès 1790, chirurgien du grand hôpital de Pavie, dont il devint quelques années plus tard l'un des premiers chirurgiens. Les écrits les plus récens que nous connaissions de lui sont de 1821; Valentin, qui le désignait en 1820, lors de son premier voyage en Italie, comme premier chirurgien de l'hôpital de Pavie, ne le nomme plus dans son voyage de 1824, et indique son successeur, ce qui paraîtrait indiquer que Volpi avait cessé de vivre à cette dernière époque. Néanmoins Otto, dans son voyage médical en Europe, imprimé en 1825, désigne pour chirurgien de l'hôpital de Pavie à cette époque *Vulpi*, qui ne peut être évidemment que Volpi. Callisen n'ayant point donné place à ce chirurgien dans son dictionnaire des médecins actuellement vivans, j'ai pensé qu'il était mort, quoique je n'en trouve l'annonce dans aucun journal. Voici les titres de ses ouvrages :

Saggio di osservazioni e di esperienze medico-chirurgiche fatte nello spedale civico di Pavia. T. I et II. Pavie, 1816, in-8, fig. *T. III, Ibid.*, 1821.

Quadro generale delle malattie curate nel anno scolastico 1817-1818 nella clinica chirurgica della imp. reg. universita di Pavia, in Annali universali di medicina, etc. T. 8. *Quadro etc. ann.* 1818-1820. Ibid. *T.* 12 *et* 16.

Outre les ouvrages dont Volpi est l'auteur, on lui est redevable de deux traductions d'ouvrages importans qu'il a enrichis de notes nombreuses et souvent intéressantes.

Biblioteca della piu recente letteratura medico-chirurgica ad uso de chirurghi delle armate di S. M. I. R. A. publicate dalli Dott. G. Hunczowsky e G. Ad. Schmidt. Traduzione dal tedesco, arrichita di molte interessanti aggiunte da Tommaso Volpi. Pavie, 1790-92, in-8. 2 tomes.

Elementi di chirurgia d. Richter. Traduz. dal tedesco, etc. Pavie. 1794-1811, in-8. 8 vol.

VOLTELEN (Floris-Jacques), professeur de matière médicale à l'université de Leyde, à la fin du siècle dernier, est auteur des ouvrages suivans, dans lesquels il fait preuve de savoir et de jugement.

Obs. chemic. de lactis humani cum asinino et ovillo comparatione. Leipzig, 1779, in-4.

Oratio de magnetismo animali. Leyde. 1791, in-4.

Pharmacologiae universae, quam in usus auditorum suorum concinaverat, etc. Leyde, 1797-1802, in-8. 3 vol. Ouvrage posthume.

VOULLONNE, médecin savant et judicieux, et élégant écrivain, a été injustement mis en oubli par tous les biographes. Il avait fait ses études à la Faculté de Montpellier, et fut premier professeur dans celle d'Avignon. Il s'est fait connaître d'une manière fort honorable par deux mémoires, l'un de thérapeutique générale, l'autre de thérapeutique spéciale, qui furent couronnés dans des concours devant l'Académie de Dijon. Cet honneur leur était dû.

Mémoire qui a remporté le prix au jugement de l'académie de Dijon, le 18 août 1776, sur la question proposée en ces termes : Déterminer quelles sont les maladies dans lesquelles la médecine agissante est préférable à l'expectante, et celle-ci à l'agissante; et à quels signes le médecin peut connaître qu'il doit agir, ou rester dans l'inaction, en attendant le moment favorable pour placer les remèdes. Avignon, 1776, in-8. Paris, 1792, in-8.

Mémoire qui a remporté le prix de l'Académie de Dijon sur la question suivante : Déterminer les caractères des fièvres intermittentes, et indiquer par des signes non équivoques les circonstances dans lesquelles les fébrifuges peuvent être employés avec avantage et sans danger pour les malades. Aviguon, 1782, in-8.

W

WAGLER (Charles-Théophile), auteur, avec Rœderer, d'une des meilleures relations d'épidémies qui aient été publiées au dernier siècle, fit ses études médicales à Gottingue, devint prosecteur de l'université, correspondant de la société des sciences. Il fut appelé à Brunswick, en 1762, pour y remplir les fonctions de prosecteur. Il mourut dans cette ville le 20 juillet 1778. Il n'a publié que quelques articles insérés dans des journaux et l'ouvrage suivant :

De morbo mucoso liber singularis, quem nuper speciminis inauguralis loco ediderunt J. Georg. Rœderer, etc. et Car. Gottl. Wagler, etc. Gottingue, 1765, in-4. fig. *Denuo recensus, annexaque praefat. de trichuridibus, novo vermium genere. ed. H. A Wrisberg.* Gottingue, 1783, in-8. *Recus.* Paris, 181/, in-32.

WAGNER (Jean-Gérard), né à Helmstadt, vers 1708, fut reçu docteur en médecine dans l'université de cette ville en 1731, alla se fixer ensuite à Lubeck, et mourut le 9 avril 1759.

Epistola qua et revera sanitatis conservandae doctrinam existere, et illam ad neminem propiùs quam medicos pertinere, ostendit. Helmstadt, 1729, in-8.

Diss. inaug. de matheseos in medicina, et imprimis practica, utilitate. Helmstadt, 1731, in-4.

Exercitatio physico-chemico-medica de medicamento arcano polychresto, lachrymae Jobi dicto; in artis salutaris incrementum consignata. Lubeck, 1733, in-4.

Epistola de medicamento quodam ad puerperarum febres mali moris, imprimis sic dictam purpuram specifico...

Observationes clinicae, etc. Lubeck, 1737, in-4.

Unvorgreifliche Vorschlæge, wie medici practici, ... mit leichter Mühe zu verwahren vermægen. Lubeck, 1739, in-4.

Kurze, doch gründliche Nachricht von einem gewissen Medicament, welche. in der bisher grassirenden pestilensialischen Hornviehseuche alle andern bisher an guter Wirkung übertroffen. Ibid., 1745, in-4.

(Boerner. — *Comment. de rebus in med. gestis.*)

WAGRET (J. P.), médecin qui vécut dans la première moit é du dix-huitième siècle, et qui exerça particulièrement sa profession dans les hôpitaux de Valenciennes et de Douai. On lui doit un recueil d'observations, fort ridiculement écrit, à la vérité, mais où il y a des faits intéressans.

Observations de médecine et de chirurgie faites dans les hôpitaux de Valenciennes. Paris, 1717, in-12.

Nouveau traité de la petite vérole Douai, 1718, in-8.

WAINWRIGT (Jérémie), médecin de quelque renom à Londres, au commencement du dix-huitième siècle, est auteur des ouvrages suivans :

Mechanical account of the non-naturals; being a brief explication of the changes made in humane bodies by air, diet, etc.; together with an inquiry into the nature and use of baths upon to same principles, to which is prefixed the doctrine of animal secretion in several propositions. Londres, 1707, in-8. 1718, in-8. 1737, in-8. Trad. en latin par Jos. de Marco. (Le nom de l'auteur est supprimé.) Avignon, 1748, in-12.

Anatomical treatise on the liver with the diseases incident to it by a member of the college of physicians. Londres, 1737, et à la suite de l'ouvrage précédent dans l'édition de cette année.

Haller, dans la *Bibliotheca medicinae practicae*, a donné un sommaire de l'ouvrage de Wainwright, qu'un des collaborateurs de la *Biographie universelle* a traduit sans en citer l'auteur, et même en cherchant par des transpositions à le rendre méconnaissable.

WALBAUM (Jean-Jules), plus distingué comme naturaliste que comme médecin, naquit le 30 juin 1724 à Wolfenbuttel, où son père était brasseur. Celui-ci étant mort en 1737, Walbaum fut employé par sa mère à diriger les affaires de la maison. A l'âge de seize ans, néanmoins, il se sentit porté d'un goût prononcé pour la médecine, il suivit l'école de Wolfenbuttel pour étudier les langues, et il se rendit en 1745 à l'université de Helmstadt pour ses études médicales. Ce fut dans cette université qu'il prit le grade de docteur en médecine, au mois de septembre 1748. Deux ans après il alla à Gottingue. Après être revenu dans sa ville natale et y avoir séjourné quelques mois, il alla se fixer à Lubeck, où il demeura jusqu'à sa mort, laquelle arriva le 21 août 1799. Il a inséré dans des recueils périodiques ou académiques un grand nombre de mémoires d'histoire naturelle, et publié les ouvrages suivans :

Dissertatio de venæsectione veterum ac recentiorum. Gottingue, 1740, in-4.

Kurzgefasste Gedanken von dem verderbten Zustande der Hebammen und dessen Verbesserung. Lubeck, 1752, in-8.

Verzeichniss einer vollstaendigen

Apotheke, mit einem Apothekerkalender. Leipzig, t. I, 1767, II, 1769, in-fol.

Die Beschwerlichkeit der Geburtshuelfe aus Beyspielen erwiesen. Butzow, 1769, in-8.

Beschreibung von vier bunten Taubentaeuchern und der Eidergans, nach der Natur abgefasset. Lubeck, 1778, in-8.

Chelonographia, oder Beschreibung einiger Schildkroeten, nach natuerlichen Urbildern verfertiget. Lubeck, 1782, in-4.

Petri Artedi, Angermannia-Sueci, Bibliotheca ichthyologica seu historia litteraria ichthyologiae, in qua recensio fit auctorum, qui de piscibus scripserunt, librorum titulis, loco et editionis tempore, additis judiciis, quid quivis auctor praestiterit, quali methodo et successu scripserit etc., ichthyologiae pars I, emendata et aucta a J. Jul. Walbaum. Greiphswald, 1778, in-8.

Petri Artedi philosophia ichthyologica etc., ichthyologiae pars II emendata et aucta, etc. Ibid., 1789, in-8.

Petri Artedi genera piscium etc., ichthyologiae p. III. Ibid., 1792.

(Elwert. — Hamberger. — Meusel.)

WALDSCHMIDT (Jean Jacques), l'un des hommes les plus infatués des hypothèses cartésiennes, naquit à Rudelsheim le 13 janvier 1644. Il étudia d'abord la médecine à Giessen, puis à Vienne, à Prague, et dans plusieurs autres universités d'Allemagne. Il fut reçu docteur en médecine à Giessen en 1667. Sept ans après il fut appelé à occuper une des premières chaires de l'université de Marbourg. Il joignit bientôt à cette chaire la charge de professeur de physique. Waldschmidt mourut de la dysenterie le 12 août 1687. Il jouissait de la réputation de savant professeur; mais on sait que pour l'obtenir à cette époque il ne fallait que disserter gravement sur des hypothèses creuses qu'on décorait du titre de philosophiques.

Dissertatio de adfectione hypochondriacâ. Giessen, 1666, in-4.

Theriacæ Greiffianæ cœlestis dictæ vires in calculo, podagrâ, epilepsiâ, apoplexiâ aliisque innumeris adfectibus, et præparandi ac utendi modus. Marbourg, 1674, in-4.

Dissertatio de chylificatione. Marbourg, 1674, in-4.

Dissertatio de phthisi. Marbourg, 1675, in-4.

Dissertatio de curâ lactis, podagricorum solatio, et certo podagræ remedio. Marbourg, 1675, in-4.

Dissertatio de epilepsiâ. Marbourg, 1676, in-4.

Dissertatio de colicâ. Marbourg, 1676, in-4.

Monita medica circà opii et opiatorum usum. Marbourg, 1676, in-4. Ibid., 1697, in-4.

Dissertatio de stupendo illo affectu catalepsi. Marbourg, 1678, in-4.

Dissertatio de febribus malignis, peste, variolis et mobillis, Marbourg, 1679, in-4.

Dissertatio de maniâ. Marbourg, 1680, in-4.

Dissertatio de sanitatis studiosorum tuendæ methodo. Marbourg, 1681, in-4.

Fundamenta medicinæ ad mentem

neotericorum delineata. Marbourg, 1682, in-8.

Scrutinium pestis. Marbourg, 1683, in-4.

Dissertatio de colore Æthiopum. Marbourg, 1683, in-4.

Specimen de sensibus. Marbourg, 1684, in-4.

Dissertatio de theâ. Marbourg, 1685, in-4.

Dissertatio de chylo et sanguine. Marbourg, 1686, in-4.

Dissertatio de hæmorrhagiâ narium. Marbourg, 1686, in-4.

De causis partûs monstrosi nuperrimè nati et de causis monstrorum in genere. Marbourg, 1684, in-4.

Dissertatio de pernionibus. Marbourg, 1687, in-4.

Medicus cartesianus detegens aliquot in chirurgiâ errores. Marbourg, 1687, in-4.

Chirurgus cartesianus detegens aliquot in chirurgiâ errores. Marbourg, 1687, in-4.

Consilium pro hæmoptoico. Marbourg. 1688, in-4.

Commercium epistolicum cum Joanne Dolæo. Leyde, 1688, in-12. Francfort, 1699, in-4.

Institutiones medicinæ rationalis. Marbourg, 1688, in-12. Leyde, 1691, in-8. Francfort, 1696, in-8. Ibid., 1717, in-8.

Decas epistolarum de rebus philosophicis et medicis. Francfort, 1689, in-4.

Anchora salutis pro variolosis, Beschreibung eines gewissen liquoris der Kinder vor den Pocken zu praeserviren, selbigen zu curiren und der Theetrank von falschen Imputationen freygesprochen. Cassel, 1688, in-4. Francfort, 1689, in-4. Ibid., 1690, in-4.

Praxis medicinæ rationalis succinctè per casus tradita. Francfort, 1690, in-4. Paris, 1691, in-12.

Ces œuvres ont été réunies sous ce titre :

Opera-medica-practica. Francfort, 1695, in-4. Ibid., 1707, in-8. Naples, 1717, in-4. Lyon, 1736, in-4.

(Manget. — Kestner. — Haller.)

WALDSCHMIDT (Guillaume-Huldrich), fils du précédent, naquit à Hanau en 1669. Il fit ses études médicales à Marbourg, à Giessen, à Zurich, et parcourut ensuite la Hollande et l'Angleterre. A son retour dans sa patrie, il fut nommé médecin des troupes de Hesse. Il ne conserva pas long-temps ce poste ; il le quitta en 1691 pour aller occuper dans la Faculté de Kiel les chaires d'anatomie et de botanique. Deux ans après il réunit à ces chaires celle de physique expérimentale ; enfin, en 1719, il passa à la première chaire de l'université. Il était recteur de ce corps lorsqu'il mourut, le 12 janvier 1731. L'académie des curieux de la nature le comptait au nombre de ses membres.

Dissertatio de causo acutissimo. Marbourg, 1684, in-4.

Dissertatio de cupro et argento. Marbourg, 1685, in-4.

Dissertatio de corporis humani statu naturali et præternaturali. Marbourg, 1690, in-4.

Dissertatio de curâ mentis per corpus. Kiel, 1692, in-4.

Dissertatio de usu et abusu theæ in genere; præcipuè verò in hydrope. Kiel, 1692, in-4.

Dissertatio de ignorantiâ et nequitiâ empiricorum. Kiel, 1692, in-4.

Dissertatio de rebus medicis et philosophicis variis. Kiel, 1693, in-4.

Pathologiæ animatæ specimen seu de morbis à vermibus ortis. Kiel, 1694, in-4.

Dissertatio de chirurgorum ignorantiâ. Kiel, 1698, in-4.

Anchora sacra pro variolosis, oder Beschreibung eines gewissen Medicaments um Blattern und Masern sicher zu curiren. Kiel, 1698, in-8.

Dissertatio de miraculis circâ corpus humanum, in quâ sententiæ evangelii medici à Bernardo Connor concinnati ad examen modestum revocantur. Kiel, 1698, in-4.

Dissertatio de imaginatione hominum et brutorum. Kiel, 1701, in-4.

Dissertatio de substitutis therapeuticis. Kiel, 1702, in-4.

Dissertatio: an medicis impunè occidere liceat? Kiel, 1704, in-4.

Dissertatio de ictero. Kiel, 1706, in-4.

Dissertatio de calculo renum. Kiel, 1707, in-4.

Dissertatio de sororibus gemellis hungaricis ab osse sacro monstrosè sibi invicem cohærentibus. Kiel, 1709, in-4.

Dissertatio de erroribus in formulis præscribendis. Kiel, 1710, in-4.

Dissertatio de his qui diu vivunt sine alimento. Kiel, 1711, in-4.

Dissertatio de potu frigido et præsertim sorbilibus frigidis. Kiel, 1712, in-4.

Dissertatio de morbo convulsivo epidemice grassante oppidò raro per Holsatiam. Kiel, 1714, in-4.

Dissertatio de ægrotâ spinâ ventosâ laborante. Kiel, 1718, in-4.

Dissertatio de mirabili sanatione mulieris secundum leges naturæ explicatâ. Kiel, 1720, in-4.

Dissertatio de hominis vitâ et generatione. Kiel, 1720, in-4.

Dissertatio de singularibus quibusdam pestis holsaticæ. Kiel, 1721, in-4.

Dissertatio de fracturâ ossium sinè causâ violentâ externâ. Kiel, 1721, in-4.

Dissertatio de abortûs facti signis in matris præsertim defunctæ partibus generationi inservientibus reperiundis. Kiel, 1723, in-4.

Dissertatio de usu frictionum in medicinâ. Kiel, 1723, in-4.

Dissertatio de singularibus quibusdam variolarum et novæ earundem insitionis. Kiel, 1725, in-4.

Dissertatio de superfetatio nefalso prætensâ. Kiel, 1727, in-4.

Dissertatio de vulneribus arteriarum in artubus sæpè funestis raro lethalibus. Kiel, 1728, in-4.

Dissertatio de valore chemiæ hodiernæ. Kiel, 1729, In-4.

Dissertatio de allantoide. Kiel, 1726, in-4.

Dissertatio de febre quartanâ. Kiel, 1730, in-4.

Dissertatio de dysenteriâ malignâ. Kiel, 1730, in-4.

Dissertatio de celotomiâ absque castratione. Kiel, 1730, in-4.

WALE (Jean de) *Walaeus*, l'un des premiers partisans de la doctrine de la circulation du sang, naquit à Koudekerke, bourg de la Zélande, près de Middlebourg, le 27 décembre 1604. Il fit ses études médicales à Leyde et y fut reçu docteur en 1631. L'année suivante il fut nommé professeur extraordinaire, il eut une chaire ordinaire en 1648. Il s'occupa beaucoup de recherches anatomiques, d'expériences sur les animaux vivans, et non seulement il adopta la découverte de la circulation, mais il prétendit même en trouver des traces dans l'antiquité. Il en attribua la connaissance complète à Fra Paolo Sarpi et à Fabrizzio d'Acquapendente, et il ne laissait à Harvey que l'honneur d'avoir rendu ce point de doctrine incontestable et de l'avoir enseigné le premier publiquement. Walaeus mourut à Leyde en 1649.

Epistolae duae de motu chyli et sanguinis ad Thomam Bartholinum, Gasparis filium. Leyde, 1641, 1645, 1651, 1669, 1673, in-8. Avec les institutions anatomiques de Gaspard Bartholin. La Haye, 1655, 1663, in-8. Avec les œuvres de Spigel, Leyde, 1647, in-4.

Institutiones compendiosae medicinae. Lib. III.

Methodus medendi brevissima, ad circulationem sanguinis adornata, ac in academia, quae Lugduni-Batavorum est, studiosae juventuti privatim praelecta. Ulm, 1660, in-12. Augsbourg, 1679, in-12.

Opera medica omnia, quae hactenus inveniri potuere, ad chyli et sanguinis circulationem eleganter concinnata. Londres, 1660, in-8.

(Manget. — Haller. — Eloy.)

WALL (John), médecin estimé, pratiqua son art à Worchester, et mourut le 28 juin 1776. Il fournit aux transactions philosophiques, aux commentaires de médecine de Duncan et à d'autres recueils, divers articles de médecine pratique qui offraient de l'intérêt, et qui furent réunis en collection par Martin Wall; on y remarque un mémoire relatif à un sujet tout neuf à l'époque où Wall écrivait sur : l'angine de poitrine.

Medical tracts, collected and republished by Dr. Martin Wall. Oxford, 1780, in-8. On y trouve : *On musk in convulsive disorders ; bark in small-pox ; dissertation on the cure of the putrid sore throat ; on the efficacy of oil in worm cases ; on malvern waters ; on the poison of lead ; on the angina pectoris; on the epidemic fever of 1740-1.*

On the effects of musk in convulsive disorders. Phil. trans. 1744. *abr. IX. p.* 86.

On the use of bark in the small-pox. Ib p. 369.

An essay on the waters of the holy well at Malvern, Worcestershire. Ibid. 1755, *abr. X.* 673.

On the good effects of Malvern waters, in Worcestershire. Ib. 1757. *Abr. XI.* 68.

Observations on the history Norfolk boy. Ibid., 1758-307.

Letter to Dr. Heberden on the angina pectoris. Med. Trans. III. p. 12. 1785.

WALL (MARTIN), docteur en médecine, pratiqua l'art de guérir à Oxford, et fut professeur public de chimie dans l'université de cette ville. Il a décrit en bon observateur une épidémie de fièvre de mauvais caractère qui règna à Oxford. On lui doit aussi quelques autres opuscules.

The medical tracts of John Wall, M. D., collected; with the author's life. Oxford, 1780, in-8. *v. Wall, John.*

Dissertations on select subjects in chemistry and medicine. Londres, 1783, in-8.

Clinical observations on the use of opium in low fevers, and in the synochus; illustrated by cases, with some previous remarks on the epidemic fever which prevailed at Oxford and the neighbouring counties. Oxford, 1787, in-8.

Malvern waters; being a republication of cases formerly collected by John Wall, M. D.; and new illustrated with notes. 1806, in-8.

WALLACE (WILLIAM), de Dublin, d'abord chirurgien, puis docteur en médecine de l'université d'Edimbourg, fut chirurgien de la Charité de Dublin, chirurgien de l'infirmerie pour les maladies cutanées et vénériennes, professeur de séméiotique et de chirurgie clinique, membre de l'Académie royale d'Irlande, etc. Il est mort du typhus en 1838, à la fleur de l'âge.

Observations on sulphurous fumigations as a powerful remedy in rheumatism and diseases of the skin. Dublin, 1820, in-8.

Researches respecting the medical powers of chlorine, particularly in diseases of the liver; with an account of a new method of applying this agent, by which its influence on the system can be secured. Londres, 1822, in-8. Ibid., 1826, in-8.

An account of the apparates for the treatment of rheumatism and diseases of the skin which have been constructed at the Dublin skin infirmary. Dublin, 1825, in-4. 7 pl. Ibid., 1827, in-4. fig.

A physiological enquiry respecting the action of moxa, and its utility in inveterate cases of sciatica, lumbago, paraplegie, epilepsy, and some other painful, paralytic and spasmodic diseases of the nerves and muscles. Dublin, 1827, in-8, 1 p.

Diss. inaug. de structurâ nervorum subcutaneorum. Edimbourg, 1833, in-8.

A treatise on the venereal disease and its varieties. Dublin, 1832, in-8.

Vallace a publié en outre un assez grand nombre de mémoires dans le recueil de la société de médecine de Dublin, dans la *Lancette* et dans le *Journal de médecine* de Londres.

(Schmidt, *Jahrbücher.* — Hacker. — Callisen.)

WALLIS (GEORGE), docteur en médecine, professeur de médecine théorique et pratique à Londres, était né à Yorck en 1740. Il mourut à Londres le 29 janvier 1802. Nous avons de lui les écrits suivans :

An essay on the consequences attending injudicious bleeding in Pregnancy. Londres, 1778, in-8.

Nosologia methodica oculorum ; or a treatise on the diseases of the eyes ; selected and translated from the latin of francis Boissier de Sauvages, with annotations. Londres, 1785, in-8,

The works of Thomas Sydenham, M. D. on acute and chronic diseases wherein their histories and mode of cure, as recited by him, are delivered with accuracy and perspicuity : to which are subjoined notes, corrective and explanatory, from the most eminent medical writers. Londres, 1789, 2 vol. in-8.

Annual oration, delivered march 1790, before the medical society, Boltcourt, Fleet-Street, London. Londres, 1790, in-4.

Third edition of Motherby's medical dictionary, revised and corrected, with considerable additions. Londres, 1791, in-fol.

The art. of preventing diseases and restoring Health, founded on rational principles, and adapted to persons of every capacity. Londres, 1793, in-8. *With considerable alterations*, 1798, in-8.

An essay on the gout ; in which is introduced a candid examination and refutation of Dr. Latham's principles lately published on this subject, and others advanced, deduced from facts occurring in the author's own case, and from his practical experience of many years. Londres, 1798, in-8.

(Reuss. — Rob. Watt.)

WALSH (Philippe Pitt), membre du collége des médecins de Londres, médecin de l'hôpital des femmes en couche, né à Kilkenny, mort à Londres le 25 décembre 1787, est auteur d'un ouvrage sur la fièvre puerpérale, dans lequel l'emploi des vomitifs est recommandé comme le traitement qui a le plus de succès.

Practical observations on the puerperal fever, wherein the nature of that disease is investigated, and a method of cure which has hitherto proved successful, recommended. Londres, 1787, in-8.

WALTER (Jean-Théophile), anatomiste célèbre, naquit à Kœnigsberg le 1er juillet 1734. Fils de l'économe du grand hôpital de cette ville, il prit de bonne heure le goût de la médecine, et ce goût ne put être vaincu par tous les efforts qu'on fit pour le combattre. Son père, sentant sa fin approcher, lui fit promettre que non seulement il embrasserait la carrière de la jurisprudence, mais encore que jamais il ne s'occuperait des sciences médicales. Le jeune Walter promit, mais il ne put tenir long-temps son serment, et il s'adonna malgré lui, pour ainsi dire, aux recherches anatomiques, qui finirent par être l'unique objet de ses travaux. Après avoir suivi les cours de l'université de Kœnigsberg, il se rendit à Francfort pour compléter ses études, et y prit, en 1757, le grade de docteur en médecine. Il partit alors pour Berlin, où il obtint la protection et bientôt l'amitié de Meckel, qui le fit nommer prosecteur au théâtre anatomique du collége médico-chirurgical. En 1762, Walter obtint la place de second professeur d'anatomie, et il eut la première chaire en 1774, après la mort de Meckel. Il fut aussi quelque temps chargé de la pratique des accouchemens à la Charité, et de l'enseignement de l'obstétrique.

Walter, un des anatomistes qui avaient le plus disséqué, n'avait cessé de travailler depuis ses premières recherches à se former un musée anatomique. Il avait formé en ce genre une des plus belles collections qui eussent jamais existé; il la mit en vente en 1802, et le roi de Prusse, pour ne pas laisser se disperser tant de richesses, en fit l'acquisition pour le prix de 400,000 francs. Walter mourut à Berlin le 4 janvier 1818. Son fils, Fr. Aug. Walter a consacré un ouvrage à sa mémoire et à l'exposé de ses travaux.

Specimen experimentorum in vivis animalibus revisorum circà œconomiam animalem. Kœnigsberg, 1755, in-4.

Theses anatomico-physiologicæ, dissertationi de emissariis Santorini præmissae. Kœnigsberg, 1757, in-4.

Abhandlung von trocknen Knochen des menschlichen Kœrpers. Berlin, 1763, in-8. Ibid., 1778, in-8. Ibid., 1788, in-8. Ibid., 1798, in-8.

Observationes anatomicæ. Berlin, 1775, in-fol. Traduit en allemand par J. G. D. Michaelis, Berlin, 1782, in-4.

Myologisches Handbuch. Berlin, 1777. in-8. Ibid., 1784, in-8. Ibid., 1795, in-8.

Geschichte einer Frau, die in ihrem Unterleibe ein verhaertetes Kind 21 Jahre getragen hat. Berlin, 1778, in-5.

Epistola anatomica de venis oculi summatim et in specie de venis oculi profondis, retinæ, corporis ciliaris, capsulæ lentis, corporis vitrei et denique de arteriâ centrali retinæ. Berlin, 1778, in-8.

Von der Spaltung der Schaambeine in schweren Geburten. Berlin, 1782, in-4.

Tabulæ nervorum thoracis et abdominis. Berlin, 1783, in-fol.

Von den Krankheiten des Bauchfells und dem Schlagfluss. Berlin, 1785, in-4.

Von der Einsœugung und Durchkreuzung der Sehnerven. Berlin, 1793, in-4.

Ob der Mensch und die Thiere die aeusseren Gegenstaende recht oder verkehrt sehen? Berlin, 1793, in-4.

Etwas ueber Gall's Hirnschædellehre. Berlin. 1805, in-8.

Was ist Geburtshuelfe? Berlin, 1808, in-8.

Museum anatomicum, per decem et quod excurrit lustra maximo studio congestum indefessoque labore perfectum. Berlin, 1805, in-4. Ibid., 1814, in-4. 2 vol.
(Joecher. — Haller.)

WALTER (Frédéric-Auguste), fils du précédent, naquit à Berlin le 25 septembre 1764. Après avoir reçu une excellente éducation dans la maison paternelle, il alla à l'université de Duisbourg achever ses études médicales et il y prit, en 1786, le grade de docteur. Après avoir voyagé en France, en Angleterre, il fut, en 1790, nommé professeur d'anatomie et de physique au collège médico-chirurgical de Berlin, et adjoint de son père dans les diverses places qu'occupait ce dernier. En 1803, il eut, avec son père, la direction du musée anatomique dont le roi de Prusse venait de faire l'acquisition; en 1805, il fut nommé premier médecin conseiller du monarque. Il mourut le 18 décembre 1826. Les dernières années de sa vie avaient été consacrées à des études étrangères à la médecine; il s'occupait de l'histoire de l'art dans l'antiquité. Quoiqu'il ait moins cultivé les sciences médicales par goût que par position, ses ouvrages ne sont pas sans mérite, mais on lui reproche un ton de vanité qui va souvent jusqu'à l'impertinence.

Annotationes academicae. Berlin, 1786, in-4.

Angiologisches Handbuch, zum Gebrauche seiner Zuhœrer. Berlin, 1789, in-8.

Einige Krankheiten der Nieren und Harnblase untersucht und durch Leichenœffnungen bestætigt. Mit 13 Kupfertafeln. Berlin, 1800, in-4 46 pp.

Vertheidigung meiner Schriften, mit Beylagen. Berlin, 1791, in-4.

Anatomisches Museum gesammelt von Johann Gottlieb Walter, beschrieben von Friedrich August Walter. Berlin, 1796, in-4. 2 part. de 176 et 192 pp. 5 pl.

Alte Malerkunst und J. G. Walter's Leben und Wirken. Berlin, 1821, in-8.

(*Med. chir. Zeitung.* — *Allgem. med. Annalen.*)

WALTHER (Augustin-Frédéric), anatomiste distingué, naquit à Wittemberg le 26 octobre 1688. Orphelin de très bonne heure, il fut élevé dans la maison de son grand-père maternel. Après avoir suivi les écoles de Wittemberg, il se rendit à Iéna pour étudier particulièrement les mathématiques. Après neuf mois de séjour dans cette ville, il fit un voyage dans l'Allemagne, en Hollande, en Angleterre. A son retour à Wittemberg, il obtint la maîtrise en 1711 et le doctorat en médecine en 1712. Il alla se fixer à Leipzig; en 1728, il fut nommé professeur d'anatomie et de chirurgie. En 1732 il devint médecin pensionné de la ville, professeur de pathologie, membre du grand collège ducal et décemvir de l'académie. En 1737, il passa à la chaire de thérapeutique et fut doyen de la faculté. Il mourut le 12 octobre 1746. Walther était un prosecteur fort habile. Dans le nombre des dissertations qu'il a publiées il y en a plusieurs qui sont excellentes et que Haller a pris soin de recueillir dans ses collections.

Dissertatio de lente cristullinâ. Leipzig, 1712, in-4.

Dissertatio de secretione animali. Leipzig, 1712, in-4.

Dissertatio de fibra motrice et influente nerveo liquido. Leipzig, 1723, in-4.

Oratio de usu et præstantiâ solidioris in anatomicis scientiæ. Leipzig, 1723, in-4.

Dissertatio de organis generationis vitiatis et de tumore vaginæ uteri. Leipzig, 1724, in-4.

De linguâ humanâ, novis inventis octo sublingualibus salivæ rivis, nunc ex suis fontibus glandulis sublingualibus eductis irriguâ. Leipzig, 1724, in-4. Harlem, 1745, in-4.

Dissertatio de membranâ tympani. Leipzig, 1725, in-4.

Programma de cerebro, nervis et gangliis. Leipzig, 1727, in-4.

Dissertatio de articulis, ligamentis et musculis hominis et incessu statuque dirigendis. Leipzig, 1728, in-4. *Supplementum.* Ibid., 1731, in-4.

Dissertatio de sarcocele, seu totius membri genitalis tumore vasto rarissimoque in cadavere. Leipzig, 1727, in-4.

Arteriæ cœliacæ tabula, ejusque descriptio. Leipzig, 1729, in-4.

Historia suffocationis et observationes anatomicæ. Leipzig, 1729, in-4.

Dissertatio de vasis vertebralibus. Leipzig, 1730, in-4.

Dissertatio de ductu thoracico bipartito, venâ bronchiali sinistrâ et inferiore, arteriâ hepaticâ superioris mesentericæ sobole. Leipzig, 1731, in-4.

Anatome musculorum tenuiorum humani corporis repetita. Leipzig, 1731, in-4.

Historia partûs monstrosi. Leipzig, 1732, in-4.

Paris intercostalis et vagi humani corporis nervorum et ab utroque ejus latere obviorum anatome. Leipzig, P. I, 1733; II, 1735, in-4.

Observationes de musculis. Leipzig, 1733, in-4.

De pulsu sanguinis in sinu duræ meningis. Leipzig, 1734, in-4.

Dissertatio de obesis et voracibus. Leipzig, 1734, in-4.

Designatio plantarum quas hortus suus complectitur. Leipzig, 1735, in-4.

Dissertatio de entero-sarcocele. Leipzig, 1737, in-4.

Dissertatio de intestinorum angustiâ. Leipzig, 1737, in-4.

Dissertatio de deglutitione naturali et præposterâ. Leipzig, 1737, in-4.

Dissertatio de vomitu. Leipzig, 1738, in-4.

Dissertatio de oscitatione. Leipzig, 1738, in-4.

Dissertatio de structurâ cordis auricularum. Leipzig, 1738, in-4.

Dissertatio de venâ portarum. Leipzig, 1739, 1740, in-4.

Dissertatio de erubescentibus et subitaneo venarum capitis tumore. Leipzig, 1739, in-4.

Dissertatio de larynge et voce. Leipzig, 1740, in-4.

Dissertatio de atrâ bile. Leipzig, 1740, in-4.

Dissertatio de temperamentis et deliriis. Leipzig, 1741, in-4.

Dissertatio de collo vesicæ virilis, cathetere et unguentis illi inferendis. Leipzig, 1745, in-4.

WALTHER (Jean-George), laborieux bibliographe, injustement oublié par ses successeurs, était de Liegnitz, et vécut dans la seconde moitié du dix-septième siècle. On ne sait rien du reste sur les circonstances de sa vie. Il suffit de donner au long le titre de son ouvrage pour qu'on en comprenne l'utilité.

Sylva medica opulentissima taliter hactenus non visa in qua non solum ex aliquot centenis autoribus medicis, tum priscis et Galenicis, tum neotericis et chymicis, quotquot hactenus inveniri potuerunt, omnia morborum nomina et synonyma, tam barbara et obsoleta, quam usitata et communia literâ suâ initiali ordine alphabetico ita sunt collocata, ut extemplo et quasi in speculo videri possit, quid, quinam et quot autores de unoquoque morbo scripserint, et quo in libro, capite et paginâ singula statim reperiri queant sed et plurima experimenta, tam simplicia quam composita et chymica, quae praedicti autores in scriptis suis peculiariter prae aliis commendarunt et multiplici experientiâ comprobarunt, fideliter inserta sunt, addito in fine duplici indice, altero autorum in gratiam imprimis et summam utilitatem medicinæ practicæ tironum. Budissin, 1679, in-4.

WARDENBURG (Jacques-Georges-Adam), né à Varel, dans le duché d'Oldenbourg, vers 1769, fut reçu docteur en médecine et en chirurgie à Gottingue en 1792. Il y fit des cours particuliers de chirurgie pendant quelques années, puis il vint en France en 1796 et 1797, et fit connaître à ses compatriotes l'état de la science et de l'art dans notre pays, par une correspondance qu'il publia. En 1803, il accepta la place de médecin d'un prince polonais; il mourut à Zaslow, dans la Volhynie, le 20 mars 1804.

Dissertatio de cataractæ extrahendæ methodo novâ. Gottingue, 1772, in-4.

Von der verschiedenen Verbandarten zur Wiedervereinigung getrennter Achillis-Sehnen und den Mitteln sie zu vervollkommnen. Gottingue, 1793, in-8.

Briefe eines Arztes geschrieben zu Paris med bey den franzœsischen Armeen von May 1796 bis novembre 1797 Gottingue, 1799, in-8. 2 vol. en 4 parties.

Bemerkungen ueber die Vortragung

der gerichtlichen Arzneykunde. Gottingue, 1799, in-8.

Vorlaeufige Nachricht ueber das neuerlich durch mich errichtete medicinisch-chirurgische Privatklinicum. Gottingue, 1800, in-8.

WARE (Jacques), chirurgien de Londres, mort dans cette ville en 1816, jouit de son vivant d'une grande réputation d'habileté pratique comme oculiste, et s'est acquis des titres durables à l'estime du monde médical par ses écrits sur l'ophthalmologie.

Remarks on the ophthalmy, psorophthalmy and purulent eye, with methods of cure, etc. Londres, 1780, in-8. 2d edit. with additions, 1789, in-8. 3d, edit. with appendix and notes, 1795, in-8.

Chirurgical observations relative to the epiphora or watery eye, the scrophulous and intermittent ophthalmy, and the extraction of the cataract, and the introduction of the male catheter. Londres, 1792, 1804, in-8. 2 vol.

A treatise on the cataract; with cases to prove the necessity of dividing the transparent cornea and the capsula of the crystalline differently in the different species of this disease. From the french of M. de Wenzel jun. with additional remarks. Londres, 1793, in-8.

An enquiry into the causes which have prevented success in the operation of extracting the cataract, with an account of the means by which they may be either avoided or rectified. To which are added, observations on the dissipation of the cataract, and on the cure of the gutta serena; also additional remarks on the epiphora, with cases. Londres, 1795, in-8. 2d edit. with many additions. Londres, 1804, in-8.

Remarks on the fistula lacrymalis; with the description of an operation considerably different from that commonly used, and cases annexed in proof of its utility. To which are added, observations on hæmorrhoids, and additional remarks ophthalmia. Londres, 1798, in-8.

Chirurgical observations relative to the eye, observations on cataract, etc. Londres, 1798, 2 vols. in-8. *Collection de pièces déjà publiées. 2d edit. with an appendix on the introduction of the male catheter, and the treatment of hæmorrhoids.* Londres, 1805, 2 vols. in-8. *The same, edited by Martin Ware.* Londres, 1818, in-8.

Remarks on the purulent ophthalmia, which has lately been epidemical in this country. Londres, 1808, in-8.

A case of suppression of urine by an enlargement of the prostate gland; with some brief general strictures on the use of the male catheter, respecting both the structure of the instrument and the mode of introducing it. Memoirs of med. soc. of London. T. II. p. 336. 1789. — *A remarkable instance of recovery of sight, by the dispersion of a cataract, which had occasioned blindness in one eye for elevem years: the case described, with hints grounded on it as to the mode of cure in simular complaints. Ib. T. III. p.* 12, 1792.

A description of four cases of the gutta serena cured by electricity, to which are annexed, two cases of the like nature, in which the chief means of cure was a mercurial snuff. with remarks. Ib., T. III. p. 309, 1792, *Case of a Joung gentleman, who recovered his sight when seven years of age, after haring been deprived of it by cataracts before he was a year old; with remarks. Nicholson's journal*, I. 57. 1802. *Ib. Phil. Trans.* 1801. 382. — *Observations relative to the near and distant sight of different persons. Ib. XXX-VI* 212. 1813. *Ib. Phil. Trans.* 1813. 31.

(Reuss. — Rob. — Watt.)

WARNER (Joseph), habile chirurgien, naquit en 1717 à l'île d'Antigoa. Il fut envoyé de très bonne heure en Angleterre, et fut élevé au collége de Westminster. A dix-sept ans il commença l'étude de la médecine et de la chirurgie, et eut pour maître Samuel Sharp. A vingt-cinq ans il fut nommé professeur-adjoint d'anatomie à l'hôpital Saint-Thomas, et plus tard professeur en titre. En 1745 il devint premier chirurgien de l'hôpital de Guy, place qu'il occupa avec la plus grande distinction pendant plus de quarante ans. Il passa les dernières années de sa vie dans une retraite qu'il s'était choisie près de Londres; il mourut le 24 juillet 1801, à l'âge de 84 ans. Warner était membre de la Société royale de Londres; il fut un des fondateurs de l'école de chirurgie de cette ville.

Cases in surgery, with introductions, operations and remarks; also an account of the preparation and effects of the agaric of the oak in stopping hæmorrhages. Londres, 1754, in-8. *4th edition enlarged.* Londres, 1784, in-8.

Description of the human eye and its adjacent parts; together with their principal diseases, and the methods proposed for relieving them. Londres, 1773, in-8.

Account of the testicles, their common covering and coats, and the diseases to which they are liable; with the method of treating them. Londres, 1774, in-8. Londres, 1779, in-8.

Of a tumour growing of the inside of the bladder successfully extirpated. Phil. trans. 1750. *Abr. X. p.* 32. — *Of the operation of the empyema successfully performed. Ib. p.* 244. — — *The case of a piece of a bone with a stone in the bladder successfully extracted. Ib. p.* 270. — *Successful operation for empyema. Ib. p.* 394. — *Of the effects of the agaric of oak in stopping hæmorrhages. Ib. p.* 479, *and* 546. — *History of the agaric as a styptic. Ib. p.* 480, 546. — *Two singular cases of diseased knee-joints successfully treated. Phil. Trans.* 1755. *Abr. X. p.* 671. — *A remarkable instance of four rough stones discovered in a human urinary bladder, contrary to the received opinion: and successfully extracted by the lateral method of cutting for the stone. Phil. Trans.* 1758. *Abr. XI.* 225. — *Remarkable case of empyema. Ib.* 1759, 372. — *An account of two stones of remarkable shapes and sizes, which, for the space of six years, were firmly lodged in the urethra of a young woman, and at length successfully cut out. Ib.* 895. *Of a very small-fœtus. Ib.* 1770, *Abr. XIII.* 79.

(Rob. Watt.)

WASSERBERG (François-Xavier de), laborieux traducteur allemand, cultiva la médecine en amateur, mais non pour la pratiquer. Il était correcteur dans une imprimerie, et membre de plusieurs sociétés savantes. Né à Vienne le 27 novembre 1748, il mourut dans les dernières années du dix-huitième siècle.

Aphorismi physiologici de principiis corporis humani in genere. Vienne, 1771, in-8.

Aphorismi anatomico-physiologici de dentibus. Vienne, 1771, in-4.

Von dem Nutzen und der Weise die Luft rein und die Staedte und Haeuser sauber zu halten. Vienne, 1772. in-8.

Institutionis chemicæ lectio prior. Vienne, 1773, in-8. Ibid., 1775, in-8.

Sammlung nuetzlicher und angenehmer Gegenstaende aus allen Theilen der Naturgeschichte Arzneywissenschaft und Haushaltungskunst. Leipzig, 1773, in-8.

Fasciculi IV operum minorum medicorum et dissertationum. Vienne, 1775, in-8.

Bibliotheca physico-medica. Breslau, 1776, in-8.

Institutiones chemicae, in usum eorum, qui scientiæ huic operam dant. Vienne, 1778.1782, 2 vol. in-8.

Medicinisch-physische Sammlungen. Vienne, 1782, in-8.

Chemische Abhandlung von Schwefel. Vienne, 1782. in-8.

Beytraegen zur Chemie. Vienne, 1791, in-8.

(Meusel, *Lexicon.*)

WATT (Robert), laborieux bibliographe, naquit dans l'Ayrshire, en 1774, fut professeur de médecine théorique et pratique à l'université de Glascow, devint président de la faculté des médecins et des chirurgiens de cette ville, et y mourut le 12 mars 1819. Son principal titre de célébrité est sa *Bibliotheca britannica*, œuvre d'un immense travail, et extrêmement utile malgré ses défauts.

Cases of diabetes, consumption etc; with observations on the history and treatment of disease in general. Paisley, 1808, in-8.

Catalogue of medical books, for the use of students attending lectures on the principles and practice of medicine; with an address to medical students on the best method of prosecuting their studies. Glasgow, 1812, in-8.

Treatise on the history, nature, and treatment of chincough; including a variety of cases and dissections. To which is subjoined, an inquiry into the relative mortality of the principal diseases of children, and the numbers who have died under ten years of age, in Glasgow, during the last thirty years. Glasgow, 1813, in-8.

Rules of life; with reflections on the mannery and dispositions of mankind. Edimbourg, 1814 *in* 12. *Anon.*

Cases of periodical jactitation or chorea, Med. chir. Trans. T. V. p. 1, 1814.

Observations on the influence of vaccination on other diseases, and on population in general. Edinburgh med. and surg. Journ. 1814.

On the formation of the Rainbow. Thomson's Ann. Phil. February 1819, *p.* 131.

Bibliotheca britannica. Glasgow, 1819-20. *Parts. I. II. III. and IV.* in-4. Edimbourg, 1821. *Parts V-VIII, etc.* in-4.

(Rob. Watt. — Callisen.)

WATHEN (Jonathan), habile chirurgien de Londres, s'est fait une réputation solide par des écrits judicieux sur les maladies vénériennes et sur quelques points de l'ophthalmologie. La méthode qu'il préférait dans le traitement de la fistule lacrymale était l'introduction à demeure d'une canule d'or dans le canal.

Boerhaave's academical lectures on the lues venerea, in which are accurately described the history, origin, progress, symptoms and cure of that disease; from the latin. Londres, 1763, in-8.

Practical observations on the venereal disease by mercurials; to which is added, an account of an ear of dog's grass that was wallowed by a child, and afterwards discharged on its back. Londres, 1765, in-8.

A description of two new invented instruments for the more easy and perfect cure of fractures of the leg, whether simple or compound: with 3 plates. Londres, 1767, 1768, in-8. 3 édit. 1781, in-8.

A new and easy method of applying a tube for the cure of fistula lacrymalis; with a dissertation on epiphora and zerophthalmia. Londres, 1781, in-8. *The same to which is added, a dissertation on the treatment after the operation for cataract, by Phipps.* Londres, 1782, in-8.

Dissertation on the theory and cure of the cataract, in which the practice of extraction is supported, and that operation in its present improved state is particularly described. Londres, 1785, in-8.

A method proposed to restore the hearing, when injured by an obstruction of the Eustachian tube. Phil. Trans. 1755, *Abr. X, p.* 609.

An account of a singular caries of the skull. Med. obs. and Inq. T. V. p. 187.

General remarks and cautions respecting some cases in surgery. Memoirs of Med. soc. of Lond. I. *p.* 278, 1792

WATSON (Williams), médecin renommé de Londres, naquit vers 1710. En 1730, il entra en apprentissage chez l'apothicaire Richardson. Il s'appliqua avec beaucoup de soin à l'étude de la botanique. Marié en 1738, il établit lui-même une pharmacie, et se fit remarquer par le zèle et le savoir avec lesquels il exerça sa profession. Il devint en 1741 membre de la société royale de Londres. Il eut à s'occuper de diverses questions de toxicologie soulevées par des circonstances accidentelles; il le fit avec beaucoup de talent.

La pratique de l'art de guérir l'occupait chaque jour davantage. Deux universités, celle de Halle et celle de Wittemberg, lui conférèrent presque en même temps le grade de docteur en médecine. Au mois d'octobre 1762, il fut nommé médecin d'un hôpital, place qu'il occupa jusqu'à sa mort. Il devint, en 1784, membre du collége royal des médecins de Londres. Watson mourut le 10 mai 1787.

Experiments and observations on electricity. Londres, 1745, in-8.

Account of a series of experiments, instituted with a view of ascertaining the most successful method of inoculating the small-pox. Londres, 1768, in-8.

A case in which part of the lungs were coughed up. Phil. Trans. 1740. *Abr. VIII. p.* 468. — *On hydatids voided per vaginam. Ib. p.* 494. — *Account of M. Sutton's method of improving the air in ships. Ib., p.* 560. *On the seeds of mushrooms. Ib.,* 1743, 721. — *Persons poisoned by eating boiled hemlock. Ib.* 1774. *Abr. IX. p.* 30. — *On the culture of Mushrooms. Ib. p.* 41. — *De planta minus cognita, et hactenus non descripta, commentarius. Ib. p.* 93. — *Of a large stone found in the stomach of a horse. Ib. p.* 101. — *On the nature and properties of electricity. Ib.* 151. *Continued, p.* 195. — *On the poisonous effects of the œnanthe aquatica. Philos. Trans.* 1746. *Abr. IX. p.* 256. — *Oenanthe crocata Lin.* — *On communicating the electric virtue to non-electrics. Ib. p.* 308. (*continuation of the paper on electricity.*) *Ib. p.* 408, 410 *and* 440. — *On the velocity of electricity. Ib. p.* 553. — *Account of the remains of John Tradescant's botanic garden at Lambeth. Ib. p.* 668. — *Some accounts of small-pox on the fœtus in utero. Ib. p.* 692. — *Experiments shewing that odours cannot be made to pass through glass by electricity. Phil. Trans.* 1750. *Abr. X. p.* 12. *Ib.* 1751. 197. — *Several papers on the new semimetal called platina. Ib. p.* 95. — *Observations on the sex of flowers. Ib. p.* 176. — *Account of the bishop of London's garden at Fulham. Ib. p.* 200. — *An account of the cinnamon tree. Ib. p.* 200. — *On the phenomena of electricity in vacuo. Phil. Trans.* 1751. *Abr. X. p.* 233. — *Of aphyllon and dentaria heptaphyllos of Clusius. Ib.* 1751. *p.* 250. — *On the electrical experiments in England on thunder clouds. Ib. p.* 302. — *Account of M. Appleby's process to make sea water fresh. Ib.* p. 327. — *On the different thermometrical observations in Siberia. Ib. p,* 344. — *Account of the abbé Nollet's letters on electricity. Ib. p.* 372. — *Account of the Death of professor Richman, who was killed in extracting electricity from the clouds. Phil. Trans.* 1754. *Abr. X. p.* 525. — *On a large calculus found in a mare. Ib. p.* 541. pesant 15 livr. — *On the agaric applied after amputation with regard to its species. Ib. p.* 546. — *Account of M. Tull's method of castrating fish. Ib. p.* 554. *Of the species of plant from which the agaric is prepared. Ib. p.* 563. — *On some of the more rare english plants observed in Leicestershire. Ib.* 1756, *XI.* 45. — *On a genus of plants called lichen. Ib.* 1758, *XI.* 246. — *Of some extraordinary effects arising from convulsions. Ib.* 272. — *A farther account of the poisonous effects of hemlock. Ib.* 311. — *Some observations relating to the Lyncurium of the ancients. Ib.* 1759. 419. — *Account of the cicuta recommended by Dr. Storke. Ib.* 1762. 536. — *Some suggestions concerning the preventing the mischiefs which happen to ships and their masts by lightning. Ib.* 660. — *Remarks on the catarrhal disorder which prevailed at London and its neighbourhood in may* 1762, *and on the dysentery, which prevailed the following autumn. Ib.* 667. — *Effects of electricity applied to a tetanus, or muscular rigidity of four month's continuance. Ib.* 679. — *Of an insect called the vegetable fly. Ib.* 1763. *XII.* 15. — *Of an American armadilla. Ib.* 1764, 99. — *On the effects of lightning, etc. Ib.* 127. — *Account of what appeared on opening the body of an asthmatic person. Ib.* 145. — *On the sowing of wheat. Ib.* 1768. *XII.* 554. — *Some account of the oil transmitted by M. George Brownrigg. Ib.* 1769. 669. — *An account of the blue shark. Ib.* 1778. *XIV.* 423. — *Observations on the hydrocephalus internus. Med. obs. and inq. IV. p.* 78. — *Account of the putrid measles, as they were observed at London in* 1763 *and* 1768. *Ib. p.* 132. — *Appendix to a paper on hydrocephalus internus. Ib. p.* 321. — *An account of a disease occasioned by transplanting a tooth. Med. Trans. III. p.* 325. 1785.

(*Medical commentaries.* — Rob. Watt.)

WEBER (Charles-Martin), auteur d'une bibliographie de la médecine pratique, n'a guère d'autres titres à un souvenir de la postérité que cet ouvrage, qui est assez médiocre, pour le choix comme pour l'arrangement des matériaux, et assez mauvais pour les jugemens qu'il porte sur chaque auteur cité. Weber a toujours des éloges pour les productions les plus insignifiantes. Ce médecin était né en 1734, il pratiqua comme médecin pensionné à Apolda et Bosla, dans les environs de Weimar, et mourut le 17 octobre 1800.

Vermischte Anmerkungen aus der Arzneygelahrtheit u. Litteratur. Iéna, 1768, in-8.

Anweisung, wie sich gegenwærtig zu Apolda grassirende Blatterkrankheit zu behandeln sey. Iéna, 1777, in-4.

Entwurf einer auserlesenen medicinisch-praktischen Bibliothek für angehende Aerzte. Dessau et Leipzig, 1784, in-8.

WEBER (Auguste-Théophile), né à Halle le 1er mai 1761, y fut reçu docteur en médecine en 1782. Il se mit aussitôt à faire des cours particuliers et devint au bout de quelques années professeur extraordinaire près de l'université. En 1789 il fut appelé à Rostock pour y occuper la chaire publique de médecine; il était en même temps assesseur près de la faculté de médecine, et médecin pensionné de la ville; il mourut le 15 mai 1807.

Dissertatio super loco Horatii Carm. L. IV, Od. IV. Halle, 1778, in-4.

Commentatio de initiis ac progressibus doctrinæ irritabilitatis. Halle, 1782, in-4.

Commentatio de initiis ac progressibus doctrinæ irritabilitatis, cum historiâ sensibilitatis atque irritabilitatis partium morbosæ. Halle, 1783, in-8.

Briefe an Aerzte und Weltweise ueber Angelegenheiten und Beduerfniss der Zeitgenossen. Halle, 1788, in-8.

Allgemeinnuetzliche theoretische und praktische Wahrnehmungen ueber die Viehseuche. Halle, 1788, in-8.

Vermischte Abhandlungen aus der Arzneywissenchaft. Leipzig, 1788, in-8.

Auszuege verschiedener arzneywissenschaftlicher Abhandlungen aus den woechentlichen Hallischen Anzeigen. Halle, 1788, in-8.

Specimen novæ editionis Celsi. Halle, 1788, in-4.

Animadversiones in recentiorum quorundam decreta de modo opii agendi. Rostock, 1789, in-4.

Allgemeine Helkologie, oder nosologisch-therapeutische Darstellung der Geschwuere. Berlin, 1792, in-8.

Zerstreute Aufsaetze. Rostock, 1791, in-8.

Specimen semiologiæ, medicinalis criticæ de sopore, interdum periculi vacuo, quin imò salutari. Rostock, 1794, in-8.

Sanitatis humanæ ex facie medicinæ practicæ commutatâ schematismus. Rostock, 1795, in-8.

Mali hypochondriaci veri ac nervosi signa et diagnosis. Rostock, 1795 in-8.

Mali hypochondriaci veri ac nervosi notio et natura. Rostock, 1795, in-8.

Specimen semiologiæ medicinalis criticæ de sopore. Rostock, 1795, in-8.

WEBER (Frédéric-Auguste), laborieux traducteur, a fait connaître en Allemagne un grand nombre d'ouvrages publiés en diverses langues, et donné lui-même au public plusieurs ouvrages de sa façon, dont le plus important est son dictionnaire de medecine pratique, compilation qui n'est pas sans mérite. Il était né à Heilbronn le 24 janvier 1753, avait été reçu docteur en médecine à Gottingue en 1774, puis il avait séjourné nombre d'années à Berne, et il avait fini par se fixer dans sa ville natale. Il y mourut le 21 janvier 1806.

Dissertatio de signis ex sputo. Gottingue, 1774, in-4.

Arzneyen wider physikalische œkonomische und diaetetische Vorurtheile. Heilbronn, 1774, in-4.

Opuscula semiologica. Ulm, 1778, in-8.

Onomatologia medico-practica, oder encyklopaedisches Handbuch fuer ausuebenden Aerzte, in alphabetischer Ordnung. Nuremberg, 1783-1786, in-8. 4 vol.

Reisen eines Ungenannten durch Spanien im Jahre 1655. Kempten, 1786, in-8.

De causis et signis morborum. Heidelberg, 1786, in-8.

Beytræge zur Geschichte der be-

rühmtesten Gesundbrunnen und Baeder in unserer Schweitz. Zurich, 1788, in-8.

Aesculap, eine medicinisch-chirurgische Zeitschrift von einer Gesellschaft reichslaendischer praktischer Aerzte. Leipzig, 1790, in-8.

Abhandlung vom Gewitter und Gewitterableitern. Zurich, 1792, in-8.

Von den Scropheln, einer endemischen Krankheit vieler Provinzen Europens. Salzbourg, 1794, in-8.

Naturgeschichte aus den besten Schriftstellern. Heilbronn, 1782-1785, in-fol.

Lokalbeschreibung des Heilbades zu Baden in der Schweitz. Zurich, 1790, in-8.

Der wohlerfahrne, sicher und leicht heilende Vieharzt fuer Landwerthe. Heilbronn, *tom. I.* 1795; *II*, 1796, in-8.

Kleine Reisen. Gotha, 1802, in-8.

WEDEKIND (George-Chrétien-Théophile), auteur de nombreux ouvrages de médecine, de politique et de franc-maçonnerie, naquit à Gottingue le 8 janvier 1761. Il fut d'abord conseiller et médecin de l'électeur palatin, professeur de médecine à l'université de Mayence. Quand les Français entrèrent dans cette ville, en 1792, il prit du service dans nos armées et embrassa avec chaleur les principes de notre révolution; il était en 1794 à Strasbourg, et il y occupa la place de médecin du grand hôpital militaire. Il alla reprendre quelques années après la chaire de thérapeutique et de clinique à Mayence. Plus tard il devint conseiller intime et premier médecin du grand-duc de Hesse-Darmstadt. Wedekind mourut en 1831. Les ouvrages de Wedekind sont plus remarquables par leur nombre que par leur mérite. Les plus modernes sont moins entachés de l'esprit d'hypothèses que ne l'étaient ses premières productions. Nous n'indiquerons de tous ses écrits que ceux qui sont relatifs à la médecine, en laissant même de côté un grand nombre d'articles qu'il a insérés dans divers journaux.

Ueber das Betragen des Arztes, den Heilungsweg durch Gewinnung des Zutrauens und durch Ueberredung des Kranken. Mayence, 1789, in-8.

Ueber medicinischen Unterricht. Mayence, 1789, in-8.

Fragmente ueber die Erkenntniss venerischer Krankheiten. Hanovre, 1790, in-8.

Allgemeine Theorie der Entzuendungen und ihrer Ausgaenge. Leipzig, 1791, in-8.

Aufsaetze ueber verschiedene wichtige Gegenstaende der Arzneywissenschaft. Leipzig, 1791, in-8.

De morborum primarum viarum verâ notitiâ et curatione, necnon de morbis ex earumdem affectionibus oriundis atque cum iis complicatis, dissertatio. Nuremberg, 1792, in-4.

Prolegomena einer kuenftigen exoterischen Arzneykunde. Mayence, 1793, in-8.

Ueber die Kachexie in Allgemeinen

und ueber die Hospitalkachexie insbesondere, nebst einer practischen Einleitung ueber die Natur des lebendigen Koerpers. Leipzig, 1796, in-8.

Nachrichten ueber das franzoesische Kriegs-Spitalwesen. Leipzig, 1797, in-8.

Ueber sein Heilungsverfahren im Kriegslazareth zu Mainz. Berlin, 1802, in-8.

Theoretisch-praktische Abhandlung von der Kuhpocken, nebst einer Einleitung in die Lehre von den ansteckenden Krankheiten. Bâle, 1802, in-8.

Kurze Nachricht von Erkenntniss und Heilung der Hundswuth. Augsbourg, 1803, in-8.

Ueber die Ruhr. Herausgegeben von Hofmed. D. Dannenberg. Francfort-sur-le-Mein, 1811, in-8.

Ueber den Werth der Heilkunde. Darmstadt, 1812, in-8.

Einige Blicke in die Lehre von den Entzündungen und von den Fiebern überhaupt, wie in die von Gehirnentzündungen und von dem ansteckenden fæulen Nervenfieber insbesonder. Darmstadt, 1814, in-8.

Ueber das Schwalbachen Stanlbrunnenmasser in Hinsicht seines medic. Gebrauch, und seiner chemic. Bestandtheil. Mayence, 1815, in-8.

Prüfung des homœopathischen Systems der D. Hahnemann. Darmstadt, 1825, in-8.

(Meusel. — Ersch. — Lindner.)

WEDEL (George-Wolfgang), célèbre professeur de l'université d'Iéna, naquit à Golssen, ville de la Lusace inférieure, le 12 novembre 1645. Après avoir fait de bonnes études premières, il alla, à l'âge de 16 ans et demi, à l'université d'Iéna faire sa philosophie et ses études médicales, principalement sous les professeurs Schenck et Rolfinck. Il se disposait à voyager dans les pays étrangers, lorsqu'il apprit la mort de son père; cette triste nouvelle l'obligea à renoncer à ses projets. Il resta encore cinq ans à Iéna pour s'y perfectionner dans la connaissance et la pratique de la médecine. Il alla ensuite à Landsberg, où il ne jugea point convenable de se fixer, et, au bout de trois mois, à Zullikaw, où il ne resta pas long-temps non plus; il revint à Iéna. Quelque temps après il fut appelé à Gotha, où il fut, pendant cinq ans, médecin pensionné de la ville. Enfin la chaire de médecine d'Iéna étant venue à vaquer en 1672, on la lui donna. C'est dans ce poste que Wedel acquit la réputation d'un des plus grands professeurs de l'Allemagne. Il obtint divers postes élevés, fut agrégé à plusieurs académies, et mourut le 6 septembre 1721, dans sa soixante-seizième année. On lui doit, outre plusieurs ouvrages étendus, un nombre immense d'opuscules académiques.

Dissertatio de consensu partium corporis humani. Cobourg, 1665, in-4.

Dissertatio de insomniis. Iéna, 1666, in-4.

Dissertatio de pollutione nocturnâ. Iéna, 1667, in-4.

Dissertatio de diureticis. Iéna, 1667, in-4.

Dissertatio de opio. Iéna, 1667, in-4.

Non entia chymica, sive catalogus eorum operum, operationumque chymicarum, quæ cùm non sint in rerum naturâ, nec esse possint, magno tamen cum strepitu a vulgo chimicorum passim circumferuntur et orbi obtruduntur. Francfort, 1670, in-4.

Specimen experimenti chymici novi de sale volatili plantarum. Iéna, 1672, in-12. Ibid., 1682, in-12.

Dissertatio de vomitu. Iéna, 1673, in-4.

Dissertatio de setaceis. Iéna, 1673, in-4.

Dissertatio de poronychiâ. Iéna, 1673, in-4.

Dissertatio de maniâ. Iéna, 1673, in-4.

Diss. de ægro epileptico. Iéna, 1673, in-4.

Casus laborantis coryzâ. Iéna, 1673, in-4.

Diss. de diarrhœâ. Iéna, 1673, in-4.

Diss. de pleuritide. Iéna, 1674, in-4.

Diss. de menstruis. Iéna, 1674, in-4.

Diss. de visu. Iéna, 1674, in-4.

Diss. de diætâ litteratorum. Iéna, 1674, in-4. Ibid., 1709, in-4.

Diss. de arthritide vagâ scorbuticâ. Iéna, 1674, in-4.

Diss. de febre petechiali. Iéna, 1674, in-4.

Diss. de ægrâ pleuriticâ. Iéna, 1674, in-4.

Diss. de scabie. Iéna, 1674, in-4.

Diss. de ægro palpitione cordis laborante. Iéna, 1674, in-4.

Diss. de colicâ. Iéna, 1674, in-4.

Opiologia. Iéna, 1674, in-4. Ibid., 1682, in-4.

Diss. de ægro hydropico. Iéna, 1674, in-4.

Diss. de ægro tertianario. Iéna, 1674, in-4.

Exercitationes pathologico-therapeuticæ. Iéna, 1675, in-4. Ibid., 1697, in-4.

Diss. de partu difficili. Iéna, 1675, in-4.

Experimentum novum de sale volatili plantarum. Iéna, 1675, in-8.

Diss. de juveni ictero flavo laborante. Iéna, 1675, in-4.

Diss. de juveni melancholiâ laborante. Iéna, 1675, in-4.

Diss. de colicâ. Iéna, 1675, in-4.

Diss. de purgantibus ritè adhibendis. Iéna, 1676, in-4.

Diss. de ægrâ dysentericâ. Iéna, 1675, in-4.

Diss. de venæ sectione adhibendâ. Iéna, 1675, in-4.

Diss. de ægro hypochondriaco. Iéna, 1675, in-4.

Diss. de vomitoriis ritè adhibendis. Iéna, 1676, in-4.

Diss. de ægrâ suppressione mensium laborante. Iéna, 1676, in-4.

Diss. de suffimentis. Iéna, 1676, in-4.

Diss. de ægro singultu ex febre malignâ laborante. Iéna, 1676, in-4.

Diss. de morbo hypochondriaco. Iéna, 1676, in-4.

Diss. de epilepsiâ. Iéna, 1676, in-4.

Diss. de epilepsiâ hystericâ. Iéna, 1676, in-4.

Diss. de ægro pollutione nocturnâ laborante. Iéna, 1676, in-4.

Pharmacia in artis formam redactâ. Iéna, 1677, in-4. Ibid., 1686, in-4. Ibid., 1693, in-4.

Diss. de cauteriis. Iéna, 1677, in-4.

Theoremata medica, seu introductio ad medicinam. Iéna, 1677, in-4. Ibid., 1692, in-12.

Diss. de paralysi. Iéna, 1677, in-4.

Diss. de voce ejusque affectibus. Iéna, 1677, in-4.

Diss. de elæosaccharis præcipitatis. Iéna, 1677, in-4.

De pharmaciâ dissertationes VIII. Iéna, 1677, in-4.

De medicamentorum facultatibus cognoscendis et applicandis libri II. Iéna, 1678, in-4. Ibid., 1696, in-4. Trad. en anglais, Londres, 1685, in-4.

Diss. de dentitione infantum. Iéna, 1678, in-4.

Diss. de archeo. Iéna, 1678, in-4.

Diss. de ægro incubo laborante. Iéna, 1678, in-4.

Diss. de jalapâ. Iéna, 1678, in-4. Ibid, 1715, in-4.

Diss. de variolis et morbillis. Iéna, 1678, in-4,

Diss. de urinis earumque significationibus. Iéna, 1678, in-4.

Tabulæ synopticæ de medicamentorum compositione extemporaneâ. Iéna, 1678, in-8.

De medicamentorum compositione extemporaneâ ad usum hodiernum accomodatâ. Iéna, 1678, in-4. Ibid., 1683, in-4.

Diss. de ægro hæmorrhoidibus dolentibus et immodicis laborante. Iéna, 1679, in-4.

Physiologia medica. Iéna, 1679, in-4. Ibid., 1682, in-4. Ibid., 1704, in-4.

Diss. de ægro hæmorrhagiâ narium laborante. Iéna, 1779, in-4.

Diss. de ægro nephritide laborante. Iéna, 1782, in-4.

Diss. de pernionibus. Iéna, 1780, in-4.

Diss. de apoplexiâ. Iéna, 1780, in-4.

Diss. de ægro vomitu cruento laborante. Iéna, 1680. in-4.

Progressus academiæ naturæ curiosorum. Iéna, 1680, in-8.

Diss. de pervigilio. Iéna, 1680, in-4.

Diss. de syncope. Iéna, 1680. in-4.

Diss. de dolore ischiadico. Iéna, 1680, in-4.

Diss. de catarrho suffocativo. Iéna, 1680, in-4.

Diss. de bubone pestilenti. Iéna, 1681, in-4.

Diss. de virgine volvulo ex herni laborante. Iéna, 1681, in-4.

Diss. de ægro peste laborante. Iéna, 1681, in-4.

Diss. de ægro dolore ischiadico laborante. Iéna, 1681, in-4.

Diss. de gibbere. Iéna, 1681, in-4.

Diss. de ægro passione iliacâ ex herniâ laborante. Iéna, 1681, in-4.

Diss. de chlorosi, s. fœdis virginum coloribus. Iéna, 1681, in-4.

Diss. de peste. Iéna, 1781, in-4.

Diss. de venenis et bezoardicis. Iéna, 1682, in-4.

Diss. de ægro vertigine laborante. Iéna, 1682, in-4.

Diss. de ægro paralysi laborante. Iéna, 1682, in-4.

Diss. ægro erysipelate laborante Iéna, 1682, in-4,

De morbis à fascino. Iéna, 1682, in-4.

Diss. de choreá Sancti Witi. Iéna, 1682, in-4.

Diss. de lue venereá. Iéna, 1682, in-4.

Diss. de fluore albo. Iéna, 1582, in-4.

Diss. de nutritione et atrophiá. Iéna, 1682, in-4.

Diss. de spiritu animali. Iéna, 1682, in-4.

Diss. de ægro mictu cruento laborante. Iéna, 1682, in-4.

Diss. de convulsione ad praxin clinicam accommodatá. Iéna, 1683, in-4.

Diss. de antiphraxi viscerum. Iéna, 1683, in-4.

Diss. de ægro catarrho suffocativo laborante. Iéna, 1683, in-4.

Diss. de glandulá Hippocratis. Iéna, 1683, in-4.

Diss. de vitá humorum morbificá. Iéna, 1684, in-4.

Programma de vulnere in quintá costá. Iéna, 1684, in-4.

Amœnitates materiæ medicæ. Iéna, 1684, in-4. Ibid., 1700, in-4. Ibid., 1704, in-4.

Diss. de convulsione. Iéna, 1684, in-4.

Diss. de ophthalmiá. Iéna, 1684, in-4.

Diss. de bile, fermento intestinorum. Iéna, 1684, in-4.

Diss. de ægro herniá laborante. Iéna, 1684, in-4.

Diss. de ægro vulnere capitis laborante. Iéna, 1684, in-4.

Diss. de casu ab alto. Iéna, 1684, in-4.

Diss. de uteri procidentiá. Iéna, 1684, in-4.

Diss. de melancholiá. Iéna, 1685, in-4.

Diss. de hydrope. Iéna, 1685, in-4.

Diss. de ictero. Iéna, 1685, in-4.

De peste spicilegium. Iéna, 1685, in-4.

Diss. de Saüle energumeno. Iéna, 1685, in-4.

Diss. de cephalalgiá in genere. Iéna, 1686, in-4.

Diss. de somno præternaturali. Iéna, 1686, in-4.

Diss. de clavo pedis. Iéna, 1686, in-4.

Diss. de consensu partium. Iéna, 1686, in-4.

Diss. de empyemate. Iéna, 1686, in-4.

Progr. de potu calido et frigido, Iéna, 1686, in-4.

Exercitationum medico-philologicarum decades X. Iéna, 1686-1701, in-4.

Progr. de latere Christi aperto. Iéna, 1686, in-4.

Tabulæ pathologico-therapeuticæ omnium morborum. Iéna, 1686, in-4.

Pharmacia acroamatica. Iéna, 1686, in-4.

Diss. de fundamentis empiricorum. Iéna, 1686, in-4.

Diss. de sudore Christi cruento. Iéna, 1686, in-4.

Diss. de usu cucumerum innoxio. Iéna, 1686, in-4.

Progr. de amello Virgilii. Iéna, 1686, in-4.

Diss. de transplantatione morborum. Iéna, 1686, in-4.

Diss. de ægrá dysenteriá laborante. Iéna, 1686, in-4.

Diss. de peripneumoniá. Iéna, 1687, in-4,

Diss. de unguento anodyno. Iéna, 1687, in-4.

Diss. de naturæ ministro medico. Iéna, 1687, in-4.

Diss. de nævis maternis. Iéna, 1688, in-4.

Physiologia reformata. Iéna, 1688, in-4.

Diss. de colicâ scorbuticâ. Iéna, 1688, in-4.

Diss. de phthisi. Iéna, 1688, in-4.

Diss. de quadragesimâ medicâ. Iéna, 1688, in-4.

Diss. de tussi. Iéna, 1688, in-4.

Diss. de venere medicâ et mortificâ. Iéna, 1688, in-4.

Diss. de morbo crasso Hippocratis. Iéna, 1688, in-4.

Diss. de ægro quartana laborante. Iéna, 1688, in-4.

Diss. de cardialgiâ. Iéna, 1688, in-4.

Progr. de anil, indigo et glasto. Iéna, 1689, in-4.

Diss. de punctura nervorum. Iéna, 1689, in-4.

Diss. de bile ejusque morbis. Iéna, 1689, in-4.

Diss. de ægro catarrho suffocativo laborante. Iéna, 1689, in-4.

Diss. de demonstratione Hippocraticâ. Iéna, 1689, in-4.

Progr. de herbis germanis Ovidis. Iéna, 1689, in-4.

Diss. de ileo. Iéna, 1689, in-4.

Diss. de morbis præcordialibus. Iéna, 1689, in-4.

Physiologia pulsûs. Iéna, 1689, in-4.

Diss. de similitudine morborum. Iéna, 1689, in-4.

Diss. de antimonio diaphoretico. Iéna, 1690, in-4.

Diss. de oblivione. Iéna, 1690, in-4.

Diss. de notis graviditatis. Iéna, 1690, in-4.

Diss. de catalepsi rarissimo affectuum. Iéna, 1690, in-4.

Progr. de morbo et herbâ solstitiali. Iéna, 1690, in-4.

Progr. de proverbio Jovem lapide jurare. Iéna, 1690, in-4.

Diss. de insomniis. Iéna, 1690, in-4.

Diss. de purpurâ puerperarum. Iéna, 1690, in-4.

Progr. de sinapi Scripturæ. Iéna, 1690, in-4.

Diss. de hominis animalitate. Iéna, 1690, in-4.

Progr. de sale insulso. Iéna, 1691, in-4.

Progr. de nectare et ambrosiâ. Iéna, 1691, in-4.

Diss. de cucurbitulâ siccâ. Iéna, 1691, in-4.

Diss. de balsamatione corporis Christi. Iéna, 1691, in-4.

Diss. de amarorum naturâ et usu. Iéna, 1692, in-4.

Diss. de suspendio virginum. Iéna, 1692, in-4.

Progr. de radice amarâ Homeri. Iéna, 1692, in-4.

Diss. de vini dulcis plenis. Iéna, 1692, in-4.

Progr. de herbâ et usu solsticiali. Iéna, 1692, in-4.

Diss. de naturâ et usu acidorum. Iéna, 1692, in-4.

Progr. de nepenthe Homeri. Iéna, 1692, in-4.

Pathologia medico-dogmatica. Iéna, 1692, in-4.

Diss. de maniâ. Iéna, 1692, in-4.

Diss. de nyctalopiâ. Iéna, 1693, in-4.

Diss. de spectris. Iéna, 1693, in-4.

Diss. de fæculâ, coâ. Iéna, 1693, in-4.

Diss. de ligno aloes. Iéna, 1694, in-4.

Progr. de hyssopo. Iéna, 1694, in-4.

Diss. de dulcium naturâ usu et abusu. Iéna, 1694, in-4.

Diss. de acidulis. Iéna, 1695, in-4.

Diss. de thermis. Iéna, 1695, in-4.

Diss. de paralysi universali. Iéna, 1695, in-4.

Diss. de morbis tartareis. Iéna, 1695, in-4.

Diss. de aromaticorum naturâ, usu et abusu. Iéna, 1695, in-4.

Diss. de arthritide. Iéna, 1695, in-4.

Diss. de febre malignâ. Iéna, 1695. in-4.

Diss. de frigore morbifero. Iéna, 1695, in-4.

Diss. de hydrophobiâ. Iéna, 1695, in-4.

Diss. de valvulis conniventibus. Iéna, 1695, in-4.

Diss. de ægilope. Iéna, 1695, in-4.

Diss. de fundamentis lethalitatis vulnerum. Iéna, 1695, in-4. Ibid., 1709, in-4.

Progr. de corchoro Theophrasti. Iéna, 1695, in-4.

Aphorismi Hippocratis in porismata resoluti Iéna, 1695, in-4.

Progr. de medicamine Jacici. Iéna, 1695, in-4.

Diss. de sale ammoniaco. Iéna, 1695, in-4.

Progr. de minio lunari. Iéna, 1695, in-4.

Diss. de pruritu. Iéna, 1696, in-4.

Diss. de oleis distillatis. Iéna, 1696, in-4.

Diss. de fœtore præternaturali. Iéna, 1696, in-4.

Progr. II de coronâ Christi spineâ. Iéna, 1696, in-4.

Diss. de acrium naturâ, usu et abusu. Iéna, 1696, in-4.

Diss. de ægro memoriæ debilitate laborante. Iéna, 1696, in-4.

Diss. de febre ephemerâ. Iéna, 1696, in-4.

Diss. de morbo. Nabalis. Iéna, 1696, in-4.

Diss. de verrucis. Iéna, 1696, in-4.

Diss. de procidentiâ ani. Iéna, 1696, in-4.

Diss. de circulatione sanguinis. Iéna, 1696, in-4.

Diss. de inflammatione renum. Iéna, 1697, in-4.

Diss. de oleosorum naturâ, usu et abusu. Iéna, 1697, in-4.

Diss. de sudore Anglico. Iéna, 1697, in-4.

Diss. de spiritu vini. Iéna, 1697, in-4.

Diss. de terreorum naturâ, usu et abusu. Iéna, 1697, in-4.

Diss. de camphorâ. Iéna, 1697, in-4.

Diss. de terrore. Iéna, 1697, in-4.

Diss. de mercurio philosophorum. Iéna, 1697, in-4.

Diss. de austerorum naturâ, usu et abusu. Iéna, 1698, in-4.

Diss. de corrosivorum naturâ, usu et abusu. Iéna, 1698, in-4.

Diss. de metu. Iéna, 1698, in-4

Diss. de tincturâ bezoardicâ essentificatâ. Iéna, 1698, in-4.

Diss. de vino medico. Iéna, 1698, in-4.

Diss. de ambrâ. Iéna, 1698, in-4.

Diss. de ructu. Iéna, 1698, in-4.

Exercitationes pathologico-practicæ-therapeuticæ. Iéna, 1699, in-4.

Diss. de ægro ischuriâ laborante. Iéna, 1699, in-4.

Diss. de lactis defectu. Iéna, 1699, in-4.

Progr. de ramo aureo Virgilii. Iéna, 1699, in-4.

Lemmata medica. Iéna, 1699, in-4.

Progr. de unicornu et ebure fossili. Iéna, 1699, in-4.

Diss. de bubone pestilenti. Iéna, 1699, in-4.

Diss. de aneurysmate. Iéna, 1699, in-4.

Diss. de varice. Iéna, 1699, in-4.

Diss. de theriacâ. Iéna, 1700, in-4.

Progr. de cirsio Dioscoridis. Iéna, 1700, in-4.

Exercitatio de mercurio dulci. Iéna, 1700, in-4.

Diss. de terebinthinâ. Iéna, 1700, in-4.

Progr. de resinâ ægyptiâ Plauti. Iéna, 1700, in-4.

Diss. de calculo mechanico. Iéna, 1701, in-4.

Progr. de bulbo veterum. Iéna, 1701, in-4.

Syllabus materiæ medicæ selectioris. Iéna, 1701, in-4. Ibid., 1735, in-4.

Diss. de spasmo cynico. Iéna, 1701, in-4.

Progr. de pane dyrrhachino Julii Cæsaris. Iéna, 1701, in-4.

Summaria medica. Iéna, 1701, in-4.

Diss. de salsorum natura, usu et abusu. Iéna, 1702, in-4.

Progr. de jaspide Scripturæ. Iéna, 1702, in-4.

Diss. de morbo phœniceo Hippocratis. Iéna, 1702, in-4.

Diss de purgatione mechanicâ. Iéna, 1702, in-4.

Diss. de musco terrestri clavato, seu lycopodio. Iéna, 1702, in-4.

Diss. de aquarum naturâ, usu et abusu. Iéna, 1702, in-4.

Diss. de usu ligaturarum in hydrope. Iéna, 1703, in-4.

Theoria soporum medica. Iéna, 1703, in-4.

Diss. de theriacâ cœlesti. Iéna, 1703, in-4.

Diss. de curâ palliativâ. Iéna, 1703, in-4.

Diss. de maro. Iéna, 1703, in-4.

Diss. de herpete. Iéna, 1703, in-4.

Diss. de hercule medico. Iéna, 1703, in-4.

Diss. de dysuriâ. Iéna, 1704, in-4.

Centuriæ secundæ exercitationum medico-philologicarum decades V. Iéna, 1704, 1720, in-4.

Diss. de agoniâ Christi. Iéna, 1704, in-4.

Diss. de vomitoriis. Iéna, 1704, in-4.

Diss. de lithotomiâ. Iéna, 1704, in-4.

Diss. de cancro mammarum. Iéna,

Diss. de phimosi et paraphimosi. Iéna, 1705, in-4.

Diss. de affectibus animi in genere. Iéna, 1705, in-4.

Diss. de cubebis. Iéna, 1705, in-4.

Diss. de amaurosi. Iéna, 1705, in-4

Diss. de ipecacuanhâ Americanâ et germanicâ. Iéna, 1705, in-4.

Diss. de Lazaro ante portam. Iéna, 1705, in-4.

Progr. de purpurâ et bysso. Iéna, 1706, in-4.

Compendium praxeos clinicæ exemplaris. Iéna, 1706, in-4.

Diss. de tumoribus testium. Iéna, 1706, in-4.

Diss. de cataractâ. Iéna, 1706, in-4.

Introductio in alchymiam. Iéna, 1707, in-4.

Diss. de vitâ longâ. Iéna, 1707, in-4.

Diss. de apoplexiâ, ex epitome praxeos clinicæ. Iéna, 1707, in-4.

Diss. de dolore capitis. Iéna, 1707, in-4.

Diss. de cinnamomo. Iéna, 1707, in-4.

Diss. de melancholiâ. Iéna, 1707, in-4.

Diss. de sabinâ. Iéna, 1707, in-4.

Diss. de paralysi. Iéna, 1710, in-4.

Diss. de sabinâ Scripturæ. Iéna, 1707, in-4.

Progr. de lignis thuynis apocalypseos in genere. Iéna, 1707, in-4.

Diss. de vertigine. Iéna, 1707, in-4.

Diss. de salviâ. Iena, 1707, in-4. Ibid., 1715, in-4.

Diss. de contrafissurâ. Iéna, 1708, in-4.

Diss. de affectibus soporosis et catalepsi. Iéna, 1708, in-4.

Diss. de epilepsiâ. Iéna, 1708, in-4.

Progr. de rhabarbari origine, genere, differentiis et virtute. Iéna, 1708, in-4.

Progr. de theseo Theophrasti. Iéna, 1708, in-4.

Diss. de incubo. Iéna, 1708, in-4.

Diss. de maniâ. Iéna, 1708, in-4.

Diss. de præservatione variolarum retrocedentium. Iéna, 1708, in-4.

Diss. de catarrho. Iéna, 1709, in-4.

Diss. de atretis. Iéna, 1709, in-4.

Diss. de petrolio. Iéna, 1709, in-4.

Diss. de sputo cruento. Iéna, 1709, in-4.

Diss. de tenesmo. Iéna, 1710, in-4.

Diss. de adstrictione alvi. Iéna, 1710, in-4.

Diss. de hæmorrhagiâ narium. Iéna, 1710, in-4.

Diss. de scorzonerâ. Iéna, 1710, in-4.

Diss. de phrenitide. Iéna, 1710, in-4.

Diss. de serpentariâ virginianâ. Iéna, 1710, in-4.

Progr. de Paulo à viperâ demorso. Iéna, 1710, in-4.

Progr. de lilio convallium Salomonis. Iéna, 1710, in-4.

Progr. de œnanthe Theophrasti. Iéna, 1710, in-4.

Epitome praxeos clinicæ sectio prima, de morbis capitis. Iéna, 1710, in 4.

Diss. de præservatione variolarum. Iéna, 1711, in-4.

Diss. de sale volatili oleoso. Iéna, 1711, in-4.

Diss. de ægro colicâ saturninâ laborante. Iéna, 1711, in-4.

Diss. de impotentiâ virili. Iéna, 1711, in-4.

Diss. de plantagine. Iéna, 1712, in-4.

Diss. de excutiâ ventriculi. Iéna, 1712, in-4.

Diss. de contrayervâ. Iéna, 1712, in-4.

Synopsis qualitatum et effectuum medicamentorum. Iéna, 1712, in-4.

Diss. de ophthalmiâ. Iéna, 1713, in-4.

Diss. de centauriâ minori. Iéna, 1713, in-4.

Progr. de zytho Scripturæ. Iéna, 1713, in-4.

Progr. de mythologiâ moly Homeri. Iéna, 1713, in-4.

Diss. de syncrisi et diacrisi humorum. Iéna, 1713, in-4.

Disssertatio de fistulis. Iéna, 1714, in-4.

Diss. de statu neutro. Iéna, 1714, in-4.

Diss. de pleuritide. Iéna, 1714, in-4.

Diss. de pestilentiâ ex sacris. Iéna, 1714, in-4.

Diss. de visûs imbecillitate et defectibus. Iéna, 1714, in-4.

Diss. de sterilitate. Iéna, 1714, in-4.

Diss. de ægrâ molâ laborante. Iéna, 1714, in-4.

Diss. de asthmate spasmodico hypochondriaco periodico. Iéna, 1714, in-4.

Diss. de hæmoptysi. Iéna, 1714, in-4.

Diss. de hypercatharsi. Iéna, 1714, in-4.

Diss. de phthisi. Iéna, 1714, in-4.

Diss. de cuscutâ. Iéna, 1715, in-4.

Diss. de polypo narium. Iéna, 1715, in-4.

Diss. de frustraneâ et inconveniente medicamentorum adhibitione. Iéna, 1714, in-4.

Progr. II de holoconytide Hippocratis. 1715, in-4.

Diss. de hyoscyamo. Iéna, 1715, in-4.

Compendium chymiæ theoreticæ et practicæ. Iéna, 1714, in-4.

Diss. de syncope et lipothymiâ. Iéna, 1715, in-4.

Diss. de cosmeticis in sacris. Iéna, 1716, in-4.

Diss. de guttâ serenâ. Iéna, 1716, in-4.

Diss. de hyperico. Iéna, 1716, in-4.

Diss. de anginâ. Iéna, 1716, in-4.

Diss. de salium origine. Iéna, 1716, in-4.

Diss. de violâ martiâ purpureâ. Iéna, 1716, in-4.

Diss. de palpitatione cordis. Iéna, 1716, in-4.

Diss. de cantharidibus, Iéna, 1717, in-4.

Diss. de ægrâ strangulatione uteri syncopsicâ laborante. Iéna, 1717, in-4.

Diss. de asthmate. Iéna, 1717, in-4.

Diss. de glycyrrhizâ. Iéna, 1717, in-4.

Diss. de peripneumoniâ, empyemate et abscessibus internis. Iéna, 1717, in-4.

Diss. de catarrho suffocativo. Iéna, 1717, in-4.

Liber de morbo infantum. Iéna, 1717, in-4.

Diss. de morbo Jorami. Iéna, 1717, in-4.

Diss. de morbo spasmodico epidemico maligno in Saxoniâ, Lusatiâ grassante. Iéna, 1717, in-4.

Diss. de colchico veneno et alexipharmaco. Iéna, 1718, in-4.

Diss. de allio. Iéna, 1718, in-4.

Diss. de hæmorrhagiâ narium. Iéna, 1718, in-4.

Diss. de ileo. Iéna, 1718, in-4.

Diss. de morbis acutis febre stipatis, seu febribus acutis continuis. Iéna, 1719, in-4.

Diss. de paralysi. Iéna, 1719, in-4.

Diss. de officio ægrotantium. Iéna, 1719, in-4.

Diss. de feminâ duodecim annorum profluvio sanguinis laborante. Iéna, 1719, in-4.

Diss. de arsenico. Iéna, 1719, in-4.

Diss. de cardialgiâ. Iéna, 1719, in-4.

Diss. de hippomane. Iéna, 1720, in-4.

Diss. de hydropico diureticis curato. Iéna, 1720, in-4.

Diss. de mutationibus aeris. Iéna, 1720, in-4.

Diss. de morbis ani Philistæorum. Iéna, 1720, in-4.

Diss. de regimine puerperarum. Iéna, 1720, in-4.

Diss. de sambuco. Iéna, 1720, in-4.

Epitome praxeos medicæ. Iéna, 1720, in-4.

Diss. de stranguriâ senili. Iéna, 1721. in-4.

Diss. de verberibus medicis. Iéna, 1721, in-4.

Diss. de polypodio. Iéna, 1721, in-4.

(Niceron. — Haller. — Hefter.)

WEDEL (Jean-Adolphe), fils du précédent, naquit à Iéna le 17 août 1675. Il commença ses études médicales sous son père, alla les continuer à Leipzig, et revint prendre à Iéna le grade de docteur. Son frère aîné, Ernest-Henri, étant mort en 1709, et ayant laissé une chaire vacante à l'université, Jean-Adolphe Wedel le remplaça. Celui-ci fut en outre médecin pensionné de la province. Il n'a laissé que des opuscules académiques.

Diss. de punctis medicis. Iéna, 1701, in-4.

Diss. de suribus. Iéna, 1710, in-4.

Diss. de peste. Iéna, 1712, in-4.

Diss. de purpurâ rubrâ. Iéna, 1712, in-4.

Diss. de conjecturâ medicorum artificiosâ. Iéna, 1712, in-4.

Diss. de sanguine menstruo. Iéna, 1713, in-4.

Methodus medendi generalis. Iéna, 1714, in-4.

Diss. de circulatione sanguinis. Iéna. 1714, in-4.

Diss. de valvulâ venæ subclaviæ ductui thoracico impositâ. Iéna, 1714, in-4.

Diss. de sensu brutorum. Iéna, 1714, in-4.

Diss. de œconomiâ animali. Iéna, 1714, in-4.

Diss. de hydrope. Iéna, 1714, in-4.

Diss. de visione, quæ oculo fit gemino. Iéna, 1714, in-4.

Diss. de motûs in corpore humano naturâ, usu et abusu. Iéna, 1715, in-4.

Diss. de polypo narium. Iéna, 1715, in-4.

Diss. de sulphure metallorum ignobiliorum ignem concipiente. Iéna, 1715, in-4.

Diss. de cachexiâ. Iéna, 1715, in-4.

Diss. de sale cathartico amaro anglico. Iéna, 1715, in-4.

Diss. de spinâ ventosâ. Iéna, 1715, in-4.

Diss. de nutritione. Iéna, 1716, in-4.

Diss. de scordio. Iéna, 1716, in-4.

Diss. de diabete. Iéna, 1717, in-4.

Diss. de febre hecticâ. Iéna, 1718, in-4.

Diss. de hæmorrhagiis. Iéna, 1718, in-4.

Diss. de calamo aromatico. Iéna, 1718, in-4.

Diss. de calculi renum et vesicæ pathologiâ Hippocraticâ confirmatâ. Iéna, 1718, in-4.

Diss. de resolutione ciborum in ventriculo. Iéna, 1719, in-4.

Diss. de cachexiâ scorbuticâ. Iéna, 1719, in-4.

Diss. de helenio. Iéna, 1719, in-4.

Diss. de gangrænâ et sphacelo. Iéna, 1719, in-4.

Diss. de aeris frigidi in conclave irruentis accumulatione impediendâ. Iéna, 1720, in-4.

Diss. de temperamento viventis. Iéna, 1720, in-4.

Diss. de liquore non corrosivo lapides absumente. Iéna, 1720, in-4.

Diss. de vi naturæ humanæ medicâ. Iéna, 1720, in-4.

Diss. de auditûs vitiis. Iéna, 1720, in-4.

Diss. de vincetoxico. Iéna, 1720, in-4.

Diss. de ileo. Iéna, 1720, in-4.

Diss. de malignitate in morbis. Iéna, 1721, in-4.

Disss. de principio vitali. Iéna, 1721, in-4.

Diss. de variolis. Iéna, 1721, in-4.

Diss. de verbenâ. Iéna, 1721, in-4.

Diss. de hæmoptysi. Iéna, 1723, in-4.

Diss. de vi naturæ humanæ medicâ. Iéna, 1725, in-4.

Diss. de hæmorrhoïdibus. Iéna, 1727, in-4.

Diss. de valvulis vasorum animalium semilunaribus. Iéna, 1729, in-4.

Diss. de adfectu hypochondrico. Iéna, 1728, in-4.

Diss. de transpiratione insensibili et sudore. Iéna, 1728, in-4.

Diss. de lue intereâ. Iéna, 1729, in-4.

Diss. de obstructione. Iéna, 1729, in-4.

Diss. de peripneumoniâ ex aeris refrigirio. Iéna, 1729, in-4.

Diss. de partu difficili. Iéna, 1730, in-4.

Diss. de irritatione. Iéna, 1730, in-4.

Progr. de picis et resinæ consistentiâ quâ sponte difflunt, corrigendâ. Iéna, 1730, in-4.

Diss. de scirrho. Iéna, 1730, in-4.

Diss. de hæmorrhoidibus cæcis. Iéna, 1732, in-4.

Dis. de magnesiâ albâ compendiosè parandâ. Iéna, 1732, in-4.

Diss. de partu difficili ex infantis brachio prodeunte. Iéna, 1733, in-4.

Diss. de medicamentorum alterantium naturâ, usu et abusu. Iéna, 1733, in-4.

Dis.. de passione hystericâ. Iéna, 1733, in-4.

Diss. de velocitate sanguinis a statu diverso vasorum dependente. Iéna, 1734, in-4.

Diss. de scorbuto. Iéna, 1734, in-4.

Diss. de mictu cruento. Iéna, 1735, in-4.

Diss. de tumore testium. Iéna, 1736, in-4.

Diss. de phrenitide. Iéna, 1736, in-4.

Diss. de retentione mensium. Iéna, 1736, in-4.

Diss. de febre catarrhali. Iéna, 1738, in-4.

Diss. de colicâ. Iéna, 1739, in-4.

Diss. de valvulis hydraulicis valvulas animalium imitantibus. Iéna, 1739, in-4.

Diss. de convulsione. Iéna, 1739, in-4.

Progr. II de tincturâ martis cydoniatâ. Iéna, 1740-1741, in-4.

Diss. de dysenteriâ. Iéna, 1740, in-4.

Diss. de abortu. Iéna, 1741, in-4.

Diss. de febre tertianâ intermittente. Iéna, 1741, in 4.

Diss. de præparatione antimonii diaphoretici ejusque viribus salutaribus. Iéna, 1742, in-4.

Diss. de cardialgiâ. Iéna, 1742, in-4.

Diss. de palpitatione cordis. Iéna, 1742, in-4.

Diss. de nitro antimoniato. Iéna, 1743, in-4.

Diss. de fluore albo. Iéna, 1743, in-4.

Diss. de deliriis in genere. Iéna, 1744, in-4.

Diss. de tumoribus generatim. Iéna, 1745, in-4.

Diss. de fungis. Iéna, 1744, in-4.

Dis. de viis mensium insolitis. Iéna, 1744, in-4.

Progr. de arcano tartari ad mentem Boerhaavii pro pauperibus parando. Iéna, 1745, in-4.

Diss. de hepate obstructo, multorum morborum causâ. Iéna, 1746, in-4.

Diss. de meteororum actione in corpus humanum. Iéna, 1746, in-4.

Diss. de tumore abdominis post partum in nonnullis matribus non cessante. Iéna, 1746, in-4.

WEDEMEYER (George-Louis), physiologiste fort distingué, né à Elbingerode vers 1790, fut reçu docteur en médecine à Gottingue en 1812, et se fixa à Hanovre, où il devint premier médecin de la cour. Il mourut au commencement de décembre de l'an 1829. Il s'est montré expérimentateur habile et physiologiste ingénieux dans ses recherches sur le système nerveux, sur la respiration et sur la circulation. On lui doit, outre des articles intéressans, insérés dans le magasin de Rust et les archives de Meckel, les ouvrages suivans :

Diss. inaug. de febre petechiali. Gottingue, 1812, in-4.

Comment. historica pathologiam pilorum corporis humani sistens. Gottingue, 1813, in-4.

Ueber die Erkenntniss und Behandlung des Typhus in seinem regulæren und anomalen Verlaufe. Halberstadt, 1813, in-8. 2e édition, ibid., 1819, in-8.

Physiologische Untersuchungen über das Nervensystem und die Respiration und deren Einfluss auf dem Organismus. Hanovre, 1817, in-8.

Untersuchungen über den Kreislauf

des Bluts und insbesonders über die Bewegung desselben in den Arterien und Capillargefæssen, Hanovre, 1828, in-8. — On trouve un précis de cet ouvrage dans le *Journal des Progrès*.

WEIDMANN (Jean-Pierre), chirurgien distingué et habile accoucheur, naquit à Zulpich, dans le pays de Cologne, le 27 juillet 1751. Il fut directeur de l'hospice de la Maternité de Mayence, et professa l'obstétrique et la chirurgie. Il mourut le 23 juin 1819. Il est principalement connu en France pour son excellent travail sur la nécrose.

Comparatio inter sectionem cæsaream et dissectionem cartilaginis et ligamentorum pubis. Wurtzbourg, 1779, in-4.

De necrosi ossium, cum tabulis XV. Francfort, 1793, in-fol. Traduit en allemand. Leipzig, 1796, in-8, et en français par Jourdan. Paris, 18.., in-8.

De abusu ferri candentis ad separandas partes ossium mortuas, annotatio ulterior. Mayence, 1797, in-4. — *Ueber den Misbrauch des glühenden Eisens, um brandige Knochen-Stücke abzusondern, aus dem Lateinischen, mit Zusætzen von Karl und Jos. Wenzel.* Francfort-sur-le-Mein, 1801, in-4, fig.

Utrum forcipis usus in arte obstetriciâ utilis sit, an nocivus. Mayence, 1806, in-4.

De officio artis obstetriciæ concedendo solis viris. Mayence, 1807, in-8. — *Annotatio ulterior : Quomodo res ista intra virorum solas manus tradi possit?* Ibid., 1808, in-4.

Entwurf der Geburtshuelfe. Mayence, 1809, in-8.

Annotatio de Steatomatibus. Mayence, 1817, in-fol. fig.

Memoria casus rari in gynaeciis praecipuè adnotandi : cum uteri anticâ facie omenti margo ex aliquâ parte coaluerat, praegnans facta, medium graviditatis non assecuta, inopinatè moritur. Mayence, 1818, in-4.

WEIKARD (Melchior-Adam), le propagateur le plus ardent du Brownisme en Allemagne, naquit le 27 avril 1742 à Romerhag, dans le pays de Fulde. Appartenant à une famille pauvre, il n'aurait point reçu d'éducation si ses heureuses dispositions ne l'eussent fait admettre gratuitement dans un couvent de capucins. Il étudia la médecine à Wurtzbourg, et y fut reçu docteur en 1763. Il devint presque aussitôt médecin des eaux de Bruckenau, puis conseiller et premier médecin du prince de Fulde, et professeur de médecine à l'université de cette ville. Il abandonna ces emplois en 1784, pour se rendre à la cour de Russie, où il était appelé; il en revint au bout de cinq années, et habita successivement Francfort-sur-le-Mein, Mayence, Manheim et Aix-la-Chapelle. Il voyagea en Hollande et en Autriche, se fixa à son retour à Heilbronn, fut rappelé à Pétersbourg par Paul Ier, rentra de nouveau dans sa patrie, fut conseiller intime du prince de Fulde et directeur des établissemens de médecine. Il mourut le 25 juillet 1803.

Natura medicatrix, medicus naturæ minister. Wurzbourg, 1763, in-4.

Nachricht von dem Gesundbrunnen zu Brueckenau. Bruckenau, 1764, in-8. Ibid., in-8.

Neuere Nachricht von dem bey Brueckenau gelegenen Gesundbrunnen. Bruckenau, 1767, in-8.

Gemeinnuetzige medicinische Beytræge. Francfort et Leipzig 1770, in-8.

Von den Diaet auf dem Gesundbrunnen zu Brueckenau. Bruckenau, 1771, in-8.

Medicinisches Bedenken ueber das in Teutschland und auch in dasigen und angraenzenden Gegenden sich aeussernde sogenannte Faulfieber. Fulde, 1772, in-8.

Kurze Nachrichte von Anbauung der Futterkraeuter. Fulde, 1774, in 4.

Observationes medicæ. Francfort, 1775, in-8.

Der philosophischer Arzt. Francfort, 1775-1777, in-8. Ibid., 1790, in-8. Ibid., 1793, in-8. Ibid., 1798, in-8.

Einladung zur Kur fuer das Jahr 1777 an den Kurort bey Brueckenau. Fulde, 1777, in-8.

Vermischte medicinische Schriften. Francfort, 1778-1780, in-8. 4 vol.

Kleine Schriften. Manheim, 1782, in-8.

Biographie von Gleichen. Manheim, 1782, in-8.

Seine Selbstbiographie. Berlin, 1787, in-8. Francfort, 1802, in-8.

Von der eigentlichen Kraft, wodurch Vegetation und Nahrung geschicht. Francfort, 1786, in-8.

Medicinische Fragmente und Erinnerungen. Francfort, 1791, in-8.

Entwurf einen einfachen Arzneykunst. Francfort, 1795, in-8. Ibid., 1797, in-8.

Geschichte der Brownischen Lehre. Francfort, 1796, in-8.

Toiletten-Lektuere fuer Damen und Herren in Ruecksicht auf die Gesundheit. Hambourg, 1797, in-8.

Medicinisches praktisches Handbuch. Heilbronn, 1797, 3 vol. in-8. Ibid., 1802-1804, in-8.

Magazin der theoretischen und praktischen Arzneykunst. Heilbronn, 1787, in-8.

Sammlung medicinisch-praktischer Beobachtungen und Abhandlungen. Vienne, 1798, in-8.

(Med. Chir. Zeitung.—Allg. Med. Annalen.)

WEINHOLD (Charles-Auguste), physiologiste et chirurgien, né à Meissen le 6 février 1783, servit d'abord comme aide-chirurgien dans l'armée, fut reçu docteur en médecine à Wittemberg en 1805, visita les écoles de Vienne et de Paris, revint se fixer dans sa ville natale, où il pratiqua quelques années, fit un voyage en Suisse, et en Italie, fut appelé à son retour, en 1811, à occuper à Dorpat la place de directeur de la clinique, revint en 1812 se fixer à Dresde, y fut nommé deux ans après professeur de matière médicale au collége médico-chirurgical, devint enfin conseiller d'état et médecin du roi de Prusse et professeur ordinaire de médecine et de chirurgie, directeur de la clinique chirurgicale et ophthalmologique de l'université de Halle. Weinhold mourut le 29 septembre 1829.

Die Kunst, veraltete Hautgeschwuere, besonders die sogenannten Salzflusse nach einer neuen Methode schnell und sicher zu Heilen. Dresde, 1807, in-8. Ibid., 1810. in-8.

Der Graphit, als neu entdecktes Heilmittel gegen die Flechten. Leipzig, 1808, in-8.

Anleitung, den verdunkelten Kristallhoerper im Auge des Menschen jederzeit bestimmt mit seiner Kapsel umzulegen. Meissen, 1809, in-8.

Diss. inaug. de pareseos et methodi pareticæ dignitate, tentamen ad contradictiones tollendas super inflammationes, imprimis pneumoniae a debilitate ortae, methodi medendae, ortas. Wittemberg, 1805, in-4.

Idee über die abnormen Metamorphosen der Hygmorshœle mit einigen vorhangehenden physiologischen Betrachtungen der Facial-parthey im Allgemeinen. Leipzig; 1810, in-8.

Physikalische Versuche über den Magnetismus, als scheinbaren Gegensatz des electro-chemischen Processes in der Natur. Meissen, 1812, in-8.

Ueber die Heilung eines durch æussere Gewalt fast gænzlich zerstœrten Auges und eine neue Anwendung des Galvanismus. Zum bestem einer armem familia. Meissen, 1813, in-8.

Kritische Blicke auf das Wesen des Nervenfiebers und seine Behandlung. Meissen, 1814, in-4.

Ueber eine heftige der œgyptische Ophthalmie œhnliche epidemische Augenkrankheit. Dresde, 1818, in-8.

Ueber die Wiederherstellung des alten Merseburger Bieres und dessen Heilkraft gegen Nervenschwœche und Abzehrung. Leipzig, 1816, in-8.

Ehrenrettung Loder's und einige Bemerkungen über Rasoris controstimulus. Leipzig, 1817, in-8.

Versuche über das Leben und seine Grundkræfte auf dem Wege der Experimental-physiologie. Magdebourg, 1817, in-8.

Von den Krankheiten der Gesichtsknochen und ihrer Schleimhæute, der Ausrottung eines Polypen in der Oberkiefershœle, dem Verhüten des Einsinkens der gichtischen und venerischen Nase und der Einsetzung künstlicher Choanen. Halle, 1818, in-4.

De luxatione ossis humeri in universum, et praecipuè de incisione aponeuroseos musculi pectoralis majoris ad curandam luxationem inveteratam. Halle, 1819, in-8.

Cyclus, ein Versuch die endliche Cultur des Menschengeschlechts in der Wissenschaft und Kunst. Leipzig, 1829, in-8.

De articulatione spuriâ et novâ eam curandi methodo. Halle, 1822, in-8.

Beleuchtung eines Schmæhschrift des Leibchirurgus Hedenus. Halle, 1822, in-8.

Noch ein Wort über die Verfolgungsucht, etc. Halle, 1822, in-8.

Outre ces ouvrages Weinhold a publié un grand nombre d'écrits étrangers à la médecine et une multitude d'articles de journaux, que nous ne pouvons indiquer.

(Mensel. — Ersch. — Lindner.)

WEISS (Jean-Nicolas), né à Hof, le 9 janvier 1702, y commença ses études médicales, qu'il alla continuer à Iéna en 1722, puis, trois ans après à Erfurt, ensuite à Leipzig, à Halle et à Strasbourg. Revenu à Hof, il commença à s'y livrer à la pratique. En 1729, il alla prendre la licence à Altdorf, et revint dans sa ville natale. En 1732, il fut appelé à Altdorf en qualité de professeur d'anatomie et de chirurgie. Il y prit, en 1733, le grade de docteur. En 1736 il passa à la chaire de médecine théorique, et fut promu au physicat de la ville en 1768, et fut professeur de médecine pratique, de pathologie et de chimie, et doyen de l'université. On célébra en 1782 le jubilé de son doctorat. Weiss mourut le 5 juillet 1783. Il n'a écrit que des opuscules académiques.

Dissertatio de viscerum, glandularum et ulcerum quorundam analogiâ. Altdorf, 1729, in-4.

Programma de aquæ adminiculo in administratione anatomicâ. Altdorf, 1733, in-4.

Dissertatio de usu musculorum abdominis. Altdorf, 1737, in-4.

Programma ad anatomen publicam corporis fœminini. Altdorf, 1733, in-4.

Observationes quædam ex præcedentibus sectionibus notabiles, programma I, 1733; *III*, 1739; *IV*, 1740; *V*, 1745, in-4.

Dissertatio de discrimine motûs elastici et vitalis fibrarum. Altdorf, 1735, 1735, in-4.

Dissertatio de abusu purgantium in recens natis. Altdorf, 1737, in-4.

Dissertatio de usu lactis antidoto. Altdorf, 1737, in-4.

Dissertatio de damnis è diarrhœâ intempestivâ suppressâ oriundis. Altdorf, 1742, in-4.

Dissertatio de salubritate Altorfi Noricorum. Altdorf, 1744, in-4.

Dissertatio de arteriis viscerum propriis. Altdorf, 1744, in-3.

Theorema medicum, quod alia sensatio alium motum inferat, assertum. Altdorf, 1745, 1756, in-4.

Tetras dissertationum medicarum, quibus theorema medicum, alia sensatio, alii motus, adstruitur, applicatur, limitatur; cum præfatione de variante partium irritabilitate. Altdorf, 1759, in-4.

Historia partûs impediti ex membranâ tendinosâ os uteri internum arctante. Altdorf, 1761, in-4.

Dissertatio de caussis, cur humanum corpus è materiâ valdè corruptibili sit compositum. Altdorf, 1764, in-4.

Diss. de hæmorrhoïdibus cristatis, Altdorf, 1764, in-4.

Dissertatio de unguento fusco Felicis Würzii. Altdorf, 1764, in-4.

Dissertatio de dextro cordis ventriculo post mortem ampliore. Altdorf, 1764, in-4.

Dissertatio de flexibilitate actionum in corpore humano. Altdorf, 1776, in-4.

(Bœrner. — Baldinger. — Mauget.)

WEISSENBORN (Jean Frédéric), né à Erfurt, le 19 février 1750, fut reçu, en 1794, docteur en médecine dans l'université de cette ville. En 1790, il devint professeur ordinaire de médecine à l'université, et professeur à l'école d'accouchement. En 1798, il fut nommé conseiller à la cour de Saxe-Meiningen, et il mourut le 24 octobre de l'année suivante.

Diss. inaug. de pupilla nimis coarctata vel clausa. Erfurt, 1773, in-4.

Anleitung zur Geburtshülfe. Erfurt, 1780. 2te *Auflage, besorgt von D. Ludwig Vogel.* Erfurt, 1802, in-8.

Von den Eitergeschwüren der Leber, durch einen merkwürdigen Fall erlæutert. Erfurt, 1786, in-4. *Et in Actis Acad. Erford.*

Erlæuterung einer merkwürdigen Geschichte eines Lebergeschwürs. Erfurt, 1787, in-8.

Von der Umkehrung der Gebærmutter, durch zwey merkwurdige Falle erlæutert. Erfurt, 1788. — *Et in Actis Acad. Erford, ad. a.* 1786 *et* 1787.

Bemerkungen uber einer oft unbemerkte äusserliche Ursache sowohl der Augenentzündung, als der Hornhautgeschwure und der daher entstandenen Blindheit; nebst einer Beobachtung von einem glücklich geheilten Eiterauge. Erfurt, 1789. *Et in Actis Acad. Erford. a.* 1788 *et* 1789.)

Progr. sistens observationes duas de partu caesareo et quaestiones de praecipuis hujus operationis momentis. Erfurt, 1792, in-4.

Bemerkungen uber die zeitherige Gewœhnheit, hohe Beinkleider zu tragen, als eine bis jetzt nicht bemerkte Ursache œfterer Leistenbrüche, und Beschreibung eines neuen elastischen Bruchbandes, welches Leistischen, auch schonerwachsener Personen, radikal heilt. Mit einem Kupfer. Erfurt, 1794, in-4.

(Gruner, *Almanach.* — Meusel.)

WEITBRECHT (Josias), un des anatomistes les plus distingués du dernier siècle, naquit à Schorndorf, dans le duché de Wurtemberg, le 2 octobre 1702, et fit ses études médicales à Tubingue. En 1725, il fut appelé à Pétersbourg pour faire partie de l'académie de cette ville et être l'adjoint de Duvernoy dans l'enseignement de l'anatomie. Il eut occasion de disséquer un nombre considérable de cadavres. En 1730, il fut nommé professeur d'anatomie et de physiologie. La célébrité qu'il acquit dans ce poste détermina l'université de Kœnigsberg à lui adresser le diplôme de docteur en médecine en 1736. Weitbrecht mourut le 13 février 1747 dans sa quarante-cinquième année. Outre un excellent traité de syndesmologie, on lui doit un grand nombre de mémoires importans.

Diss. de febrili constitutione petechizante Petropoli 1735 *grassante.* Kœnigsberg, 1736. *Recus. in Haller, Disp. pract. T. V.*

De actione musculorum ab ipsorum directione pendente specimen. in Commentationum acad. Scientiar. petropolit. T. IV, p. 233.

Ligamenti clavicularum communis descriptio. Ibid., p. 255.

Observationes anatomicae. Ibid., p. 258.

De figurá et situ vesicae urinariae. Ibid., T. V, p. 194.

De notis characteristicis ossium. Ibid., p. 234.

De cordibus villosis. Ibid., T. VI, p. 268.

De circulatione sanguinis cogita-

tiones physiologicae. Ibid., T. VI, VII et VIII.

De mutationibus caloris et frigoris aquae fluentis observationes. Ibid., T. VII, p. 235.

Observationes anatomicæ ad historiam et actionem musculorum frontalium, occipitalium, palpebrarum, faciei pertinentes. Ibid., T. VII, p. 331.

Tentamen theoriae; qua ascensus aquae in tubis capillaribus explicatur. Ibid., T. VIII, p. 261.

De thermometris concordantibus. T. VIII, p. 310.

Cogitationes physiologicae de circulatione sanguinis. Ibid., t.VIII,p.334.

Observationes anatomicae ad historiam et actionem musculorum labiorum, ossis hyoidis, faucium, linguae, laryngis pertinentes. Ibid., T. IX, p. 249.

Observata in sectione juvenis anno 1735, cujus manus et pedes monstrosi erant. Ibid., T. IX, p. 266.

Explicatio difficiliorum experimentorum circa ascensum aquae in tubos capillares. Ibid., T. IX, p. 275.

Solutio problematis physiologici, dato numero musculorum, qui membrum quodpiam movent, invenire numerum motuum, qui in musclis illis variè inter se combinatis produci possunt. Ibid., T. X, p. 261.

Tentamen explicandi dilatationem et contractionem pupillae. Ibid., T. XIII, p. 349.

De pituita glutinosa laryngis. Ibid., T. XIV, p. 207.

De vera significatione processuum mamillarium cerebri. Ibid., T. XIV, p. 279.

De utero muliebri observationes anatomicae, in nov. Comment. acad. scient. petropol. T. I, p. 337.

Syndesmologia, sive historia ligamentorum corporis humani. Pétersbourg, 1742, in-4. fig. Trad. en franç. par Tarin. Paris, 1752, in-8.

(Richter, *Geschichte des Medicin in Russland.*)

WEIZ ou WAITZ (Frédéric-Auguste), laborieux compilateur et traducteur, naquit à Hambourg le 19 septembre 1739, fut reçu docteur en médecine à Halle en 1761, pratiqua à Hambourg, et mourut le 19 décembre 1815.

Diss. inaug. de caussis luxationum internis. Halle. 1761, in-4.

Zum Nützen und Vergnügen; einer Wochenschrift. Naumbourg, 1767, in-4.

Vollstændige Auszüge aus den besten chirurgischen Disputen aller Academien. Budissin, 1769-1779, in-8. 6 vol.

Der Kursæchsische Ladphysicus. III Jahrgænge. Naumbourg, 1772-1774, in-8.

Neue Auszüge aus Dissertationen für Wundaerzte. Francfort et Leipzig, 1774-1783, in-8- 18 vol.

Vermischte Beytræge zur gerichtlichen Arzneygelahrheit. Leipzig, 1776, in-8.

Des Herrn von Haller auserlesene chirurgische Disputationen, in einen Auszug gebracht und mit Anmerkungen versehen. Leipzig, 1777-1787, in-8. 5 vol.

Das gelehrte Sachsen, oder Verzeichniss derer in den Churf. Sæchs. incorporisten Lændern jetztlebend

Schriftsteller und ihrer Schriften. Leipzig, 1780, in-8.

Anatomisch-chirurgischer Katechismus für Lehrlinge in der Wundarzneykunst. Leipzig, 1783-1785, in-8. 5 vol. Ibid., 1789-91. Ibid., 1800.

Neue Lektüre für Teutsche Wundaerzte aus Dissertationen und Anzeigen neuer Bücher. Leipzig, 1785-1786, in-8. 2 vol.

Taschenbuch für Teutsche Wundaerzte, auf das Jahr 1789. Altenbourg, 1789, in-8. *Auf das Jahr* 1790. Ibid., 1790, in-8.

Medicinisch-chirurgische Aufsætze Krankengeschichten und Nachrichten. Altenbourg, 1791-1794, in-8. 3 vol.

Sammlung kleiner akademischer Schriften über Gegenstænde des gerichtlichen Arzneygelahrheit und medicinischen Rechtgelehrsamkeit; aus verschiedenen Sprachen übersetzt und Herausgegeben. Altenbourg, 1793-1797, in-8. 2 vol.

Kleine Aufsætze, die Geschichte des mineralischen Brunnen zu Bibra betreffend, gesammelt und mit Zusætzen von J. Gottlieb Ziegler herausg. Altenbourg, 1798, in-8.

Weiz a publié en outre des traductions de Fabrice de Hilden, Wepfer, Wichmann, Lancisi, Starck, etc.

(Meusel, —*Med. chir. Zeitung.*)

WELSCH (George-Jerome), l'un des médecins du dix-septième siècle qui passaient pour les plus érudits de leur époque, naquit à Augsbourg le 28 octobre 1624. Il fit ses études à Tubingen, à Strasbourg et à Padoue. Il s'appliqua à l'étude des langues, et passait pour un habile orientaliste. Après avoir visité en détail l'Allemagne et l'Italie, il voulait faire un voyage en Egypte, mais sa famille s'y opposa, et il revint près d'elle en 1649. Il mourut le 11 novembre 1677. Welsch avait entrepris et promis un grand nombre d'ouvrages sur les sujets les plus divers; il ne lui manquait, disait-il, qu'un libraire pour produire en quelque sorte une bibliothèque. L'immense majorité de ces écrits, réels ou imaginaires, est restée inédite; nous n'avons de lui que les ouvrages suivans :

Diss. de ægagropilis, sive calculis in rupicaprarum ventriculis reperiri solitis. Vienne, 1660, in-4. Ibid., 1668, in-4.

Sylloge curationum et observationum medicinalium, centuriæ VI. Ulm, 1668, in-8.

Exercitatio de venâ medinensi ad mentem Ebn Sinæ, sive, de dracunculis veterum, specimen exhibens novæ versionis ex arabico, cum commentariis. Vienne, 1674, in-4.

Hecatosteæ II observationum physico-medicarum. Vienne, 1665, in-4.

Somnium Vindicianum, seu desiderata medicinæ. Vienne, 1676, in-4.

Curationum exoticarum chiliades duæ et consiliorum medicinalium centuriæ quatuor, cum adnotationibus. Vienne, 1698, in-4.

Curationum propriarum, consiliorum medicorum decades X. Vienne, 1698, in-4.

WELSCH (Godefroy), naquit à Leipzig le 12 novembre 1638. Il fit ses études dans sa ville natale, et fut promu à la maîtrise en 1628. Il visita alors les universités d'Italie, de France, d'Angleterre et de Hollande. A son retour, il prit du service comme médecin militaire dans l'armée suédoise commandée par Torstenson. Il prit le bonnet doctoral à Leipzig en 1644, et devint bientôt après professeur extraordinaire d'anatomie dans cette université, et successivement il y passa par des postes de plus en plus élevés, jusqu'à celui de doyen de la faculté de médecine, et senior de l'université. Il fut aussi médecin pensionné de la ville. Welsch mourut le 6 septembre 1690. Il est un des premiers qui aient décrit la fièvre miliaire épidémique des femmes en couches.

Scrutinium fontanellarum. Leipzig, 1654, in-4.

Historia medica novum istum puerperarum morbum continens, qui ipsis der Friesel dicitur. Leipzig, 1655, in-4.

Rationale vulnerum lethalium judicium. Leipzig, 1660, in-8. Ibid., 1674, in-8. Ibid., 1684, in-8.

Diss. de febribus. Leipzig, 1662, in-4.

Diss. de cachexiâ. Leipzig, 1662, in-4.

Diss. de singularibus. Leipzig, 1663, in-4.

Diss. de prolongatione vitae. Leipzig, 1664, in-4.

Diss. de morbis hereditariiss. Leipzig, 1665, in-4.

Diss. de scabie. Leipzig, 1665, in-4.

Diss. de lethargo. Leipzig, 1667, in-4.

Diss. de infantis nutritione ad vitam longam. Leipzig, 1667, in-4.

Diss. de gemellis et partum successiore. Leipzig, 1674, in-4.

Dissertatio de sono. Leipzig, 1690, in-4.

WENDELSTADT (George-Frédéric-Chrétien), médecin, littérateur et poète, naquit à Hanau le 26 avril 1774, et est mort le 10 août 1819. Il a publié plusieurs traductions et une foule d'articles insérés dans les divers journaux de médecine. On lui doit en outre les ouvrages suivans :

Ueber die Pflicht gesunder Mütter, ihrer Kinder selbst zu stillen; nebst einem Versuch der Geschichte der Sæugammen, und einer darauf folgenden Anweisung, worauf man bey der Wahl einer nœthigen Sæugamme zu sehen hat. Geschrieben vorzüglich für Nichtaerzte. Francfort et Leipzig, (Giessen), 1798, in-8.

Geschichtliche und naturhistorische Fragmente, zur Belehrung für Jung und Alt aus allen Stænden. Osnabruck, 1799, in-8. — En commun avec J. Abel.

Wahrnehmungen am medicinischen und chirurgischen Krankenbette. 1ster Band. Osnabruck, 1801, in-8. pl.

Sammlung medicinischen und chi-

rurgischen Aufsætze über merkwürdige praktische Fælle. Hadamar, 1807, in-8.

Medicinisches Krebsbuchlein, oder die Kunst, das menschliche Leben zu verkürzen, in Beyspielen. Francfort-sur-le-Mein, 1803, in-8.

Rheinreise von Mainz bis Neuwied im July 1812, in Briefen an seinen Freund P. A. Hadamar, 1814 (1818), in-8.

(*Med. chir. Zeitung.* — *Allg. med. Annalen.* — Meusel.)

WENDT (Frédéric), médecin savant et praticien renommé, naquit à Sorau, dans la Basse-Lusace, le 26 septembre 1738. Il fut reçu docteur en médecine à Gottingue en 1762, se fixa à Plesse, en Silésie; et fut conseiller et médecin, puis conseiller de cour du duc d'Anhalt-Plesse. Il fut nommé professeur ordinaire de médecine à l'université d'Erlang en 1778, et mourut le 2 mai 1818; il était alors président de l'académie des curieux de la nature.

Diss. inaug. sistens observationes de pleuritide et peripneumoniâ. Gottingue, 1762, in-4.

Historia Tracheotomiae nuperrimè administratae. Breslau, 1774, in-8.

Programma de pulsûs mutatione quadam insigni. Erlang, 1778, in-8.

Vorschlæge zu Anstellung praktischer Uebungen in der Medicin. Erlang, 1779, in-8.

Nachricht der gegenwærtigen Einrichtung und dem Fortgang des instituti clinici. Ibid., 1780, in-8. *Zwote Nachricht, etc.* Ibid., 1781. — *Dritte und Vierte Nachricht, ibid.*, 1783. — *Fünfte und sexte Nachricht, etc.* Ibid., 1786, in-8.

Rechnung über Einnahme und Ausgabe der Gelder, welche zu Bezahlung der Arzneyen für Arme bey dem Kranken-institut zu Erlangen vom 1. May 1789 bis 31 Mærz 1793 verwendet worden sind. Erlang, 1793, in-8.

De febribus remittentibus semestris hiberni 1795-1796 commentatio. Erlang, in-8.

Wiederholte Beweise, das die Kuhpocken für den natürlichen Blattern schützen. Erlang, 1804, in-8.

Rechnung über die in den zwey verflossenen Jahren vom 1sten April 1803 bis 31sten Mærz 1804 gehalte Einnahme und Ausgabe des Klinischen Instituts zu Erlang. Ibid., 1805, in-8.

Formulae medicamentorum in instituto clinico Erlangensi usitatorum, introductae, etc. Erlang, 1807, in-8.

Annalen des klinischen Instituts auf der Akademie zu Erlang. herausgegeben, etc. 1ster Heft. Erlang, 1808, in-8. *2ter Heft.* Ibid., 1809, in-8.

Rechnung über Einnahme und Ausgabe bey dem klinischen Institut zu Erlang, vom 1sten Jan. 1810. Erlang, 1811-1816, in-8. 7 part.

Chronographie der Geschichte der Heilkunde und der Verænderungen und Schicksale, welche diese Wissenschaft erlitten hat. Erlang, 1812, in-4.

(*Med. chir. Zeitung.* — *Allg. med. Annalen.*)

WENZEL (Michel-Jean-Baptiste), fils du baron de Wenzel, oculiste fameux, mort à Londres en 1790, suivit la même carrière que son père, et devint, en 1808, médecin-oculiste de la maison de l'empereur Napoléon. Il a publié deux ouvrages dans lesquels il s'attache particulièrement à exposer les procédés propres à son père dans la pratique des opérations sur les yeux.

Traité de la cataracte, avec des observations qui prouvent la nécessité d'inciser la cornée transparente et la capsule du crystallin d'une manière diverse selon les différentes espèces de cataractes. Paris, 1786, in-8.

Manuel de l'oculiste, ou dictionnaire ophthalmologique, contenant une description anatomique de l'œil, une définition des maladies qui l'affectent, des observations particulières sur les médicamens et les opérations qui peuvent les guérir; enfin une notice des auteurs qu'il convient de consulter. Ouvrage utile aux personnes du monde et à celles qui se livrent à cette partie de la médecine. Paris, 1808, in-8. 2 vol. fig.

WENZEL (Joseph), né en 1768, fut reçu docteur en médecine à l'université de Mayence en 1791. Il fut nommé en 1802 chirurgien adjoint de la maison d'accouchemens, devint professeur d'anatomie et de physiologie dans l'université en 1804, et mourut le 14 avril 1808. Il publia plusieurs ouvrages faits en commun avec son frère Charles Wenzel, et quelques autres dont il était ou seul auteur ou traducteur.

J. F. Ackermann über koerperliche Verschiedenheit des Mannes vom Weibe, ausser den Geschlechtstheilen; uebersetzt, nebst einer Vorrede und einigen Bemerkungen von Jos. Wenzel. Francfort-sur-le-Mein, 1788, in-8.

Diss. inaug. de ossium arthriticorum indole. Francfort-sur-le-Mein, 1791, in-8.

Vorschlaege zur Verbesserung der chirurgischen Anstalten auf dem Lande. Francfort sur-le-Mein, 1794, in-8. Avec Ch. Wenzel.

Ueber den Cretinismus. Vienne 1802, in-8. Avec Ch. Venzel.

Prodromus eines Werks über das Hirn der Menschen und Thiere. Tubingue, 1806, in-4.

Beobachtungen über den Hirnanhang fallsüchtiger Personen. Nach seinem Tode herausgegeben von Karl Wenzel; nebst einer kurzen Lebengeschichte des Verfassers von J. F. Lucae. Mayence, 1812, in-4. 5 pl. Traduit en français, Paris, 181 , in-8.

Die Schwæmmige Auswüchse auf der ausseren Hirnhaut. mit 6 Kupfern. Mayence, 1819, in-4. — Avec Ch. Wenzel.

De penitiori structurâ cerebri hominis et brutorum. Tubingue, 1811, in-fol. 27 pl. Avec Ch. Wenzel.

(Meusel. — Ersch. — Lindner.)

WENZEL (Charles), frère puiné du précédent, naquit en 1770,

Il fut reçu docteur en médecine à Mayence en 1791. Il occupa quelque temps la chaire d'anatomie et de chirurgie à l'université de Kœnigsberg, et, depuis 1812, il fut professeur à l'école spéciale médico-chirurgicale de Francfort-sur-le-Mein. Il mourut le 18 octobre 1827. Outre les ouvrages faits en commun avec son frère, et qui sont indiqués à l'article précédent, il a publié ceux dont les titres suivent :

Diss. inaug. de comparatione inter forcipes-Levretianam, Smellianam, Leakeanam et Johnsonianam. Mayence, 1791, in-8.

Ueber Natur und Kunst in der Arzneywissenschaft, als Einladungsprogramm zur feurlichen Erœffnung der Grossherzoglichen med. chir. Specialschule. Francfort-sur-le-Mein, 1812, in-8.

Ueber die Induration und das Geschwür in indurirten Theilen. Mayence, 1815, in-8.

Ueber die Krankheiten das Uterus, mit 12 kupfer-und 12 Linientafeln. Mayence, 1816, in-fol.

Allgemeine Geburtshülfliche Betrachtungen und über die künstliche Frühgeburt. Mayence, 1818, in-4.

Ueber die Krankheiten am Rückgrathe. Hamburg, 1825, in-fol. 8 planches.

(Meusel. — Ersch. — Lindner.)

WEPFER (Jean-Jacques), l'un des meilleurs observateurs et l'un des expérimentateurs les plus judicieux du dix-septième siècle, naquit à Schaffouse le 23 décembre 1620, de Georges-Michel Wepfer, conseiller de ce canton. Après avoir fait ses études d'humanités, il s'appliqua à la médecine avec beaucoup de succès. Il voyagea ensuite, et s'acquit dans les lieux où il passa la connaissance des personnes de sa profession qui se distinguaient le plus par leur savoir et leur mérite ; il demeura huit ans à Strasbourg et à Bâle et en employa deux à parcourir l'Italie. Ce ne fut qu'après avoir acquis dans ses voyages les connaissances nécessaires, et après s'être formé par le commerce des savans, qu'il se crut en état de mériter le titre de docteur, qu'il reçut à Bâle en 1647. Peu de temps après, les magistrats de Schaffouse lui donnèrent la place de médecin de leur ville, prévenus en sa faveur par la réputation qu'il s'était acquise. Wepfer eut une pratique des plus étendues et des plus heureuses. Après une vie honorablement employée dans l'exercice de l'art et les travaux du cabinet. Il mourut le 28 janvier 1695, âgé de 74 ans. Son corps ayant été ouvert, on lui trouva l'aorte ossifiée, comme il l'avait conjecturé lui-même. Ses ouvrages sont d'un grand prix.

Oratio de thermarum potu in Barbeyterio. Bâle, 1646, in-8.

Observationes anatomicæ ex cadaveribus eorum quos sustulit apoplexia, cum exercitatione de ejus loco affecto. Schaffouse, 1658, in-8. Ibid., 1675, in-8. Amsterdam, 1681, in-8. Ibid., 1724, in-8.

De dubiis anatomicis epistola quâ objectiones nonnullas contra Bilsii doctrinam proponit Nuremberg, 1664, in-4. Strasbourg, 1665, in-8.

Historia anatomica de puellâ sine cerebro natâ. Schaffouse, 1665, in-4.

Cicutæ aquaticæ historia et noxæ Bâle, 1679, in-4. Ibid., 1716, in-4. Leyde, 1733, in-8. Venise, 1759, in-8.

Observationes medico-practicæ de affectibus capitis internis et externis. Schaffhouse, 1727, in-5. Zurich, 1745, in-4.

Wepfer a inséré diverses observations dans les Éphémérides des curieux de la nature.

(Niceron. — Haller.)

WERLHOF, habile et savant médecin, naquit à Helmstadt le 24 mars 1699, et eut pour père un célèbre professeur de droit, et pour proches parens les Meibomius. Son éducation fut extrêmement soignée; ce fut sous Meibomius et Heister qu'il se forma particulièrement dans la médecine. En 1721, il alla se fixer à Parme, pour y pratiquer l'art de guérir. Il prit en 1723 le grade de docteur à l'université d'Helmstadt. En 1725, il fut appelé à Hanovre, où il jouit bientôt d'une grande réputation et d'une belle clientelle: on aurait voulu le charger de l'enseignement de la médecine, mais il n'accepta point de devenir professeur. En 1740, Werlhof fut nommé premier médecin du roi d'Angleterre, à la cour de Hanovre; il fut aussi membre de la Société royale de Londres, de celles de Gottingue et de Leipzig, et de l'Académie des curieux de la nature. Il mourut le 26 juillet 1767.

Tout ce que Werlhof a écrit se fait remarquer par l'esprit d'observation, par des principes judicieux, par un style élégant et pur.

Diss. inaug. de medicina sectae methodicae veteris eiusque usu et abusu. Helmstadt, 1723, in-4.

Observationes de febribus, praecipue intermittentibus, et ex harum genere continuis deque earum periculis ac reversionibus praenoscendis et praecavendis, per medelam tempestivam, efficacem adaequatam candide et perspicue propositam, ad viros clarissimos et experientissimos Commercii literarii Noribergensis, qui problema proposuerant, et de febribus intermittentibus soporosis et apoplecticis. Hanovre, 1732, in-4. Ibid., 1745, in-4. Venise, 1757, in-4. Ibid., 1764, in-8. En allemand sous ce titre: *Auserlesene Aufsætze und Schriften über die Fieber und andere wichtige Gegenstænde der praktischer Aerzte. Aus dem Lateinischen.* Copenhague, 1785, in-8.

Cautiones medicae de limitandis laudibus et vituperiis morborum et remediorum. Hanovre, 1734, in-4.

Cautionum medicarum tractatus secundus sive animadversiones de l.

miranda febris laude et censura corticis Peruviani, quibus observationes de febribus illustrantur defenduntorque, adversus censuram disputatoris. (*Fr. A. Goelike*) *de laude febris valde suspecta.* Hanovre, 1734, in-4.

Medicinisches Bedenken von dem Sogenannten Hinbrüten; in einem Schreiben an dem Hrn. Pastor Teuber. 1734, in-4.

Disquisitio medica et philosophica de variolis et anthracibus, ubi de utriusque affectus antiquitatibus, signis, differentiis, medelis disserit, etc. Accedit Rud. Aug. Behrens, dissertatio de affectionibus a comestis mytulis. Hanovre, 1735, in-4.

Actorum medicorum Edimburgensium specimina duo de medicina alternate ex mercurio et de aurigine ex Anglico sermone Latine reddita. Accedit Epistola ad virum illustrem Jo. Sam. Nob. Dom. de Berger de iisdem argumentis et de remedio auriginis Camerariano, ubi simul disputationi de laude febris postremum corollarium additur. Hanovre, 1735, in-4.

Bedenken über den Gestank aus dem Munde. Francfort et Leipzig, 1743, in-4.

Gedichte von P. G. W. herausgegeben von der Teutschen Gesellschaft in Gœttingen; mit einer Vorrede Hern. D. Haller's. Hanovre, 1749, in-8.

Animadversio in novum phosphori genus, in historia Academiae Parisinae descriptum, nec non de usu decocti seminis milii ad alvi fluxum; in commercio litterario Norico. Vol. III. p. 123. sqq. — Observatio de cura lactis in podagra non spernenda. Ibid., p. 329. sqq. — De ischuria completa, operatione in regione pubis sanata; ibid., 269. sqq. — Observata in sectione pueri ischuria exstincti; ibid., p. 375 sqq. — Status epidemicus Hanoveranus 1733; ibid. p. 113. Ibid., 172. 220, 297, 361, — *Observatio de urinae suppressione, cantharidum pulvere sublata, deque huius pulveris in aliis morbis usu; ibid., p. 357, sqq. — De uteri inflammatione feliciter profligata; ibid., p. 298, sqq. — Observationes circa tempestatem et morbos epidemicos mense Novembri* 1733. Hanovre, *ibid., vol. IV. p. II, sqq. — Observationes meteorologicae hinc illincve. Ibid. — Observationes de tenellorum convulsione maxillæ inferioris.* Ibid., p. 42, *sq. — De spina ventosa ex læsione per spinam infixam; ibid., p.* 180, *sq. — De febre maligna contagiosa ex piscibus putridis; ibid., p.* 197. *sqq. — De abortu frequenti et lochiis post puerperium nullis; ibid., p.* 202. *sqq. — Meditationes super experimentis Hilfingeri, quibus ventilatur questio, an aër sanguini pulmones transeunti misceatur; ibid., p.* 211. *sqq. — Obs. de usu camphoræ interno, cumprimis in febribus acutis; ibid., p.* 258, 268. *— Observata in anatome ursi; ibid., p.* 297. *sq. — De leucophlegmatia post purpuram et febrem scarlatinam, per lac sulphuris curata; ibid., p.* 315. *— De usu pulveris antipleuretici Mynsichti, in pleuritide et in arthritide vaga; ibid., page* 315. 315. *— De usu mercurii in quartanis; ibid., p.* 370. *— De usu florum sambuci in pleuriticis; ibid., p.* 370. *sq. De lumbrico lato; ibid., p.* 371. *— De venæ jugularis sectione; ibid., p.* 371. *— De spiritus scorbutici Drawizii; ibid., p.* 373. *— De operationis necessitate in hernia incarcerata; ibid., vol. V, p.* 3. *— De insigni corticis peruviani ad sphacelum et* *gangrænam efficacia; ibid. p. 3. sq.* — *Status epidemicus hannoveranus mensibus novembris et decembris, 1734; ibid., p. 18.* — *De anthrace sicco et humido lethali observatio; ibid., p. 18. sq.* — *De morbo maculoso hæmorrhagico singulari; ibid., p. 50. sqq.* — *Status meteoro-epidemicus hannoveranus a 1738; ibid.* — *Obs. de usu rhei et corticis in hydropicis; ibid., p. 58. sqq.* — *De vi corticum aurantiorum antifebrili; ibid., p. 98.* — *De effectu electuarii mundificantis et mercurii dulcis in morbis venereis; ibid., p. 98. sq.* — *Methodus, qua utitur ad salivationem provocandam; ibid., p. 99.* — *Methodus, qua utitur ad scabiem sanandam; ibid., p. 100.* — *Cogitationes de limitanda convenientia febris castrensis epidemicæ ab Alpino et Kramero descriptæ; ibid., p. 122. sqq.* — *De camphoræ usu in purpurâ et inflammationibus internis; ibid., p. 153. sqq.* — *Meditationes ulteriores de sanguinis missione derivationis caussa instituta; ibid., p. 173, 181, 195.* — *De verme peculiari cum urina excreto; ibid., p. 282.* — *De ovarii hydrope; ibid., p. 280, 289.*

Pauli Gottlieb Werlhofii Opera medica, collegit et auxit. J. E. Wichmann, etc. Pars I et II. Hanovre, 1775. *Pars III, ibid.*, 177[illegible], in-4.

Sylloge epistolarum Pauli Gottl. Werlhofii selectiora quædam consilia continentium; in Caroli Christ. Engel speciminibus medicis. Berlin, 1781, in-8.

(Bœrner. — Wichmann.)

WERNER (PAUL-CHRÉTIEN-FRÉDÉRIC), né à Meidingen près de Dresde en 1751, fit ses études médicales à Dresde et à Leipzig. Reçu bachelier en médecine dans la dernière de ces universités en 1776, il y fut nommé prosecteur de l'amphithéâtre anatomique. La mort l'enleva le 10 juin 1785. Il n'a écrit que quelques opuscules, mais d'un grand intérêt.

Diss. observata quaedam in morbis et sectionibus cadaverum humanorum. Leipzig, 1776, in-4.

Vermium intestinalium, praesertim tæniae humanae, brevis expositio. Leipzig, 1782. *Continuatio*: Leipzig, 1782, in-8.

Vasorum lacteorum atque lymphaticorum anatomico-physiologica descriptio. Fascicul. I. cum fig. æneis. Leipzig, 1784, in-4.

(Ernesti. — Meusel.)

WESTPHAL naquit le 19 février 1720, à Greifswald, où son père était professeur ordinaire de morale et d'histoire, et doyen de l'université. Après une éducation domestique soignée, il reçut celle de l'université de Greifswald, puis il alla passer quelque temps dans celles de Berlin et de Halle, et revint se faire recevoir docteur en médecine dans sa ville natale vers la fin de l'année 1741. L'année suivante l'Académie des curieux de la nature l'admit au nombre de ses membres. En 1743, il fut nommé adjoint à la Faculté de médecine. Il en remplit les fonctions avec beaucoup de zèle, et en 1756, il devint professeur ordinaire. Westphal mourut le 16 décembre 1788.

Diss. inaug. med. (*Praes. Jo. Lembke*) *de parte intestini Jejuni per gutter inferius excreta salva manente aegri vita.* Greifswald, 1741, in-4.

Progr. de novis Medicis, novis coemeteriis. Greifswald, 1742, in-4.

Diss. de existentia ductuum hepaticu cysticorum in homine. Greifswald, 1742, in-4.

Diss. de vulnere intestini coli feliciter consolidati. Greifswald, 1743, in-4.

Progr. de injectionibus anatomicis. Greifswald, 1744, in-4.

Progr. de peritia Aristotelis anatomica. Geifswald, 1745, in-4.

Diss. de usu potus ad conservandam restituendamque sanitatem. Pars prior, de variis potulentorum generibus eorumdemque natura, usu et noxis ex abusu eorumdem in genere oriundis. Greifswald, 1745, in-4. — *Pars posterior, de potulentorum imprimis aquosorum usu speciali, quantitate eorumdem haurienda varia et variis aliis circa eadem animadvertentis.* Greifswald, 1746, in-4.

Mittel wider die Viehseuche unter dem Rindvieh. Greifswald, 1746, in-8.

Progr. curationes morborum internorum, quae a chirurgis suscipiuntur, a magistratu non esse tolerandas. Greifswald, 1745, in-4.

Diss. de vi atque efficacia diaetae et remediorum stomachicorum in curandis morbis chronicis. Greifswald, 1748, in-4.

Oratio de studiis per regulas diaeteticas facilitandis. Greifswald, 1756, in-4.

Diss. de usu quarumdam solidarum partium corporis humani adhuc dubio. Greifswald, 1757, in-4.

Diss. sistens aliquas animadversiones medicas circa potiora quaedam momenta in passione servatoris occurrentia. Greifswald, 1761, in-4.

Diss. litigia quaedam de generatione hominum orta. Greifswald, 1762, in-4.

Diss. I et II de frictione, magno remedio-anti-hypochondriaco. Greifswald, 1762-1763, in-4.

Diss. de matre infantem suum non lactante, huic et sibi noxas insignes inferente. Greifswald, 1763, in-4.

Diss. de cortice Peruviano; pars posterior, rectum salutaremque ejusdem in febribus intermittentibus usum exhibens. Auct. et Resp. Jo. Chr. Petersen. Greifswald, 1763, in-4.

Diss. de structura mammarum sexus sequioris, nuperrimis observationibus et experimentis superstructa. Auct. et Resp. Alex. Bernh Kolpin cum tabb. aen. Greifswald, 1764, in-4. Berlin, 1767, in-4.

Progr. de materia lactis. Greifswald, 1767, in-4.

Diss. de animi deliquiis. Greifswald, 1767, in-4.

Diss. de angina. Greifswald, 1767, in-4.

Diss. de epilepsiae motuumque con-

vulsivorum infantum caussis praecipuis. Greifswald, 1765, in-4.

Diss. de limitandis laudibus Ipecacuanhae ad curandam dysenteriam. Greifswald, 1765, in-4.

Diss. de nephrotomia. Greifswald, 1766, in-4.

Diss. de limitandis laudibus essentiarum et elixiriorum stomachicorum. Greifswald, 1766, in-4.

Diss. Aegroti arthritide laborantis historia. Greifswald, 1766, in-4.

Diss. de medelis quibusdam, qui apoplexiae parantur, suspectis partim et noxiis, partim laudandis. Greifswald, 1767, in-4.

Progr. de magno laxantium in morbis acutis, imprimis exanthemate cutaneo stipatis, malignis, ad imminuendum calorem auctum usu. Greifswald, 1767, in-4.

Diss. de calore naturali in febribus vel aucto vel imminuto. Greifswald, 1767, in-4.

Diss. de commercio uterum inter et placentam, foetusque nutritione. Greifswald, 1767, in-4.

Diss. de rubedine sanguinis. Greifswald, 1767, in-4.

Diss. de limitandis laudibus vomitoriorum ad curandas febres malignas. Greifswald, 1775, in-4.

Progr. de principiis sanguinis constitutivis. Greifswald, 1775, in-4.

Historische Nachricht derjenigen Krankheiten, welchen der Hr. Reichs R. Graf von Sinklaire vom 17 Dec. 1772 bis den 4 Marz 1776 ausgesetzt gewesen. Greifswald, 1776, in-4.

Commentatio medica I et II de limitandis laudibus medicamentorum alvum solventium. Greifswald, 1777, in-4.

Progr. de sudore sanguineo. Greifswald, in-4.

Dans les *Act. Acad. Nat. curios. vol. III, p.* 241 et suivantes, on trouve de Westphal :

Hydrops ascites feliciter curatus. — Radicis squillae insignis efficacia in oppletione pectoris pituitosa-caecitas plenaria in puero, usu mercurii dulcis iterum sublata. — Diarrhoea, pleuritidi supervivens, salutaris. — Motus convulsivi chronici ex terrore orti. — Haemorrhagia uteri enormis, immissione extermitatum superiorum in sal alcali calefacactum, feliciter cohibita. — Oculorum inflammatio, cum prominentia insigni dextri extra orbitam, a difficili praeruptione dentium caninorum ortu. — Abscessus lienis, abscessu in inguine orto sublatus.

WESZPREMI (Etienne), savant médecin et biographe hongrois, naquit à Weszprem, le 13 août 1723. Après avoir fait de bonnes études dans diverses villes de Hongrie, il entreprit de visiter les universités les plus célèbres des pays étrangers. Il alla d'abord à Zurich, où il passa dix-huit mois ; de là il alla en Belgique, puis en Angleterre. Le 15 juillet 1756, il fut reçu docteur en médecine à Utrecht. Rentré dans sa patrie, il subit l'examen rigoureux exigé pour la pratique, et occupa divers postes de médecin pensionné. Il a publié quelques écrits étrangers à la médecine, et les suivans, qui rentrent dans l'objet de ce dictionnaire.

Tentamen de inoculandâ peste. Londres, 1755, in-8.

Disput. inaug. medica sistens observationes medicas. Utrecht, 1756, in-4. *Recus. in Haller Disp. ad. med. pract. T. VI.*

A Kisded Gyermekeknek, etc. C'est-à-dire *Précis de l'éducation physique des enfans depuis la naissance jusqu'à trois ans, etc.* Claudiopolis, 1760, in-8.

Baba Mestersegre, etc. 1766, in-8. C'est le premier traité élémentaire d'accouchemens qui ait été publié en Hongrie.

Succincta medicorum Hungariæ et Transylvaniæ Biographia. centuria I. Leipzig, 1774, in-8. — *Cent. II.* Vienne, 1778 8. 2 part. *Centur. III. Decad. I et II.* Vienne, 1787, in-8. —Cet ouvrage est plein de recherches et de renseignemens utiles.

WETSCH, sphygmographe distingué, né à Saint-Florian, dans la Haute-Autriche, fit ses études médicales à Vienne. Il vint à Paris apprendre de Borden lui-même les doctrines de notre compatriote sur le pouls. Il pratiqua quelque temps à Vienne, puis il passa en Russie. Le 19 octobre 1776, il fut installé dans la chaire de physiologie et de pathologie de l'université de Moscou. Il ne l'occupa guère que deux années : la mort l'enleva le 24 mars 1779.

Examen chemico-medicum aquae acidulae, vulgo Pinkenfeldensis dictae. Vienne, 1763, in-8.

Das bestrittene Vorurtheil in zweyen Abhandlungen, die Einpropfung der Kinderpoken, und die Beerdigung der Todten in den Kirchen und Staedten betreffend ; aus dem Franzœsischen übersetzt und mit einer Vorrede herausgegeben. Vienne, 1764, in-4.

Medicina ex pulsu, s. systema doctrinae Sphygmicæ. Vienne, 1770, in-8.

De vomitu intestinorum, sive de calculo confirmato. Vienne, 1771, in-8.

Oratio de arte observandi et experiendi in medicis, habita die 30 junii 1777 in conventu publico Universitatis Mosquensis.

(Richter, *Geschichte der Med. in Russland*. — Meusel.)

WHARTON (Thomas), célèbre anatomiste, dont le nom se trouve attaché aux conduits salivaires des glandes sous-maxillaires, qu'il découvrit. Il descendait d'une famille illustre du duché d'York, et naquit en 1610. Il étudia d'abord au collége de Pembrock, à Cambridge, puis au collége de la Trinité, à Oxford. Les troubles du temps, auxquels l'université prit part, l'obligèrent à quitter Oxford pour aller à Londres; il s'y appliqua à l'étude de la médecine sous le docteur Bathurst, célèbre praticien de l'époque. L'université ayant repris, en 1646, le cours régulier de ses travaux, Wharton y retourna, y prit, en 1647, le grade de docteur, et revint se fixer à Londres. Il fut reçu en 1650 dans le collége de médecine. Il eut une pratique fort étendue, fut professeur au collége de Gresham, et acquit une grande célébrité par la publication de son traité des glandes. Il mourut le 14 novembre 1673.

Adenographia, sive glandularum totius corporis descriptio. Londres, 1656, in-8. Amsterdam, 1659, in-12. Nimègue, 1665, in-12. Wesel, 1671, in-12.

(Manget. — Joecher. — Haller.)

WHITE (CHARLES), excellent observateur et chirurgien des plus habiles, exerça la chirurgie et les accouchemens à Manchester, dans la seconde moitié du dernier siècle. La résection des extrémités articulaires des os, la réduction de la luxation de l'épaule par des tractions sur le bras élevé directement en haut, l'histoire de la *phlegmatia alba dolens puerperarum*, lui donnent des titres à une réputation durable.

An account of the topical application of sponge in the stopping of hæmorrhages. Londres, 1762, in-8.

A particular narration of a remarkable operation in a broken arm., etc. Londres, 1763, in-8.

Cases in surgery, with remarks : to which is added, a treatise on the ligature of arteries, by J. Aitken. Londres, 1770, in-8

A treatise on the management of pregnant and lying in women, and the means of curing, and more especially preventing the principal disorders to with they are liable, with some new directions concerning the delivery of the child and placenta in natural births ; illustrated with cases. Londres, 1772, in-8. *Second edition enlarged.* 1777, in-8. Londres, 1791, in-8. Traduit en français par M... docteur en médecine. Paris, 1774, in-12.

An inquiry into the nature and cause of that swelling in one or both of the lower extremities, which sometimes happens to lying in women ; with an examination into the propriety of drawing the breast in those who do and those who do not give such. Warrington, 1784, in-8.

Observations on gangrene ad convulsive spasms from local injuries. Warrington, 1790, in-8.

On the swelling of the lower extremities in lying in women. Londres, *part* I, 1792. *Part.* II, 1801, in-8.

An account of the regular gradations in men and in different animals and vegetables, and from the former to the latter ; illustrated with engravings adapted to the subject. Londres, 1799, in-4.

Of a remarkable operation on a broken arm. Phil. trans. 1760. *Abr.* XI, 475.

Of a complete luxation of the thigh bone in an adult person, by external violence. Ib. 432. — *An account of a case in which the upper head of the os humeri was sawed off, a large portion of the bone afterwards exfoliated, and yet the entire motion of the limb was preserved. Ib.* 1769, XII. 567. — *Of a new method of reducing dislocation of the shoulder without an ambe. Med. obs. and inq. II, p.* 373, 1762. — *Case of a locked*

jaw from a wound in the finger, cured. Ib., p. 382. — New method of amputating the ly a little above the ancle-joint, with a machine particularly adapted to the stump. Ib. IV, p. 168.
(Reuss. — Rob. Watt.)

WHITE (Robert), docteur en médecine, pratiqua la chirurgie et la médecine à Bury-Saint-Edmond, dans le comté de Lancastre, durant la seconde moitié du dernier siècle.

Animadversiones on the increase of fevers and other diseases. Londres, 1760, inn-8.

Observations on fevers. Londres, 1777, in-8.

The use and abuse of sea water impartially considered, and exemplified in several cases; with observations. Londres, 1776, in-8. Troisième édition, 1791, in-8.

The present practice of surgery: containing the description, cases, and treatment of each complaint, together with the most approved methods of operating. Londres, 1786, in-8. *3d edition enlarged*, 1801, in-8.

Analysis of the new London pharmacopœia, partichlarly calculated for the use of junior students. Londres, 1792, in-8.

Summary of the pneumato-chemical theory, with a table of its nomenclature; intended as a supplement to the analysis etc. Londres, 1796, in-8.

Remarks on the bite of a mad-dog. Memoirs med. III, p. 608, 1792.

Observations on the scirrho-contracted rectum. Ib. IV, p. 225, 1795.

(Reuss. — Rob. Watt.)

WHITE (Thomas), chirurgien d'un dispensaire à Londres, dans la dernière partie du dix-neuvième siècle, et au commencement de celui-ci, a écrit les deux ouvrages suivans, et quelques articles dans les journaux.

A treatise on struma or scrophula, in which the impropriety of considering it as an hereditary disease is pointed out, more rational causes are assigned, and a successful method of treatment is recommended. Londres, 1784, in-12, *3d. edit. enlarged and improved.* 1794, in-8.

Practical surgery; containing the description, cause, and treatment of each complaint. 1801, in-8.

(Reuss. — Rob. Watt.)

WHITE (William), docteur en médecine, membre de la société des antiquaires, exerça la médecine à York. Il était né en 1744, il mourut le 25 octobre 1790.

Essay on the diseases of the bile, more particularly on calculous concretions called stones. York, 1771, in-8.

Observations on the use of Dr. James's fever powder, emetic, tartar, and other antimonial preparations in fever, Londres, 1774, in-4.

Observations on the nature and method of cure of the phthisis pulmonalis; or consumption of the lungs, from materials left by the late W. White, M. D. and now published by A. Hunter, M. D. York, 1792, in-8.'

Observations on the medical virtues of lead. Med. com. III, p. 1775.

History of a case of hieranosos successfully treated by the Flowers of Zinc. Med. com. IV, p. 326, 1776.

Letters on the varicose aneurism. Med. Obs. and Inq. IV, p. 72. *a.* 377.

Account of the influenza, as it appeared at York in 1775. *Ib. VI. p.* 383. — *Case of a patient who discharged the pupa of the musca cibaria. Memoirs med. II. p.* 57, 1789. — *Experiments on air, and the effects of different kinds of effluvia on it, made at York. Phil. Trans.* 1778. *Abr. IV.* 322. — *Observations on the bills of mortality at York. Ib.* 1782 *XV.* 175.

(Reuss. — Rob. Watt.)

WHYTT (Robert), le plus distingué des physiologistes qui cherchèrent à soutenir le stahlianisme contre les doctrines de Haller, naquit à Edimbourg en 1714. Il commença ses études à l'université de Saint-André, les continua dans celle d'Edimbourg, puis à Londres, à Paris et enfin à Leyde. Rentré dans sa patrie, il se fit recevoir licencié en médecine, et se livra à la pratique. Il y obtint de grand succès, et sa réputation le porta à la chaire de médecine de l'université, où il fit son entrée en 1746. En 1752, il fut nommé membre de la Société royale de Londres, en 1761 premier médecin du roi en Ecosse, en 1764 président du collége royal des médecins d'Edimbourg. Whytt mourut le 15 avril 1766. Dans ses écrits physiologiques, il se montra expérimentateur habile et critique ingénieux, comme excellent observateur dans ses ouvrages de médecine pratique.

An essay on the vital and other involontary motions of animals. Edimbourg, 1751, in-8.

An essay on the virtue of lime-water and soap in the cure of stone. Edimbourg, 1752, in-12. *2d edition corrected and enlarged.* Edimbourg, 1754, in-12.

Physiological essays on the causes which promote the circulation of the fluids in the very small vessels of animals, on the sensibility and irritability of the parts of men and other animals; occasioned by Dr. Haller's treatise on these subjects. Edimbourg, 1755, in-12. *2d edit. enlarged*, 1763, in-12.

Observations on the nature, causes, and cure of those disorders which are commonly called Nervous, hypochondriac, or hysteric; to which are prefixed, some remarks on the sympathy of the nerves. Edimbourg, 1765, in-8.

Observations on the dropsy of the brain. To which is added, his other treatises, never hiterto published by themselves. Edimbourg, 1768, in-8.

An essay towards the discovering of a safe medicine for dissolving the stone. Ed. med. ess. V. p. 667, 1744.

Of the various strengths of different lime-waters. Ess. phys et lit. I, p. 372, 1754. — *Of the difference between respiration and the motion of the heart in sleeping and waking persons. Ib. p.* 436. — *The cure of a fractured tendo Achillis, Ib. p.* 450. *Description of the matrix or ovary of the buccinum ampullatum. Ib. II. p.* 8, 1756. — *Some experiments made with opium on living and dying animals. Ib. p.* 280. — *Of the use of bark in a dysentery and a hoarseness after measles. — Ib. III. p.* 366. — *Observations on the anomalous, and true gout. Ib. p.* 466.

Of an epidemic distemper at Edinburgh and southern parts of Scotland, in 1758. *Med. obs. and inq. II. p.* 187. — *On the use of sublimate in the cure of phagedenic ulcers. Ib. p.* 213.

Account of a earthquake felt at Glaskow and Dumbarton; also, of a shower of dust falling on a ship between Shetland and Iceland. Phil. trans. 1755. *Abr. X, p.* 687. — *On the remarkable effects of blisters in lessening the quickness of the pulse in cough, attended with infraction of the lungs, and fever. Ib.* 1758. *Abr. XI*, 220.

Works; published by his son. Edimbourg, 1768, in-4.

WICHMANN, habile observateur, naquit à Hanovre, le 10 mai 1740. Il fit ses premières études au lycée de Brenn, ses études médicales à Gottingue, et il fut reçu docteur en médecine dans cette université en 1762. Il vint alors en France, puis il passa en Angleterre. A son retour dans sa patrie, il s'appliqua à la pratique, et donna bientôt des preuves de son habileté. Il gagna l'estime et l'amitié de Werlhof, dont l'appui lui fit obtenir la place de médecin de l'hospice des orphelins et des pauvres. Werlhof étant mort en 1767, le poste de premier médecin du roi d'Angleterre à Hanovre fut partagé entre Zimmermann et Wichmann. Cet excellent médecin mourut le 12 juin 1802. Son ouvrage sur le diagnostic était fort remarquable en son temps, et la lettre qu'il adressa à Hensler sur les pollutions diurnes était d'un prix inestimable avant les travaux récens de M. Lallemand.

Dissertatio de insigni venenorum quorundam virtute medicâ, imprimisque cantharidum ad morsum animalium rabidorum, præstantiâ. Gottingue, 1762, in-4.

Beytrag zur Geschichte der Kriebel-Krankheit im J. 1770. Leipzig, 1771, in-8.

De pollutione diurnâ, frequentiori, sed rarius observatâ, tabescentiæ causâ. Gottingue, 1782, in-8.

Etiologie der Kraetze. Hanovre, 1786, in-8. Hanovre, 1791, in-8.

Beytrag zur Kenntniss des Pemphigus. Erfurt, 1791. in-4.

Ideen zur Diagnostic. Hanovre, 1794-1802, 3 vol. in-8. Vienne, 1798, in-8.

Zimmermann's Krankheitsgeschichte. Hanovre, 1796, in-8.

Kleine medicinische Schriften. Hanovre, 1799, in-8.

Ueber die Unentbehrlichkeit des Branntweins und einige aehnliche gegenstaende. Pyrmont, 1802, in-8.

WIER (Jean), homme au dessus des préjugés de son siècle, et médecin fort habile, naquit à Grave sur Meuse en 1515. Ce fut sous la direction du fameux Henri Corneille Agrippa qu'il fit ses études philosophiques. Il vint à Paris étudier la médecine, et de Paris il alla continuer à Orléans. Le doctorat lui fut conféré vers 1534. Il voyagea ensuite en Afrique, d'où il passa dans l'île de Candie, et peu de mois après en Allemagne. Le duc de Clèves, à la cour duquel il s'arrêta, le nomma son premier médecin, et Wier occupa cet emploi durant trente années. Il mourut subitement à Tecklembourg, en Westphalie, le 24 février 1588, au commencement de sa soixante-treizième année. Dans un temps où la superstition faisait croire aux sorciers, et où le fanatisme allumait des bûchers pour les malheureux soupçonnés de l'être, Wier eut le courage de prendre leur défense en démontrant que leurs prétendus sortiléges n'étaient que des actes d'aliénation. Sa philosophie le fit véhémentement soupçonner de n'être lui-même qu'un magicien.

Medicarum observationum rariorum liber unus. De scorbuto, de quartanâ, de pestilentiali anginâ, de pleuritide et peripneumoniâ, de hydropis curatione, de curatione mentorum naturalium clausorum et quibusdam aliis. Amsterdam, 1557, in-12. Bâle, 1567, in-4.

De lamiis. De irâ morbo. De præstigiis dæmonum. Amsterdam, 1660, in-4.

Le second traité parut sous ce titre: *Libellus de irâ morbo et ejus curatione philosophicâ, medicâ et theologicâ.* Bâle, 1577, in-8.

De dæmonum præstigiis et incantationibus libri sex. Bâle, 1564, in-8.

Tractatus de commentitiis jejuniis, cum tractatu de morbis incognitis. Francfort, 1583, in-8.

De tussi epidemicâ anni 1580. Bâle, 1582, in-4.

WIGAND (Just-Henri), l'un des accoucheurs modernes les plus distingués de l'Allemagne, naquit à Reval le 1er septembre 1769, d'Henri-Guillaume Wigand, pasteur de l'église et recteur de l'école publique. Dès l'âge de 11 ans, il fut privé des leçons de son père, qui fut atteint d'aliénation mentale, mais sa mère donna les plus grands soins à son éducation. Après de bonnes études littéraires et mathématiques faites dans sa ville natale, Wigand alla, en 1788, étudier la médecine à Iéna, et en 1791 à Erlang. Il fut reçu docteur l'année suivante, et bientôt après il rentra dans sa patrie. Il fit un voyage à Saint-Pétersbourg, dans l'intention de subir l'examen exigé pour prendre sa résidence et entrer en exercice dans l'empire, mais il revint sans se soumettre à cette formalité et se fixa à Hambourg, où il eut bientôt la réputation de très habile praticien et une belle clientelle. En 1814, sa santé, affaiblie par les travaux de la pratique, l'obligea à chercher du soulagement dans un changement de climat ; il alla à Heidelberg, et l'année suivante à Manheim. Il ne put se rétablir et succomba le 10 février 1817. Le professeur F. C. Naegele, à qui l'on doit l'édition posthume de son principal ouvrage, a donné une notice sur sa vie, et apprécié, comme pouvait le faire un homme tel que lui, le mérite de Wigand.

Diss. inaug. de noxa fasciarum infantum, imprimis quoad genitalia. Erlang, 1793, in-8.

Tabellen zur leichten Uebersicht der Geburtshülfe, aus dem Lateinischen J. W. Voigtels und in tabellarische Form gebracht. Hambourg, 1797.

Beytræge zur theoretischen und praktischen Geburtshülfe und zur Kenntniss und Kur einiger Kinderkrankheiten. 1stes Hft. Mit 1 Kpftaf. Hambourg, 1798. *2tes Hft.* Ibid. 1800. *Mit 1. Kupf. 3tes Hft.* Ibid., 1808, in-8.

Einige Worte an Hrn. Prof. Osiander in Gœttingue. Hambourg, 1801, in-8.

Ein Wort an Gattinnen und Mütter über das zu schnelle Wegnehmen der Nachgeburt. Hambourg, 1801, in-8.

Von den Ursachen und der Behandlung der Nachgeburtszœgerungen. Hambourg, 1803, in-8.

Ueber Geburtsstühle und Geburtslager. Hambourg, 1806, in-8.

Guter Rath und Unterricht, wie sorgsame Mütter ihre Kinder gesund erhalten und diejenigen Krankheiten derselben, wobey der Arzt so schleunig als mœglich gerufen worden muss, Zeiten erkennen sollen, Vorzüglich für die Hamburgerinnen bestimmt. Hambourg, 1809, in-8.

Drey den medicinischen Facultæten zu Paris und Berlin übergebene Geburtshülfliche Abhandlungen. Mit 1. Kpftaf. Hambourg, 1812, in-8.

Meine Reise von Hamburg über Berlin, Leipzick, u. s. w. nach Heidelberg. für Aerzte und Nichtærzte beschrieben. Francfort-sur-le-Mein, 1815, in-8.

Eine neue Methode, den Vorfall des Uterus und der Scheide zu Heilen; im Journ. der Erfind, Theorien u. Widersprüche in der Natur-und Arznezwiss. St. 16. Gotha, 1796, in-8.

Merkwürdiger Fall eines mit der Gebarmütterwand verwachsenen und zugleich doppelt incarcerirten Mutterküchens ; in Loders Journal für die Chirurgie, Geburtshülfe u. gerichtlichen Arzneykunde. T. 2. S. 290. — *Etwas über den Lenhardtschen Gesundheitstrank für Schwangere und auch über den Nutzen abführender Arzeneymittel in den letzten Hælfte der Schwangerschaft ; ibid., III. 1. p.* 151. — *Bruchstücke aus der Geburtshülfe ; ibid., III. 4. p. 704. etc. IV. 1. p.* 124. — *Abgenœthigte Erklærung, eine Stelle aus dem 2. Hefte meine Beitræge betreffend ; ibid., IV. 1. p.* 197.

Schnelle Hülfe von einer ungewœhnlich semerztillenden Mischung ; in Hufelands Journal der pract. Arzneykunde u. Wundarzeneykunst. IV. 1. S. 1. 145. — *Nachricht an practische Aerzte über ein neues Heilmittel beim Croup; ibid., XXIII.* 2. *S.* 160. — *Von einem ganz besondern, oft sehr hartnæckigen Gebærmutterblutflusse, der sich nach manchen Fehl- oder Frühgeburten einzustellen pflegt; ibid., XXXXIII.* 1. *S.* 17.

Medicinisch-practische Correspondenznachrichten; in der medicinischen Nationalzeitung für Deutschl. 1797. *Intell. Bl. Aug. S.* 782.

Beobachtung eines Mutterpolypen, welcher dreymal Ursache eines Abortus war; in Starks neuen Archiv für Geburtshülfe u. s. w. I. 1. *S.* 130.

Bruchstücke geburtshülflichen Inhalts; in Siebolds Lucina, II. 1. *S.* 41-61 *u. II.* 2. *S.* 34-56. (1804.) *Ueber das Mechanische in der geburtshülfe; in desselben Journal für Geburtshülfe. Bd. II. St.* 3. (1817.) *n.* 1.

Ueber einen wichtigen Punct bey Untersuchung des Kindermordes; in Kopps Jahrbücher der Staatsarzneykunde. St. St. 9. *S.* 116.

Hamburgisches Magazin für Geburtshelfer. Hambourg, 1807-1812, in-8. 2 vol. — Le premier volume de ce recueil fut publié en commun avec Gumprecht.

L'ouvrage suivant ne parut qu'après la mort de l'auteur.

Die Geburt des Menschen in physiologisch-diaetetischer und pathologisch-therapeutischer Beziehung, grœstentheils nach eigenen Beobachtungen und Versuchen dargestellt von Dr. Just Heinr. Wigand; herausgegeben von D. Franz. Carl Naegele. 1ster *Bd.* Berlin, 1820. *LXIII u.* 302 *S.* — 2ter *Bd. Mit* 4. *Steindrucktafeln. Ibid.* 1820.

(Naegele. — Recke *und* Napiersky. — *Med. chir. Zeitung.*)

WILHELM, né à Niederklein dans l'électorat de Mayence, le 5 octobre 1725, fut professeur ordinaire de chimie et de médecine pratique à l'université de Wurzbourg, conseiller et médecin du prince évêque et médecin d'hôpital. Il mourut le 20 juillet 1794.

Programma sistens historiam febris scarlatinœ anni 1766, *Herbipoli epidemicè grassantis.* Wurtzbourg, 1769, in-4.

Pharmacopœa Herbipolitana. Wurtzbourg, 1772, in-8.

Observationum electrico-medicarum decuriæ IV. Wurzbourg, 1774, in-8.

Observationum medicarum de phthisi decuria. Wurtzbourg, 1777, in-8.

Dissertatio de vermibus. Wurtzbourg, 1777, in-8.

WILLAN (Robert), le plus célèbre des dermatologistes, naquit au Hill, près de Sedbergh, dans le Yorkshire, en 1757. Fils et neveu de médecins, il reçut une éducation médicale fort soignée et fut reçu docteur à l'université d'Edimbourg en 1780. Il passa ensuite quelque temps à Londres pour perfectionner ses connaissances, et il alla prendre la clientèle de son oncle Trotter à Darlington, dans le comté de Durham. Il n'y resta pas long-temps; revenu dans la capitale en 1782, il fut nommé presque aussitôt médecin du dispensaire de Caray-Street, et quelque temps après de celui de Finsburg. Après la mort de J. A. Murray, en 1800, Willan le remplaça comme médecin de l'institution des fiévreux. L'excès du travail ruina sa santé, naturellement délicate; il alla à Madère, espérant du soulagement de l'influence d'un nouveau climat; mais il y succomba le 17 avril 1812.

On connaît la révolution que Willan a opérée dans l'étude et la classification des maladies de la peau. Il reconnut que les formes élémentaires de ces maladies étaient l'unique base sur laquelle on peut fonder une classification solide et une nomenclature régulière. Les études profondes auxquelles il s'était livré sur les antiquités de la médecine, lui furent d'un grand secours pour débrouiller l'histoire de plusieurs de ces affections, autrefois prodigieusement multipliés, et dont on ne voit plus aujourd'hui que de rares exemples. Willan avait étendu ses études d'érudition sur l'histoire civile et politique de l'antiquité, et il était un des membres distingués de la Société des antiquaires de Londres; il était aussi membre de la Société royale de la même ville.

Observations on the sulphur waters at Croft, near Darlington. Londres. 1782, in-8.

The history of the ministry of Jesus Christ, combined from the narrative of it in the four Evangelists. Londres, 1782, in-8. *Second edition, with notes and observations.* Londres, 1786, in-8.

Description and treatment of cutaneous diseases. Order I. Papulous eruptions on the skin; coloured plates. Londres, 1798, in-4. *Ord. 2. Scaly diseases of the skin.* 1801. *Ord. 3. Rashes, 1st. Part, containing the varieties of rubeola and scarlatina, etc.* Londres, 1805-7, 2 vol. in-4.

Reports on the diseases of London, particularly during te year, 1796, 97, 98, 99, and 1800. Londres, 1801, in-12.

On vaccine inoculation. Londres, 1806, in-4.

History of a case of chronic. hydrocephalus, with an account of the appearences on dissection. Med. facts, etc. III, p. 1, 1792.

Miscellaneous Works of the late. Robert Willan, comprising an inquiry into the antiquity of the small-pox, measles and scarlet fever now first published: reports on the diseases in London, a new edition and detached papers on medical subjets collected from various periodical publications, edited by Ashby Smith. Londres, 1821, in-8.

WILLIS (Thomas), anatomiste célèbre, et un des pathologistes les plus antichés des doctrines chémiatriques, naquit à Bedwin dans le comté de Wilt, en Angleterre le 6 février 1622.

Il apprit les élémens de la langue latine dans Edward Sylvester, et alla ensuite, en 1636, à Oxford, où Thomas Iles, chanoine de l'église de Christ, le reçut chez lui. Il y prit des degrés, et fut reçu maître-ès-arts en 1642.

La garnison de cette ville tenait alors le parti du roi, et il fut un des écoliers de cette université qui se firent une gloire de prendre les armes pour la défense de leur prince, cela ne l'empêcha pas cependant de s'appliquer à son étude favorite, qui était la médecine. Il y fit en peu de temps de grands progrès, et s'y fit recevoir bachelier en 1646.

Il résolut alors de fixer sa demeure à Oxford, où il eut bientôt beaucoup de pratiques. Après le rétablissement du roi Charles II, c'est à dire en 1660, il fut fait professeur de philesophie naturelle pour remplir la chaire fondée par Guillaume Sedlly à la place de Jean Croff, qui fut alors chassé. Peu de temps après il se fit recevoir docteur en médecine, et lorsque la société royale commença à se former, il fut un de ses membres.

Il quitta Oxford en 1666 pour aller s'établir à Londres, où il devint bientôt un des plus fameux et des plus recherchés médecins de cette ville. Il n'y fut pas long-temps sans être agrégé au collège des médecins dont la plupart avaient beaucoup d'estime pour lui, estime qu'il méritait, non seulement par sa douceur et sa droiture, mais encore par l'étendue de ses connaissances dans la philosophie, l'anatomie et la chimie, par son habileté dans la pratique et par la netteté et l'élégance de son style.

Cette estime se changea cependant dans la suite en jalousie, par rapport à quelques uns de ses confrères, ce qui lui procura sur la fin de sa vie des chagrins qui abrégèrent ses jours. Il mourut à Londres le 21 novembre 1675, dans sa cinquante-quatrième année.

Diatribæ duæ: I de fermentatione, seu de motu intestino particularum in quocumque corpore; II de febribus, seu de motu earumdem in sanguine animali. La Haye, 1659, in-12. — Londres, 1660, in-8. — Ibid. 1662, in-8. — Amsterdam, 1663, in-12. — Londres, 1665, in-8. — Amsterdam, 1665, in-12. — Ibid., 1669, in-12. Londres, 1677, in-8. — Leyde, 1680, in-8.

Cerebri anatome, cui accessit nervorum descriptio et usus. Londres, 1664 in-4. — Ibid., 1670, in-8. — Amsterdam, 1664, in-12. — Ib., 1667, in-12. — Ib., 1683, in-12.

Pathologia cerebri et nervosi generis, in quâ agitur de morbis convulsivis et scorbuto. Oxford, 1667, in-4. — Amsterdam, 1668, in-12. — Ib., 1670, in-12. — Leyde, 1671, in-12. —Londres, 1678, in-12.

Adfectionum quæ dicuntur hystericæ et hypochondriacæ pathologia spasmodica vindicata. Accesserunt exercitationes medico-physicæ duæ de sanguinis accensione et de motu musculari. Londres, 1670, in-8. — Leyde, 1671, in-12.

De animâ brutorum, quæ hominis vitalis et sensitiva est, exercitationes duæ, prior physiologica, altera patho-

logica. Oxford, 1672, in-4. — Londres, 1672, in-8. — Amsterdam, 1672, in-12. — Ibid., 1674, in-12. — Trad. en anglais, Londres, 1683, in-fol.

Pharmaceutica rationalis, seu diatriba de medicamentorum operatione in corpore humano. T. I, Oxford, 1673, in-4. — La Haye, 1675, in-12. — Oxford, 1675, in-4. — La Haye, 1677, in-12, — Oxford, 1678, in-8. — Traduit en anglais, Londres, 1683, in-fol.

Les œuvres de Willis ont été réunies sous ce titre:

Opera omnia. Genève et Lyon, 1676, in-4. — Genève, 1680, in-4. — Amsterdam, 1682, in-4. — Venise, 1720, in-fol.

(Niceron.)

WILMER (Bradford), chirurgien à Coventry, dans le Warwickrhise, dans la dernière partie du dix-huitième siècle, s'est fait connaître d'une manière avantageuse par la publication des ouvrages et mémoires suivans.

Cases and remarks in surgery; to which is subjoined, the method of curing the bronchocele in Coventry. Londres, 1779, in-8.

Strangulated hernia; paraphymosis; diseases of the testes. Injuries, etc. of the head; diseases of the eye, etc., etc. Observations on the poisonous vegetables which are indigenous in great Britain, or cultivated for ornament. Londres, 1781, in-8.

Practical observations on hernia, illustrated with cases. Londres, 1788, in-12. *2d. edition enlarged*, 1802, in-8.

Account of the good effects of dividing the aponeurosis of the biceps muscle in painful lacerated wound. Med. obs. and inq. IV, p. 338, 1771.

An account of a woman accidentally burnt to deat at Coventry. Phil. trans. 1774. *Abr. XIII*, 534.

The history of a remarkable affection of the legs terminating fatally. Med. com. XIV, p. 302, 1789.

Case of excessive hæmorrhage from the crural vein. in a young man. Mem. med. III, p. 585, 1793.

WILSON (Matthieu), ecclésiastique et médecin, naquit dans le comté de Chester, état de Pensylvanie, en 1728. Les langues, la théologie et les sciences occupèrent sa jeunesse; ce n'est que plus tard qu'il y joignit la médecine, et ce fut sous le docteur Dowell qu'il l'étudia. Il mourut le 31 mars 1790, ayant publié divers écrits, parmi lesquels les suivans se rapportent à l'objet de notre dictionnaire.

History of a malignant-fever, which prevailed in Sussex country, Delaware, in the year 1774. In Atkin's american magazin. April, 1775.

Observations on the severity of the cold during the Winter of 1779-80. *In Transactions of the american philosophical society. Vol.* 3.

Essay on the diseases arising from

the air, attempting to show that most diseases are caused by miasmata in the air, with an enumeration of some of them. In Carey's American museum, T. IV, 1786.

(Thacher, *americ. med. biogr.*)

WINCKELMANN, né à Brunswick en 1780, fut professeur particulier près l'université de Gottingue, depuis 1802, et, depuis 1803, professeur au collége anatomico-chirurgical de Brunswick, il mourut le 21 février 1810.

Litteratur der œffentlichen Armen- und Krankenpflege in Teutschland. Brunswick, 1802, in-8.

Ueber das Studium der empirischen Physiologie. Brunswick, 1803, in-8.

Einleitung in die dynamische Physiologie. Gottingue, 1803, in-8.

Kenntniss der œffentlichen Gesundheitspflege. Francfort, 1804, in-8.

Entwurf der dynamischen Pathogenie. Brunswick, 1805, in-8.

Archiv fuer Gemueths-und Nervenkrankheiten. Brunswick, 1805, in-8.

Beobachtungen ueber den Wahnsinn. Berlin, 1806, in-8.

(*Med. chir. Zeitung.* — Meusel.)

WINSLOW (Jacques Bénigne), l'un des plus grands anatomistes du dernier siècle, naquit à Odensée, en Danemarck, le 2 avril 1669. Fils et petit fils de ministres Luthériens, il embrassa d'abord la carrière de la théologie. Les entretiens habituels qu'il eut avec un condisciple, étudiant la médecine, lui apprirent et apprirent à son ami qu'ils s'étaient mépris l'un et l'autre sur la vocation de leur esprit; mieux éclairés à cet égard, l'ami se fit théologien et Winslow sentit qu'il était né pour l'anatomie. Après des études dans le collége de Borrichius, il fut honoré de la protection et des bienfaits du roi de Danemarck, qui lui fournit les moyens de parcourir les plus fameuses écoles de médecine, d'y voir les plus habiles maîtres et de profiter de leurs lumières pour se perfectionner dans son art. Son premier séjour fut en Hollande, où il passa l'année 1697. Au commencement de 1698, il vint à Paris, il y était depuis environ deux ans, aux frais du gouvernement de son pays, quand il se convertit à la religion catholique, après avoir reçu les instructions du grand Bossuet. Cette conversion interrompit les largesses du roi de Danemarck à son égard, et il se vit réduit aux ressources que lui procura la protection de Bossuet. Il n'aurait pu après la mort de prélat, suffire aux frais ordinaire qu'entraînait la réception au doctorat, mais la Faculté lui en fit remise, en considération du mérite dont il avait déjà fait preuve; il fut reçu docteur le 4 octobre 1705. Duverney le fit bientôt après son élève particulier, son pensionnaire, son ami et lui ouvrit l'entrée de l'académie des sciences. Winslow ne se contenta pas d'être un grand anatomiste, il joignit à cet honneur celui d'être un excellent professeur, et un auteur classique. Il vécut jusqu'à l'âge de quatre-vingt-onze ans, et mourut le 3 avril 1760. Le recueil des mémoires de l'Académie des sciences en contient un grand nombre de Winslow, on possède de lui :

An ex anatome subtiliori ars medica certior? Paris, 1717, in-4.

Lettres à M. Morand sur l'opération de la taille au haut appareil. Paris, 1728, in-12.

An in cognoscendis morbis, errores funestos vitare possit anatomes parum duntaxat gnarus? Paris, 1732, in-4.

Exposition anatomique de la structure du corps humain. Paris, 1732, in-4. Amsterdam, 1743. in-12. 3 vol. 4 vol. Ibid., 1754, in-12. 4 vol. Paris, 1766, in-12. Traduit en allemand, Berlin, 1733, in-8. En anglais, Londres, 1733, in-4. En italien, Naples, 1746, in-8. En latin, Francfort, 1753, in-8. Venise, 1758, in-8.

An mortis incertæ signa minus incerta à chirurgicis quàm ab aliis experimentis? Paris, 1740, in-4.

Dissertation sur l'incertitude des signes de la mort. Paris, 1742, in-12.

An ad servandam præ fœtu matrem, obstetricium humatile minus anceps et æque insons, quàm ad servandum cum matre fœtum sectio cæsarea? Paris, 1744, in-4.

An ad extrahendum calculum, dissecanda ad pubem vesica. Paris, 1752, in-4.

Remarques sur le mémoire de M. Ferrein, concernant le mouvement de la mâchoire inférieure. Paris, 1755, in-4.

Les mémoires de Winslow insérés parmi ceux de l'académie des sciences, constituant une partie fort importante de ses œuvres, j'en donnerai l'indication :

Observations sur les fibres du cœur, et sur ses valvules, avec la manière de le préparer pour le démontrer. Mém. de l'acad. des sc. 1711.

De la manière dont se font les sécrétions dans les glandes. Ibid.

Nouvelles observations anatomiques sur la situation et la conformation de plusieurs viscères. Ibid., 1715.

Description d'une valvule singulière de la veine cave, et nouveau sentiment sur la fameuse question du trou ovale. Ibid., 1717.

Observations sur les muscles de l'omoplate. Ibid., 1719.

Sur la mécanique des cartilages semi-lunaires. Ibid., 1719.

De l'action des muscles en général, et de l'usage de plusieurs en particulier. Ibid., 1720.

Observations sur les os du corps humain. Ibid.

Observations sur la mécanique des muscles obliques de l'œil, sur l'iris, et sur la porosité de la cornée transparente. Ibid., 1721.

Explication de l'enfoncement apparent d'un grand clou dans le cerveau par les narines. Ibid., 1722.

Conformation particulière du crâne d'un sauvage de l'Amérique septentrionale. Ibid., 1722.

Observations ostéologiques. Ibid., 1722.

Observations anatomiques sur quelques mouvements extraordinaires des omoplates et des bras, et sur une nouvelle espèce de muscles. Ibid., 1723.

Mémoire sur l'action des muscles. Ibid., 1724.

Eclaircissements sur la circulation du sang dans le fœtus. Ibid., 1725.

Observations nouvelles sur le mouvement ordinaire de l'épaule. Ibid., 1726.

Observations anatomiques sur la rotation, la pronation, la supination, et d'autres mouvemens en rond. Ibid., 1729.

Sur les mouvemens de la tête, du cou, et du reste de l'épine du dos. Ibid., 1730.

Remarques sur les monstres, avec des observations sur les marques de naissance (Cinq mémoires). Ibid., 1733, 1734, 1740, 1742.

Observation anatomique sur une contorsion involontaire de la tête. Ibid., 1735.

Observation anatomique sur une raideur douloureuse du côté droit du cou, avec un grand battement de la carotide, et une espèce de cliquetis au fond de la gorge. Ibid., 1735.

Remarques et éclaircissemens par l'anatomie comparée sur plusieurs articles de la seconde partie du Traité de Borelli : De motu animalium. Ibid., 1738.

Observations anatomiques sur la disposition naturelle que nous avons à faire certains mouvemens avec les deux mains à la fois, ou avec les deux pieds à la fois, plus facilement en sens contraire qu'en même sens ; et sur la difficulté naturelle de faire à la fois avec les deux mains ou avec les deux pieds certains mouvemens différens dont l'alternative n'a aucune difficulté. Ibid., 1739.

Réflexions anatomiques sur les incommodités, infirmités, etc. qui arrivent au corps humain à l'occasion de certaines attitudes et de certains habillemens. Ibid., 1740.

Sur les mauvais effets de l'usage des corps à baleine. Ibid., 1741.

Oservations par l'anatomie comparée sur l'usage des muscles digastriques, de la mâchoire inférieure dans l'homme. Ibid., 1740.

WINTER (Frédéric), né à Udem, dans le duché de Clèves, en 1712, fit ses études médicales à Duisbourg et à Leyde où il fut reçu docteur en 1736. En 1737 le prince d'Orange le prit pour son médecin, il le nomma en 1740 professeur ordinaire de médecine à Herborn ; mais sans l'astreindre à faire des cours réguliers, pour conserver l'avantage de l'avoir souvent à sa cour. En 1744, Winter fut nommé professeur de médecine et de chimie à Francker. Il prit en 1747 la chaire de Botanique, avec augmentation d'appointemens; la même année il passa à l'université de Leyde, pour y occuper la chaire de médecine. Winter mourut le 11 novembre 1760. Il n'a écrit que trois opuscules académiques.

Diss. de motu musculorum. Leyde, 1736, in-4.

Oratio de certitudine in medicina. Leuwarde, 1740, in-4.

Oratio de certitudine in medicina practica. Francker, 1746, in-4.

(Vrimoet, *Athenae frisicae.* — Meusel, *Lexicon.*)

WISEMAN (RICHARD), surnommé le Paré de l'Angleterre, était attaché, comme chirurgien, à la famille royale, à l'époque de la grande révolution de 1640. Il accompagna le prince Charles, fugitif en France et dans les Pays-Bas. Rentré avec lui en Ecosse, il fut fait prisonnier à la bataille de Worcester; il recouvra la liberté en 1652, et exerça depuis sa profession à Londres. Sa pratique s'accrut considérablement après la restauration. On ignore l'époque de sa mort. Wisemann publia un recueil de traités sur les points principaux de la chirurgie, traités dans lesquels les principes généraux, établis avec beaucoup de jugement, sont appuyés de faits particuliers rapportés avec candeur et décrits avec un sens chirurgical vraiment remarquable. Aussi ce recuil, l'un des monumens les plus précieux de la chirurgie anglaise, conserva-t-il toujours beaucoup d'intérêt.

A treatise of wounds. Londres, 1672, in-8.

Several chirurgical treatises. Londres, 1676, 1686. in-fol. 1719. 2 vol. in-8.

System of surgery. Londres, 1734, 2 vol. in-8.

Experiments made at London for staunching the blood of Arteries and veins. *Phil. Trans*. 1673. *Abr. II*, p. 17.

Account of farther experiments concerning the wonderful effects of the blood-staunching liquor. *Ibid*.

WISTAR (GASPARD), professeur distingué d'anatomie à l'université de Pensylvanie, naquit à Philadelphie le 13 septembre 1761, d'une famille allemande émigrée depuis un demi-siècle environ des domaines de l'électeur palatin. Il fit ses études médicales sous le docteur John Redman, ex-président du collége de Philadelphie, et sous le chirurgien John Jones. En 1782, il reçut le grade de bachelier en médecine à l'université de Pensylvanie, après avoir étonné ses examinateurs par les preuves qu'il donna de savoir et de jugement. L'année suivante il passa en Europe et alla continuer ses études d'abord à Londres, puis à Edimbourg. Il fut reçu docteur dans l'université de cette dernière ville en 1786. Il fut rentré dans sa patrie au mois de janvier 1787. On le nomma presque aussitôt médecin du dispensaire de Philadelphie récemment établi; la même année il fut élu membre du collége des médecins et de la Société philosophique américaine. En 1789, on lui offrit la chaire de chimie du collége de Philadelphie, place qu'il n'accepta point sans beaucoup d'hésitation, à cause de la rivalité déplorable qui existait alors entre cette école et l'université de Pensylvanie. Cette rivalité cessa, et Wistar fut pour beaucoup dans ce pacte d'union.

Au mois de janvier 1792, il fut nommé professeur-adjoint d'anatomie, de chirurgie et d'accouchemens à l'université, et après la mort de Shippen, en 1808, il fut professeur en titre. Son zèle dans l'enseignement fut sans borne, et il sut inspirer aux élèves l'amour de la science, comme il leur inspirait par son caractère l'attachement et la vénération. Cet excellent homme mourut du typhus le 22 janvier 1818. On lui doit, outre divers articles insérés dans des collections académiques, l'ouvrage suivant, qui est classique aux Etats-Unis.

A system of anatomy for the use of students of medicine. Philadelphie, 1811, in-8. 2 vol. Ibid., 1816, in-8. 2 vol. Ibid., 1822, in-8. 2 vol.

(Thacher, *americ. med. biogr.*)

WITHERING (WILLIAM), observateur distingué, naquit à Willington dans le Shropshire, en 1741. Son père lui enseigna les premiers élémens de la médecine et de la pharmacie; il alla ensuite à l'université d'Edimbourg, où il fut promu au doctorat en 1766. Il demeura quelque temps à Stafford, mais il se fixa ensuite à Birmingham, où il eut une clientelle étendue. Ayant la poitrine naturellement délicate, il fut forcé deux fois, en 1793 et 1795, d'aller passer l'hiver en Portugal, pour se soustraire aux rigueurs du climat de sa patrie. Il mourut à Birmingham le 6 octobre 1799. Il a publié une flore britannique estimée, des mémoires dans divers recueils académiques, et d'autres ouvrages.

A botanical arrangement of all the vegetables naturally growing in Great Britain; with an easy Introduction to the study of botany. The whole illustrated with plates. Birmingham, 1776, 2 vol. in-8. *2d. edit. including the uses of each species of British plants in medicine, in diet, rural economy, and the arts; also, a new set of references to figures, by Dr. Stokes. Vol. I. and II.* Londres, 1788, *vol. III,* 1798, in-8. *The 3d edit.* Londres, 1796, 4 vol. in-8.

An account of the scarlet fever, and sore throat or scurlatina anginosa, particularly as it appeared at Birmingham in 1778. Londres, 1779, in-8. Birmingham, 1793, in-8.

Outlines of mineralogy, translated from the original of sir Fortescu Bergman. Birmingham, 1783, in-8.

An account of the fox-glove, and some of its medical uses; with practical remarks on dropsy and other diseases. Birmingham, 1785, in-8.

A new method of preserving fungi, etc. Trans. Linn. Soc. 1792, *vol. II, p.* 263.

An analysis of two mineral substances, viz. The rowley-rag-stone, and the toad-stone. Phil. Trans. 1782. *Abr. XV.* 290. *Experiments on the terra ponderosa, etc.* Ibid., 1784, 544. *On some extraordinary effects of lightning.* Ib. 1790. *XVI.* 662.

The miscellaneous tracts of the late W. Withering. To which is prefixed a memoir of his life, character and writings. Londres, 1822, in-8. 2 vol.

(Reuss. — Rob. Watt. — *Med. chir. review.*)

WITTWER (Philippe-Louis), fils d'un marchand de Nuremberg, naquit dans cette ville le 19 mai 1752. Il commença ses études médicales sous son père, et les continua à Altdorf et à Strasbourg. C'est dans la dernière de ces universités qu'il fut promu au doctorat, en 1774. Il vint à Paris l'année suivante, et après quelques mois de séjour dans cette capitale, il rentra dans sa patrie. En 1776, il fut admis dans le collége des médecins de Nuremberg. En 1783, il fut appelé à Altdorf pour occuper la chaire de médecine, il en prit possession en 1784, mais dès l'année suivante une affection hypocondriaque le détermina à la quitter pour venir à Nuremberg. Le soin de sa santé le détermina à faire divers voyages, à Vienne, à Munich, à Augsbourg. En 1790 il parcourut les bords du Rhin; il retira peu d'avantage de toutes ces courses, et il mourut le 24 décembre 1792.

Diss. inaug. sistens ideam dispensatorii nostris temporibus accommodati. Strasbourg, 1774, in-4.

Rede, an dem feyerlichen Vereinigungstag der gerichten und vollkommenen Loge Joseph zur Einigkeit gesprochen von dem Bruder Redner W. 1778, in-8.

Denkmahl, einem verdienten Arzt, Hrn. J. C. Wittwer, errichtet von seinem Sohn. Ibid, 1782, in-8.

Ueber den jüngsten epidemischen-Katarrh. Ibid., 1782, in-8.

Dem Andenken der verdienstvollen Mannes D. Jak. Reimbold Spielmann's, der Arzneyk. D. und œffentl. Lehrers in Strasburg, geheiligt. Helmstadt et Leipzig, (1784), in 8. *Auch in Crell's chemisch. Annalen* 1784. *St.* 6.

An mein entschlafenes Dorchen geschrieben in der Stunde ihrer Beerdigung am 4ten Marz 1784 in-fol.

Nikolaus Tulp; dem Priesterjubilæum Hrn. Predigers Mœrl geweyhet. Nuremberg, 1785, in-4. *Auch in Baldinger's medicin Journal. St.* 13 (1787).

Verfassung, gesetze und Scriften-Verzeichniss des Lesekabinets zu Nürnberg 1788, in-8.

Archiv für die Geschichte der Arzneykunde in ihrem ganzen Umfang. 1sten Bandes 1stes Stück. Nuremberg, 1790, in-8.

Briefe an Aerzte. Erster Brief, uber die Herrschenden Krankheiten im Winter 1788 *bis* 1789 *in Nürnberg.* Ibid., 1789, in-8.

Entwurf einer Geschichte des Kollegiums der Aerzte in der Reichstadt Nürnberg; eine Einladungsschrift zu der œffentlichen Jubelfeyer der vor 200 *Jahren geschehenen Errichtung desselben. Am* 27*sten May* 1792. Ibid., in-4.

Rede zu Joachim Camerarii Gedæchtniss, gehalten bey der 200 *jahri-*

gen Jübelfeyer des Nürnbergischen Kollegiums der Aerzte, am 30sten May 1792. Ibid., 1792, in-4.

Wittwer fut l'éditeur de la collection suivante des thèses choisies de Strasbourg:

Delectus dissertationum medicarum Argentoratensium. Vol. I. Nuremberg, 1777, *Vol. II.* Ibid., 1778. *Vol. III.* Ibid., 1779. *Vol. IV.* Ibid., 1781, in-8.

(Schlichtegroll. — Meusel)

WOLF (Gaspard-Frédéric), habile anatomiste et physiologiste savant, naquit à Berlin en 1735. Il fut reçu docteur en médecine à Halle en 1759, après avoir soutenu, sur la génération, une dissertation fort remarquable, dans laquelle se trouvent les germes de nos doctrines modernes sur l'embryogénie. Wolf revint, après sa réception, se fixer dans sa ville natale. Il y resta dix années, au bout desquelles il fut appelé à Pétersbourg pour y occuper la chaire d'anatomie et de physiologie. C'est dans la collection des mémoires de l'Académie des sciences de cette ville qu'il a publié ses travaux les plus importans : celui sur la formation du canal intestinal, et la longue série de ses mémoires sur la structure du cœur. Il mourut le 22 février 1794.

Diss. inaug. sistens theoriam generationis. Halle, 1759, in-4. *Editio nova, aucta et emendata. Cum II tabb. aen.* Halle, 1774, in-8. En allemand sous ce titre : *Theorie der Generation in zwey Abhandlungen, erklaert und erwiesen u. s. w.* Berlin, 1764, in-8.

De formatione intestinorum praecipue, tum et de amnio spurio aliisque partibus embryonis gallinacei, nondum visis, observationes in ovis incubatis institutae. Dans les *Novis Commentar. Petropol. Tom. XII et XIII.* — *De gemellis in ovo; ibid., tome XIV.* — *Descriptio musculorum armi leonis; ibid., tome XV.* — *Anatome vituli bicipitis cum corde uno; ibid., tome XVII.* — *De vesica fellea leonis, ibid., tome XX.* — *Vesicae felleae tigridis, leonis et hominis comparatae. Ibid., tome XX.* — *Anatome monstri duarum puellarum congenitarum*; dans les *Actis. Acad. scient. Petrop. pro. a.* 1778. *Pars prior.* — *Descriptio plicarum, rugarum etc. superficiei interioris vesicae felleae; ibid., pro. a.* 1779. — *De destinatione partium corporis humani; ibid.* — *Descriptio pulli deformis, cum quatuor pedibus totidemque alis; ibid., pro. a.* 1780. — *Descriptio positionis fibrarum carnosarum et ossearum cordis; ibid. pro a.* 1781, 1783, et 1784, 1785, 1786, 1787, 1788, 1789, 1790.

De filicum seminibus; in C. F. Ludwigii Delectu opusculorum ad scient. natur. spectantium N. X.

(Richter, *Geschichte der Med. in Rusland.* — Haller, *epist. ad eum script.*)

WOLF (Yves), chirurgien de grande expérience, naquit dans le comté d'Oldembourg, en Westphalie, le 2 avril 1615. Après avoir fait ses études à Brême, il voyagea en Danemarck, en Pologne, en Russie, en Hollande, en Angleterre, en France, en Espagne, s'attachant partout à suivre la pratique des chirurgiens les plus célèbres. Revenu dans sa patrie, il y jouit bientôt de la réputation d'excellent praticien, et il sut toujours la soutenir. Il recueillit les observations qui s'offrirent à lui dans sa longue pratique; son fils, Jean-Christian, fit un choix des principales, les mit en latin, et les publia sous ce titre :

Observationum chirurgico-medicarum libri duo, cum scholiis et variis interspersis historiis medicis. Quedlimbourg, 1704, in-8.

WOODVILLE (William), l'un des hommes qui ont le plus contribué à la rapide propagation de la vaccine dans toutes les parties du globe, était médecin de l'hôpital Pancrace de Londres, hôpital spécial consacré aux varioleux. Il avait été, avant la découverte de Jenner, grand partisan de l'inoculation. Ce médecin mourut en 1805.

Medical botany; containing systematic and general description, with plates, of all the medicinal plants, indigenous and exotic, comprehended in the catalogues of the materia medica, as published by the royal college of physicians of London and Edinburgh. Londres, 1791-93, in-4, 3 vol. — Deuxième édition, ibid., 1810, in-4, 4 vol. — Avec le supplément suivant.

Supplement to medicinal botany, or part the second; containing plates with description of most of the medicinal plants not included in the materia medica of the collegiate pharmacopœia of London and Edinburgh, with their medicinal effects, and the diseases in which they have been successfully employed; 64 *plates.* Londres, 1794, in-4.

The history of the inoculation of the small pox in Great Britain; comprehending a review of all the publications on the subject, with an experimental inquiry into the relative advantages of every measure which as been deemed necessary in the process of inoculation. Vol. 1, Londres, 1796, in-8.

Report of a series of inoculations for the variolae vaccinae or cow-pox; with remarks and observations on this disease, considered as a substitute for the small-pox. Londres, 1797, in.8.

Observations on the cow-pox. Londres, 1800, in-8.

WOODWARD (Jean), fameux géologue, naquit dans le comté de Derby, le 1er mai 1665. Quoique appartenant à une famille qui semblait devoir lui assurer une profession libérale, il fut mis, à l'âge de 16 ans, en apprentissage chez un tisserand de Londres. Le docteur Barwick, qui le connut et sut apprécier ses dispositions, le prit chez lui, et lui donna les moyens, dans les huit années qu'il le garda, d'acquérir une instruction solide dans les sciences et la médecine. Il n'était pas encore reçu docteur, qu'il fut jugé digne de remplacer au collége de Gresham le docteur Stillingfleet, professeur de médecine ; ceci eut lieu en 1692. L'année suivante il fut admis dans la Société royale de Londres; en 1696, il fut promu au doctorat dans l'université de Cambridge, et en 1702, il fut incorporé au collége des médecins de Londres. Woodward mourut le 25 avril 1728. Il a joui d'un grand renom pour le système qu'il imagina sur la théorie de la terre. Ce n'est pas ici le lieu d'indiquer les discussions qu'il eut sur ce sujet. Son nom a beaucoup moins d'importance dans l'histoire de la médecine que dans celle de la géographie physique.

An essay toward a natural history of the earth and terrestrial bodies, especially in minerals, als also of the sea, rivers and springs ; with an account of the universal deluge, and of the effects that it had upon the ea th. Londres, 1695, 1702, 1723, in-8. — *Latinè vertente Scheuchzer.* Zurich, 1704, in-8.

Brief instruction for making observations in all parts of the world ; as also for collecting, preserving and sending over natural things. Londres, 1696, in-8.

Letter giving an account of some roman arms and other antiquities lately digged up near Bishop'sgate ; with brief reflections on the ancient and present state of London. Oxford, 1712, in-8, Ibid., 1723, in 8. Londres, 1713, in-8. Oxford, 1744, in-8.

Naturalis historia telluris, illustrata et aucta, una cum ejusdem defensione, praesertim contra nuperas objectiones Camerarii, etc. Londres, 1714, in-8.

State of physic and diseases ; with an inquiry into the late increase of them, but more particularly of the small pox, with remarks on purging in that disease. Londres, 1718, in-8. *Latinè.* Zurick, 1720, in-8.

A supplement and continuation of the essai toward a natural history of the earth written originally in latin, translated by B. Halloway. Londres, 1726, in-8.

Fossils of all kinds, digested into a method suitable to their mutual relation and affinity ; with their ancient and modern names, and notes setting for the their natural history and uses, etc. Londres, 1728, in-8.

A catalogus of fossils in the collection of John Woodward. Londres, 1728, in-8. 2 vol.

An attempt to english fossils in the collection on John Woodward, m. d. containing a description and historical account of each ; with observations and experiments, made in order to discover their origin, nature, medicinal, mechanical and other uses. Londres, 1729, in-8. 2 vol.

Select cases and consultations in physic ; edited by P. Templeman. Londres, 1756, in-8.

Il y a en outre divers articles de Woodward dans les transactions philosophiques.

WOOLHOUSE (Jean-Thomas), fameux oculiste anglais, né vers le milieu du dix septième siècle, fit ses études médicales à Londres. Il parcourut les diverses contrées de l'Europe, opérant des cures plus ou moins remarquables, et faisant retentir partout l'annonce de ses incomparables succès. Il n'était pas sans mérite réel, mais cela ne l'empêcha pas de soutenir, parce qu'il l'avait une fois embrassée, la cause de l'erreur, relativement au siége de la cataracte. Quand Woolhouse fut rentré dans sa patrie, le roi d'Angleterre le nomma son médecin-oculiste. Il mourut en 1730.

Catalogue d'instrumens pour les opérations des yeux. Paris, 1696, in-8.

Expériences de différentes opérations manuelles et des guérisons spécifiques qu'il a pratiquées aux yeux. Paris, 1711, in-8.

WORM (Olaus), chef d'une famille qui s'est long-temps distinguée dans les sciences et la médecine, naquit à Arhusen, dans le Nord-Jutland, le 13 mai 1588. Il fit ses études philosophiques et médicales dans les universités de Giessen, Marbourg, Strasbourg, Bâle et Padoue. En 1609, il vint à Montpellier; il était à Paris l'année suivante. Il parcourut ensuite la Hollande et l'Angleterre, et après divers voyages dans les pays qu'il avait déjà visités, il rentra enfin en Danemarck. A son arrivée à Copenhague, on lui donna la chaire de langue grecque et celle de physique. En 1629, il succéda à Gaspard Bartholin dans la chaire de médecine, peu après il fut nommé chanoine de Lunden et médecin du roi Christiern IV. Worm mourut le 31 août 1654.

Selecta controversiarum medicarum centuria. Bâle, 1611, in-4.

Quæstionum miscellanearum decas. Copenhague, 1622, in-4.

Liber de mundo, commentarius in Aristotelem. Rostock, 1625, in-8.

Institutionum medicarum epitome. Copenhague, 1640, in-4.

Historia animalis quod in Norvegiâ quandoque è nubibus decidit, et sata et gramina depascitur. Copenhague, 1653, in-4.

Dissertatio de renum officio in re medicâ et venereâ. Copenhague, 1670, in-4.

Epistolæ. Copenhague, 1671, in-8.

WRABETZ ou WRABEITZ (Joachim), mal nommé Wzabecz dans la *Biographie médicale* et la *Biographie universelle*, de l'ordre de Saint-Jean-de-Dieu, docteur en philosophie et en médecine, professeur de cette dernière science à l'université de Prague, était né à Boehmischbrod en Bohême, l'an 1740. Après des études chirurgicales, qu'on pourrait dire *d'apprentissage*, dans son pays natal, il alla à Prague en 1762, et il entra au service militaire de santé. Il voyagea en Hongrie, en Italie, en France, en Autriche; il séjourna assez long-temps à Vienne, à Paris et à Strasbourg; il finit par se fixer à Prague. On a souvent attribué, quoique sans aucun fondement, à Guy de Chauliac, d'avoir amputé les membres en les étranglant au moyen d'un lien fortement serré, c'est à Wrabetz qu'était réservée l'invention de cette absurde méthode, qui se trouve consignée dans l'opuscule qui lui servit de dissertation inaugurale, en 1782.

Berathschlagungsschreiben an unsere Wundaerzte Bruchsal, 1779, in-8.

Pruefungssaetze aus der Zergliederungskunst und Wundarzneywissenschaft. Bruchsal, 1779, in-4.

Lehrsaetze aus der chirurgischen Pathologie und Operationen. Bruchsal, 1780, in-8.

Pruefungssaetze aus der praktischen Wundarzneywissenschaft. Bruchsal, 1781, in-8.

Geschichte der Abnehmung eines nach einem künstmaessig unterbundenen Schlagaderkropf abgestorbenen Oberarms ohne Messer. Friboorg, 1782, in-8. — C'est la dissertation inaugurale de Wrabetz.

Tabellarischer Abriss fuer die Anfaenger in der Zergliederungskunst. Bruchsal, 1782, in-8.

(Baldinger, *Neues Magazin.* — Elwert.)

WRISBERG (Henri-Auguste), excellent anatomiste et savant écrivain, naquit à Saint-Andreasberg, dans le Harz, le 20 juin 1739. Il fit ses études médicales à Gottingue, et y fut reçu docteur en 1763. Il visita alors la France et les Pays-Bas. A son retour dans sa patrie, il fut nommé professeur public dans l'université de Gottingue, où il enseigna d'abord les accouchemens, comme successeur de Rœderer, et ensuite l'anatomie. Wrisberg mourut le 29 mars 1808. On lui doit des éditions du traité d'accouchement de Rœderer, des principes de physiologie de Haller, de l'histoire de la maladie muqueuse de Wagler, enrichies de préfaces et de notes importantes; il a publié en outre un grand nombre d'écrits académiques, peu étendus, mais tous intéressans, dont il avait commencé un recueil, qui n'a pas été achevé.

Programma de respiratione primâ, nervo phrenico et calore animali. Gottingue, 1763, in-4.

Descriptio anatomica embryonis observationibus illustrata. Gottingue, 1764, in-4.

Satura observationum de animalculis infusoriis. Gottingue, 1765, in-8.

Programma de quibusdam momentis insitionem variolarum spectantibus. Gottingue, 1765, in-4.

Beytraege zur Pockengeschichte. Gottingue, 1770, in-4.

Observationes anatomicæ de quinto pare nervorum encephali. Gottingue, 1777, in-4.

De præternaturali et raro intestini recti cum vesicâ urinariâ coalitu, et indè pendente ani defectu. Gottingue, 1778, in-4.

De testiculorum ex abdomine in scrotum descensu. Gottingue, 1778, in-4.

Observationum anatomicarum de nervis viscerum abdominalium particula I, quæ de ganglio plexuque seminali agit. Gottingue, 1780, in-4.

Experimenta et observationes anatomicæ de utero gravido, tubis, ovariis et corpore luteo quorundam animalium cum iisdem partibus in homine collatis. Gottingue, 1780, in-8.

Observationes anatomico-obstetriciæ de structurâ ovi et secundinarum humanarum in partu maturo et perfecto collectæ. Gottingue, 1783, in-8.

Sylloge commentationum anatomicarum. Gottingue, 1786, in-4.

Commentatio de uteri mox post partum resectione non lethali. Gottingue, 1787, in-4.

Commentationum medici physiologici, anatomici et obstetricii argumenti, volumen I. Gottingue, 1800, in-8.

De systemate vasorum absorbente morboso vicissim et sanante. Gottingue, 1789, in-8.

Observationes anatomicæ de corde testitudinis marinæ mydas dictæ, collectæ et cum corde humano collatæ. Gottingue, 1800, in-4.

Observationum anatomico-nevrologicarum de nervis viscerum abdominalium particul. III; de nervis systematis cœliaci sectio II. De nervis hepaticis et splenicis, quæ est observationum de ganglio plexuque semilunari continuatio II. Gottingue, 1800, in-4.

WURZ (Félix), l'un des plus habiles et des plus judicieux chirurgiens du seizième siècle, était de Zurich, et pratiqua son art à Bâle. On ne connait de sa vie que les succès de sa pratique, dont un obtenu sur lui-même, dans un cas de céphalée atroce et dont les retours étaient très fréquens, et dont il se débarrassa en se faisant ouvrir l'artère temporale. Conrad Gesner, qui était son ami, et qui était homme à apprécier parfaitement la valeur de ce qu'il pouvait faire, le pressa fortement et le détermina à communiquer au public les résultats de sa grande expérience. Wurz prit la plume, non pas, comme il le dit lui-même, pour répéter les principes généraux de chirurgie qu'on trouve partout et qu'on transvase pour ainsi dire sans cesse d'un livre dans un autre livre, mais pour signaler les erreurs, les abus qui régnaient dans l'exercice de l'art, et pour faire profiter ses contemporains et ses successeurs des remarques propres, des observations nouvelles qu'il avait faites. Son ouvrage répond parfaitement à l'objet qu'il s'était proposé.

Practica der Wundarzney darin allerley schädliche Misbræuche der Wundarztes abgesschaft werden, aus den Hændschriften des Auctors, von neuem übersehen und wermehret durch Rudolph Wurzen Chirurgum Argentinensem, fratrem Felicis. Strasbourg, 1612. 1616, in-8. Wolfenbuttel, 1624, in-8. Bâle, 1670, in-8. 1675, 1687, in-8. Stettin, 1649. 1659, in-8. Breslau, 1651, in-8. Les premières éditions étaient probablement de Bâle, 1563, 1576 et 1595. Wurz était mort en 1576. Trad. en français par Fr. Sauvin. Paris, 1672, in-12. Ibid., 1689, in-12.

WY (Gerrit Jan Van), habile chirurgien du dernier siècle, à Amsterdam, ayant le titre de lithotomiste de la ville et de chirurgien du lazareth. Il était membre de la Société des sciences et arts d'Utrecht. On lui doit un bon ouvrage sur la taille, et diverses observations chirurgicales intéressantes.

Heelkundige Mengelstoffen. Amsterdam, T. I, 1784. T. II, 1785, in-8. — La première partie de cet ouvrage, et quelques observations publiées dans des recueils académiques ont été traduites en allemand sous ce titre :

Vermischte Schriften von Gerrit Jan van Wy. Nuremberg, 1786, in-8. fig.

Einige Voorname heel en wroedkundige gevallen. Amsterdam, 1791, in-8. En allemand: *Sammlung einiger wichtiger Wahrnehmungen.* Stendal, 1794.

Nieuwe manier von cataract of staar-snijding, benevens heel-en vroedkundige waarneemingen. Arnheim, 1792, in-8.

Medicinische und chirurgische Schriften. Stendal, 1794, in-8.

Divers mémoires de van Wy ont été traduits en allemand et insérés dans le recueil intitulé : *Sammlung für practische Aerzte.*

WYNPERSSE (Jacques-Thiens Van de), médecin pensionné de la ville de Leyde, dont on a bien souvent estropié le nom, et que Callisen a admis dans son dictionnaire des médecins vivans, quoiqu'il soit mort depuis plus d'un demi-siècle. Wynpersse naquit à Groningue le 17 novembre 1761. Il était fils d'un professeur de chirurgie distingué de l'université de Leyde. Il commença de très bonne heure ses études médicales sous son père, et fut reçu docteur en 1783, après avoir soutenu des thèses remarquables sur l'ankylose. Il se fit remarquer dans les concours académiques en remportant des prix des sociétés de médecine d'Utrecht, d'Amsterdam et de Paris; il était permis de fonder sur ses travaux de grandes espérances, mais la mort interrompit cette carrière qui s'ouvrait d'une manière si brillante, Wynpersse mourut le 6 avril 1788, à l'âge de 27 ans. Il avait déjà formé un très riche cabinet anatomique, dont l'université de Groningue fit l'acquisition. Wynpersse publia en 1784 une traduction latine des œuvres de Hewson, on lui doit en outre les ouvrages ou mémoires dont les titres suivent :

Diss. de ancylosi, sive præternaturali articulorum obrigescentiâ, singularibus observationibus illustrata. Leyde, 1783, in-4. 66 *pp.* 2 *pl.*

Diss. de ancyloseos pathologiâ et cûratione. Leyde, 1783, in-4. 85 pp.

Mémoire sur la question: Déterminer quelles sont les causes de la maladie aphtheuse connue sous le nom de muguet, millet, blanchet, à laquelle les enfants sont sujets, surtout lorsqu'ils sont réunis dans les hôpitaux, depuis le premier jusqu'au troisième ou quatrième mois de leur naissance. Quels en sont les symptômes, quelle en est la nature, et quel doit en être le traitement soit préservatif, soit curatif. Dans les mém. de la Soc. roy. de méd. de Paris, ann. 1787-88, *p.* 179.

Les mémoires de la société de médecine d'Amsterdam, pour l'année 1787, et ceux de la société d'Utrecht, publiés en 1792, contiennent deux mémoires couronnés de Wynpersse, le premier sur l'ictère, le second sur la coqueluche.

Y

YONGE, ou YOUNG (JAMES), chirurgien anglais de la fin du dix-septième siècle, dont le nom se conserve comme attaché à l'histoire de l'amputation à lambeau, parce que ce fut dans un de ses ouvrages que parut pour la première fois la description de la méthode d'amputation de Lowdham. Il y a d'ailleurs quelques faits intéressans dans les ouvrages de Young. Leurs titres, donnés au long, en indiqueront suffisamment l'objet.

Currus triumphalis è terebintho. or an account on the admirable virtues of oleum terebinthinue by its application to recent wounds of the venes and arteries, with a new way of amputation and speedie method of curing stumps, in two letters. Trad. en latin. Amsterdam, 1698, in-8. Londres, 1679, in-8.

Wounds of the brain proved curables by the remarkable history of a child cured of two very large depressions with the loos of great part of the skull, and a portion of the brain issuing through the wound of the dura and pia mater. Londres, 1678, in-8. Ib., 1682, in-12.

Medicaster medicatus; being an answer to Mr. Brown's Book of humours and wounds. Londres, 1685, in-8.

Observations on chirurgery and anatomy. Loudres, 1687, in-8.

On the internal use of cantharides. Phil. Trans. 1702. *Abr. IV. p.* 696. — *On a plum stone lodged in the bowels for* 30 *years. Ib. p.* 716. — *Account of balls of hair taken from the uterus and ovaria of several women. Ib. v. p.* 347. — *Of a bunch of hair voided by urine. Ib. p.* 518. — *Concerning several soled bodies voided by urine. Ib.* 1709. *Abr. V. p.* 520. — *On unusual blackness of the face.* — *Several extra-uterine fœtus. Ib. p.* 521. — *An hydropical case, in which the gall badder was distended to an extraordinary size. Ib. p.* 667. — *Case of a woman who had her menses regularly to* 70 *years of age. Ib.* 1713. *Abr. VI. p.* 55.

YOUNG (Thomas), membre du collége royal des médecins et de la Société royale de Londres, médecin de l'hôpital Saint-Georges, et professeur en médecine pratique, est auteur de plusieurs ouvrages qui se font remarquer par l'érudition. Sans avoir fait précisément de bibliographies, l'auteur a été d'un grand secours aux médecins de son pays qui ont voulu depuis se livrer à des recherches étendues par la multitude des indications bibliographiques (références) qu'il donna dans tous ses écrits.

De corporis humani viribus conservatricibus. Gottingue, 1796, in-8.

Syllabus of a course of lectures on natural and experimental philosophy. Londres, 1802, in-8.

Analysis of the principles of natural philosophy. Londres, 1803, in-8.

Reply to the animadversions of the Edimburgh Reviewers. Londres, 1804, in-8.

A course of lectures on natural philosophy and the mechanical Arts Londres, 1807, 2 vol. in-4.

Syllabus of a course of lectures on the elements of medical science, and on the practice of physic. Londres, 1809. in-8.

An introduction to medical literature including à system of practical nosology intended as a guide to students, and an assistant to practitioners ; together with detached essays — on the study of physic — on classification, — on chemical affinities — on animal chemistry, — on the blood: and — on the medical effects of climates. Londres, 1813, in-8.

Practical and historical treatise on consumptive diseases. Londres, 1815, in-8.

Observations on vision. Phil. Trans. 1793. *Abr. XVII.* 318.

Outlines of experiments and inquiries respecting sound and light. Ib. 1800, *XVIII*, 604. — *On the mechanism of the eye.* Ib. 1801, 23. — *On the theory of light and colours.* Ib., 1802. — *Account of some cases of the production of colours not hitherto described.* Ibid., 387. — *Experiments and calculations relative to physical optics.* Ibid., 1804, 1. — *An essay on the cohesion of fluids.* Ib., 1805, 17. — *Hydraulic investigations, subservient to an intended croonian lecture on the motion of the blood.* Ib., 1808, 164. — *The croonian lecture, on the functions of the heart and arteries.* Ib., 1809, 1. — *A numerical table of elective attractions, with remarks on the sequences of double decompositions.* Ib., 1809. 158. — *Remarks on the employment of oblique riders, and on other alterations in the construction of ships.* Ib., 1814. 303.

Description of a new species of opercularia Trans. Linn. Soc. 1794. *Vol. III*, p. 30.

Outlines of experiments and inquiries respecting sound and light. Nicholsons journal, 1801. — *On the mechanism of the eye.* Ib., 1801, v. 253. — *On the theory of light and colours.* Ib., 1802. *II.* 78. — *An answer to M. Gough's essay on the theory of compound sounds.* Ib., 264. — *A summary of the most useful parts of hydraulics, chiefly extracted and abridged from Eytelwein's Handbuch der Mechanik, und der Hydraulik.* Berlin, 1801. *Ib., III.* 25.

Observations in reply to M. Gouch's letter on the grave harmonies. Ib., 1803. *IV.* 72. — *An account of some cases in the production of colours not hitherto described.* Ib., 180. — *A theory of halos and parhelia.* Ib., *VI.* 56. — *Experiments and calculations relative to physical optics.* Ib., 1804. *IV.* 63. Ib. 130. — *An essay on the cohesion of fluids.* Ib., 1806. *XIV.* 74. — *Transformation of M. Dubuat's hydraulic theorem.* Ib., 1807. *XVIII.* 309. — *Hydraulic investigations, subservient to an intended croonian lecture on the motion of the blood.* Ib., 1809. *XXII.* 104. — *A numerical table of elective attractions. With remarks on the sequences of double decompositions.* Ib., *XXIII.* 354. — *The croonian lecture on the functions of the heart and arteries.* Ib., 1810, *XXVII.* 56.

YPEY (Adolphe), professeur distingué de la Faculté de médecine de Leyde, était fils d'un professeur de l'université de Franeker, mort en 1785. Adolphe fut reçu docteur dans cette université en 1775, après avoir soutenu une thèse remarquable sur les mouvemens volontaires et involontaires des muscles. Plus tard Ypey se fixa à Amsterdam. Enfin vers le commencement de ce siècle, il devint professeur à l'université de Leyde. Il a publié plusieurs ouvrages classiques qui se font remarquer comme des productions judicieuses. Ypey est mort au mois de février 1820.

Observationes physiologicae de motu musculorum voluntario et vitali. Francker, 1775, in-8.

Vertoog over de voortreffelykheit von de inënting de koepokken, boven die der natuerlyke Kinderziekte. Amsterdam, 1803, in-8.

Vervolg op de 620 Artsney-Gewacsen. 1te Deel. 1ten. Stuk. Tab. 1-25. Amsterdam. 1803, in-8.

Introductio in materiam medicam. Leyde, 1779, in-8. Amsterdam, 1810, in-8.

Primae lineae pathologiae generalis. Leyde, 1815, in-8.

Principia ana'omico-physiologica. Leyde, 1819, in-8. Une première édition avait paru à Francker en 1785, in-8.

Elementorum medicinae practicae, T. I-II. Leyde, 1818-1826, in-8. — Deux tomes en quatre parties. La dernière partie a été publiée après la mort de l'auteur par J. Braber..

Z

ZACCHIA (Paul), auteur long-temps classique sur la médecine légale, jouit de son vivant de la plus haute considération, fut medecin du pape Innocent-X, et mourut en 1659, à l'âge de 75 ans. Non seulement il passait pour avoir de profondes connaissances dans toutes les sciences, mais il était encore littérateur, poète, et même peintre et musicien. Il a écrit sur des matières très diverses. Nous citerons de lui trois ouvrages qui appartiennent à la médecine, et dont le dernier n'a pas encore perdu sa juste célébrité.

Dei mali ipocondriaci libri tre, etc. Venise, 1665, in-4.

Il vitto quaresimale, ove insegnasi come senza offendere la sanita si possa viver nella quaresima: si discorre de'cibi in essa usati, degli errori che si commettono nell' usargli, dell' indisposizioni che il loro uso impediscono, degli accidenti, che soglion cagionare, e del modo di remediare. Rome, 1637, in-8.

Quaestiones medico-legales, in quibus eae materiae, quae ad legales facultates videntur pertinere, proponuntur, pertractantur, resolvuntur, opus jurisperitis apprime necessarium medicis perutile cæteris non injucundum, editio tertia, correctior, etc. Amsterdam, 1651, in-fol. Leipzig, 1630, in-8. Avignon, 1660-61, in-fol. Francfort, 1666, in-fol. Lyon, 1674, in-fol. Francfort, 1701, in-fol. Lyon, 1701, in-fol. Ibid., 1726, in-fol. Nuremberg, 1726, in fol. Venise, 1737, in-fol.

ZACUTUS LUSITANUS (Abraham), célèbre médecin, naquit à Lisbonne en 1575, d'une famille honorablement connue dans les sciences. Il montra de très bonne heure de grandes dispositions intellectuelles, fit de très bonnes études à Salamanque et à Coïmbre, et fut reçu docteur en médecine à Siguenza dès l'âge de 19 ans. Il revint alors à Lisbonne, et pendant trente années il eut tous les succès qu'on peut se promettre quand on est le médecin le plus renommé d'une grande ville. La loi qui fut portée alors par le tyran du Portugal et qui bannissait de ce pays tous ceux qui faisaient profession de la religion judaïque, obligea Zacutus de s'enfuir; car il était juif, et c'est sans nul fondement que les rédacteurs de l'article Zacuto Lusitano dans la *Biographie universelle* prétendent qu'il n'embrassa ostensiblement le judaïsme qu'en Hollande, où il se réfugia. La notice écrite sur ce médecin par Louis Lemos, qui fut son ami, ne permet aucun doute à cet égard. Zacutus se retira donc à Amsterdam, et le reste de sa vie fut partagé entre la pratique et d'immenses travaux de cabinet. Il entreprit un grand nombre d'ouvrages dont plusieurs restèrent inachevés, mais dont plusieurs aussi furent menés à terme et sont d'une grande étendue. Ils renferment une multitude d'observations particulières, les unes empruntées aux anciens, les autres propres à l'auteur. Il s'en trouve parmi ces dernières de fort curieuses, il y en a aussi de fort étranges, et dont l'authenticité paraît suspecte. C'est néanmoins un recueil à consulter. Zacutus mourut en 1642.

De medicorum principum historia, libri XII, in quibus medicinales omnes medicorum principum historiae, utili et compendioso ordine dispositae proponuntur, paraphrasi et commentariis enarrantur, disputationibus, dubiis et auctoris peculiaribus observationibus illustrantur, etc. Amsterdam, 1629-1642, in-8. 12 vol. Lyon, 1642, in-8. Lyon, 1642, in-fol.

Praxis medica admiranda, in qua exempla monstrosa rara, nova, mirabilia, circa abditas morborum causas, signa, eventus, atque curationes exhibita, diligentissimè proponuntur. Amsterdam, 1634, in-8. Lyon, 1643, in-fol.

ZANG (CHRISTOPHE-BONIFACE), professeur renommé de chirurgie, naquit à Frickenhausen sur le Mein, dans le pays de Wurzbourg. Il fit ses études à Vienne, et y prit le grade de docteur en chirurgie; il entra dans un régiment comme chirurgien; en 1806, il fut nommé professeur de chirurgie et directeur de la clinique chirurgicale de l'Académie Joséphine médico-chirurgicale. Il devint conseiller impérial en 1812. Il obtint sa retraite en 1833, et il mourut à Vienne le 10 septembre 1835. On lui doit le traité d'opérations chirurgicales le plus étendu et jusqu'ici le plus estimé qu'on ait en Allemagne. Ce n'est pas son seul ouvrage.

Würdigung der Kernschen Methode, Wunden zu behandeln. Vienne, 1810, in-8.

Darstellung blütiger heilkunstlericher Operationen, als Leitfaden zu sein. acad. Vorlesungen. Vienne, 1813-1820, in-8. 4 tomes en 5 vol. Les deux premiers volumes, ont eu trois éditions en 1817 et 1822-1823.

(Dict. de Rust.)

ZARDA (ADALBERT-VINCENT), né à Smidor, en Bohême, le 16 août 1755, fut reçu docteur en médecine à Prague, en 1782, et devint lui-même professeur de police médicale et d'accouchement dans cette université. Il fut aussi directeur de l'institution des secours en faveur des asphixiés, et il a publié à ce titre plusieurs ouvrages utiles de médecine populaire. Zarda mourut le 16 juillet 1811.

Diss. inaug. sistens pharmaca vegetabilia juxta pharmacopœam austriaco-provincialem. Prague, 1792, in-8.

Pharmaca vegetabilia juxtà pharmacopœam austriaco-provincialem. Prague, 1792, in-8.

Von dem Nutzen ueber die Rettungs-

mittel in ploetzlichen Lebensgefahren Nichtaerzten Unterricht zu geben. Prague, 1792, in-8.

Ist es zweckmaessig und zulaessig, die angehende Landseelensorger in einer eingeschraenkten Volksarzneykunde zu unterrichten? Prague, 1793, in-8.

Alphabetisches Taschenbuch der Hauptsachlichsten Rettungsmittel fuer todtscheinende Menschen. Prague, 1796, in-8.

Patriotischer Wunsch fuer die Wiederbelebung der todtscheinenden Menschen, damit Niemand lebendig begraben werde. Prague, 1797, in-8.

(*Med. chir. Zeitung.* — Meusel.)

ZELLER (Jean-Godefroi), médecin dont les travaux marquent dans l'histoire de la docimasie pulmonaire, naquit le 5 janvier 1656, dans le duché de Wurtemberg. Il fit ses études médicales à l'université de Tubingue. Après y avoir reçu la licence, il visita la France, la Hollande, une partie de l'Allemagne, et revint prendre à Tubingue le grade de docteur en 1684. Deux ans plus tard il accompagna en qualité de médecin le prince d'Oettingue dans divers voyages. A son retour il fut nommé professeur extraordinaire près de l'université de Tubingue. La première chaire qui vint à vaquer lui fut donnée. Il eut de grands succès et comme professeur et comme praticien, et les écrits qu'il publia fixèrent l'attention, quoique peu étendus, parce qu'ils étaient faits avec autant de jugement que de savoir. Zeller mourut le 7 avril 1734.

Dissertatio de vasorum lymphaticorum administratione et phœnomenis secundùm et prœter naturam. Tubingue, 1687, in-4.

Dissertatio de vitâ humanâ ex funiculo pendente. Tubingue, 1692, in-4.

Dissertatio quod pulmonum infantis in aquâ subsidentia infanticidas non absolvas, nec à torturâ liberat, nec respirationem fœtûs in utero tollat. Tubingue, 1691, in-4.

Dissertationes de morbis ex structurâ glandularum prœternaturali natis. Tubingue, *I.* 1694. *II.* 1709, in-4.

Quadriga thesium medicarum ad ductum Aph. Hipp., sect. I. Tubingue. 1695, in-4.

Theses inaugurales medicœ. Tubingue, 1695, in-4.

Dissertatio de phthisi. Tubingue, 1696, in-4.

Molœ viriles mirabiles. Tubingue, 1696, in-4.

Dissertatio de gonorrheâ virulentâ in utroque sexu. Tubingue, 1700, in-4.

Docimasia, signa, causœ et noxœ vini lithargyrio mangonisati variis experimentis illustrati. Tubingue, 1707, in-4. Altdorf, 1721, in-4.

Dissertatio de mammis et lacte. Tubingue, 1727, in-4.

Celebrium Wurtenbergiœ nostrœ acidularum Teinacensium spiritusque vitrioli volatilis et ejus phlegmatis examen per reagentia, cum phœnomenorum explicatione. Tubingue, 1727, in-4.

Thermœ Ferinœ atque Zellenses

physico-medicè considerata. Tubingue, 1729, in-4.

Dissertatio de ectropio. Tubingue, 1753, in-4.

(Jaecher. — Haller. — Hefter. — Daniel.)

ZERBI (Gabriel), le premier anatomiste depuis Mondini dont l'ouvrage n'ait pas été une simple répétition de l'anatomie des Grecs, vécut à la fin du quinzième siècle. Les notices que nous avons sur sa vie, contradictoires sur plusieurs points, s'accordent toutes sur sa fin déplorable! Tiraboschi, après Pierio Valeriano, présente Zerbi comme un homme digne du plus vif intérêt, et par ses qualités et par la rigueur de son sort. Voici comment il s'exprime : Savant non seulement en médecine, mais encore en logique et en philosophie, Zerbi enseigna ces trois sciences à Padoue, à Bologne, à Rome, et de rechef à Padoue, où on l'avait attiré pour la seconde fois, moyennant de gros honoraires. Enseignant avec éclat et pratiquant avec succès, il jouissait de la réputation d'un des plus savans médecins de l'Europe ; et ce fut précisément cette réputation qui causa sa perte. Les Vénitiens avaient reçu de Constantinople, par le canal d'André Gritti, leur doge, la demande d'un médecin habile qui voulût entreprendre la cure d'un des principaux seigneurs de l'empire ottoman. La république jeta les yeux sur Zerbi, qui, cédant à l'appât du gain, accepta la proposition, se rendit en Orient et guérit le malade. Chargé de richesses, il monta sur un vaisseau pour retourner à Venise. Dans l'intervalle le Turc était mort; à peine sorti de sa maladie, il s'était livré à la débauche, qui l'emporta en peu de jours. Ses enfans crurent que le médecin italien l'avait empoisonné en partant : ils envoyèrent une saïque légère à la poursuite de Zerbi, qui fut ramené en Turquie, où il eut d'abord le spectacle déchirant du supplice de son fils cadet, que l'on fit mourir en le sciant par le milieu du corps entre deux planches; après quoi il fut mis à mort de la même manière. Cet événement tragique arriva l'an 1505. Les ennemis de Zerbi prétendent qu'il se rendit coupable de plusieurs vols, ainsi que ses fils; Tiraboschi réfute ces calomnies.

Anatomiae corporis humani et singulorum illius membrorum liber. Venise, 1502, in-fol. Ibid., 1533, in-fol. Haller, dont on connaît le courage, n'a pu supporter la lecture de cet ouvrage, qu'une édition gothique hérissée d'abréviations rend en effet presque illisible pour tout le monde.

(Tiraboschi. — Lauth.)

ZEVIANI (Jean), médecin de Vérone dans la seconde moitié du dix-huitième siècle, pratiqua l'art de guérir avec beaucoup de distinction, et publia les ouvrages suivans, qui ne sont pas sans mérite.

Nuovo fonte da cavar pronostici nelle malattie. Vérone, 1754, in 4.

Metodo circa l'uso della purga e del salasso. Vérone, 1752, in-4.

Sopra lo scorbuto. Vérone, 1770, in-8.

Della cura dei bambini attaccati dalla rachitide. Vérone, 1761, in-8.

Trattato del flato a favore degli ipocondriaci. Vérone, 1761, in-4. 1775, in-4.

ZIMMERMANN (Jean-George), philosophe et médecin célèbre, naquit le 8 décembre 1728, à Brug, dans le canton de Berne. Il reçut une éducation très soignée, d'abord dans la maison paternelle, jusqu'à 14 ans, et ensuite à Berne. Orphelin avant l'âge de 18 ans il n'eut à consulter que son goût pour le choix d'une profession, et il se sentit appelé vers la médecine. Il se rendit en conséquence en 1747 à Gottingue, où Haller le reçut comme un fils, le prit dans sa maison et dirigea ses études. Il lui fit, en 1751, l'honneur de le choisir pour exposer, développer et soutenir dans une thèse inaugurale toute sa doctrine sur l'irritabilité. Après sa réception, Zimmermann revint à Berne, en 1752. Il y jouit d'une grande confiance en pratique, et il y retrouva de nombreux amis; néanmoins il accepta quelques années après la place qui lui fut offerte de médecin pensionné de sa ville natale. Tous les succès et les agrémens qu'on peut avoir dans une petite ville, Zimmermann les eut à Brug. C'est dans ce séjour qu'il composa les ouvrages qui l'ont immortalisé, sur *la solitude, l'expérience, l'orgueil national, la dysenterie*. Mais il était affecté de cette cruelle irritabilité nerveuse qui fait qu'on n'est bien nulle part; il voulut changer de lieu, et après des démarches inutiles de ses amis pour lui procurer un poste qui ne fût pas au dessous de son mérite, Tissot, qui était l'un des plus intimes, quoique ne l'ayant encore jamais vu, fut assez heureux pour lui faire donner celui de médecin du roi d'Angleterre à la cour de Hanovre. Il y succéda à Werlhoff en 1768. Les souffrances que lui occasionna une hernie congénitale fort anormale dont il fut obligé de se faire opérer par Meckel en 1771; les chagrins profonds que lui causa la mort qui vint frapper successivement son épouse, sa belle-mère, sa fille; le chagrin non moins vif de voir son fils mourir en quelque sorte intellectuellement, tout en conservant l'existence; tant de malheurs, capables de bouleverser l'ame la plus forte et d'altérer la constitution la plus robuste, durent être sentis par un homme tel que lui avec une extrême violence. Les travaux intellectuels furent le seul secours qui le soutint. L'activité de son esprit s'appliquait à tout; médecine, philosophie, histoire, politique, tout était de son ressort. La politique surtout le préoccupa fortement dans ses dernières années; et les symptômes avant-coureurs d'une révolution immense qui ne devait pas tarder à s'opérer, agissant avec force sur un esprit auquel l'hypochondrie avait imprimé des dispositions profondes à la terreur, rendirent extrêmement pénible la dernière période de sa vie. Zimmermann mourut le 7 octobre 1795. Tissot, qui fut son ami pendant quarante années, a écrit sur sa vie une notice intéressante et qui donne une juste idée du mérite de ses ouvrages. Voici comment Sprengel s'exprime sur celui des ouvrages de Zimmermann qui est le plus connu en France : « Un style mâle, énergique et même brillant, une éloquence entraînante, et un talent particulier de discuter les objets les plus obscurs avec une grande clarté et une précision inimitable, ces qualités font un véritable chef-d'œuvre du livre de Zimmermann (sur l'expérience). Tant qu'on aura de l'estime pour l'esprit et le goût, pour le talent et la science, son ouvrage sera mis au nombre des productions qui font le plus d'honneur à l'esprit humain. L'importance de la véritable expérience, sa différence de la fausse ou de l'aveugle routine, les avantages de l'érudition et la nécessité de l'unir à l'expérience, les obstacles que l'esprit d'observation doit surmonter, la nécessité, les qualités et l'utilité des bonnes observations, les effets du génie, et la manière de conclure par analogie et par induction : tels sont les objets dont s'occupe l'auteur de cet ouvrage classique. »

Diss. physiologica de irritabilitate. Gottingue, 1751, in-4. En italien sous ce titre : *Sulla insensibilita di alcune parti degli animali; dissertazioni de' signori Haller, Zimmermann Castell; transportate in lingua Italiana dal P. Gian. Vincenzo Petrini; etc. Coll lettere del Urbano Tosetti sullo stesso argumento.* Rome, 1755, in-4.

Leben des Herrn von Haller. Zurich, 1755, in-8.

*Lettre à M*** célèbre medecin, concernant M. de Haller;* dans le Journal Helvétique, 1752, novembre.

Zuricher neuen Sammlungen vermischter Schriften. B. 1. S. 4. u. ff.

Die Zerstœhrnng von Lissabons poetisch entworfen, u. s. w. Zurich, 1756, in-4.

Betrachtungen über die Einsamkeit. Zurich, 1756, in-8.

J. G. Zimmermann von der Einsamkeit. Leipzig, 1784-85, in-8. 4 vol. —*La solitude considérée relativement à l'esprit et au cœur.* Traduit de l'allemand de M. Zimmermann, par M. Mercier à Paris, 1790, in-12. 2 vol. En allemand sous ce titre : *Mercier über die Einsamkeit und ihren Einfluss auf Geist und Herz, nach Zimmermann; ein Buch für die reifere Jugend beyderley Geschlechts; übersetzt und mit philosophischen Reflexionen begleitet vom Professor Heydenreich in Leipzick.* Leipsig, 1797, in-8. — Traduit en franç. par M. Jourdan, Paris, 182 , in-8.

Vom Nationalstolze, Zurich, 1758, in-8. *2te verbesserte Ausgabe.* Ibid., 1762, in-8. *3te Auflage.* Vienne, , in-8. *4te um die Hælfte vermehrte und durchaus verbesserte Ausgabe.* Zurich, 1768, in-8. *5te Auflage.* Ibid., 1779, in-8. *6te Auflage.* Ibid., 1789, in-8. En anglais. Londres, 1771, in-12. — *Essay on national pride. To which are added memoirs of the author's life an writings. Translated from the original german of the celebrated D. J. G. Zimmermann, by S. H. Wilkocke.* Londres, 1797, in-8.

Von der Erfahrung in der Arzneykunst 1ster Theil. Zurich, 1763. — *2ter Theil.* Ibid., 1767, in-8. *2te Auflage in einem Bande.* Ibid., 1787, in-8. Traduit en français sous ce titre: *Traité de l'expérience en général, et en particulier dans l'art de guérir, par M. Zimmermann. Vol. I. II. III.* Paris, 1774, in-12. Par Lefebvre de Villebrune.

Von der Ruhr unter dem Volke im Jahre 1765, und denen mit derselben eingedrungenen Vorurtheilen; nebst einigen allgemeinen Aussichten in die Heilung dieser Vorurtheile. Zurich, 1767, in-8. *Neue Auflage.* Ibid., 1775, in-8. 1789, in-8. Traduit en français par Lefebvre de Villebrune. Paris, 1775, in-12.

Beschreibung zweyer Pockenkrankheiten Berne, 1780.

An Hrn. Joh. Gottl. Hempel, kœn. Dæn. Regimentschirurgus zu Fuss. Hanovre, 1778, in-8.

Versuche in anmüthigen und lehrreichen Erzæhlungen, launigten Einfællen und philosophischen Bemarken; über allerley Gegenstænde. 2te, mit einem Fragment und dem Sendschreib. des Hrn. Hofr. Kæstner an den Verf. vermehrte Auflage. Gottingue, 1779, in-8.

Anmerkungen zu v. Haller's Abhandlung über das Faulfieber. Ein Geschenk für heilende Landærzte. Solothurn, 1786, in-8.

Ueber Friedrich den Grossen und meine Unterredungen mit ihm kurz vor seinem Tode. Leipzig, 1788, in-8.

Schreiben des Leibmedikus Zimmermann in Hannover an einem seiner Freunde, die Unterredung mit Sr. Maj. dem Kœnige in Preussen betreffend. 1778, in-8.

Vertheidigung Friedrich's des Grossen gegen den Grafen von Mirabeau; nebst einigen Anmerkungen über andere Gegenstænde. Hanovre, 1788, in-8.

Fragmente über Friedrich den Grossen; zur Geschichte seines Lebens, seiner Regierung und seines Charakters. 3 Bænde. Leipzig, 1790, in-8.

De Luc in Windsor an Zimmermann in Hannover. Aus dem Franzœsischen übersetzet. Leipzig, 1792, in-8.

Lettre d'un vieux militaire à un ami en Hollande, relative à une brochure intitulée: Essai sur l'armée hollandaise par un colonel des troupes légères. Berne, 1794, in-8.

Historia vitii deglutitionis quinque annorum sanati; dans les *Act. Helvet. physico-mathem. anatom. botan. medic. T. II. p.* 94. *sqq.* (1755).

Tissot's Brief über die Kriebelkrankheit, übersetzt. in Hannover. Magazin 1771..... *Von der Windepidemie in der Stadt Hannover und der sogenannten Nervenkrankheit; ib.,*

1772. *St.* 5. *u.* 6. — *Gegen eine Teutsch-Franzæsische und insbesondere niedersæchsische Mode; ibid.*, *St.* 87. — *Von den Nervenkrankheiten und einer Hülfe gegen dieselben in einem sauren Elixir; ibid. St.* 96. —*Von der Einsamkeit; ibid.*, 1773. *St.* 1.—4.—*Encyklopædische Fragen, die Pedanterey, Pedanten u. Pedantinnen betreffend; ibid.*, *St.* 16. — *Haller's Beschreibung einer im Kanton Bern* 1762 *beobachteten Epidemie von gallichten und fæulenden Fiebern; aus dem Franzœsischen; ibid.*, *St.* 20. — *Ueber das Hœndeküssen; ibid.*, 1774. — *Ueber die Schwatzhaftigkeit, ibid.*......— *Ueber die Wuth, Briefe ohne Namensunterschrift zu schreiben; ibid.* — *Etwas von den Wirkungen das in Taffia aufgelæssten Guajacgummi, gegen Gicht und Podagra; ibid.*, 1778. *St.* 58.

Warnung an Eltern, Erzieher und Kinderfreunde wegen der Selbstbefleckung, zumahl bey ganz jungen Mædchen; in den Teutschen Müseum 1778 *May S.* 452-460

Ueber eine von Kæmpf erfundene Maschine zum Dampfklystir; in Baldinger's neuem Magazin für Aerzte Th. 1.

(Baldinger. — Tissot. — Meusel.)

ZINN (Jean-Godefroi), excellent anatomiste, l'un des disciples les plus distingués de Haller, naquit à Schwabach, dans le pays d'Anspach le 4 décembre 1727. Il fit ses études d'abord à Anspach, puis à Gottingue, où il fut reçu docteur en médecine en 1749, après avoir soutenu, sous la présidence de Haller, une thèse remarquable, pleine d'expériences sur les diverses parties de l'encéphale des animaux. En quittant Gottingue il alla à Berlin, où il devait trouver des moyens de se perfectionner encore dans l'anatomie et la botanique, qui étaient ses sciences de prédilection. En 1753 il fut rappelé à Gottingue pour y être professeur extraordinaire de médecine, et pour y avoir la direction du jardin botanique. Il n'arriva pas au terme de sa trente-deuxième année, la mort l'enleva le 6 avril 1759.

Diss. inaug. (*Praes Hallero*) *exhibens experimenta circa corpus callosum, cerebellum et duram meningem, in vivis animalibus instituta.* Gottingue, 1749, in-4.

Progr. de ligamentis ciliaribus. Gottingue, 1753, in-4.

Observationes quædam botanicæ et anatomicæ de vasis subtilioribus oculi et cochleae auris internæ, ad illustr. Werlhofium. Gottingue, 1753, in-4.

Descriptio anatomica oculi humani iconibus illustrata. Gottingue, 1755, in-4. — *Editio II Supplemento novisque tabulis aucta ab Henr. Aug. Wrisberg.* Gottingue, 1780, in-4.

Descriptio plantarum horti et agri Goettingensis. Gottingue, 1757, in-8.

Observationes ex corporibus morbosis; in Comm. Soc. Reg. Scient. ad an. 1752. — *Observationes de tunicis et musculis oculorum; ibid., tom. III.* — *Observationes botanicæ; ibid.* — *Commentatio de differentia fabricæ oculi humani et brutorum; ibid. tome IV.*

De l'enveloppe des nerfs; dans les *Mémoires de l'académie de Berlin* 1753.

Beschreibung einer Verhærtung in einem menschlichen Auge; in dem Hamburg. Magazin Th. 19. — *Verzeichniss einiger Gewæhse, die einzig auf einer gewissen Art Erde wachsen; ibid., Th.* 22. — *Vom Schlafen der Pflanzen, ibid.* — *Beschreibung zweyer Gattungen der Philolacca, welche Linnæus mit einander vermengt. Ibid.*

Il y a des articles de Zinn dans les *Gœttingischen gelehrten Anzeigen*, dans les *Hannœverischen Sammlungen* et dans la *Brittischen Bibliothek.*

— On trouve quelques *Lettres de Zinn* dans les *Epistol. doctor. virorum ad A. Hallerum.*

Plusieurs mémoires lus par Zinn dans les séances de la société royale de Gottingue sont restés inédits.

(Bœrner. — Baldinger. — Gesner. — Haller, *Epist. ad eum script.*)

ZITTMANN (Jean-Fréderic), utile collecteur de consultations médico-légales, né en 1671, fut médecin d'armée et plus tard conseiller et médecin de la cour de Saxe. Il mourut le 15 mai 1757, âgé de 86 ans. Il avait, dans sa longue pratique, employé avec beaucoup de succès dans le traitement des maladies vénériennes une décoction particulière de salsepareille dont il donna la formule à Prœbisch; Prœbisch la communiqua à Theden, qui l'a donnée au public dans le second volume de ses remarques et observations pour le progrès de la chirurgie. Zittmann publia le recueil de consultations médico-légales données par la faculté de Leipzig, de 1650 à 1700, recueil qui avait été préparé par Chr. J. Lange. En voici le titre :

Medicina forensis die geœfnete Pforte der Medicin und Chirurgie anweisende E. Med. Facultæt zu Leipzig hochvernünftig ertheilte Aussprüche und Responsa überallerhand Schwehre zweifelhafte und seltene von 1650 bis 1700 vorgekommene Fragen und Fælle. Francfort-sur-le-Mein, 1706, in-4. 2 vol. — *Medicina forensis, hoc est, responsa facultatis medicae Lipsiensis ad quaestiones et casus medicinales ab anno MDCL, usque MDCC in usum communem evulgata.* Leipzig, 1706, in-4.

Praktische Anmerkungen von dem Tœplitzer Bade, dem Bœhmischen Bitter-und Biliner-Wasser; aufgesetzt von D. Christian Gothold Schwenke'n. Dresde, 1743, in-4. Dresde et Leipzig, 1752, in-8. *Neue Auflage; nebst dem Berichte einer merkwürdigen Begebenheit dieser Bæder. der 1ten November* 1755. Dresde, 1756, in-8. — Abrégé de cet ouvrage sous ce titre : *Prakt. Anmerkungen von den Tœplitz Bædern, den Bœhm. Bitter- und Biliner- Wasser; nebst einem Anhange vom Carlsbade, in kurze Sætze entworfen von C. G. Schwenke'n.* Dresde, 1754, in-8.

(Hamberger. — Meusel.)

ZORN (Barthélemy), compilateur fort laborieux, mais de peu de jugement, dans une partie des sciences médicales qui a plus besoin encore de critique que d'érudition, naquit à Berlin en 1639. Il fit ses études philosophiques et médicales à Wittemberg et à Altorf, et fut reçu docteur dans la dernière de ces universités. Il voyagea ensuite en Italie, et se fixa à son retour à Berlin, où il fit exercice de sa profession pendant un demi-siècle. Il mourut en 1717.

Botanologia medica, oder Anweisung wie diejenigen Kræuter und Gewæchse, welche in der Arzney gebræuchlich, und in den Apotheken befindlich, des Menschen Nuzen und Erhaltung guter Gesundheit kœnnen angewendet werden. Berlin, 1714, in-4. 6 pl.

ZORN (Leonhard), médecin de Wurzbourg, né en 1796, est auteur d'un recueil de faits, qui en contient d'intéressans.

Vermischte Beobachtungen aus der praktichen Arzneykunde, Wundarzneykunst und Geburtshülfe. Wurzbourg, 1787 (1786), in-8.

ZUCKERT (Jean-Frédéric), médecin distingué, mort dans la force de l'âge, naquit à Berlin le 19 décembre 1737. Il fit ses études littéraires au lycée de Joachimsthal, puis il étudia la pharmacie durant quatre années. Il trouvait le moyen, pendant ce temps là, de lire des ouvrages de physique et de médecine. En 1756, il commença des études régulières sur cette science, tant à l'amphithéâtre anatomique qu'à l'hôpital de la Charité, et aux leçons publiques; en 1758, il se rendit à l'université de Francfort sur l'Oder, et c'est là qu'il prit le grade de docteur en 1760. Il parcourut alors diverses parties de l'Allemagne, et visita les principales universités; il fut de retour à Berlin à la fin de 1761. Il fut agrégé au collége supérieur des médecins de Berlin, mais la faiblesse de sa santé ne lui permit point de se livrer beaucoup à la pratique. En revanche il se donna aux travaux du cabinet, et il publia de nombreux ouvrages. Zückert mourut le 1er mai 1778.

Diss. anatomico-medica de morbis ex alieno situ partium thoracis. Francfort et Vienne, 1760, in-4.

Die Naturgeschichte u. Bergwerksverfassung des Oberharzes. Berlin, 1762, in-8.

Naturgeschichte einiger Provinzen des Unterharzes; nebst einem Anhang von den Mannsfeldischen Kupferschiefern. Berlin, 1763, in-8.

Medicinische und moralische Abhandlung von den Leidenschaften. Berlin, 1765, in-8. 2te *Auflage.* Berlin, 1767, in-8. 3te *Auflage.* Berlin, 1774, in-8.

Unterricht für rechtschaffene El-

tern zur diætetischen Pflege ihrer Sæuglinge. Berlin, 1764, in-8. *2te vermehrte Ausgabe.* 1771, in-8.

Unterricht, von der diætetischen Erziehung der entwæhnten und erwachsenen Kinder bis in ihr mannbares Alter. Berlin, 1765, in-8. *Neue Auflage.* Ibid., 1771, in-8. *Neue Auflage.* Ibid., 1781, in-8.

Sammlung, der besten und neusten Reisebeschreibungen, in einem Auszuge. Berlin, 1766, et ann. suiv. in-8.

Diæt der Schwangern und Sechswœchnerinnen. Berlin, 1767, in-8. *2te Auflage.* Ibid., 1776, in-8. *3te Auflage.* Ibid., 1791, in-8.

Systematische Beschreibung aller Gesundbrunnen und Bæder Teutschlands. Berlin et Leipzig, 1768. Avec un nouveau titre, 1795, in-4. *2te sehr vermehrte Auflage.* Kœnigsberg, 1776, in-8.

Materia alimentaria in genera, classes et species disposita. Berlin, 1769, in-4.

Physikalisch-diætetische Abhandlung von der Luft und Witterung und der davon abhængenden Gesundheit der Menschen. Berlin, 1770, in-8.

Medicinischens Tischbuch, oder Kur und Præservation der Krankheiten; durch diætetische Mittel. Berlin, 1771, in-8. *2te vermehrte Auflage.* Ibid., 1775, in-8. *3te vermehrte Auflage.* 1785, in-8.

Formey's Preisschrift von der moralischen Erziehung der Kinder; aus dem Franzœs. mit Anmerkungen. Berlin, 1769, in-8.

Von den wahren Mitteln, die Entvœlkerung eines Landes in epidemischen Zeiten zu verhüten. Berlin, 1773, in-8. *Neue Auflage.* Berlin, 1777, in-8.

Das Leben und die Meynungen des Hrn. Tristram Shandy; aus dem Engl. 9. *Theile.* Berlin, 1774, in-8. *2te an vielen Stellen ganz umgearbeitete Ausgabe.* Berlin, , in-8.

Allgemeine Abhandlung von den Nahrungsmitteln. Berlin, 1775, in-8. *2te Auflage, mit Anmerkungen von Curt Sprengel.* Berlin, 1791, in-8.

Speisen an den Thierreich, oder erste Fortsetzung seiner Abhandlung von den Nahrungsmitteln. Berlin, 1777, in-8.

Von den Speisen aus dem Pflanzenreich, oder zwote Fortzetsung seiner Abhand. von den Nahrungsmitteln. Berlin, 1778, in-8.

Sendschreiben vom Meinberger Wasser; dans la deuxième édition de l'ouvrage de Trampel sur ces eaux.

De insomniis, ut signo in medicina, observationes nonnullae, cum subjunctis de oniro-critica medica, meditationibus quibusdam; dans les *Novis actis. Acad. Nat. curios. Tome III.*

Abhandlung über die Gewissheit der Medicin; in dem Berlinischen Magazin B. 3.

Heineccius vom ehemahligen heidnischen Gœtzen Crodo auf dem Harz; aus dem Lateinischen mit Anmerkungen; in dem Hamburg. Magazin B. 26.

(Baldinger. — Mensel.)

ZULATTI, médecin vénitien de quelque mérite vécut dans la seconde moitié du dix-huitième siècle, et publia les ouvrages suivans :

Lettera sopra le riflessioni del Signore Pujati. Venise, 1751, in-4.

Compendio di medicina pratica. Venise, 1752, in-4.

Notizie dell' innesto de' vajuoli fatto in Cefalonia. Venise, 1768, in-8.

Osservazioni sopra la facoltà febbrifuga dell Ippocastano. Florence, 1782, in-4.

ZWELFER (JEAN), pharmacologiste fameux, né en 1618, dans le Palatinat, fut d'abord pharmacien. Au bout de seize années passées dans l'exercice de cette profession, il se livra à l'étude de la médecine; il alla à Padoue, où il prit le grade de docteur. A son retour, il se livra à la pratique de l'art de guérir, et y obtint beaucoup de succès. Il mourut à l'âge de 50 ans, en 1668. Il travailla à réformer la pharmacologie, qui avait alors tant besoin de réforme; mais il laissa à cet égard énormément à faire à ses successeurs. Zwelfer eut des disputes littéraires d'une extrême violence avec Lucas Schroeck et avec Tachenius.

Animadversiones in pharmacopœiam Augustanam et annexam ejus mantissam. Vienne, 1652, in-fol. Gouda, 1653, in-8. Rotterdam, 1653, in-8. Nuremberg, 1657, in-fol.

Pharmacopœia regia, s. dispensatorium novum et absolutissimum; adnexâ spagiricâ mantissâ. Vienne, 1652, in-4.

Discursus apologeticus adversus Hippocratem chymicum O. Tachenii, ejusque adulterini salis viperini antiquissima fundamenta. Vienne, 1669, in-4.

Opera. Nuremberg, 1692, in-4. (Jœcher. — Mauget.)

ZWIERLEIN (CONRAD-ANTOINE), auteur fécond d'ouvrages relatifs à la médecine populaire, naquit à Bruckenau, le 13 juin 1755, et mourut le 26 avril 1824, suivant la *Gazette de Salzbourg*, en 1825, suivant Meusel. Il était docteur en médecine et en philosophie, et fut conseiller de cour à Francfort, directeur du collége de médecine et d'hygiène publique de Fulde, médecin des eaux de Bruckenau et membre d'un grand nombre de sociétés savantes. Il fit tous les efforts imaginables pour démontrer que la meilleure nourrice pour l'homme est, non pas la femme, mais la chèvre. Zwierlein a inséré une foule d'articles dans divers journaux et publié les ouvrages suivans, souvent sans y mettre son nom :

Diss. inaug. de acutorum morborum solutione. Heidelberg, 1781, in-4.

Der Arzt für Liebhaber der Schœnheit. Heidelberg, 1782, in-8. *Neue ganz umgearbeitete Auflage.* Ibid., 1789, in-8.

Gespræche über die Gesundheit der

Mædgen und Jünglinge. Heidelberg, 1782-1785, in-8. 3 part.

Beschreibung der Gesundbrunnen zu Brückenau. Fulde, 1785, in-8.

Erste Gründe der praktischen Arzneymittellehre. Heidelberg, 1786 (1785), in-8.

Vermischte medicinische Schriften 1ster Theil. Heildelberg, 1786, in-8. 2ter *Theil.* Ibid., 1788, in-8.

Allgemeine Brunnenschrift für Brunnengæste und Aerzte; nebst Kurzer Beschreibung der berühmtesten Bæder und Gesundbrunnen Teutschlands. Weissenfels et Leipzig, 1793, in-8.

Beytræge zur praktischen Wiehurzneykunde. Gottingue. 1793, in-8.

Aeskulap für Bade-und Brunnengæste. Mit einem Kupfer, das Bad zu Bruckenau vorstellend. Vienne, 1800, in-8.

Ueber die neuesten Badeanstalten in Deutschland, auf Flüssen, zur See und an Badeœrten deren Nutzen und Schaden und Charlatanerie dabey. Francfort-sur-le-Mein, 1803, in-8.

Erfreuliche Naturmerkwürdigkeiten im Jahr 1800 und deren Folgen für Menschen, Thiere, Gewæchse u. s. w. Francfort-sur-le-Mein, 1804, in-8.

Vom grossen Einfluss der Waldungen auf Kultur und Beglückung der Staaten, mit besonderer Hinsicht auf Polizey. Wurzbourg, 1807, in-8.

Neueste Nachricht vom Bade Brückenau und seinen Heilquellen im Grossherzogth. Frankfurt, Depart. Fulda. Fulde, 1811, in-8. Leipzig. 1814, in-8.

Vorzüge der Kuren in Bædern bey langwierigen Krankheiten. Gotha, 1811. in-8.

Das wirksamste und leichteste Verlængerungsmittel des menschlichen Lebens. Fulde, 1812, in-8. 2te *verm. und verbess. Aufl.* Francfort-sur-le-Mein, 1817.

Die Ziege, die beste und wohlfeilste Sæugamme, empfohlen u. s. w. Stendal, 1816, in-8. — 2*ter Theil mit* 2. *Kupf.* 1819. — *Nachtrag etc. mit* 3 *Kupf.* Ibid., 1817.

Unterhaltung über die Ziege, als beste und wohlfeilste Sæugamme. Stendal, 1821, in-8.

Beantwortung einer æusserst übel gerathenen Recension seiner neuesten Schrift : « Unterhaltung über die Ziege » u. s. w. Stendal, 1822, in-8.

Der elegante Lesetisch für Damen und Herrn, besonders in Bædern, zur angenehmen Unterhaltung. Fulde, 1823, in-8. 2 Pl.

Der Deutsche Eichbaum und seine Heilkraft, durch 48*jæhrig. medicinisch-praktische Erfahrungen geprüft und dem deutschen Volke als kræftiges Hausmittel in den gewœhnlichen Krankheitsfællen empfohlen.* Leipzig, 1824, in-8.

(*Med. chir. Zeitung.* — *Allg. med. Annalen.* — Meusel. — Lindner.)

ZWINGER (Théodore), l'*Ancien*, chef d'une famille qui s'est distinguée dans les sciences et surtout en médecine, naquit à Bâle le 3 août 1533. Privé de son père à l'âge de cinq ans, il trouva dans son oncle, le célèbre imprimeur Jean Oporin, et dans le second mari de sa mère, Conrad Liscosthènes, tout l'appui qu'exigeaient les soins de son éducation. Après avoir suivi jusqu'à l'âge de 15 ans les écoles et l'Académie de Bâle, il vint à Lyon, où il passa trois ans dans l'imprimerie de Bering, et ensuite à Paris, où il fut l'un des disciples de Ramus. Il rentra à Bâle en 1553. Ce fut pour peu de temps; il passa en Italie, à Padoue d'abord, puis à Venise. Il fut reçu docteur en médecine dans la première de ces universités; Zwinger revint se fixer définitivement à Bâle en 1559. En 1565 il fut chargé d'occuper la chaire de langue grecque de l'Académie; il passa en 1571 à celle de morale, et en 1580 il fut nommé professeur de médecine théorique. Il succomba le 10 mars 1588, aux atteintes d'une épidémie qui ravageait la ville.

Nautileum somnium. Bâle, 1560, in-4.

Tabula et commentarius in artem medicinalem Galeni, ejusdemque librum de constitutione artis medicæ. Bâle, 1561, in-fol

Theatrum vitae humanae. Bâle, 1565, in-fol. Ibid., 1571, in-fol. Ibid., 1586, in-fol. Ibid., 1596, in-fol. Ibid., 1604, in-fol.

Tabulae in Aristotelis lib. X ethicorum ad Nicomachum. Bâle, 1566, in-fol.

Leges ordinis medici Basiliensis. Bâle, 1570, in-fol.

Morum philosophia poetica. Bâle, 1575, in-4.

Methodus similitudinum. Bâle, 1575, in-8. Ibid., 1602, in 8.

Methodus rustica Catonis atque Varronis, praeceptis aphoristicis, per locos communes digestis. Bâle, 1576, in-8.

Methodus apodemica, seu de itineribus. Bâle, 1578, in-4. Strasbourg, 1594, in-4.

Tabulae in XXII commentarios Hippocratis, nec non sententiae insignes Hippocrateae per locos communes digestae. Bâle, 1579, in-fol.

Physiologia medica eleganti carmine conscripta, rebusque scitu dignissimis Theophrasti Paracelsi, totius fere medicinae dogmatibus illustrata. Bâle, 1610, in-8.

(*Athenae rauricae.*)

ZWINGER (Théodore), dit le *Jeune*, arrière petit-fils du précédent, naquit à Bâle le 26 août 1658. Doué d'heureuses dispositions, il se livra avec la plus grande ardeur à l'étude des lettres et des sciences. En 1680, il fut reçu docteur en médecine; après quoi il passa deux années en France, à Strasbourg ou à Paris. A son retour à Bâle il fut nommé professeur d'éloquence à l'Académie; au bout de trois ans il passa de cette chaire à celle de physique. Une véritable révolution s'opéra dans l'enseignement de cette science; jusque là les cours avaient été purement théoriques, Zwinger forma à ses frais un cabinet d'instrumens, et l'enseignement devint expérimental. En 1703 Zwinger passa de la chaire de physique à celle d'anatomie et de botanique, et en 1711 il fut chargé de l'enseignement de la médecine théorique et pratique. Il mourut le 22 avril 1724. De son vivant Zwinger jouit de la réputation d'un des hommes les plus profondément instruits de son siècle, et il la méritait. Il appartint à un grand nombre de sociétés savantes.

Dissertatio de synocho putridâ. Bâle, 1680, in-4.

Diss. de paedotrophiâ. Bâle, 1680, in-4.

Positiones miscellaneae e variis philosophiae partibus. Bâle, 1684, in-4.

Oratio panegyrica in obitum J. C. Bauhini. Bâle, 1687, in-4.

Sicher und geschwinder Arzt. Bâle, 1684, in-8. Ibid, 1686, in-8. Ibid., 1694, in-8. Ibid., 1703, in-8. Ibid., 1725, in-8. Ibid., 1748, in-8.

Scrutinium magnetis physico-medicum. Bâle, 1697, in-4.

Lucubrationes de plantarum doctrinâ in genere. Bâle, 1698, in-4.

Diss. de vitâ hominis sani. Bâle, 1699, in-4.

Typum consultationum medicarum. Bâle, 1699, in-4.

Diss. de acqkirendâ vitae longitudine. Bâle, 1703, in-4.

Diss. de uromantiae usu et abusu. Bâle, 1705, in-4.

Epitome totius medicinae. Bâle, 1706, in-4.

Fasciculus dissertationum medicarum selectarum. Bâle, 1710, in-4.

Theatrum praxeos medicae. Bâle, 1710, in-4.

Examen et usage de l'eau minérale dans le petit Champois de la vacherie de Fortbourg, appartenant à la ville de Detlemont, proche des prés de Voeie. Bâle, 1711, in-8.

Diss. de plantis nasturcinis. Bâle, 1716, in-4.

Triga dissertationum medicarum. Bâle, 1716, in-4.

Paedoiatreia practica cum specimine materiae medicae et remediorum formulis. Bâle, 1722, in-8.

(*Athenae rauricae.*)

ZWINGER (Jean-Rodolphe), fils du précédent, naquit à Bâle le 3 mai 1692. Après avoir fait de bonnes études littéraires et philosophiques sous son père, et avoir suivi les cours de médecine, il vint à Strasbourg en 1709 pour s'appliquer spécialement à l'anatomie, et à son retour il reçut le bonnet doctoral. Il remplaça successivement son père dans les diverses chaires que nous l'avons vu occuper, et remplit la dernière, celle de médecine théorique et pratique, pendant cinquante-trois ans. Jean-Rodolphe Zwinger mourut le 31 août 1777, à l'âge de 85 ans; il en avait passé soixante-cinq dans les fonctions du professorat.

Diss. de cerebri humani structura naturali. Bâle, 1710, in-4.

Diss. de usu et functionibus cerebri, indeque dependente inclinationum et ingeniorum diversitate. Bâle, 1712, in-4.

Diatriba de praejudiciis mentis humanae. Bâle, 1712, in-4.

Diss. de methodo medicinam docendi mathematicâ. Bâle, 1714, in-4.

Ars cogitandi erotematica cum praeludio philosophiæ. Bâle, 1715, in-8.

Paradoxon logicum, quod omnis homo bene in omnibus ratiocinetur. Bâle, 1718, in-4

Diss. de divinitate medicinæ. Bâle, 1724, in-4.

Problemata medica de prole cranii experte. Bâle, 1728, in-4.

Hippocratis puscula aphoristica, græce et latine; cum speculo Hippocratico de notis et præsagiis morborum. Bâle, 1754, in-8. (*Speculum Hippocr.* Florence, 1760.)

Diss. de irritabilitate iridis hincque pendente motu pupillae. Bâle, 1760, in-4.

De dislocatione vertebrarum cum abscessu abdominis succedente lethali; dans les *Obss. phys. med. Acad. Nat. Curios. cent. VII et VIII. Obs.* 81. — *Historia quædam empyematis funesti; ibid., Obs.* 82.— *Exenteratio puellae phthisi exstinctæ*; ibid. *Obs.* 82. — *Proles pustulosa ;* ibid., *t.* 3. *Obs.* 81. — *Appendix præternaturalis cæca intestini ilei;* ibid. *Obs.* 82. —*Vesica bovis gemina;* ibid. *Obs.* 83. —*Fœtus circiter quadrimestris, abortu editus, cum sterno concavo et regione umbilicali valde prominente;* ibid. *Obs.* 84.

Hydrocephalus cum defectu calvariæ: dans les *Actis. Helvet. phys. med. T.* V, *p.* 1. — *Mictus cruentus cum vesica tota callosa, in tabem desinens;* ibid. — *Lacertus aquaticus vivus a puella per alvum redditus post gravia pathemata convulsiva ;* ibid. — *Hernia umbilicalis incarcerata, ileo superveniente, sphacelata et exulcerata ;* ibid., *T. V, p. II.* — *Curationes electricae hemiplecticorum;* ibid. — *Diarium physico-medicum a.* 1755 ; ibid., *T. V, p. III.*—*Dysuria ex ulcere intestinali in vesicam pervio, in marasmum desinens;* ibid., *T. V, p. IV.* — *Vomitus puellæ diuturnus, haustu mercurii vivi sublatus ;* ibid. — *Diariolum nosologicum a.* 1759 ; ibid. — *Historiola colicae cœnobialis Beinwilensis ;* ibid., *T. V. Observationes de usu scillæ maritimæ medico ;* ibid., *T. VII.*

De virtutibus Apothicarii ; praefatio ad Pharmacopœam Helveticam. (Bâle, 1771, in-fol.)

(*Athenæ Rauricæ.*)

FIN.

www.ingramcontent.com/pod-product-compliance
Ingram Content Group UK Ltd.
Pitfield, Milton Keynes, MK11 3LW, UK
UKHW020126220726
13923UKWH00001B/21